ONCOLOGIA ORTOPÉDICA

Tumores Ósseos

ONCOLOGIA ORTOPÉDICA

Tumores Ósseos

1.000 Questões Comentadas

Editores:

Guedes A.
Nakagawa S.A.
Baptista A.M.
Viola D.C.M.
Yonamine E.S.
Teixeira L.E.M.
Oliveira M.B.R.
Caiero M.T.

2025

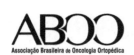
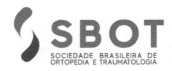
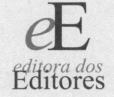

ONCOLOGIA ORTOPÉDICA

Editores: Guedes A., Nakagawa S.A., Baptista A.M., Viola D.C.M., Yonamine E.S., Teixeira L.E.M., Oliveira M.B.R. e Caiero M.T.

Capa: MKX Editorial
Revisão: Isabel Góes.

Todos os direitos reservados. Nenhuma parte deste livro poderá ser reproduzida, sejam quais forem os meios empregados, sem a permissão, por escrito, das editoras. Aos infratores aplicam-se sanções previstas nos artigos 102, 104, 106 e 107 da Lei nº 9.610, de 19 de fevereiro de 1998.

ISBN: 978-65-6103-056-4

Editora dos Editores
São Paulo: Rua Marquês de Itu, 408 – sala 104 – Centro. (11) 2538-3117
Rio de Janeiro: Rua Visconde de Pirajá, 547 – sala 1.121 – Ipanema
www.editoradoseditores.com.br

Impresso no Brasil
Printed in Brazil
1ª impressão – 2025
© 2025 Editora dos Editores

Este livro foi criteriosamente selecionado e aprovado por um Editor científico da área em que se inclui. A Editora dos Editores assume o compromisso de delegar a decisão da publicação de seus livros a professores e formadores de opinião com notório saber em suas respectivas áreas de atuação profissional e acadêmica, sem a interferência de seus controladores e gestores, cujo objetivo é lhe entregar o melhor contúdo para sua formação e atualização profissional. Desejamos-lhe uma boa leitura!

Dados Internacionais de Catalogação na Publicação (CIP)
(Câmara Brasileira do Livro, SP, Brasil)

Oncologia ortopédica: Tumores ósseos: 1.000 questões comentadas. – São Paulo: Editora dos Editores, 2025.

Vários editores.
Vários colaboradores.
Bibliografia.
ISBN 978-65-6103-056-4

1. Medicina – Exames, questões etc. 2. Oncologia. 3. Ortopedia

24-234442

CDD-616.7
NLM-WE-168

Índices para catálogo sistemático:

1. Oncologia ortopédica: Questões comentadas: Ciências médicas 616.7
Eliete Marques da Silva - Bibliotecária - CRB-8/9380

Apresentação

Com grata satisfação, apresentamos o primeiro livro produzido pela Comissão de Educação Continuada (CEC) da Associação Brasileira de Oncologia Ortopédica (ABOO), intitulado ONCOLOGIA ORTOPÉDICA | TUMORES ÓSSEOS – 1000 QUESTÕES COMENTADAS.

Desde a sua criação, em 2019, a CEC-ABOO tem primado por ações que efetivamente justificam sua existência, proporcionando a educação continuada em sua essência, a exemplo do *1st Musculoskeletal Oncology Course* da *Università di Padova* (2019), realizado pela primeira vez no Brasil, no Rio de Janeiro, um sucesso de público e de crítica, além de diversas outras ações patrocinadas pela ABOO, sobretudo em apoio a eventos e cursos no âmbito da Oncologia Ortopédica Nacional.

Enfim, materializamos este projeto, idealizado antes da pandemia de COVID-19, e só agora viabilizado, em grande parte, pela atuação de nossa Presidente, a Dra. Suely Akiko Nakagawa, fundamental para sua conclusão – sua dedicação à ABOO, neste e em outros projetos, é memorável.

O livro contém 1.000 questões com respostas comentadas em Oncologia Ortopédica, constando de 11 capítulos, assim divididos: (1) Princípios Gerais da Abordagem aos Tumores Ósseos (150 questões), (2) Sarcomas Ósseos Indiferenciados de Pequenas Células Redondas (50 questões), (3) Tumores Condrogênicos (100 questões), (4) Tumores Osteogênicos (100 questões), (5) Tumores Fibrogênicos (50 questões), (6) Tumores Vasculares do Osso (50 questões), (7) Tumores Ricos em Células Gigantes Osteoclásticas (100 questões), (8) Tumores da Notocorda (50 questões), (9) Outros Tumores Mesenquimais do Osso (150 questões), (10) Neoplasias Ósseas Hematopoiéticas (100 questões), e (11) Síndromes Tumorais Genéticas que Afetam o Osso (100 questões). As questões foram retiradas dos livros-texto (nacionais e estrangeiros) e de artigos publicados em nossa subespecialidade.

Todo o trabalho foi capitaneado pelos integrantes da CEC-ABOO e por nossa Presidente, Editores desta obra, com a colaboração de inúmeros especialistas, todos membros titulares da ABOO.

Aproveito a oportunidade para agradecer a todos pelo estímulo que nos faz seguir adiante, sempre realizando – a ABOO tem um corpo de membros titulares altamente qualificado – nós merecemos vencer!

Scientia Nobilitat!

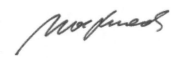

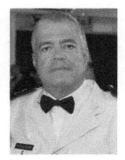

Prof. Dr. Alex Guedes
Presidente, Comissão de Educação Continuada - CEC
Associação Brasileira de Oncologia Ortopédica - ABOO
Professor Associado, Departamento de Cirurgia Experimental e Especialidades Cirúrgicas
Faculdade de Medicina da Bahia, Universidade Federal da Bahia

Prefácio 1

Tumores ósseos. Residentes e ortopedistas. Ensino. Oncologistas ortopédicos. Educação continuada. Livro. O Prof. Alex Guedes reuniu um grupo de oncologistas ortopédicos alguns anos atrás, da qual eu também fazia parte, para esse projeto. Produzir um livro com os principais temas de tumores ósseos. Em nossas conversas iniciais, observamos que existia um interesse do grupo em levar esse conhecimento para os residentes e ortopedistas. E, ao mesmo tempo, existia o interesse de que os oncologistas ortopédicos pudessem utilizá-lo para revisão dos temas da área. Assim, nasceu a ideia deste livro.

Com a pandemia, fizemos encontros on-line para decidirmos sobre as bibliografias, pois existia a preocupação que as coletâneas fossem atuais; e fosse dos principais livros e artigos que envolvessem os temas. Alguém sugeriu fazermos questões. Os componentes do grupo apoiaram a ideia. Questões comentadas, poderiam auxiliar no estudo, no treinamento do conhecimento e também na revisão dos temas.

No grupo tínhamos componentes que também faziam parte da Comissão e Ensino e Treinamento da Sociedade Brasileira de Ortopedia e Traumatologia (CET/SBOT), e puderam contribuir com orientações sobre a elaboração de questões. Cada um dos editores, ficou responsável pela revisão, e para convidar profissionais para colaborar com cada um dos capítulos.

Nesse ano de 2023, tive a honra de assumir a presidência da nossa Associação Brasileira de Oncologia Orto-pédica – ABOO, e pude dar continuidade a este projeto juntamente com o Prof. Alex Guedes, como presidente da nossa Comissão de Educação Continuada – CEC.

E, assim tivemos a satisfação e orgulho de reunir alguns dos nossos oncologistas ortopédicos, membros da ABOO, colaboradores deste livro *Oncologia Ortopédica – Tumores Ósseos – 1000 Questões Comentadas*. Para o ensino. Para o treinamento. Para a atualização.

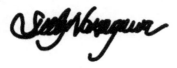

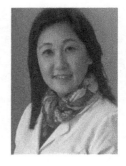

Dr.ª Suely Akiko Nakagawa
Presidente da Associação Brasileira de Oncologia Ortopédica – ABOO
Head, **Núcleo de Ortopedia, Centro de Referência de Sarcomas e Tumores Ósseos**
AC Camargo *Cancer Center*

Prefácio 2

Caros leitores,

Tivemos o privilégio de poder participar dos primórdios da criação da *International Society of Limb Salvage* (ISOLS) e da *Musculoskeletal Tumor Society* (MSTS) através do convite do Prof. William F. Enneking, um dos maiores ícones mundiais no campo da patologia musculoesquelética e da cirurgia oncológica ortopédica, em 1985.

Até o final da década de 1970, os pacientes portadores de osteossarcoma de extremidades eram submetidos a amputação, evoluindo com sobrevida de 10% em 1 ano. Evolução meteórica iniciou com o trabalho de Prof. Gerald Rosen *et al.* (1982), que avaliaram a resposta da quimioterapia pré-operatória no tratamento do osteossarcoma – nesse trabalho, 93% dos pacientes não apresentaram evidência de doença recorrente ou metastática 6 a 35 meses (mediana de 20 meses) a contar do início do tratamento.

Aqui no Brasil, acompanhamos esse novo rumo, juntamente com os pioneiros da Oncologia Ortopédica, com a criação, em 1988, do Comitê de Tumores Músculo-Esqueléticos (CTME) da Sociedade Brasileira de Ortopedia e Traumatologia (SBOT) que, em 2006, é alçado à condição de Associação Brasileira de Oncologia Ortopédica (ABOO).

Todos sabemos o que ocorreu nestes 35 anos com o nosso grupo, desde apresentações científicas e publicações (ISOLS e MSTS), equiparando com os centros oncológicos internacionais. A escolha do nosso país como sede do Simpósio da ISOLS no Rio, realizado em 2003, consolidou de vez a nossa posição no cenário internacional.

Hoje, a Associação Brasileira de Oncologia Ortopédica é uma entidade autônoma com mais de 200 membros, ligados diretamente à ISOLS, estando no mesmo nível das demais sociedades ortopédico-oncológicas internacionais.

Neste momento, uma terceira geração de oncologistas ortopédicos, dedicada e atuante, nos brinda com a obra intitulada "ONCOLOGIA ORTOPÉDICA | TUMORES ÓSSEOS – 1000 QUESTÕES COMENTADAS", primeiro livro produzido integralmente no âmbito da ABOO – Membros Titulares de nossa Associação, oriundos de todos os recantos do País, colaboraram com questões.

Tenho muito orgulho de ter participado dos pródromos da ortopedia oncológica e pode acompanhar a sua pujança atual!

Prof. Dr. Olavo Pires de Camargo
Professor Titular – Livre Docente
Instituto de Ortopedia e Traumatologia (IOT)
Hospital das Clínicas (HC)
Faculdade de Medicina da Universidade de São Paulo (FMUSP)

ASSOCIAÇÃO BRASILEIRA DE ONCOLOGIA ORTOPÉDICA (ABOO) & COMITÊ DE ONCOLOGIA ORTOPÉDICA DA SOCIEDADE BRASILEIRA DE ORTOPEDIA E TRAUMATOLOGIA (COO-SBOT) – DIRETORIA 2023/2024

Presidente: Suely Akiko Nakagawa (SP)
Vice-Presidente: Maurício Etchebehere (SP)
Secretário Geral: Eduardo Sadao Yonamine (SP)
1º Secretário: Marcos Korukian (SP)
2º Secretário: Glauco José Pauka Mello (PR)
1º Tesoureiro: Fábio Fernando Elói Pinto (SP)
2º Tesoureiro: Marcelo Bragança dos Reis Oliveira (RJ)
Diretor Científico: Ricardo Gehrke Becker (RS)
Diretor de Comunicação e Marketing: André Mathias Baptista (SP)
Diretor de Relações Internacionais: Dan Carai Maia Viola (SP)
Diretor de Relacionamento com Serviços Credenciados: Edgard Eduard Engel (SP)

Comissão de Ensino e Treinamento Presidente: Alejandro Enzo Cassone (SP)
Membros: André Mathias Baptista (SP); Fábio Fernando Elói Pinto (SP); Eduardo Sadao Yonamine (SP); Luiz Eduardo Moreira Teixeira (MG); Marcelo Bragança dos Reis Oliveira Seba (RJ); Marcos Korukian (SP).
Comissão de Educação Continuada Presidente: Alex Guedes (BA)
Membros: Dan Carai Maia Viola (SP); Eduardo Sadao Yonamine (SP); Luiz Eduardo Moreira Teixeira (MG); Marcelo Bragança dos Reis Oliveira (RJ); Marcelo Tadeu Caiero (SP).
Comissão de Estatuto e Regimento Presidente: Adriano Jander Ferreira (MG)
Membros: Marcos Korukian (SP); Manuel Joaquim Diógenes Teixeira (CE); André Luiz Steiner Stellet (SP); Marcelo de Toledo Petrilli (SP); Marcos Ceita Nunes (RS); Silvio Luiz Borges Pereira (SP).
Comissão de Defesa Profissional Presidente: Marcos Hajime Tanaka (SP)
Membros: Alex Guedes (BA); André Mathias Baptista (SP); Carlos Henrique Ribeiro do Prado (GO); Fábio Fernando Elói Pinto (SP); José Haroldo Mendes da Silva (PA); Maurício Etchebehere (SP).
Conselho Fiscal
Membros: Hélio Ishihara (SP); Paulo Henrique Figueiredo Cordeiro (BA); Anderson Rodrigues dos Santos (SP).

ASSOCIAÇÃO BRASILEIRA DE ORTOPEDIA E TRAUMATOLOGIA (SBOT) – DIRETORIA 2023/2024

Presidente 2024: Fernando Baldy dos Reis (SP)
Presidente 2023: João Antônio Matheus Guimarães (RJ)
1º Vice-Presidente: Paulo Lobo Junior (DF)
2º Vice-Presidente: Miguel Akkari (SP)
Secretário-Geral: Alexandre Fogaça Cristante (SP)
1º Secretário: Roberto Luiz Sobania (PR)
2º Secretário: Marcelo Carvalho Krause Gonçalves (PE)
1º Tesoureiro: Alberto Naoki Miyazaki (SP)
2º Tesoureiro: Tito Henrique de Noronha Rocha (RJ)
Diretor de Comunicação e Marketing: Maria Fernanda Silver Caffaro (SP)
Diretor de Regionais: Francisco Carlos Salles Nogueira (SP)
Diretor de Comitês: Sandro da Silva Reginaldo (GO)
CEO Adimilson Cerqueira (SP)

Colaboradores desta obra

Dr. Adonai Pinheiro Barreto
- Médico Ortopedista, Hospital Universitário (HU), Universidade Federal de Sergipe (UFS), Aracaju-SE.

Dr. Adriano Jander Ferreira
- Médico Ortopedista, Hospital de Clínicas (HC), Empresa Brasileira de Serviços Hospitalares (EBSERH), Universidade Federal do Triângulo Mineiro (UFTM), Uberaba-MG.
- Médico Ortopedista, Hospital Universitário Mário Palmério, Universidade de Uberaba (UNIUBE), Uberaba-MG.
- Médico Ortopedista, Secretaria Municipal de Saúde de Uberaba, Uberaba-MG.

Dr. Alberto Ramos Gomes
- Oncologista Ortopédico, Hospital e Maternidade Marieta Konder Bornhausen, Itajaí-SC. Oncologista Ortopédico, Hospital Santo Antônio, Blumenau-SC.

Prof. Dr. Alejandro Enzo Cassone
- Médico Ortopedista, Chefe no Departamento de Ortopedia/Oncologia Ortopédica, Centro Infantil de Investigações Onco-hematológicas Domingos Boldrini, Campinas-SP.
- Médico Ortopedista, Chefe no Serviço de Oncologia Ortopédica, Fundação Centro Médico de Campinas, Instituto de Ortopedia IWMELLO, Campinas-SP.
- Médico Ortopedista, Chefe no Serviço de Oncologia Ortopédica, Hospital Vera Cruz, Campinas-SP.
- Médico Ortopedista, Chefe no Serviço de Oncologia Ortopédica, Hospital Paulo Sacramento, Campinas-SP.
- Médico Consultor, Oncologia Ortopédica da ONCOCAMP – Oncologia Clínica Campinas, Campinas-SP.
- Médico Consultor, Serviço de Oncologia Clínica, UNIMED Campinas, Campinas-SP. Presidente do Comitê de Oncologia Ortopédica (COO), Sociedade Brasileira de Ortopedia e Traumatologia (SBOT) 2013-2014.
- Presidente da Associação Brasileira de Oncologia Ortopédica (ABOO) 2013-2014.

Prof. Dr. Alex Guedes
- Professor Associado, Chefe da Disciplina de Ortopedia e Traumatologia e Vice-chefe no Departamento de Cirurgia Experimental e Especialidades Cirúrgicas (DCEEC), Faculdade de Medicina da Bahia (FMB), Universidade Federal da Bahia (UFBA), Salvador-BA.
- Chefe no Grupo de Oncologia Ortopédica do Hospital Santa Izabel (HSI), Santa Casa de Misericórdia da Bahia (SCMB), Salvador-BA.
- Chefe no Serviço de Cirurgia do Tecido Ósseo e Conectivo (TOC), Hospital Aristides Maltez (HAM), Liga Bahiana Contra o Câncer (LBCC), Salvador-BA.
- Presidente do Comitê de Oncologia Ortopédica (COO), Sociedade Brasileira de Ortopedia e Traumatologia (SBOT) 2019-2021.
- Presidente da Associação Brasileira de Oncologia Ortopédica (ABOO) 2019-2021.

Dr. Alexandre David
- Professor Assistente, Universidade Federal de Ciências da Saúde de Porto Alegre (UFCSPA), Porto Alegre-RS.

- Presidente do Comitê de Oncologia Ortopédica (COO), Sociedade Brasileira de Ortopedia e Traumatologia (SBOT) 2005-2006.
- Presidente da Associação Brasileira de Oncologia Ortopédica (ABOO) 2005-2006.

Dr. Alexandre Vasconcellos Alvim Ambrósio
- Médico Radioterapeuta, Hospital Mater Dei, Belo Horizonte-MG.

Dr. Álvaro Rogério Novaes Carneiro
- Oncologista Ortopédico, Instituto de Ortopedia e Traumatologia de Joinville, Joinville-SC. Oncologista Ortopédico, Hospital Infantil Jeser Amarante Faria, Joinville-SC.
- Oncologista Ortopédico, Hospital Municipal São José de Joinville, Joinville-SC. Médico Ortopedista, Secretaria de Saúde do Estado de Santa Catarina.

Dra. Ana Valéria Rigolino Teixeira
- Médica Assistente, Serviço de Oncologia Ortopédica, Hospital Erasto Gaertner, Liga Paranaense de Combate ao Câncer (LPCC), Curitiba-PR.

Dr. Anderson Rodrigues dos Santos
- Médico Assistente do Grupo de Oncologia Ortopédica, Departamento de Ortopedia e Traumatologia, Santa Casa de Misericórdia de São Paulo, São Paulo-SP.

Dr. André Ferrari de França Camargo
- Médico Assistente, Grupo de Oncologia Ortopédica, Instituto de Ortopedia e Traumatologia (IOT), Hospital das Clínicas (HC), Faculdade de Medicina da Universidade de São Paulo (FMUSP), São Paulo-SP.

Dr. André Luiz Steiner Stellet
- Gerente Executivo de Promoção e Assistência à Saúde e Recursos Próprios Unimed São José dos Campos, São José dos Campos-SP.

Prof. Dr. André Mathias Baptista
- Chefe no Grupo de Oncologia Ortopédica, Instituto de Ortopedia e Traumatologia (IOT), Hospital das Clínicas (HC), Faculdade de Medicina da Universidade de São Paulo (FMUSP), São Paulo-SP.
- Médico Ortopedista, Instituto de Ortopedia e Traumatologia (IOT), Hospital das Clínicas (HC), Faculdade de Medicina da Universidade de São Paulo (FMUSP), São Paulo-SP.
- Presidente do Comitê de Oncologia Ortopédica (COO), Sociedade Brasileira de Ortopedia e Traumatologia (SBOT) 2017-2018.
- Presidente da Associação Brasileira de Oncologia Ortopédica (ABOO) 2017-2018.

Prof. Dr. Antonio Batalha Castello Neto
- Ortopedista Oncológico, Clínica Orto e Nutri – Clínica Byorthos, Taubaté-SP.

Prof. Dr. Antonio Marcelo Gonçalves de Souza
- Professor Adjunto, Disciplina de Traumato-Ortopedia, Departamento de Cirurgia, Faculdade de Medicina do Recife (FMR), Universidade Federal de Pernambuco (UFPE), Recife-PE. Chefe no Serviço de Ortopedia Oncológica, Hospital do Câncer de Pernambuco (HCP), Recife-PE.
- Presidente do Comitê de Oncologia Ortopédica (COO), Sociedade Brasileira de Ortopedia e Traumatologia (SBOT) 2015-2016.
- Presidente da Associação Brasileira de Oncologia Ortopédica (ABOO) 2015-2016.

Dra. Bruna Buscharino
- Professora, Disciplina de Ortopedia, Curso de Medicina, Universidade Santo Amaro (UNISA), São Paulo-SP.
- Professora, Disciplina de Ortopedia e Traumatologia, Curso de Medicina, Universidade de Mogi das Cruzes (UMC), Mogi das Cruzes-SP.

Dr. Bruno Pereira Antunes
- Assistente, Grupo de Tumores Musculoesqueléticos, Hospital de Clínicas de Porto Alegre, Porto Alegre-RS.
- Assistente, Grupo de Tumores Musculoesqueléticos, Hospital Moinhos de Vento, Porto Alegre-RS.
- Oncologista Ortopédico, Instituto Kaplan, Porto Alegre-RS.

Dra. Carla Aparecida Pinheiro
- Médica ortopedista do corpo clínico do Hospital ORTHOMEDECENTER, Uberlândia-MG.

Dr. Carlos Eduardo Hideo Hanasilo
- Médico Ortopedista, Fundação de Desenvolvimento da Universidade de Campinas (FUNCAMP), Campinas-SP.
- Médico Ortopedista, Pronto-Socorro Municipal de Sumaré, Sumaré-SP.
- Médico Ortopedista, Ambulatório Médico-Odontológico Municipal de Piedade, Piedade-SP.

Dr. Carlos Henrique Ribeiro do Prado
- Diretor Técnico, Hospital de Câncer Araújo Jorge (HAJ), Associação de Combate ao Câncer em Goiás (ACCG), Goiânia-GO.
- Chefe no Setor de Oncologia Ortopédica e Sarcomas, Hospital de Câncer Araújo Jorge (HAJ), Associação de Combate ao Câncer em Goiás (ACCG), Goiânia-GO.

Prof. Dr. Cláudio Beling Gonçalves Soares
- Médico Ortopedista, Hospital das Clínicas (HC), Universidade Federal de Minas Gerais (UFMG), Belo Horizonte-MG.
- Médico Ortopedista, Hospital Madre Teresa, Belo Horizonte-MG.
- Médico Ortopedista, Hospital Infantil São Camilo, Belo Horizonte-MG.

Prof. Dr. Dan Carai Maia Viola
- Pesquisador Visitante da Columbia University, New York/USA.
- Ortopedista Oncológico, Departamento de Ortopedia e Traumatologia (DOT), Escola Paulista de Medicina (EPM), Universidade Federal de São Paulo (UNIFESP), São Paulo-SP. Ortopedista Oncológico, Hospital Israelita Albert Einstein (HIAE), São Paulo-SP.

Dr. Daniel César Seguel Rebolledo
- Chefe no Grupo de Oncologia Ortopédica, Hospital Estadual Mário Covas, Santo André-SP. Oncologista Ortopédico, Instituto do Câncer do Estado de São Paulo (ICESP), São Paulo-SP.

Dr. Daniel Kanaan
- Médico Radiologista Intervencionista, Hospital Glória D'Or, Rede D'Or São Luiz, Rio de Janeiro-RJ.
- Médico Radiologista Intervencionista, Hospital Copa Star, Rede D'Or São Luiz, Rio de Janeiro-RJ.

Dr. Dante Galvanese Amato Neto
- Assistente do Grupo de Oncologia Ortopédica, Departamento de Ortopedia e Traumatologia, Santa Casa de Misericórdia de São Paulo, São Paulo-SP.

Dr. Dante Palloni Costa Dias
- Oncologista Ortopédico, Hospital Estadual de Bauru, Secretaria de Estado da Saúde de São Paulo, Bauru-SP.
- Oncologista Ortopédico, Hospital Unimed Bauru, Bauru-SP. Cirurgião de Pé e Tornozelo, Hospital Unimed Bauru, Bauru-SP.

Prof. Dr. Edgard Eduard Engel
- Professor Associado, Departamento de Biomecânica, Medicina e Reabilitação do Aparelho Locomotor, Faculdade de Medicina de Ribeirão Preto (FMRP), Universidade de São Paulo (USP), Ribeirão Preto-SP.
- Presidente do Comitê de Oncologia Ortopédica (COO), Sociedade Brasileira de Ortopedia e Traumatologia (SBOT) 2021-2022.
- Presidente da Associação Brasileira de Oncologia Ortopédica (ABOO) 2021-2022.

Dr. Eduardo Areas Toller
- Vice-coordenador, Departamento de Oncologia Ortopédica, Hospital de Amor, Barretos-SP.

Prof. Dr. Eduardo Sadao Yonamine
- Professor Adjunto, Faculdade de Ciências Médicas da Santa Casa de São Paulo (FCMSCSP), São Paulo-SP.
- Chefe no Grupo de Oncologia Ortopédica, Departamento de Ortopedia e Traumatologia, Santa Casa de Misericórdia de São Paulo, São Paulo-SP.
- Presidente, Sociedad Latino-Americana de Tumores Musculo Esqueléticos (SLATME) 2013 – 2014.
- Presidente do Comitê de Oncologia Ortopédica (COO), Sociedade Brasileira de Ortopedia e Traumatologia (SBOT) 2009-2010.
- Presidente da Associação Brasileira de Oncologia Ortopédica (ABOO) 2009-2010.

Dr. Esdras Fernandes Furtado
- Médico Ortopedista, Hospital de Emergência e Trauma Senador Humberto Lucena, João Pessoa-PB.
- Diretor e Chefe de Oncologia Ortopédica e do Serviço de Cirurgia do Quadril, Centro Paraibano de Ciências Ortopédicas – Clínica Top Esdras Furtado, João Pessoa-PB.

Prof. Dr. Fábio Fernando Elói Pinto
- Médico Titular, Centro de Referência de Tumores Ósseos e Sarcomas, AC Camargo Cancer Center, Fundação Antonio Prudente, São Paulo-SP.

Dr. Fernando Brasil do Couto Filho
- Chefe no Serviço de Ortopedia Oncológica, Hospital Ophir Loyola, Belém-PA.
- Chefe no Serviço de Ortopedia Oncológica, Hospital Oncológico Infantil Octávio Lobo, Belém-PA.

Dr. Francisco Andrade Neto
- Coordenador, Ambulatório de Tumores Ósseos, Hospital Infantil Albert Sabin, Fortaleza-CE.

Dr. Glauco José Pauka Mello
- Chefe no Serviço de Oncologia Ortopédica, Hospital Erasto Gaertner, Liga Paranaense de Combate ao Câncer (LPCC), Curitiba-PR.
- Presidente Eleito do Comitê de Oncologia Ortopédica (COO), Sociedade Brasileira de Ortopedia e Traumatologia (SBOT) 2025-2026.
- Presidente Eleito da Associação Brasileira de Oncologia Ortopédica (ABOO) 2025-2026.

Dr. Godofredo Ranzani
- Médico Ortopedista, Hospital dos Fornecedores de Cana (HFC) de Piracicaba, Secretaria Municipal de Saúde de Piracicaba, Piracicaba-SP.

Dr. Gustavo Costalonga Drumond
- Médico Titular, Centro de Referência de Tumores Ósseos e Sarcomas, AC Camargo Cancer Center, Fundação Antonio Prudente, São Paulo-SP.
- Médico Assistente, Santa Casa de Misericórdia de Vitória, Vitória-ES.

Dr. Gustavo Sobral de Carvalho
- Médico Colaborador, Setor de Oncologia Ortopédica, Serviço de Traumato-Ortopedia, Hospital Universitário Clementino Fraga Filho (HUCFF), Universidade Federal do Rio de Janeiro (UFRJ), Rio de Janeiro-RJ.

Dr. Hélio Yoshiteru Ishihara
- Chefe da Oncologia Ortopédica, Casa de Saúde Santa Marcelina, São Paulo-SP.

Dr. Jairo Greco Garcia
- Ortopedista Oncológico, Departamento de Ortopedia e Traumatologia (DOT), Escola Paulista de Medicina (EPM), Universidade Federal de São Paulo (UNIFESP), São Paulo-SP.
- Membro do Corpo Médico Especializado em Oncologia Pediátrica e Equipe de Cirurgia Ortopédica, Instituto de Oncologia Pediátrica (IOP), Grupo de Assistência do Grupo de Apoio ao Adolescente e a Criança com Câncer (GRAACC), São Paulo-SP.

Dra. Karen Voltan Garofo
- Médica Assistente, Área de Oncologia Ortopédica, Hospital de Clínicas (HC), Universidade Estadual de Campinas (UNICAMP), Campinas-SP.
- Médica Assistente, Pós-graduação em Medicina Regenerativa, Centro de Ensino em Tomografia, Ressonância e Ultrassonografia (CETRUS), São Paulo-SP.

Prof. Dr. Luiz Eduardo Moreira Teixeira
- Professor Adjunto, Departamento do Aparelho Locomotor, Faculdade de Medicina (FM), Universidade Federal de Minas Gerais (UFMG), Belo Horizonte-MG.

Dr. Manoel Joaquim Diógenes Teixeira
- Chefe no Serviço de Ortopedia, Hospital Geral de Fortaleza, Secretaria de Saúde do Governo do Estado do Ceará, Fortaleza-CE.

Prof. Dr. Marcelo Barbosa Ribeiro
- Professor Adjunto e Coordenador da Área de Ortopedia e Traumatologia, Departamento de Medicina Especializada, Universidade Federal do Piauí (UPFI), Teresina-PI.
- Professor Auxiliar, Disciplina de Ortopedia, Centro Universitário Facid Wyden (UNIFACID), Teresina-PI.
- Oncologista Ortopédico, Hospital São Marcos, Associação Piauiense de Combate ao Câncer Alcenor Almeida, Teresina-PI.
- Médico Ortopedista, Hospital Infantil Lucídio Portela, Secretaria de Estado da Saúde do Piauí, Teresina-PI.

Prof. Dr. Marcelo Bragança dos Reis Oliveira Seba
- Chefe de Clínica, Serviço de Traumato-Ortopedia, Hospital Universitário Clementino Fraga Filho (HUCFF), Universidade Federal do Rio de Janeiro (UFRJ), Rio de Janeiro-RJ.

Dr. Marcelo de Toledo Petrilli
- Membro do Corpo Médico Especializado em Oncologia Pediátrica e Equipe de Cirurgia Ortopédica, Instituto de Oncologia Pediátrica (IOP), Grupo de Assistência do Grupo de Apoio ao Adolescente e a Criança com Câncer (GRAACC).
- Chefe no Grupo de Ortopedia Oncológica, Departamento de Ortopedia e Traumatologia (DOT), Escola Paulista de Medicina (EPM), Universidade Federal de São Paulo (UNIFESP), São Paulo-SP.

Prof. Dr. Marcelo Tadeu Caiero
- Médico Assistente, Grupo de Oncologia Ortopédica, Instituto de Ortopedia e Traumatologia (IOT), Hospital das Clínicas (HC), Faculdade de Medicina da Universidade de São Paulo (FMUSP), São Paulo-SP.

Dr. Marcos Ceita Nunes
- Professor Titular, Cadeira de Anatomia, Faculdade de Medicina, ATITUS Educação, Passo Fundo-RS.
- Oncologista Ortopédico, Clínica IOT de Ortopedia e Traumatologia Oncologista Ortopédico, Passo Fundo-RS.
- Oncologista Ortopédico, Hospital São Vicente de Paulo, Passo Fundo-RS.

Dr. Marcos Hajime Tanaka
- Chefe no Grupo de Oncologia Ortopédica, Serviço de Ortopedia e Traumatologia, Hospital do Servidor Público Estadual de São Paulo, São Paulo-SP.
- Médico Membro do Centro de Oncologia do Hospital Alemão Oswaldo Cruz, São Paulo-SP.

Prof. Dr. Marcos Korukian
- Membro do Grupo de Ortopedia Oncológica, Departamento de Ortopedia e Traumatologia (DOT), Escola Paulista de Medicina (EPM), Universidade Federal de São Paulo (UNIFESP), São Paulo-SP.

Prof. Dr. Maurício Etchebehere
- Professor Associado, Coordenador da Área de Ortopedia e Traumatologia e Vice-chefe no Departamento de Ortopedia, Reumatologia e Traumatologia, Faculdade de Ciências Médicas (FCM), Universidade Estadual de Campinas (UNICAMP), Campinas-SP.
- Chefe na Área de Oncologia Ortopédica, Hospital de Clínicas (HC), Universidade Estadual de Campinas (UNICAMP), Campinas-SP.
- Presidente Eleito do Comitê de Oncologia Ortopédica (COO), Sociedade Brasileira de Ortopedia e Traumatologia (SBOT) 2027-2028.
- Presidente Eleito da Associação Brasileira de Oncologia Ortopédica (ABOO) 2027-2028.

Dr. Nelson Fabrício Gava
- Médico Assistente, Ambulatório de Oncologia Ortopédica, Hospital das Clínicas (HC), Faculdade de Medicina de Ribeirão Preto (FMRP), Universidade de São Paulo (USP), Ribeirão Preto-SP.

Dra. Patrícia Albuquerque dos Santos
- Oficial Médica de Carreira, Exército Brasileiro (EB).
- Médica Ortopedista, Setor de Emergência, Hospital Copa D'Or, Rede D'Or São Luiz, Rio de Janeiro-RJ.

Prof. Dr. Pedro Péricles Ribeiro Baptista
- Chefe de Clínica, Instituto do Câncer Doutor Arnaldo Vieira de Carvalho, São Paulo-SP. Presidente do Comitê de Tumores Musculoesqueléticos (CTME), Sociedade Brasileira de Ortopedia e Traumatologia (SBOT) 1997-1998.

Dr. Pedro Reggiani Anzuatégui
- Professor Assistente, Curso de Medicina, Departamento de Medicina Integrada, Universidade Federal do Paraná (UFPR), Curitiba-PR.
- Médico Ortopedista, Hospital de Clínicas, Empresa Brasileira de Serviços Hospitalares (EBSERH), Universidade Federal do Paraná (UFPR), Curitiba-PR.
- Médico Assistente, Serviço de Oncologia Ortopédica, Hospital Erasto Gaertner, Liga Paranaense de Combate ao Câncer (LPCC), Curitiba-PR.

Dr. Rafael de Castro e Silva Pinheiro
- Chefe da Divisão de Oncologia Ortopédica, Departamento de Ortopedia, Hospital Universitário Pedro Ernesto, Universidade do Estado do Rio de Janeiro (UERJ). Professor Assistente, Disciplina de Ortopedia, Departamento de Especialidades Cirúrgicas, Universidade do Estado do Rio de Janeiro (UERJ).
- Membro do Centro de Oncologia Ortopédica, Instituto Nacional de Traumatologia e Ortopedia (INTO), Rio de Janeiro-RJ.

Prof. Dr. Reynaldo Jesus Garcia Filho
- Professor Titular, Chefe da Disciplina de Ortopedia e Professor de Ortopedia Oncológica, Escola Paulista de Medicina (EPM), Departamento de Ortopedia e Traumatologia (DOT), Universidade Federal de São Paulo (UNIFESP), São Paulo-SP.
- Membro do Corpo Médico Especializado em Oncologia Pediátrica e Chefe da Equipe de Cirurgia Ortopédica, Instituto de Oncologia Pediátrica (IOP), Grupo de Assistência do Grupo de Apoio ao Adolescente e a Criança com Câncer (GRAACC), São Paulo-SP.
- Professor do Curso de Graduação em Medicina e do Curso de Pós-graduação *Stricto Sensu* da Faculdade de Medicina – Faculdade Albert Einstein, São Paulo-SP.
- Presidente do Comitê de Tumores Musculoesqueléticos (CTME), Sociedade Brasileira de Ortopedia e Traumatologia (SBOT) 1995-1996.
- Presidente da *International Society of Limb Salvage* (ISOLS) 2003-2005.

Prof. Dr. Ricardo Gehrke Becker
- Coordenador, Grupo de Tumores Musculoesqueléticos, Hospital de Clínicas de Porto Alegre, Porto Alegre-RS.
- Coordenador, Grupo de Tumores Musculoesqueléticos, Hospital Moinhos de Vento, Porto Alegre-RS.

Dr. Ricardo Horta Miranda
- Chefe no Serviço de Ortopedia e Traumatologia, Santa Casa de Belo Horizonte, Belo Horizonte-MG.
- Responsável Técnico de Transplante Ósseo, Santa Casa de Belo Horizonte, Belo Horizonte-MG.
- Coordenador, Equipe de Ortopedia Oncológica, Santa Casa de Belo Horizonte, Belo Horizonte-MG.
- Oncologista Ortopédico, Mater Dei Rede de Saúde, Belo Horizonte-MG.
- Responsável Técnico de Transplante Ósseo, Mater Dei Rede de Saúde, Belo Horizonte-MG.

Dr. Rodrigo Andrade Gandra Peixoto
- Coordenador do Serviço de Ortopedia do Hospital Vila da Serra, Rede Oncoclínicas, Belo Horizonte-MG.
- Coordenador da Ortopedia Oncológica do Hospital Vila da Serra, Rede Oncoclínicas, Belo Horizonte-MG.
- Coordenador da Ortopedia Oncológica do Hospital da Baleia, Belo Horizonte-MG.

Dr. Rodrigo de Farias Cardoso
- Coordenador, Núcleo de Inovação Tecnológica, Instituto Nacional de Traumatologia e Ortopedia (INTO), Rio de Janeiro-RJ.
- Médico Ortopedista, Hospital Universitário Gaffrée e Guinle, Empresa Brasileira de Serviços Hospitalares (EBSERH), Universidade Federal do Estado do Rio de Janeiro (UNIRIO), Rio de Janeiro-RJ.

Dr. Roberto Reggiani
- Médico Ortopedista, Serviço de Ortopedia, Hospital de Clínicas de Uberlândia (HCU), Universidade Federal de Uberlândia (UFU), Uberlândia-MG.
- Médico Ortopedista, Corpo Clínico do Hospital ORTHOMEDECENTER, Uberlândia-MG.

Dra. Suely Akiko Nakagawa
- *Head* da Ortopedia, Centro de Referência de Tumores Ósseos e Sarcomas, AC Camargo Cancer Center, Fundação Antonio Prudente, São Paulo-SP.
- Presidente do Comitê de Oncologia Ortopédica (COO), Sociedade Brasileira de Ortopedia e Traumatologia (SBOT) 2023-2024.
- Presidente da Associação Brasileira de Oncologia Ortopédica (ABOO) 2023-2024.

Dr. Sylvio Cesar Sargentini
- Coordenador, Departamento de Oncologia Ortopédica, Hospital de Amor, Barretos-SP.

Prof. Dr. Valter Penna
- Presidente do Comitê de Tumores Musculoesqueléticos (CTME), Sociedade Brasileira de Ortopedia e Traumatologia (SBOT) 1993-1994.

Dr. Walter Meohas
- Chefe no Centro de Oncologia Ortopédica, Instituto Nacional de Traumatologia e Ortopedia (INTO), Rio de Janeiro-RJ.
- Presidente do Comitê de Oncologia Ortopédica (COO), Sociedade Brasileira de Ortopedia e Traumatologia (SBOT) 2007-2008.
- Presidente, Sociedad Latino-Americana de Tumores Musculo Esqueléticos (SLATME) 2009-2010.
- Presidente da Associação Brasileira de Oncologia Ortopédica (ABOO) 2007-2008.

Dr. Wither de Souza Gama Filho
- Oncologista Ortopédico, Fundação Hospitalar São Francisco de Assis, Belo Horizonte-MG. Oncologista Ortopédico, Orizonti Hospital, Belo Horizonte-MG.
- Oncologista Ortopédico, Mater Dei Rede de Saúde, Unidade Contorno, Belo Horizonte-MG.

Sumário

1. Princípios gerais da abordagem aos tumores ósseos 23
2. Sarcomas ósseos de pequenas células redondas indiferenciadas 71
3. Tumores condrogênicos 91
4. Tumores osteogênicos 125
5. Tumores fibrogênicos 159
6. Tumores vasculares do osso 179
7. Tumores ricos em células gigantes osteoclásticas 199
8. Tumores da notocorda 231
9. Outros tumores mesenquimais do osso 249
10. Neoplasias ósseas hematopoiéticas 303
11. Síndromes tumorais genéticas ósseas 337

Princípios gerais da abordagem aos tumores ósseos

Guedes A | Viola DCM | Carvalho GS | Seba MBRO | Souza AMG
Gama Filho WS | Baptista PPR | Cassone AE | Miranda RH | Peixoto RAG
Yonamine ES | Teixeira MJD | Tanaka MH | Korukian M | Amato Neto DG

QUESTÃO 01-01. Constituem os primeiros passos na avaliação dos tumores musculoesqueléticos
a) o estadiamento local e sistêmico.
b) o estadiamento sistêmico e a biópsia.
c) a adequada coleta da história clínica e a realização do exame físico.
d) a realização de radiografias, tomografia computadorizada e ressonância magnética.

QUESTÃO 02-01. O cenário clínico mais comum de apresentação de um tumor ósseo é
a) dor.
b) tumor.
c) achado ocasional.
d) fratura patológica.

QUESTÃO 03-01. A propósito dos tumores ósseos malignos primários em indivíduos menores de 20 anos, é **CORRETO** afirmar que
a) correspondem a 7% dos tumores malignos nesta faixa etária.
b) o sarcoma de EWING é o tumor ósseo maligno primário mais frequente.
c) o osteossarcoma é o segundo tumor ósseo maligno primário mais frequente.
d) acometem preferencialmente as cinturas e o esqueleto axial.

QUESTÃO 04-01. A propósito dos tumores ósseos malignos primários em indivíduos menores de 20 anos, é **INCORRETO** afirmar que
a) o osteossarcoma é o tumor mais frequente, seguido do sarcoma de EWING.
b) acometem preferencialmente o esqueleto apendicular.
c) 75% dos casos ocorrem na metáfise dos ossos longos, adjacentes à placa epifisária.
d) ocorrem mais frequentemente no quadril.

QUESTÃO 05-01. A propósito do tratamento dos sarcomas ósseos primários até a década de 1970, é **INCORRETO** afirmar que
a) era baseado na amputação.

b) ~80% dos casos evoluíam para óbito no período máximo de dois anos.
c) o principal objetivo era a erradicação do tumor mediante cirurgia, na tentativa de controle local da doença.
d) a utilização da endoprótese nas cirurgias interferia na sobrevida dos pacientes, tornando-a preferível a amputação.

QUESTÃO 06-01. Os níveis de DNA tumoral circulante se associam ao prognóstico e podem auxiliar no monitoramento da doença de pacientes diagnosticados com uma ampla gama de neoplasias, dentre elas o
a) osteossarcoma.
b) cordoma.
c) fibrossarcoma.
d) sarcoma pleomórfico indiferenciado.

QUESTÃO 07-01. o primeiro exame que deve ser solicitado na suspeita de um tumor que acomete o sistema musculoesquelético é
a) a tomografia do tórax.
b) o exame radiográfico convencional, realizado em, pelo menos, duas incidências.
c) a ressonância magnética.
d) a ultrassonografia dos tecidos moles.

QUESTÃO 08-01. Leia as afirmativas abaixo:
1. Todas as neoplasias musculoesqueléticas suspeitas devem ser avaliadas inicialmente com radiografias simples em duas incidências.
2. Comparada a qualquer outro exame, a radiografia convencional fornece informações diagnósticas mais úteis na avaliação de lesões ósseas.
3. Muitas vezes, a idade do paciente e os achados radiográficos são suficientes para se chegar a um diag-nóstico específico.

Diante do exposto, podemos deduzir que
a) a terceira afirmativa está correta – a primeira e a segunda, não.
b) todas as afirmativas estão corretas.
c) a primeira e a segunda afirmativas estão corretas – a terceira, não.
d) nenhuma afirmativa está correta.

QUESTÃO 09-01. NÃO constitui diagnóstico diferencial de lesões epifisárias o
a) condroblastoma.
b) fibroma condromixoide.
c) tumor de células gigantes ósseo.
d) condrossarcoma de células claras.

QUESTÃO 10-01. Constituem diagnósticos diferenciais para lesões líticas epifisárias
a) o linfoma e o osteossarcoma telangiectásico.
b) o tumor de EWING e o tumor de células gigantes ósseo.
c) o condroblastoma epifisário e tumor cartilaginoso atípico.
d) o condrossarcoma de células claras e o tumor de células gigantes ósseo.

QUESTÃO 11-01. NÃO constitui diagnóstico diferencial para lesões ósseas múltiplas
a) a histiocitose de células de LANGERHANS.
b) o hemangioma.
c) a osteomielite.
d) o cisto ósseo aneurismático.

QUESTÃO 12-01. O tumor ósseo maligno radioinduzido mais comum é
a) o fibrossarcoma.
b) o osteossarcoma.
c) a doença de PAGET.
d) o sarcoma pleomórfico indiferenciado.

QUESTÃO 13-01. Qual das alternativas abaixo **NÃO** está listada entre as principais desvantagens do sistema de estadiamento MSTS
a) não incluir a variável tamanho em seu escopo, fator prognóstico importante para diversos subtipos de sarcomas.
b) propiciar alto poder prognóstico discriminatório para estratos intermediários da classificação.
c) lesões originadas no crânio possuem comportamento clínico diferente e não podem ser classificadas por este sistema.
d) não considerar a presença de um compartimento peridural contínuo nos tumores da coluna, variável que possui implicações neurológicas.

QUESTÃO 14-01. Quanto à avaliação por imagens dos tumores ósseos, é **INCORRETO** afirmar que
a) a ressonância magnética (RM) é considerada superior à tomografia computadorizada (TC) no estadiamento local dos sarcomas ósseos e constitui o pilar na avaliação por imagens dos sarcomas de tecidos moles.
b) os fatores determinantes para o estadiamento, referentes à morfologia da lesão, são o tamanho e a extensão local, melhor avaliados através da RM com gadolínio, utilizando técnicas avançadas de perfusão e difusão.
c) a TC é indicada quando não há evidência radiográfica de extensão do tumor para os tecidos moles, por permitir visualizar mais claramente calcificação, detectar reação periosteal, invasão sutil ou destruição da cortical e determinar a extensão intraóssea da neoplasia.
d) ao avaliar sarcomas ósseos, a opção por RM ou TC pode basear-se nos achados radiográficos. Se há destruição cortical e tumor extracompartimental, a TC é a modalidade mais desejável, por proporcionar excelente contraste nos tecidos moles e determinar a extensão extraóssea do tumor melhor que a RM.

QUESTÃO 15-01. A extensão local de um sarcoma é definida pelos espaços anatômicos envolvidos. A compreensão da anatomia topográfica relevante é fundamental na definição da melhor abordagem terapêutica a cada situação clínica. Diante do exposto, é **INCORRETO** afirmar que
a) nos segmentos apendiculares, cápsula e cartilagem articular, cortical e periósteo, septos fasciais, origens e inserções musculares atuam como barreiras naturais à disseminação neoplásica, definindo compartimentos.
b) um tumor confinado a um compartimento é considerado intracompartimental, estágio inferior a uma lesão que rompe estas barreiras, tornando-se extracompartimental.
c) as células malignas costumam se estender para além da sua pseudocápsula – se isto ocorre, mesmo que o tumor permaneça confinado a determinado compartimento anatômico, este é considerado intracapsular e extracompartimental.
d) sarcomas crescem centrifugamente através de áreas de menor resistência, sendo contidos parcialmente por uma pseudocápsula, onde podem permanecer confinados.

QUESTÃO 16-01. Nos casos de sarcoma de KAPOSI em que há acometimento ósseo, as lesões são
a) líticas destrutivas.
b) blásticas.
c) mistas.
d) líticas insuflativas.

Oncologia ortopédica – Tumores ósseos

QUESTÃO 17-01. Um tumor ósseo maligno de baixo grau, com metástases linfonodais, é classificado por ENNEKING *et al.* como
 a) IA.
 b) IIA.
 c) III.
 d) IB.

QUESTÃO 18-01. Um tumor ósseo maligno intracompartimental e de alto grau é classificado por ENNEKING *et al.* como
 a) IA.
 b) IIA.
 c) IB.
 d) IIB.

QUESTÃO 19-01. Um tumor ósseo maligno extracompartimental, de alto grau, com *skip metastases* (tumores descontínuos), é classificado por ENNEKING *et al.* como
 a) IA.
 b) III.
 c) IB.
 d) IIB.

QUESTÃO 20-01. De acordo com o estadiamento de ENNEKING *et al.*, o sarcoma de EWING metastático para o pulmão corresponde ao estágio
 a) I.
 b) II.
 c) III.
 d) IV.

QUESTÃO 21-01. No estadiamento de ENNEKING *et al.*, um tumor ósseo maligno de alto grau e extracompartimental é classificado como
 a) IA.
 b) IB.
 c) IIA.
 d) IIB.

QUESTÃO 22-01. Constitui exemplo de tumor ósseo benigno classificado por ENNEKING *et al.* como agressivo (estágio 3) o
 a) fibroma não ossificante.
 b) tumor de células gigantes ósseo.
 c) osteoma osteoide.
 d) osteocondroma.

QUESTÃO 23-01. Constitui exemplo de tumor ósseo benigno classificado por ENNEKING *et al.* como latente (estágio 1) o
 a) fibroma não ossificante.
 b) tumor de células gigantes ósseo.
 c) osteoma osteoide.
 d) osteocondroma.

QUESTÃO 24-01. Identifique a correlação **INCORRETA** do estadiamento de ENNEKING *et al.* para os tumores benignos, quanto aos exames de imagem:
a) Respeitam as barreiras anatômicas naturais, mas podem expandir e afilar a cortical; presença de massa nos tecidos moles – tumor benigno agressivo (estágio 3).
b) Margens bem definidas, com borda espessa de osso reativo; não há destruição ou expansão cortical - lesão latente (estágio 1).
c) Margens bem definidas, que podem expandir e afilar a cortical; geralmente apresentam apenas borda fina de osso reativo – lesão ativa (estágio 2).
d) Não respeitam barreiras anatômicas; geralmente rompem a cortical; presença de massa nos tecidos moles; presença de metástases (1-5%) - lesão agressiva (estágio 3).

QUESTÃO 25-01. Identifique a correlação **INCORRETA** a propósito do estadiamento de ENNEKING *et al.* para os tumores benignos, quanto ao tratamento:
a) Curetagem estendida, ressecção marginal ou ressecção ampla – lesão latente (estágio 3).
b) Ressecção ampla – lesão ativa (estágio 2).
c) Não necessita tratamento pois, geralmente, resolvem espontaneamente – lesão latente (estágio 1).
d) Curetagem estendida – lesão ativa (estágio 2).

QUESTÃO 26-01. A propósito do estadiamento de ENNEKING *et al.* para os tumores ósseos benignos, **É POSSÍVEL** afirmar que
a) discrepância interobservador pode estar presente ao atribuir determinado tumor a estágio específico.
b) tumores no estágio 3 são intracapsulares.
c) tumores no estágio 2 não necessitam de tratamento, pois não comprometem a resistência do osso e, geralmente, resolvem espontaneamente.
d) tumores no estágio 2 não respeitam as barreiras anatômicas naturais e geralmente rompem o osso reativo e, possivelmente, a cortical.

QUESTÃO 27-01. Constitui exemplo de tumor ósseo benigno classificado por ENNEKING *et al.* como ativo, o(a)
a) cisto ósseo aneurismático.
b) tumor de células gigantes ósseo.
c) fibroma não ossificante.
d) doença de PAGET.

QUESTÃO 28-01. Constitui característica dos tumores ósseos benignos classificados por ENNEKING *et al.* como agressivos, **EXCETO**
a) destruição óssea.
b) extensão para os tecidos moles.
c) não respeitar as barreiras naturais.
d) espessa borda de osso reativo.

QUESTÃO 29-01. NÃO constitui característica dos tumores ósseos benignos classificados por ENNEKING *et al.* como latentes:
a) Achado incidental.
b) Lesão sintomática.
c) Margens bem definidas.
d) Baixa atividade biológica.

QUESTÃO 30-01. No estadiamento de ENNEKING *et al.*, o tumor ósseo no estágio B3 apresenta
a) margens escleróticas.
b) baixa atividade biológica.
c) destruição óssea limitada.
d) extensão para os tecidos moles.

QUESTÃO 31-01. Todos os princípios cirúrgicos utilizados na Oncologia Ortopédica passam, obrigatoriamente, pelo conceito de margens cirúrgicas. Neste contexto, **PODEMOS** afirmar que
   a) cirurgias conservadoras incluem amputações.
   b) a definição das margens é exclusiva para as cirurgias onde há preservação de membro.
   c) a margem é definida nas cirurgias preservadoras e nas amputações em três tipos.
   d) os tipos de ressecção são: intralesional, marginal, ampla e radical.

QUESTÃO 32-01. Dentro das possibilidades cirúrgicas, é importante definir qual tipo de ressecção deverá ser indicada para cada caso. Diante disso, **É POSSÍVEL** afirmar que
   a) sarcomas ósseos e dos tecidos moles devem ser abordados com margem cirúrgica radical, devido ao elevado risco de disseminação local e à distância da neoplasia.
   b) A maioria dos tumores de comportamento benigno ou incerto como encondromas e tumores giganto-celulares deve ser tratada mediante ressecção ampla.
   c) deve-se considerar os aspectos clínicos, histológicos, biológicos e morfológicos de cada tumor.
   d) lesões metastáticas (adenocarcinoma, melanoma e mieloma múltiplo) devem ser tratadas mediante ressecção com margens amplas.

QUESTÃO 33-01. A propósito da utilização da cintilografia óssea no estadiamento dos tumores ósseos, é **CORRETO** afirmar que
   a) é um dos exames menos realizados.
   b) apresenta baixa sensibilidade na detecção de lesões com predominância lítica ou baixa remodelação óssea.
   c) o radiofármaco utilizado é cloreto de tálio 201.
   d) tem alta sensibilidade e alta especificidade na detecção de alterações osteoblásticas.

QUESTÃO 34-01. Com relação ao emprego da cintilografia óssea com MDP^{99}mTc no estadiamento dos tumores ósseos,
   a) o aspecto típico do condrossarcoma mostra estudo trifásico positivo em grau acentuado, isto é, há aumento do aporte sanguíneo, notadamente o arterial, aumento da permeabilidade vascular e aumento da atividade osteoblástica.
   b) os osteossarcomas condroblástico, telangiectásico e fibroblástico, além dos condrossarcomas, tumor de EWING e tumor gigantocelular habitualmente evidenciam atividade osteoblástica intensa, similar à do osteossarcoma osteoblástico.
   c) os tumores primários que mais se beneficiam com este método são o osteossarcoma e o tumor de EWING.
   d) o aspecto típico da doença óssea metastática consiste na presença de múltiplas áreas focais de aumento da concentração do radiofármaco no esqueleto, em especial nos ossos longos, dependendo da doença de base.

QUESTÃO 35-01. Sobre a doença de PAGET, **PODEMOS** afirmar que
   a) é mais frequente em afrodescendentes com idade superior a 55 anos.
   b) uma fase lítica precoce é seguida por produção óssea excessiva, com espessamento cortical e trabecular.
   c) a cintilografia óssea apresenta lesões frias.
   d) o tratamento é cirúrgico, devido ao alto risco de malignização.

QUESTÃO 36-01. Quanto aos achados radiográficos na doença de PAGET, **NÃO É POSSÍVEL** afirmar que
   a) não dependem do estágio da doença.
   b) às vezes, radiografias simples juntamente com uma cintilografia óssea positiva sugerem malignidade.
   c) na fase esclerótica, as radiografias mostram esclerose óssea, corticais e trabéculas espessadas.
   d) na fase lítica, a reabsorção óssea pode assumir aparência de "cortador de grama" ou "chama", começando na extremidade do osso e se estendendo à diáfise.

QUESTÃO 37-01. Com relação à origem e fisiopatologia da doença de PAGET, **NÃO PODEMOS** afirmar que
a) esta patologia tem origem incerta.
b) o aumento excessivo da atividade osteoblástica é seguido por reabsorção osteoclástica.
c) consiste em um *turnover* ósseo desregulado.
d) a teoria da origem viral remete à presença de corpos de inclusão semelhantes a vírus nos osteoclastos do osso afetado.

QUESTÃO 38-01. Quanto ao exame físico de um paciente com suspeita de tumor musculoesquelético,
a) o teste de "levantar-se e sentar" é imprescindível.
b) é fundamental avaliar os linfonodos regionais.
c) não há necessidade avaliar a pele do corpo.
d) a avaliação estará completa se o tamanho e a localização do tumor, assim como a mensuração do arco de movimento da articulação envolvida, forem observados e documentados.

QUESTÃO 39-01. Constituem importantes diagnósticos diferenciais de tumores diafisários o
a) adamantinoma e o sarcoma de EWING.
b) cisto ósseo simples e o condroblastoma.
c) sarcoma de EWING e o tumor de células gigantes ósseo.
d) osteossarcoma osteoblástico e o cisto ósseo aneurismático.

QUESTÃO 40-01. A angiografia é mais útil na avaliação do
a) osteosarcoma e do linfoma.
b) tumor de EWING e do lipossarcoma.
c) cisto ósseo simples e da metástase de carcinoma de mama.
d) cisto ósseo aneurismático e da metástase óssea de carcinoma renal.

QUESTÃO 41-01. Na avaliação de metástases de origem indeterminada, **NÃO** constitui parte da rotina inicial
a) solicitar hemograma, velocidade de hemossedimentação, eletrólitos, enzimas hepáticas, fosfatase alcalina, eletroforese de proteínas e, possivelmente, antígeno prostático específico.
b) solicitar cintilografia óssea.
c) solicitar radiografias simples do osso envolvido e do tórax.
d) solicitar mamografia.

QUESTÃO 42-01. Um osteossarcoma com tumores descontínuos no mesmo osso (*skip metastases*) e sem metástases à distância é classificado pelo AJCC (*American Joint Committee on Cancer*) como estágio
a) IA.
b) IIB.
c) III.
d) IVA.

QUESTÃO 43-01. No sistema AJCC, tumores nos estágios IB e IIB apresentam, em comum,
a) 8 cm ou menos em sua maior medida linear.
b) mais de 8 cm em sua maior medida linear.
c) baixo grau.
d) alto grau.

QUESTÃO 44-01. Um sarcoma de EWING com metástases pulmonares é classificado pelo AJCC como estágio
a) IA.
b) IIB.
c) III.
d) IVA.

QUESTÃO 45-01. Um sarcoma de EWING situado na diáfise do fêmur com metástases à distância, não pulmonares, é classificado pelo AJCC como estágio
a) IVA.
b) IVB.
c) IIB.
d) III.

QUESTÃO 46-01. O sistema AJCC **NÃO** se baseia
a) no grau do tumor, tamanho e presença e localização de metástases.
b) no tamanho e padrão imagiológico das metástases.
c) na presença e localização de metástases.
d) no tamanho do tumor.

QUESTÃO 47-01. No sistema AJCC, tumores nos estágios IA e IIA apresentam, em comum,
a) 8 cm ou menos em sua maior medida linear.
b) mais de 8 cm em sua maior medida linear.
c) baixo grau.
d) alto grau.

QUESTÃO 48-01. Após uma biópsia incisional, o dreno aspirativo
a) deve ser posicionado anterior à incisão.
b) deve ser posicionado lateral e posterior à incisão.
c) deve ser alinhado longitudinalmente com a incisão.
d) nunca deve ser utilizado.

QUESTÃO 49-01. PODEMOS afirmar que a sensibilidade do tecido à radioterapia
a) depende do grau de hipóxia local.
b) depende do número de células tumorais.
c) não depende da capacidade da célula de reparar danos ao DNA.
d) não depende do estágio do ciclo celular.

QUESTÃO 50-01. NÃO é considerado efeito colateral agudo da radioterapia o(a)
a) eritema local.
b) edema de extremidades.
c) anorexia.
d) oligúria.

QUESTÃO 51-01. NÃO é considerado efeito tardio da radioterapia o(a)
a) condroblastoma secundário.
b) edema crônico.
c) fratura patológica.
d) osteonecrose.

QUESTÃO 52-01. A complicação aguda mais frequente associada ao tratamento das neoplasias ósseas malignas mediante radioterapia, é a
a) fratura patológica.
b) irritação cutânea.
c) hematúria.
d) fadiga.

QUESTÃO 53-01. Segundo SIMON, a escolha da preservação de membro ao invés de amputação deve considerar
a) a possibilidade de o paciente trabalhar ao final do tratamento.
b) a chance de retorno à prática esportiva após o tratamento.
c) o tempo de recuperação no pós-operatório.
d) se haverá consequência psicossocial ao paciente após a cirurgia.

QUESTÃO 54-01. Quanto à função de longo prazo da amputação, artrodese e artroplastia para tumores ao redor do joelho, é possível afirmar que
a) pacientes amputados tendem a se tornar atletas paralímpicos.
b) pacientes amputados geralmente são mais sedentários do que aqueles submetidos a artroplastias.
c) pacientes submetidos à artroplastia se preocupam em proteger o membro.
d) pacientes submetidos à artroplastia são os mais autoconscientes em relação ao membro.

QUESTÃO 55-01. Quanto às margens obtidas na ressecção tumoral musculoesquelética, é possível afirmar que
a) a ressecção de um compartimento completo constitui margem radical.
b) a curetagem da lesão, seguida do preenchimento da lacuna criada com cimento ortopédico, constitui margem ampla.
c) a amputação possibilita margem radical, devendo ser realizada sempre que o tumor envolver o feixe vascular.
d) tumores benignos devem ser tratados mediante ressecção intralesional; a amputação nunca deve ser realizada nesses casos.

QUESTÃO 56-01. Denominamos de curetagem estendida
a) a curetagem de tumor ósseo >10 cm.
b) a curetagem apenas do componente nos tecidos moles.
c) a curetagem de tumor ósseo associada ao uso de adjuvantes locais.
d) a curetagem de tumor ósseo e do componente nos tecidos moles.

QUESTÃO 57-01. Assinale a alternativa **CORRETA**
a) Os substitutos artificiais do enxerto ósseo (sulfato de cálcio, fosfato de cálcio) são osteoindutores.
b) O enxerto ósseo autólogo é osteogênico, osteoindutivo e osteocondutor, mas está associado a morbidade adicional no local da colheita e pode não estar disponível em quantidade suficiente para preencher uma grande cavidade.
c) A matriz óssea desmineralizada é osteocondutora e osteoindutora.
d) Embora seja apenas osteocondutor, o aloenxerto esponjoso é incorporado de forma confiável.

QUESTÃO 58-01. Quanto ao papel do cimento ortopédico no preenchimento de lacunas criadas pela curetagem de tumores ósseos, **PODEMOS AFIRMAR** que
a) atua exclusivamente como agente de preenchimento.
b) proporciona estabilidade imediata, facilita a reabilitação e diminui o risco de fratura patológica.
c) uma de suas desvantagens consiste em não possibilitar a identificação de recidiva local.
d) costuma prevenir a degeneração articular precoce, protegendo o osso subcondral.

QUESTÃO 59-01. As fraturas patológicas secundárias à radioterapia geralmente ocorrem
a) após três anos, em até 25% dos casos.
b) após três anos, em até 0,5% dos casos.
c) antes de três anos, em até 25% dos casos.
d) antes de três anos, em até 0,5% dos casos.

QUESTÃO 60-01. A biópsia dos tumores apendiculares devem ser preferencialmente realizadas por via de acesso
   a) transversa e sem exsanguinação prévia.
   b) transversa e com exsanguinação prévia.
   c) longitudinal e sem exsanguinação prévia.
   d) longitudinal e com exsanguinação prévia.

QUESTÃO 61-01. Por princípio, as reconstruções osteoarticulares após a ressecção de tumores ósseos **NÃO** costumam envolver o uso de
   a) compósitos aloenxerto-prótese.
   b) artrodese com aloenxerto.
   c) reconstruções endoprotéticas.
   d) aloenxertos osteoarticulares.

QUESTÃO 62-01. Quanto à biopsia percutânea guiada por tomografia computadorizada (TC), **PODEMOS AFIRMAR** que
   a) apresenta taxa de complicações de 1,1%.
   b) a taxa de infecção associada ao procedimento é de 10%.
   c) os tumores ósseos não costumam ser bem identificados à TC.
   d) a fluoroscopia oferece melhor resolução de imagem que a TC na realização da biópsia.

QUESTÃO 63-01. Quanto a prevalência de tumores benignos assintomáticos em crianças, **PODEMOS AFIRMAR** que
   a) é de ~20%.
   b) os tumores mais prevalentes são os cistos ósseos.
   c) osteocondromas apresentam prevalência de 10%.
   d) os tumores benignos têm prevalência menor do que os tumores malignos.

QUESTÃO 64-01. Quanto à reconstrução/substituição do segmento proximal da tíbia após a ressecção de tumores ósseos, **PODEMOS AFIRMAR** que
   a) aloenxertos osteoarticulares parecem apresentar menor taxa de complicações quando comparado às endopróteses.
   b) endopróteses apresentam menor taxa de amputações que os aloenxertos.
   c) aloenxertos osteoarticulares apresentam menor risco de evolução para amputação.
   d) os resultados funcionais são inferiores em pacientes tratados com aloenxerto osteoarticular.

QUESTÃO 65-01. O exame mais fidedigno para o diagnóstico dos tumores ósseos é a
   a) radiografia simples em duas incidências.
   b) tomografia computadorizada em corte coronal.
   c) análise anatomopatológica pré-adjuvância.
   d) ressonância magnética em corte axial e com contraste.

QUESTÃO 66-01. O triângulo de CODMAN é mais bem visualizado no(a)
   a) ultrassonografia.
   b) exame radiográfico convencional, em duas incidências.
   c) ressonância magnética (corte axial em T2).
   d) cintilografia óssea trifásica com tecnécio-99m.

QUESTÃO 67-01. O exame complementar que mais precocemente identifica *skip metastases* no estadiamento é o(a)
   a) ultrassonografia.
   b) exame radiográfico convencional, em pelo menos duas incidências.
   c) cintilografia óssea trifásica.
   d) tomografia computadorizada.

QUESTÃO 68-01. As(Os) _____, localizadas(os) na zona reativa de um sarcoma são denominadas(os)
a) implantes secundários.
b) células satélites.
c) *skip metastases*.
d) células de ZIMMERMAN.

QUESTÃO 69-01. A melhor via de acesso para biópsia de uma lesão tumoral no segmento proximal do úmero é a
a) transdeltoídea.
b) longitudinal deltopeitoral.
c) transversal, distal ao nervo axilar.
d) axilar, buscando preservar o plexo braquial.

QUESTÃO 70-01. A amostra de sarcoma ósseo é mais representativa quando coletada
a) no centro da massa tumoral.
b) na transição entre o tumor e o osso sadio.
c) na área correspondente ao triangulo de CODMAN.
d) na área de reação periosteal.

QUESTÃO 71-01. O tratamento cirúrgico usual de um encondroma falangeano se caracteriza por margem cirúrgica
a) intralesional.
b) marginal.
c) ampla.
d) radical.

QUESTÃO 72-01. Osteossarcoma do segmento distal do fêmur tratado mediante amputação com margens livres corresponde a ressecção
a) intralesional.
b) marginal.
c) ampla.
d) radical.

QUESTÃO 73-01. Na coleta da anamnese de paciente portador de suspeita de tumor musculoesquelético, a informação potencialmente mais importante para o diagnóstico é
a) a raça.
b) a idade.
c) o gênero.
d) a história familiar.

QUESTÃO 74-01. Os sarcomas mais frequentemente associados a metástases linfonodais são
a) rabdomiossarcoma, sarcoma sinovial e lipossarcoma.
b) sarcoma epitelioide, sarcoma sinovial e lipossarcoma.
c) rabdomiossarcoma, sarcoma epitelioide e lipossarcoma.
d) rabdomiossarcoma, sarcoma epitelioide e sarcoma sinovial.

QUESTÃO 75-01. Constituem lesões ósseas benignas que potencialmente apresentam reação periosteal nas radiografias
a) a osteomielite e a histiocitose.
b) o cisto ósseo simples e a histiocitose.

c) a osteomielite e a miosite ossificante.
d) o cisto ósseo simples e a miosite ossificante.

QUESTÃO 76-01. A dosagem da fosfatase alcalina sérica e da hidroxiprolina urinária estão indicadas para o diagnóstico de
a) histiocitose.
b) doença de PAGET.
c) hiperparatireoidismo.
d) tumor de células gigantes.

QUESTÃO 77-01. O tumor maligno que pode ser diagnosticado mediante exames laboratoriais, dispensando biópsia, é
a) o linfoma ósseo primário.
b) o mieloma múltiplo.
c) a metástase óssea única de carcinoma de tireoide.
d) o osteossarcoma secundário à doença de PAGET.

QUESTÃO 78-01. É menos provável que um indivíduo da raça negra tenha o diagnóstico de
a) adamantinoma.
b) osteossarcoma.
c) condrossarcoma.
d) sarcoma de EWING.

QUESTÃO 79-01. Se for necessário utilizar torniquete durante a biópsia de uma neoplasia musculoesquelética, o esvaziamento do membro deve ser realizado mediante
a) esvaziamento venoso, utilizando faixa de ESMARCH.
b) compressão.
c) nenhum método está indicado.
d) elevação (gravidade).

QUESTÃO 80-01. Constituem exemplos de cuidados tomados durante a biópsia de uma neoplasia musculoesquelética, **EXCETO**
a) minimizar a contaminação tecidual.
b) evitar incisões transversas.
c) realizar o acesso no intervalo entre compartimentos anatômicos.
d) evitar estruturas neurovasculares maiores.

QUESTÃO 81-01. Quais dos tumores abaixo devem ser tratados mediante ressecção, sem biópsia prévia
a) condroblastoma e o adamantinoma.
b) condroblastoma e o osteocondroma.
c) osteoma osteoide e o adamantinoma.
d) osteoma osteoide e o osteocondroma.

QUESTÃO 82-01. A avulsão isolada do pequeno trocanter é frequentemente associada à
a) infecção.
b) neoplasia.
c) trauma.
d) doença osteometabólica.

QUESTÃO 83-01. Quanto às fraturas patológicas pertrocantéricas, é **INCORRETO** afirmar que
a) ocorrem geralmente com mínimo ou nenhum trauma.
b) são frequentemente restritas a um trocanter.
c) aparentam ser fraturas por avulsão.
d) a maioria é causada por tumores malignos primários.

QUESTÃO 84-01. A propósito da avaliação mediante imagens das suspeitas de fratura patológica pertrocantérica, é **INCORRETO** afirmar que
a) podem existir metástases em outras partes do esqueleto, incluindo a pelve e a extremidade inferior contralateral.
b) antes da fixação de qualquer fratura, imagens de todo o fêmur devem ser avaliadas.
c) o exame radiográfico não permite fazer o diagnóstico.
d) uma avaliação pré-operatória completa é essencial.

QUESTÃO 85-01. O primeiro exame a ser solicitado na suspeita de neoplasia óssea é o(a)
a) exame radiográfico convencional.
b) tomografia computadorizada.
c) cintilografia óssea.
d) ressonância magnética.

QUESTÃO 86-01. A ressecção dos ramos isquiopúbicos é classificada como hemipelvectomia interna do
a) tipo I.
b) tipo II.
c) tipo III.
d) tipo IV.

QUESTÃO 87-01. A ressecção sacral é classificada como hemipelvectomia interna do
a) tipo I.
b) tipo II.
c) tipo III.
d) tipo IV.

QUESTÃO 88-01. A ressecção periacetabular é classificada como hemipelvectomia interna do
a) tipo I.
b) tipo II.
c) tipo III.
d) tipo IV.

QUESTÃO 89-01. A ressecção parcial da asa do ilíaco corresponde à hemipelvectomia do
a) tipo I.
b) tipo II.
c) tipo III.
d) tipo IV.

QUESTÃO 90-01. A cintilografia óssea com tecnécio é frequentemente falso negativa no
a) mieloma múltiplo e na metástase de carcinoma da próstata.
b) adamantinoma e na metástase de carcinoma da próstata.
c) mieloma múltiplo e na metástase de carcinoma renal.
d) adamantinoma e na metástase de carcinoma renal.

QUESTÃO 91-01. A metodologia de imagem de escolha para a determinação do tamanho, extensão e relações anatômicas dos tumores ósseos e tecidos moles é a
a) cintilografia óssea.
b) radiografia simples.

c) ressonância magnética.
d) tomografia computadorizada.

QUESTÃO 92-01. Lesão osteolíticas sintomáticas, diagnosticadas em pacientes >40 anos, correspondem provavelmente a
a) metástases de carcinoma ou mieloma múltiplo.
b) tumor de células gigantes ósseo e osteossarcoma.
c) metástases de carcinoma e tumor de células gigantes ósseo.
d) mieloma múltiplo e osteossarcoma.

QUESTÃO 93-01. Nos sarcomas ósseos, as metástases que implicam em resultados MENOS desfavoráveis são as
a) cerebrais.
b) hepáticas.
c) pulmonares.
d) linfonodais.

QUESTÃO 94-01. Cirurgia preservadora de membro que consiste na escapulectomia, ressecção parcial ou completa da clavícula e do segmento proximal do úmero:
a) BERGER.
b) VAN NESS.
c) CAMPANACCI.
d) TIKHOFF-LINBERG.

QUESTÃO 95-01. Múltiplas ilhas ósseas estão presentes na
a) picnodisostose.
b) osteopoiquilose.
c) doença de ROSAI-DORFMAN.
d) doença de JAFFE-CAMPANACCI.

QUESTÃO 96-01. Na doença de PAGET, a degeneração sarcomatosa é mais frequente
a) na tíbia.
b) na pelve.
c) no fêmur.
d) na coluna.

QUESTÃO 97-01. A propósito da mineralização óssea, é **INCORRETO** afirmar que
a) a fosfatase alcalina é responsável pelo aumento da atividade osteoclástica.
b) a enzima fosfo1 gera fosfato para mineralização pela degradação da fosfoetanolamina e fosfocolina.
c) A fosfatase alcalina degrada o pirofosfato.
d) a mineralização do osso é criticamente dependente da enzima fosfatase alcalina.

QUESTÃO 98-01. No hiperparatireoidismo primário ocorre
a) hipocalcemia e hipofosfatemia.
b) hipercalcemia e hipofosfatemia.
c) hipocalcemia e hiperfosfatemia.
d) hipercalcemia e hiperfosfatemia.

QUESTÃO 99-01. O tumor marrom do hiperparatireoidismo apresenta semelhança histológica com o
a) osteossarcoma.
b) mieloma múltiplo.
c) tumor de células gigantes ósseo.
d) condroblastoma.

QUESTÃO 100-01. O hiperparatireoidismo primário é mais frequentemente
a) causado pela hiperplasia da paratireoide.
b) causado pelo adenoma da paratireoide.
c) causado pelo carcinoma de paratireoide.
d) idiopático.

QUESTÃO 101-01. Na doença de PAGET, a transformação maligna ocorre, mais comumente
a) para fibrossarcoma.
b) para osteossarcoma.
c) para fibroistiocitoma.
d) para condrossarcoma.

QUESTÃO 102-01. Na avaliação dos tumores ósseos, a ressonância magnética e a cintilografia óssea são preferencialmente realizadas, respectivamente, com injeção intravenosa de
a) gadolínio e tecnécio.
b) gadolínio e gálio.
c) iodo e tecnécio.
d) iodo e gálio.

QUESTÃO 103-01. A quimioterapia adjuvante utilizada no tratamento de neoplasias ósseas malignas primárias tem como objetivo de possibilitar
a) a ressecção marginal.
b) a preservação do membro.
c) a reconstrução do segmento ressecado.
d) o tratamento de micrometástases.

QUESTÃO 104-01. Constitui achado radiográfico característico do tumor ósseo benigno latente:
a) Lesão bem delimitada.
b) Ruptura da cortical.
c) Zona de transição alargada.
d) Reação periosteal em "casca de cebola".

QUESTÃO 105-01. A ressecção marginal de um tumor ósseo é delimitada
a) pela pseudocápsula do tumor.
b) por manguito de tecido sadio envolvendo o tumor.
c) por todo um compartimento.
d) pela neoplasia.

QUESTÃO 106-01. Na avaliação por imagem de uma neoplasia óssea, os cortes de ressonância magnética mais úteis para definir a relação entre a lesão e o feixe neurovascular e para determinar sua extensão para os tecidos moles são, respectivamente,
a) axial e axial.
b) axial e coronal.
c) coronal e axial.
d) coronal e coronal.

QUESTÃO 107-01. A propósito da dor óssea induzida pelo câncer (DOIC), é **INCORRETO** afirmar que
a) a dor avançada, comsurtos súbitos de dor óssea, intensa o suficiente para ser percebida, apesar do tratamento medicamentoso, é altamente prevalente na DOIC.

b) a dor do tipo avançada não costuma cursar com comprometimento funcional significativo.
c) a dor óssea pode ser subdividida em dor de fundo, dor associada aos movimentos, dor espontânea em repouso.
d) pode ter impacto profundamente negativo na vida dos pacientes e seu manejo é um dos maiores desafios no cuidado do câncer.

QUESTÃO 108-01. Sobre a biópsia óssea, **PODEMOS AFIRMAR** que
a) a biópsia é considerada a primeira etapa do estadiamento dos tumores musculoesqueléticos.
b) a biópsia é considerada aberta quando: 1) se retira pequena amostra do tumor suturando-se, em seguida, a pseudocápsula, 2) se retira toda a lesão em bloco – biópsia excisional, preferencialmente com margens amplas.
c) a biópsia percutânea é um método menos invasivo, podendo ser realizada ambulatorialmente com anestesia local, porém contraindicada na coluna e na pelve.
d) nas biópsias realizadas pós-estadiamento clínico e radiológico, a melhor opção é a punção com agulha fina (paf) que permite coletar amostras representativas da lesão.

QUESTÃO 109-01. Os exames para avaliação e estadiamento das suspeitas de neoplasias ósseas malignas
a) antecedem a biópsia.
b) não influenciam no prognóstico.
c) não incluem a tomografia computadorizada de tórax.
d) incluem a cintilografia óssea com gálio.

QUESTÃO 110-01. Com relação ao exame físico dos pacientes com suspeita de tumor ósseo, analise as alternativas a seguir e marque **V (VERDADEIRO)** ou **F (FALSO)**. A seguir, assinale a alternativa **CORRETA**

1. Manchas "café-com-leite" ou hemangiomas cutâneos também podem fornecer pistas diagnósticas.
2. Déficits neurológicos e a adequação da circulação devem ser documentados.
3. Deve focar-se no sítio afetado.

a) F — V — F.
b) V — F — F.
c) F — F — V.
d) V — V — F.

QUESTÃO 111-01. Analise as assertivas abaixo no que se refere aos motivos pelos quais os exames de imagem devem preceder a biópsia e marque **V (VERDADEIRO)** ou **F (FALSO)**. A seguir, assinale a alternativa **CORRETA**

I. Evitar a manipulação prévia, que afeta as imagens, gerando edema e artefatos, principalmente na ressonância magnética.
II. Permitir o planejamento preciso da coleta do material na topografia do acesso cirúrgico definitivo e na área mais representativa da lesão.
III. Facilitar o diagnóstico diferencial, permitindo a correlação histopatológica.

a) F — V — F.
b) V — F — F.
c) F — F — V.
d) V — V — V.

QUESTÃO 112-01. No diagnóstico dos tumores ósseos, um achado radiográfico sugestivo de lesão benigna latente (estágio 1) é a
a) erosão endosteal.
b) destruição cortical.
c) borda espessa de osso reativo.
d) expansão cortical.

QUESTÃO 113-01. De acordo com o sistema de estadiamento adotado para as neoplasias ósseas benignas, constitui exemplo de tumor classificado no estágio 1
a) o cisto ósseo simples.
b) o fibroma não ossificante.
c) o tumor de células gigantes ósseo.
d) o cisto ósseo aneurismático.

QUESTÃO 114-01. A propósito da utilização da cintilografia óssea com tecnécio (MDP-99mTc) no estadiamento dos tumores ósseos, **NÃO** é possível afirmar que
a) são utilizadas para determinar a presença de múltiplas lesões ou metástases esqueléticas.
b) uma minoria entre as neoplasias ósseas malignas mostra maior captação ao exame.
c) costuma ser falso-negativa no mieloma múltiplo e em alguns casos de carcinoma renal.
d) são utilizadas para determinar a atividade de uma lesão.

QUESTÃO 115-01. Analise as afirmativas a seguir sobre os principais objetivos do estadiamento segundo a UICC. A seguir, assinale a alternativa **CORRETA**

1. Estimar o prognóstico.
2. Contribuir para a pesquisa científica.
3. Auxiliar na avaliação dos resultados do tratamento.
4. Guiar o planejamento terapêutico.

a) V — V — F — F.
b) V — V — V — V.
c) F — F — V — V.
d) V — F — V — V.

QUESTÃO 116-01. A propósito da epidemiologia dos sarcomas ósseos, é **INCORRETO** afirmar que:
a) representam ~0,2% de todas as neoplasias.
b) representam 1/5–1/6 de todos os sarcomas.
c) sua incidência global é de 0,8–1 caso novo/100.000 habitantes/ano.
d) a relação homem/mulher é de 1:1,5.

QUESTÃO 117-01. A propósito dos padrões típicos de destruição óssea, é **INCORRETO** afirmar que:
a) o padrão "roído de traça" é típico de lesões mais agressivas, que geralmente apresentam crescimento mais rápido e osteosclerose menos evidente.
b) o crescimento permeativo pode ser observado no linfoma e sarcoma de EWING.
c) o padrão geográfico de destruição óssea é costumeiramente observado no osteossarcoma e no sarcoma pleomórfico indiferenciado.
d) as neoplasias ósseas podem causar osteólise ou produção óssea reativa (osteosclerose).

QUESTÃO 118-01. A propósito da reação periosteal nos tumores ósseos, é **INCORRETO** afirmar que
   a) a reação em "raios-do-sol" frequentemente encontra-se presente no sarcoma de EWING.
   b) uma reação periosteal geralmente requer ~2 semanas para ser detectável nas radiografias.
   c) lesões de crescimento rápido não causam reação periosteal.
   d) a reação periosteal fornece pistas para interpretação das características biológicas de uma neoplasia óssea.

QUESTÃO 119-01. A propósito do diagnóstico dos tumores ósseos, é **INCORRETO** afirmar que
   a) a combinação de informações obtidas mediante avaliação clínica, exames de imagem e histopatologia leva a resultados mais precisos.
   b) o gênero do paciente deve ser considerado na avaliação para se chegar a uma probabilidade diagnóstica confiável.
   c) as informações referentes à presença de calcificações e ossificações e reação periosteal são utilizadas no diagnóstico do tumor.
   d) o diagnóstico de um tumor ósseo deve constituir trabalho de equipe.

QUESTÃO 120-01. A propósito do estadiamento local dos tumores ósseos, é **INCORRETO** afirmar que
   a) a localização precisa do tumor é bem analisada na ressonância magnética (RM).
   b) a extensão do tumor para vasos e nervos é mais bem apreciada pela arteriografia.
   c) a extensão intramedular (e o nível de ressecção cirúrgica) e as *skip metastases* são mais bem apreciadas através da tomografia computadorizada (TC).
   d) o envolvimento dos tecidos moles é detectado de forma fácil e confiável pela RM.

QUESTÃO 121-01. A propósito do estadiamento local dos tumores ósseos, é **CORRETO** afirmar que
   a) a ressonância magnética (RM) não apresenta limitações na avaliação de eventual extensão articular do tumor.
   b) A avaliação da extensão intramedular é mais fácil utilizando a tomografia computadorizada (TC).
   c) a presença de marca-passo e corpos estranhos metálicos contraindicam o uso de RM.
   d) nas contraindicações da RM, a TC é utilizada com melhor acurácia.

QUESTÃO 122-01. Somente após a realização da anamnese e exame clínico cuidadosos, que permitirão levantar hipóteses diagnósticas, é que deveremos solicitar os exames complementares. Assinale a alternativa **INCORRETA** quanto ao exercício diagnóstico a partir da análise destes exames:
   a) Devemos considerar se as nossas hipóteses são compatíveis com os exames e continuam se enquadrando como possíveis diagnósticos.
   b) Devemos avaliar se apareceu nova hipótese, que não havíamos pensado, demandando que o nosso ra-ciocínio clínico seja refeito.
   c) Independente dos exames complementares, a partir desta etapa, devemos realizar uma biópsia para confirmação diagnóstica.
   d) Devemos analisar se os exames estão corretos, bem-feitos, imagens centradas na lesão, com boa qualidade ou teremos que as repetir.

QUESTÃO 123-01. Constitui tumor com indicação de biópsia excisional, **EXCETO**
   a) osteocondroma.
   b) tumor de células gigantes ósseo.
   c) osteoma osteoide.
   d) osteoma.

QUESTÃO 124-01. Quanto à indicação de biópsia nos tumores ósseos, **NÃO PODEMOS** afirmar que
a) nos casos em que há dificuldade no diagnóstico histológico de lesões que apresentam agressividade clínica e radiológica, não se deve alterar a conduta cirúrgica necessária, pode-se prescindir da biópsia.
b) todos os casos necessitam da confirmação patológica prévia à cirurgia.
c) casos que necessitam da confirmação patológica para tratamento quimioterápico prévio à cirurgia demandam biópsia prévia.
d) casos em que o diagnóstico clínico-radiológico (imagem) é suficiente para o diagnóstico e tratamento não têm indicação para biópsia.

QUESTÃO 125-01. Durante a avaliação inicial do portador de um tumor ósseo, no que diz respeito aos exames de imagem, **NÃO** se correlaciona à definição do diagnóstico:
a) A região afetada (diáfise, metáfise, epífise).
b) Os limites da lesão (precisos, imprecisos).
c) Osteopenia de desuso.
d) Característica da lesão (rarefação, condensação, erosão da cortical).

QUESTÃO 126-01. O estudo das peças de ressecção de osteossarcoma e sarcoma de EWING de pacientes tratados com quimioterapia neoadjuvante deverá atender a sistematização que **NÃO** inclui
a) a graduação da resposta à quimioterapia pré-operatória, seguindo os critérios de HUVOS.
b) o fatiamento da peça cirúrgica em toda sua extensão, com espessura máxima de 2 cm.
c) a reprodução em scanner de computador, fotos e radiografias de uma ou mais fatias.
d) a reprodução deverá ser quadriculada da extremidade proximal até a distal.

QUESTÃO 127-01. A propósito dos critérios de HUVOS aplicados às peças de ressecção de pacientes submetidos à quimioterapia pré-operatória (osteossarcoma e sarcoma de EWING), assinale a alternativa **INCORRETA**:
a) Grau I: Até 50% de necrose tumoral.
b) Grau III: Acima de 90% de necrose tumoral.
c) 100% de necrose tumoral – ausência de células neoplásicas histologicamente viáveis.
d) Grau II: de 50 a 70% de necrose tumoral.

QUESTÃO 128-01. A propósito da anatomia óssea normal, quanto aos conceitos de seus componentes, é **CORRETO** afirmar:
a) Medula: parte interna de um osso contido dentro da cortical.
b) Osso imaturo: osso no qual o colágeno da matriz extracelular está disposto em camadas, ou lamelas (osso lamelar).
c) Osso maduro: osso no qual o colágeno da matriz extracelular está disposto aleatoriamente (osso reticular).
d) Cortical: porção externa densa de um osso; também conhecida como esponjosa.

QUESTÃO 129-01. A cortical é composta por osso compacto, denso e sólido, constituído por
a) ~50% de matriz óssea e 50% de espaço.
b) ~70% de matriz óssea e 30% de espaço.
c) ~90% de matriz óssea e 10% de espaço.
d) ~80% de matriz óssea e 20% de espaço.

QUESTÃO 130-01. No osso compacto, os espaços **NÃO** são ocupados por
a) canais vasculares.
b) lacunas dos osteócitos.
c) canalículos dos osteócitos conectando as lacunas.
d) medula óssea hematopoiética.

Oncologia ortopédica – *Tumores ósseos*

QUESTÃO 131-01. Nos ossos longos, a medula óssea consiste em
a) osso compacto e sistema canalicular nas extremidades e medula hematopoiética na diáfise.
b) osso compacto e medula hematopoiética nas extremidades e osso trabecular na diáfise.
c) osso esponjoso e medula óssea hematopoiética nas extremidades e medula gordurosa na diáfise.
d) medula gordurosa nas extremidades; osso esponjoso e medula óssea hematopoiética na diáfise.

QUESTÃO 132-01. A propósito da organização do osso esponjoso, é **INCORRETO** afirmar
a) que é composto por aproximadamente 25% de osso e 75% de espaço.
b) que a medula óssea pode ser primariamente adipocítica ou hematopoiética, dependendo da localização e da idade do paciente.
c) que o seu arranjo não é resistente às forças de carregamento, demandando o osso cortical nesta tarefa.
d) que é organizado em placas verticais altamente perfuradas, interligadas por hastes horizontais mais finas.

QUESTÃO 133-01. A propósito da osteotomia transepifisária, na presença de tumor na epífise, é **INCORRETO** afirmar que
a) apresenta grande risco.
b) o risco é grande, mesmo na invasão focal ou após a maturidade esquelética.
c) está indicada nos casos em que a placa epifisária se encontra acometida.
d) está indicada nos casos em que a placa epifisária foi atravessada e há tumor na epífise.

QUESTÃO 134-01. A propósito da biópsia por congelação em Oncologia Ortopédica, é **INCORRETO** afirmar que
a) não é indicada quando existir tecido ósseo.
b) pode ser útil nas lesões metastáticas.
c) a possibilidade de erro diagnóstico é pequena.
d) é realizada durante o ato cirúrgico.

QUESTÃO 135-01. A propósito da pesquisa da disseminação à distância de tumores ósseos, é **INCORRETO** afirmar que
a) metástases ósseas e lesões múltiplas costumam ser detectadas na cintilografia óssea.
b) a ressonância magnética de corpo total é mais sensível, com a vantagem de não apresentar radiação ionizante.
c) metástases pulmonares são avaliadas mediante tomografia computadorizada (TC) do tórax.
d) a TC do tórax possui boa sensibilidade e excelente especificidade.

QUESTÃO 136-01. A propósito da pesquisa de disseminação à distância de tumores ósseos, é **CORRETO** afirmar que
a) PET-TC e PET-RM permitem estudar a atividade metabólica tumoral.
b) a resolução espacial da PET-TC é ilimitada.
c) a PET-TC costuma confirmar o diagnóstico de lesões malignas metabolicamente pouco ativas (como metástases escleróticas).
d) a RM de corpo total é mais sensível, porém é menos utilizada por conta da radiação ionizante.

QUESTÃO 137-01. A propósito da abordagem cirúrgica dos tumores ósseos malignos, é **INCORRETO** afirmar que
a) o progresso na abordagem multidisciplinar torna hoje prática cirúrgica padrão preservar o membro afetado.
b) a artroplastia é extremamente útil na recuperação funcional do membro afetado.
c) as endopróteses costumam sofrer modificações fisiológicas *in vivo*.
d) com o passar do tempo, a artroplastia de revisão muitas vezes torna-se inevitável, devido ao afrouxamento ou ao desgaste.

QUESTÃO 138-01. A propósito da abordagem cirúrgica dos tumores ósseos malignos, é **CORRETO** afirmar que
a) a sobrevida em 10 anos de megapróteses utilizadas na substituição do segmento distal do fêmur acometido por tumor ósseo é de 90%.
b) a reconstrução biológica, embora ainda em desenvolvimento, é utilizada para melhor preservar a função e a qualidade de vida dos pacientes.
c) a reconstrução biológica faz uso de materiais não biologicamente modificados no corpo.
d) nas substituições de falhas ósseas decorrentes da ressecção de tumores ósseos com megapróteses, observamos consolidação, revitalização e remodelação óssea.

QUESTÃO 139-01. A propósito dos enxertos utilizados nas reconstruções biológicas, é **INCORRETO** afirmar que
a) podem ser classificados em duas grandes categorias: vascularizados ou não vascularizados.
b) enxertos vascularizados podem fornecer proteínas e células envolvidas na formação de osso, além da estrutura óssea.
c) constituem enxertos avasculares: osso alogênico, osso autólogo tratado, osso artificial e osso livre autólogo.
d) dentre os métodos de tratamento do osso alogênico temos: autoclavagem, pasteurização e irradiação.

QUESTÃO 140-01. Ainda a propósito dos materiais utilizados na reconstrução biológica, é **INCORRETO** afirmar que
a) o osso alogênico e algumas formas de osso tratado fornecem proteínas e estrutura óssea necessárias para a osteogênese.
b) ossos autoclavados e artificiais fornecem apenas a estrutura óssea.
c) o osso livre autólogo fornece células, proteínas formadoras de osso e estrutura óssea.
d) a longa da duração, o alto custo, e o maior potencial para o desenvolvimento de complicações inviabilizam o emprego dos enxertos ósseos vascularizados.

QUESTÃO 141-01. As rotacioplastias foram inicialmente descritas por BORGGREVE para tratar joelhos flutuantes causados por tuberculose e por VAN NES em pacientes com defeitos congênitos do fêmur. Este procedimento **NÃO** está indicado
a) como alternativa à substituição utilizando endopróteses não convencionais, no tratamento primário de metástases de carcinoma em adultos.
b) no tratamento primário de sarcomas ósseos em crianças pequenas, quando a amputação é necessária para alcançar margens adequadas.
c) nos casos em que a substituição com endoprótese resulta em encurtamento significativo como resultado da perda de crescimento.
d) nos casos em que soltura infecciosa ou asséptica encontra-se associada à perda óssea maciça.

QUESTÃO 142-01. A propósito das rotacioplastias é **INCORRETO** afirmar que
a) o pé permite a movimentação ativa do joelho da ortoprótese.
b) o pé permite sustentação parcial do peso.
c) sua principal vantagem consiste em reter um pé funcional sensório-motor, evitando neuromas ou sensação de membro fantasma.
d) é um procedimento de salvamento funcional.

QUESTÃO 143-01. Discute-se a validade e funcionalidade da rotacioplastia face às dificuldades de adaptação ao membro e eventuais consequências de ordem psicológica. Quanto a isso **NÃO PODEMOS** afirmar que
a) o preparo psicológico do paciente muito antes da cirurgia é um elemento que desempenha papel significativo na boa aceitação do membro resultante.

b) pode ser necessária amputação secundária se o paciente não puder aceitar sua nova imagem corporal.
c) a aparência do membro inferior é frequentemente descrita como "quimérica".
d) repercussões psicológicas associadas a esta cirurgia devem ser avaliadas e monitoradas apenas no pós-operatório.

QUESTÃO 144-01. Com relação aos resultados da rotacioplastia, assinale a alternativa **INCORRETA:**
a) Pacientes amputados e pacientes submetidos à rotacioplastia não apresentam diferenças significativas quanto às consequências psicológicas.
b) Quanto à qualidade de vida, os escores de pacientes submetidos à rotacioplastia são inferiores aos da população geral.
c) Os resultados costumam ser bastante satisfatórios quanto ao conceito de deficiência após a rotacioplastia.
d) Os resultados costumam ser bastante satisfatórios quanto à sensação de incapacidade física após a rotacioplastia.

QUESTÃO 145-01. A propósito da técnica *clavicula pro humero* é **INCORRETO** afirmar que
a) é um procedimento de reconstrução biológica do segmento proximal do úmero realizado em crianças.
b) é indicada na reconstrução do segmento proximal do úmero após ressecção ampla de tumor maligno com remoção do manguito rotador e de todo ou parte do músculo deltoide.
c) proporciona uma articulação instável.
d) cria uma articulação acromioclavicular móvel.

QUESTÃO 146-01. A propósito da técnica *clavicula pro humero* é **CORRETO** afirmar que
a) a estabilidade proporcionada pelos ligamentos acromioclaviculares permite o uso do cotovelo e da mão.
b) devido à perda do deltoide, a nova articulação torna-se instável.
c) o aumento do comprimento do úmero, pela adição de autoenxertos vascularizados de fíbula ou pela técnica de membrana, independe da idade do paciente, do comprimento do segmento clavicular ou do comprimento umeral desejado.
d) a articulação escapulotorácica é bloqueada em virtude da extensão da ressecção óssea.

QUESTÃO 147-01. Quanto aos resultados e complicações da técnica *clavicula pro humero* é **CORRETO** afirmar que
a) a principal complicação é a não consolidação da extremidade distal da clavícula.
b) retardo de consolidação ou pseudartrose na junção entre a clavícula e o úmero podem ser prevenidos pela interposição de enxerto autólogo vascularizado de fíbula.
c) os resultados iniciais não são favoráveis em termos de função.
d) a longo prazo a manutenção dessas reconstruções e previsível.

QUESTÃO 148-01. A propósito do osso autólogo tratado, é **INCORRETO** afirmar que
a) o uso de osso autólogo tratado permite maior poupança de estoque ósseo.
b) proporciona melhor correspondência morfológica.
c) revitaliza-se com o tempo.
d) comparado à artroplastia, o reparo dos tecidos moles é mais difícil.

QUESTÃO 149-01. Ainda a propósito do osso autólogo tratado, é **CORRETO** afirmar que
a) há incidência relativamente baixa de complicações em estágio inicial.
b) os tratamentos envolvem procedimentos relativamente simples, sem demanda por equipamentos especiais.
c) o osso tratado mediante autoclavagem não preserva a condutividade óssea.
d) durante o tratamento do osso com autoclavagem, o calor destrói a proteína morfogenética óssea (BMP) e as propriedades osteoindutivas são perdidas, o que pode levar a má consolidação óssea.

QUESTÃO 150-01. A propósito do osso autólogo tratado mediante congelamento, é **INCORRETO** afirmar que
a) o congelamento concomitante da superfície articular permite preservar a cartilagem articular de forma definitiva.
b) os métodos de congelamento podem ser classificados como "livre" ou "pediculado".
c) no método de congelamento "livre", o osso afetado inicialmente é ressecado, depois devolvido ao corpo após o tratamento com nitrogênio líquido.
d) o método de congelamento pediculado consiste em desarticular a articulação ou cortar o osso proximal ao tumor, mantendo a continuidade do lado distal com o corpo, invertendo o segmento a ser tratado no nitrogênio líquido.

Gabarito

Oncologia ortopédica – *Tumores ósseos*

QUESTÃO	a	b	c	d
01-01			■	
02-01		■		
03-01		■		
04-01				■
05-01				■
06-01		■		
07-01			■	
08-01		■		
09-01		■		
10-01				■
11-01				■
12-01			■	
13-01			■	
14-01				■
15-01			■	
16-01	■			
17-01			■	
18-01			■	
19-01		■		
20-01		■		
21-01				■
22-01			■	
23-01	■			
24-01	■			
25-01		■		

QUESTÃO	a	b	c	d
26-01	■			
27-01	■			
28-01				■
29-01		■		
30-01			■	
31-01		■		
32-01			■	
33-01			■	
34-01			■	
35-01		■		
36-01		■		
37-01		■		
38-01	■			
39-01			■	
40-01		■		
41-01	■			
42-01		■		
43-01		■		
44-01			■	
45-01	■			
46-01	■			
47-01	■			
48-01		■		
49-01	■			
50-01			■	

QUESTÃO	a	b	c	d
51-01	■			
52-01			■	
53-01				■
54-01			■	
55-01		■		
56-01			■	
57-01		■		
58-01		■		
59-01			■	
60-01	■			
61-01			■	
62-01	■			
63-01		■		
64-01			■	
65-01		■		
66-01		■		
67-01				■
68-01			■	
69-01			■	
70-01	■			
71-01		■		
72-01	■			
73-01			■	
74-01				■
75-01		■		

QUESTÃO	a	b	c	d
76-01		■		
77-01		■		
78-01				■
79-01				■
80-01			■	
81-01				■
82-01		■		
83-01				■
84-01			■	
85-01	■			
86-01			■	
87-01			■	
88-03			■	
89-03	■			
90-01			■	
91-01			■	
92-01	■			
93-01			■	
94-01			■	
95-01			■	
96-01		■		
97-01	■			
98-01		■		
99-01				■
100-01		■		

QUESTÃO	a	b	c	d
101-01		■		
102-01	■			
103-01			■	
104-01	■			
105-01	■			
106-01	■			
107-01		■		
108-01		■		
109-01	■			
110-01			■	
111-01				■
112-01			■	
113-01		■		
114-01		■		
115-01		■		
116-01			■	
117-01		■		
118-01	■			
119-01		■		
120-01			■	
121-01		■		
122-01			■	
123-01		■		
124-01		■		
125-01			■	

QUESTÃO	a	b	c	d
126-01		■		
127-01				■
128-01	■			
129-01			■	
130-01				■
131-01			■	
132-01			■	
133-01		■		
134-01	■			
135-01				■
136-01	■			
137-01			■	
138-01				■
139-01				■
140-01				■
141-01	■			
142-01		■		
143-01	■			
144-01				■
145-01			■	
146-01	■			
147-01	■			
148-01				■
149-01	■			
150-01		■		

Capítulo 1 – Respostas comentadas

COMENTÁRIO SOBRE A QUESTÃO 01-01
AUTOR: Alex Guedes.
Uma anamnese e um exame físico adequados são os primeiros passos na avaliação de um paciente com tumor musculoesquelético.
REFERÊNCIA: Heck Jr. RK, Toy PC. General principles of tumors. In: Azar FM, Beaty JH. Campbell's operative orthopaedics. 14th Edition. Philadelphia: Elsevier; 2021. p. 890-956e9.

COMENTÁRIO SOBRE A QUESTÃO 02-01
AUTOR: Alex Guedes.
Os pacientes podem se apresentar ao oncologista ortopédico com dor, massa ou achado radiográfico anormal detectado durante a avaliação de um problema não relacionado. Pacientes com tumores ósseos apresentam mais frequentemente dor. A dor inicialmente pode estar relacionada à atividade, mas um paciente com malignidade óssea frequentemente se queixa de dor progressiva em repouso e à noite. Pacientes com tumores ósseos benignos também podem ter dor relacionada à atividade se a lesão for grande o suficiente para enfraquecer o osso. Outras lesões benignas, mais notadamente osteoma osteoide, podem causar dor noturna inicialmente.
REFERÊNCIA: Heck Jr. RK, Toy PC. General principles of tumors. In: Azar FM, Beaty JH. Campbell's operative orthopaedics. 14th Edition. Philadelphia: Elsevier; 2021. p. 890-956e9.

COMENTÁRIO SOBRE AS QUESTÕES 03-01, 04-01 e 05-01
AUTOR: Alejandro Enzo Cassone.
Os tumores ósseos primários de alto grau de malignidade consistem aproximadamente 7% dos tumores em indivíduos menores de 20 anos. O osteossarcoma é o tumor mais frequente nesta faixa etária, ocorrendo em 8,7 casos/milhão, seguido do sarcoma de EWING com 2,9 casos/milhão. Acometem preferencialmente o esqueleto apendicular. Em 75% dos casos, ocorre predominância pela metáfise dos ossos longos adjacente à placa epifisária, com predileção para extremidade da região distal do fêmur. Até a década de 1970, o tratamento dos sarcomas ósseos era baseado na amputação. Cerca de 80% dos casos evoluíam para óbito no período máximo de dois anos. As técnicas cirúrgicas consistiam fundamentalmente nas cirurgias de ressecção, cujo principal objetivo era a erradicação do tumor, na tentativa de controle local da doença. A utilização da endoprótese nas cirurgias de ressecção do tumor não interferia nas taxas de sobrevida dos pacientes, tornando-se uma alternativa à amputação. A endoprótese passou a ser utilizada como método de reconstrução visando a preservação dos membros destes pacientes, principalmente aqueles de baixa idade, já que os índices de óbito decorrentes daquelas neoplasias ainda eram altos. Com a baixa expectativa de vida, esta propiciaria boa função e a discrepância dos membros não representaria um problema.
REFERÊNCIA: Mendonça SMH, Cassone AE, Brandalise SR. Functional assessment of patients with bone sarcomas submitted to surgical treatment using total or partial prosthesis in replacement of the distal femoral end. Acta Ortop Bras. 2008;16(1):13-18.

COMENTÁRIO SOBRE A QUESTÃO 06-01
AUTOR: Alejandro Enzo Cassone.
Os níveis de DNA tumoral circulante (ctDNA) estão associados ao prognóstico e podem auxiliar no monitoramento da doença de pacientes diagnosticados com ampla gama de neoplasias, por exemplo, câncer de próstata, mama, bexiga e ovário. Em pacientes com diagnóstico de osteossarcoma, níveis mais elevados de ctDNA foram associados a pior prognóstico. O ctDNA parece apresentar maior sensibilidade em relação

aos biomarcadores de proteínas plasmáticas [(como alfafetoproteína (AFP), antígeno carcinoembrionário (CEA) e antígeno prostático específico (PSA)], células tumorais circulantes e micro-RNAs. Nos hepatoblastomas, o ctDNA foi considerado um indicador mais preciso da gravidade da doença e melhor biomarcador para rastrear a resposta dinâmica do tumor na comparação com a AFP.

REFERÊNCIA: Ruas JS, Silva FLT, Euzébio MF, Biazon TO, Daiggi CMM, Nava D *et al.* Somatic Copy Number Alteration in Circulating Tumor DNA for Monitoring of Pediatric Patients with Cancer. Biomedicines. 2023;11(4):1082.

COMENTÁRIO SOBRE AS QUESTÕES 07-01 e 08-01

AUTOR DA QUESTÃO 07-01: Dan Carai Maia Viola.
AUTOR DA QUESTÃO 08-01: Alex Guedes.

Todas as suspeitas de neoplasias musculoesqueléticas devem ser avaliadas inicialmente com radiografias simples e biplanares. Comparada a qualquer outro exame, a radiografia convencional fornece informações diagnósticas mais úteis para a avaliação de lesões ósseas. Muitas vezes, a idade do paciente e os achados radiográficos simples são suficientes para se chegar a um diagnóstico específico.

REFERÊNCIA: Heck Jr. RK, Toy PC. General principles of tumors. In: Azar FM, Beaty JH. Campbell's operative orthopaedics. 14th Edition. Philadelphia: Elsevier; 2021. p. 890-956e9.

COMENTÁRIO SOBRE AS QUESTÕES 09-01 e 10-01

AUTOR DA QUESTÃO 09-01: Alex Guedes.
AUTOR DA QUESTÃO 10-01: Dan Carai Maia Viola.

Diagnóstico diferencial das lesões epifisárias:
1. Condroblastoma (10-25 anos)
2. Tumor de células gigantes (idades 20-40)
3. Condrossarcoma de células claras (raro)

Os principais tumores epifisários são condroblastoma epifisário, condrossarcoma de células claras e tumor de células gigantes.

REFERÊNCIA: Heck Jr. RK, Toy PC. General principles of tumors. In: Azar FM, Beaty JH. Campbell's operative orthopaedics. 14th Edition. Philadelphia: Elsevier; 2021. p. 890-956e9.

COMENTÁRIO SOBRE A QUESTÃO 11-01

AUTOR: Alex Guedes.

Diagnóstico diferencial para lesões múltiplas
- Histiocitose.
- Encondroma.
- Osteocondroma.
- Displasia fibrosa.
- Mieloma múltiplo.
- Metástases.
- Hemangioma.
- Infecção.
- Hiperparatireoidismo.

REFERÊNCIA: Heck Jr. RK, Toy PC. General principles of tumors. In: Azar FM, Beaty JH. Campbell's operative orthopaedics. 14th Edition. Philadelphia: Elsevier; 2021. p. 890-956e9.

COMENTÁRIO SOBRE A QUESTÃO 12-01

AUTOR: Marcos Hajime Tanaka.

A prática mostrou que o osteossarcoma é o tumor maligno de maior frequência, secundário às radiações, seguido do fibrossarcoma.

REFERÊNCIA: Próspero JD. Tumores Ósseos. São Paulo: Roca; 2001. p. 1-43.

COMENTÁRIO SOBRE A QUESTÃO 13-01

AUTOR: Alex Guedes.

Como principais desvantagens do sistema MSTS enumeramos: 1. não inclui a variável tamanho em seu escopo, implicada como fator prognóstico importante para diversos subtipos de sarcomas de tecidos moles (lesões maiores costumam ter maior potencial metastático e podem beneficiar-se da quimioterapia neoadjuvante); 2. possui limitado poder prognóstico discriminatório para estratos intermediários, por conta da dicotomização simplificada das variáveis (grau histológico, extensão local e à distância), que tende a agrupar a maior parte dos osteossarcomas e sarcomas de EWING em um mesmo estágio; no osteossarcoma, a maioria dos pacientes é enquadrada no estágio IIB; no caso dos sarcomas de EWING, a limitação é mais evidente por constituir neoplasia maligna de alto grau – o parâmetro grau histológico não é variável, impedindo a classificação no estágio IA; 3. Lesões originadas no crânio possuem comportamento clínico diferente e não podem ser classificadas por este sistema; 4. Não leva em conta a presença de um compartimento peridural contínuo nos tumores da coluna, variável que possui implicações neurológicas (possibilidade de sacrifício da medula e das raízes espinhais, e a necessidade de estabilização).

REFERÊNCIA: Guedes A, Oliveira MBDR, Costa FM, de Melo AS. Updating on Bone and Soft Tissue Sarcomas Staging. Rev Bras Ortop (Sao Paulo). 2021;56(4):411-418.

COMENTÁRIO SOBRE A QUESTÃO 14-01

AUTOR: Alex Guedes.

A RM é considerada superior à TC no estadiamento local dos sarcomas ósseos e constitui o pilar na avaliação por imagens dos sarcomas de tecidos moles. Os fatores determinantes para o estadiamento, referentes à morfologia da lesão, são o tamanho e a extensão local, melhor avaliados através da RM com gadolínio, utilizando técnicas avançadas de perfusão e difusão, o que permite determinar a configuração, localização, profundidade, tamanho e extensão local destas lesões e sua relação com músculos isolados, compartimentos musculares, planos fasciais, estruturas neurovasculares, articulações e órgãos situados em sua proximidade Ao avaliar sarcomas ósseos, a opção por RM ou TC pode basear-se nos achados radiográficos. Se há destruição cortical e tumor extracompartimental, a RM é a modalidade mais desejável, por proporcionar excelente contraste nos tecidos moles e determinar a extensão extraóssea do tumor melhor que a TC. A RM permite estadiamento mais acurado por sua capacidade de imageamento multiplanar (sagital, coronal, axial e oblíquo) e ausência de artefatos de endurecimento de feixe a partir do osso cortical, que ocorrem ao utilizarmos TC. Apesar de raramente útil em diagnósticos específicos, a TC é indicada quando não há evidência radiográfica de extensão tumoral para os tecidos moles, por permitir visualizar mais claramente calcificação, detectar reação periosteal, invasão sutil ou destruição da cortical e determinar a extensão intraóssea da neoplasia. A TC ainda é útil em delinear tumores em estruturas anatômicas complexas como esqueleto axial e cinturas pélvica e escapular, além de permitir melhor e mais compreensível demonstração dos sarcomas ósseos de superfície, tais como o osteossarcoma parosteal ou condrossarcoma justacortical.

REFERÊNCIA: Guedes A, Oliveira MBDR, Costa FM, de Melo AS. Updating on Bone and Soft Tissue Sarcomas Staging. Rev Bras Ortop (Sao Paulo). 2021;56(4):411-418.

COMENTÁRIO SOBRE A QUESTÃO 15-01

AUTOR: Alex Guedes.

Nos segmentos apendiculares, cápsula e cartilagem articular, cortical e periósteo, septos fasciais, origens e inserções musculares atuam como barreiras naturais à disseminação neoplásica, definindo compartimentos – um tumor confinado a um compartimento é considerado intracompartimental, estágio inferior a uma lesão que rompe estas barreiras, tornando-se extracompartimental. Sarcomas crescem centrifugamente através de áreas de menor resistência e são contidos parcialmente por uma pseudocápsula, onde podem permanecer confinados – as células malignas, entretanto, costumam se estender para além desta – se isto ocorre, mas o tumor permanece confinado a determinado compartimento anatômico, este é considerado extracapsular e intracompartimental; se a lesão invade um compartimento adjacente, é classificada como extracompartimental.

REFERÊNCIA: Guedes A, Oliveira MBDR, Costa FM, de Melo AS. Updating on Bone and Soft Tissue Sarcomas Staging. Rev Bras Ortop (Sao Paulo). 2021;56(4):411-418.

COMENTÁRIO SOBRE A QUESTÃO 16-01
   AUTOR: Eduardo Sadao Yonamine.
   Nas radiografias, o sarcoma de Kaposi apresenta-se como foco lítico destrutivo no osso. Lesões mais avançadas mostram ruptura cortical completa e extensão para os tecidos moles. Fratura patológica pode estar presente. A natureza da lesão pode ser suspeitada nas radiografias se ocorrer no cenário clínico apropriado; caso contrário, as características radiográficas não são específicas.
   REFERÊNCIA: Czerniak B. Dorfman and Czerniak's Bone Tumors. 2nd Edition. Philadelphia: Elsevier; 2016. p. 903-989.

COMENTÁRIO SOBRE AS QUESTÕES 17-01, 18-01, 19-01, 20-01 e 21-01
   AUTOR DAS QUESTÕES 17-01, 18-01 e 19-01: Alex Guedes.
   AUTOR DA QUESTÃO 20-01: Marcelo Bragança dos Reis Oliveira Seba.
   AUTOR DA QUESTÃO 21-01: Gustavo Sobral de Carvalho.
   Os sarcomas musculoesqueléticos também podem ser estadiados de acordo com o sistema de estadiamento cirúrgico descrito por ENNEKING et al. Esse sistema foi projetado para incorporar os fatores prognósticos mais significativos em um sistema de estágios progressivos que ajuda a orientar tratamentos cirúrgicos e adjuvantes. O sistema é baseado no grau histológico do tumor, sua extensão local e a presença ou ausência de metástases. As lesões de baixo grau são designadas como estágio I. Essas lesões são bem diferenciadas, têm poucas mitoses e exibem apenas atipias citológicas moderadas. O risco de metástases é baixo (<25%). As lesões de alto grau são designadas como estágio II. Elas são pouco diferenciadas, com alta taxa mitótica e alta relação célula-matriz. As lesões em estágio I e II são subdivididas de acordo com a extensão do crescimento local. Lesões nos estágios IA e IIA estão contidas em compartimentos anatômicos bem definidos. Os compartimentos anatômicos são determinados pelas barreiras anatômicas naturais ao crescimento tumoral, como osso cortical, cartilagem articular, septos fasciais ou cápsulas articulares. Lesões nos estágios IB e IIB estendem-se além do compartimento de origem. O estágio III refere-se a qualquer lesão que tenha metástase, independentemente do tamanho ou grau do tumor primário. Não há distinção entre metástases linfonodais ou metástases à distância, pois ambas as circunstâncias estão associadas a prognóstico ruim.
   REFERÊNCIA: Heck Jr. RK, Toy PC. General principles of tumors. In: Azar FM, Beaty JH. Campbell's operative orthopaedics. 14th Edition. Philadelphia: Elsevier; 2021. p. 890-956e9.

COMENTÁRIO SOBRE AS QUESTÕES 22-01, 23-01, 24-01, 25-01, 26-01, 27-01, 28-01, 29-01 e 30-01
   AUTOR DAS QUESTÕES 22-01, 23-01, 24-01, 25-01, 26-01, 27-01, 28-01 e 29-01: Alex Guedes.
   AUTOR DA QUESTÃO 30-01: Marcelo Bragança dos Reis Oliveira Seba.
   Sistema de ENNEKING et al. para Estadiamento de Tumores Musculoesqueléticos Benignos BENIGNO
   1. Latente – baixa atividade biológica; bem marginado; achados frequentemente incidentais (por exemplo, fibroma não ossificante).
   2. Ativo – sintomático; destruição óssea limitada; pode se apresentar com fratura patológica (por exemplo, cisto ósseo aneurismático).
   3. Agressivo – agressivo; destruição óssea/extensão para os tecidos moles; não respeita barreiras naturais (por exemplo, tumor de células gigantes).

   Os tumores benignos são estadiados da seguinte forma: estágio 1, latente; estágio 2, ativo; e estágio 3, agressivo. As lesões em estágio 1 são intracapsulares, geralmente assintomáticas e frequentemente correspondem a achados incidentais. As características radiográficas incluem margens bem definidas com espessa borda de osso reativo. Não há destruição ou expansão cortical. Essas lesões não necessitam de tratamento, pois não comprometem a resistência do osso e, geralmente, resolvem espontaneamente. Um exemplo é um pequeno e assintomático fibroma não ossificante descoberto incidentalmente em radiografias realizadas para avaliar lesão não relacionada. Lesões em estágio 2 também são intracapsulares, mas crescem ativamente e podem causar sintomas ou levar à fratura patológica. Elas apresentam margens bem definidas nas radiografias, mas podem expandir e afilar a cortical. Geralmente têm apenas fina borda de osso reativo. O tratamento geralmente consiste em curetagem estendida. As lesões em estágio 3 são extracapsulares. A natureza de sua agressividade é aparente clínica e radiograficamente. Não respeitam as barreiras anatômicas naturais e geralmente rompem o osso reativo e, possivelmente, a cortical. A ressonância magnética pode mostrar massa de tecidos moles, e metástases podem estar presentes em 1% a 5% dos pacientes (por exemplo, tumor de células gigantes). O tratamento consiste em curetagem estendida, ressecção marginal ou, possivelmente, ressecção ampla; recidivas locais são comuns. A reconstrução pode, por vezes, revelar-se difícil. Alguma discrepância interobservador pode estar presente ao tentar atribuir uma lesão óssea a um estágio específico.

REFERÊNCIA: Heck Jr. RK, Toy PC. General principles of tumors. In: Azar FM, Beaty JH. Campbell's operative orthopaedics. 14th Edition. Philadelphia: Elsevier; 2021. p. 890-956e9.

COMENTÁRIO SOBRE A QUESTÃO 31-01

AUTOR DA QUESTÃO: Alex Guedes.

Entre os procedimentos cirúrgicos possíveis estão as cirurgias com preservação de membro, também conhecidas como cirurgias conservadoras e cirurgias não preservadoras de membro ou amputações. A margem é definida nas cirurgias preservadoras e nas amputações por quatro tipos de ressecção em cada uma: a intralesional, a marginal, a ampla e a radical.

REFERÊNCIA: Penna V, Becker RG. Princípios Cirúrgicos. In: Penna V. Atlas Cirúrgico dos Tumores Músculo-esqueléticos. São Paulo: Lemar; 2010. p. 49-52.

COMENTÁRIO SOBRE A QUESTÃO 32-01

AUTOR DA QUESTÃO: Alex Guedes.

Para definir qual ressecção deverá ser indicada para o tumor em questão, deve-se levar em consideração os aspectos clínicos, histológicos, biológicos e morfológicos da lesão. Tumores primitivos ósseos e de tecidos moles, como os sarcomas, devem ser abordados com margens cirúrgicas amplas, devido ao risco elevado de disseminação local e à distância da neoplasia. Isso difere substancialmente da abordagem de tumores de comportamento benigno ou incerto como os encondromas e os tumores gigantocelulares, respectivamente, podem ser tratados, em sua maioria, com curetagem ou ressecções marginais. Os princípios cirúrgicos de ressecções para lesões metastáticas por adenocarcinoma, melanoma e mieloma múltiplo envolvem não necessariamente uma margem ampla. Nesses casos, é possível realizar a ressecção marginal, ou seja, próxima ao tumor, sem o invadir.

REFERÊNCIA: Penna V, Becker RG. Princípios Cirúrgicos. In: Penna V. Atlas Cirúrgico dos Tumores Músculo-esqueléticos. São Paulo: Lemar; 2010. p. 49-52.

COMENTÁRIO SOBRE A QUESTÃO 33-01

AUTOR DA QUESTÃO: Alex Guedes.

A cintilografia óssea é um dos exames mais realizados. Tem alta sensibilidade e baixa especificidade na detecção de alterações osteoblásticas. As lesões com predominância lítica ou de baixa remodelação óssea apresentam baixa sensibilidade. O radiofármaco utilizado é o metilenodifosfonato marcado com tecnécio-99m (MDP^{99}mTc).

REFERÊNCIA: Moriguchi SM, Rocha ET, Santos MJ. Medicina Nuclear. In: Penna V. Atlas Cirúrgico dos Tumores Músculo-Esqueléticos. São Paulo: Lemar; 2010. p. 49-52.

COMENTÁRIO SOBRE A QUESTÃO 34-01

AUTOR DA QUESTÃO: Alex Guedes.

Entre os tumores primários, aqueles que mais se beneficiam com a cintilografia óssea são os osteossarcomas e o tumor de EWING. O aspecto cintilográfico típico do osteossarcoma osteogênico mostra estudo trifásico positivo em grau acentuado, isto é, aumento do aporte sanguíneo, notadamente o arterial, aumento da permeabilidade vascular e aumento da atividade osteoblástica. Outros tipos de osteossarcomas como o condroblástico, telangiectásico e fibroblástico, além dos condrossarcomas, tumor de EWING e tumor gigantocelular habitualmente não evidenciam atividade osteoblástica tão intensa. A alta sensibilidade da cintilografia óssea na detecção e extensão da doença metastática óssea embasa este método como instrumento importante para a decisão terapêutica e seguimento. O aspecto típico da doença óssea metastática é a presença de múltiplas áreas focais de aumento da concentração do radiofármaco no esqueleto, em especial no esqueleto axial, dependendo da doença de base.

REFERÊNCIA: Penna V, Becker RG. Princípios Cirúrgicos. In: Penna V. Atlas Cirúrgico dos Tumores Músculo-Esqueléticos. São Paulo: Lemar; 2010. p. 49-52.

COMENTÁRIO SOBRE A QUESTÃO 35-01
AUTOR DA QUESTÃO: Dante Galvanese Amato Neto.

A doença de PAGET pode afetar 4% das pessoas de ascendência anglo-saxônica com mais de 55 anos, mas é rara na maioria das outras populações. Uma fase lítica precoce é seguida por produção óssea excessiva com espessamento cortical e trabecular. As cintilografias ósseas são geralmente "quentes". O tratamento clínico da doença PAGET consiste em anti-inflamatórios não esteroides, calcitonina ou bifosfonatos. Os níveis séricos de fosfatase alcalina e as ligações cruzadas de piridínio urinário podem ser utilizadas para monitorar a atividade da doença. O tratamento ortopédico consiste na correção da deformidade e no tratamento das fraturas patológicas. ~1% dos pacientes com doença PAGET desenvolvem sarcoma ósseo secundário, geralmente osteossarcoma. Esse risco é provavelmente maior para pacientes com doença poliostótica.

REFERÊNCIA: Heck Jr. RK, Toy PC. Benign bone tumors and nonneoplastic conditions simulating bone tumors. In: Azar FM, Beaty JH. Campbell's operative orthopaedics. 14th Edition. Philadelphia: Elsevier; 2021. p. 957-985e3.

COMENTÁRIO SOBRE A QUESTÃO 36-01
AUTOR DA QUESTÃO: Alex Guedes.

Os achados radiográficos dependem do estágio da doença. Na fase lítica, a reabsorção óssea pode assumir aparência de "cortador de grama" ou "chama", começando no final do osso e estendendo-se em direção à diáfise. Posteriormente, as radiografias mostram esclerose óssea, córtices espessados e trabéculas espessadas. As cintilografias ósseas são geralmente "quentes". Às vezes, radiografias simples juntamente com uma cintilografia óssea positiva sugerem malignidade.

REFERÊNCIA: Heck Jr. RK, Toy PC. Benign bone tumors and nonneoplastic conditions simulating bone tumors. In: Azar FM, Beaty JH. Campbell's operative orthopaedics. 14th Edition. Philadelphia: Elsevier; 2021. p. 957-985e3.

COMENTÁRIO SOBRE A QUESTÃO 37-01
AUTOR DA QUESTÃO: Alex Guedes.

A doença PAGET é uma desordem de origem incerta. A presença de corpos de inclusão semelhantes a vírus nos osteoclastos do osso afetado levou à teoria de que pode ser de origem viral, mas isso ainda não foi provado. É um distúrbio de *turnover* ósseo desregulado. A reabsorção osteoclástica excessiva é seguida pelo aumento da atividade osteoblástica.

REFERÊNCIA: Heck Jr. RK, Toy PC. Benign bone tumors and nonneoplastic conditions simulating bone tumors. In: Azar FM, Beaty JH. Campbell's operative orthopaedics. 14th Edition. Philadelphia: Elsevier; 2021. p. 957-985e3.

COMENTÁRIO SOBRE A QUESTÃO 38-01
AUTOR DA QUESTÃO: Dan Carai Maia Viola.

Embora as metástases linfonodais sejam raras na maioria dos sarcomas, elas frequentemente estão presentes nos rabdomiossarcomas, sarcomas epitelioides e sarcomas sinoviais.

REFERÊNCIA: Heck Jr. RK, Toy PC. General principles of tumors. In: Azar FM, Beaty JH. Campbell's operative orthopaedics. 14th Edition. Philadelphia: Elsevier; 2021. p. 890-956e9.

COMENTÁRIO SOBRE A QUESTÃO 39-01
AUTOR DA QUESTÃO: Dan Carai Maia Viola.

Os principais tumores diafisários são sarcoma de EWING, linfoma, displasia fibrosa, adamantinoma (especialmente na tíbia) e histiocitose de células de LANGERHANS. **REFERÊNCIA:** Heck Jr. RK, Toy PC. General principles of tumors. In: Azar FM, Beaty JH. Campbell's operative orthopaedics. 14th Edition. Philadelphia: Elsevier; 2021. p. 890-956e9.

COMENTÁRIO SOBRE A QUESTÃO 40-01

AUTOR DA QUESTÃO: Dan Carai Maia Viola.

A angiografia é útil para descartar condições não neoplásicas, como pseudoaneurismas ou malformações arteriovenosas e para embolização pré-operatória de lesões altamente vascularizadas, como carcinoma de células renais e cisto ósseo aneurismático.

REFERÊNCIA: Heck Jr. RK, Toy PC. General principles of tumors. In: Azar FM, Beaty JH. Campbell's operative orthopaedics. 14th Edition. Philadelphia: Elsevier; 2021. p. 890-956e9.

COMENTÁRIO SOBRE A QUESTÃO 41-01

AUTOR DA QUESTÃO: Dan Carai Maia Viola.

A avaliação inicia com anamnese focada em quaisquer neoplasias malignas prévias, mesmo no passado remoto, seguida por exame físico que inclui não apenas a extremidade envolvida, mas também a tireoide, pulmões, abdome, próstata em homens e mamas em mulheres. A análise laboratorial deve incluir hemograma completo, velocidade de hemossedimentação, eletrólitos, enzimas hepáticas, fosfatase alcalina, eletroforese de proteínas séricas e, possivelmente, antígeno prostático específico. Devem ser obtidas radiografias simples do osso envolvido e do tórax. Uma cintilografia óssea de corpo inteiro deve ser solicitada para avaliar outras possíveis áreas de envolvimento esquelético, e tomografias computadorizadas do tórax, abdome e pelve devem ser obtidas. A mamografia não é rotineiramente indicada como procedimento inicial porque o câncer de mama constitui fonte rara de metástases sem lesão primária conhecida.

REFERÊNCIA: Heck Jr. RK, Toy PC. General principles of tumors. In: Azar FM, Beaty JH. Campbell's operative orthopaedics. 14th Edition. Philadelphia: Elsevier; 2021. p. 890-956e9.

COMENTÁRIO SOBRE AS QUESTÕES 42-01, 43-01, 44-01, 45-01, 46-01 e 47-01

AUTOR DA QUESTÃO 42-01: Dan Carai Maia Viola.
AUTOR DAS QUESTÕES 43-01, 44-01, 45-01, 46-01 e 47-01: Alex Guedes.

O sistema AJCC para sarcomas ósseos é baseado no grau, tamanho e presença e localização do tumor. Os tumores no estágio I, de baixo grau, e os tumores em estágio II, de alto grau, são subdivididos com base no tamanho do tumor. Os tumores em estádio I-A e II-A têm 8 cm ou menos em sua maior medida linear; os tumores em estádio I-B e II-B são maiores que 8 cm. Os tumores em estágio III têm "skip metastases", que são definidas como lesões descontínuas dentro do mesmo osso. O estágio IV-A envolve metástases pulmonares, enquanto o estágio IV-B envolve metástases não pulmonares. A subdivisão do estágio IV foi feita porque foi demonstrado que pacientes com metástases não pulmonares de osteossarcoma e sarcoma de EWING têm pior prognóstico do que pacientes com apenas metástases pulmonares.

REFERÊNCIA: Heck Jr. RK, Toy PC. General principles of tumors. In: Azar FM, Beaty JH. Campbell's operative orthopaedics. 14th Edition. Philadelphia: Elsevier; 2021. p. 890-956e9.

COMENTÁRIO SOBRE A QUESTÃO 48-01

AUTOR DA QUESTÃO: Dan Carai Maia Viola.

Se for utilizado dreno, este deve sair alinhado com a incisão para que o seu trajeto também possa ser facilmente excisado em bloco com o tumor. A ferida deve ser bem fechada em camadas. Não devem ser utilizadas suturas de retenção alargadas.

REFERÊNCIA: Heck Jr. RK, Toy PC. General principles of tumors. In: Azar FM, Beaty JH. Campbell's operative orthopaedics. 14th Edition. Philadelphia: Elsevier; 2021. p. 890-956e9.

COMENTÁRIO SOBRE A QUESTÃO 49-01

AUTOR DA QUESTÃO: Dan Carai Maia Viola.

A radiação causa a morte celular por induzir a formação de radicais livres intracelulares que subsequentemente causam danos ao DNA. A sensibilidade de uma célula à radiação depende de vários fatores, incluindo (1) a posição da célula no ciclo celular (células ativamente mitóticas são mais sensíveis), (2) oxigenação tecidual (a hipóxia local fornece um efeito protetor porque radicais livres não podem ser formados no tecido hipóxico) e (3) a capacidade da célula de reparar danos ao DNA ou sua incapacidade de sofrer apoptose (morte celular programada) em resposta a esse dano.

REFERÊNCIA: Heck Jr. RK, Toy PC. General principles of tumors. In: Azar FM, Beaty JH. Campbell's operative orthopaedics. 14th Edition. Philadelphia: Elsevier; 2021. p. 890-956e9.

COMENTÁRIO SOBRE AS QUESTÕES 50-01, 51-01 e 52-01

AUTOR DA QUESTÃO 50-01: Dan Carai Maia Viola.
AUTOR DA QUESTÃO 51-01: Alex Guedes.
AUTOR DA QUESTÃO 52-01: Gustavo Sobral de Carvalho

A radioterapia está associada a complicações significativas, agudas e de longo prazo. Agudamente, a complicação mais comum é a irritação da pele. O eritema inicial pode progredir posteriormente para descamação, especialmente em pacientes que também estão sendo tratados com drogas citotóxicas. Outros efeitos colaterais agudos comuns incluem distúrbios gastrointestinais, polaciúria, fadiga, anorexia e edema de extremidades. Os efeitos tardios incluem edema crônico, fibrose, osteonecrose e fratura patológica. A transformação maligna de tecidos irradiados (ou seja, sarcoma radioinduzido) está sendo relatada com frequência crescente em sobreviventes de câncer na infância e na adolescência. Esses sarcomas secundários ocorrem com um tempo médio de atraso de ~10 anos e frequentemente estão associados a um prognóstico ruim. Fraturas patológicas radioinduzidas também estão se tornando mais comuns e podem ser extremamente difíceis para tratar.

REFERÊNCIA: Heck Jr. RK, Toy PC. General principles of tumors. In: Azar FM, Beaty JH. Campbell's operative orthopaedics. 14th Edition. Philadelphia: Elsevier; 2021. p. 890-956e9.

COMENTÁRIO SOBRE A QUESTÃO 53-01

AUTOR DA QUESTÃO: Dan Carai Maia Viola.

Simon descreveu quatro questões que devem ser consideradas ao contemplar o salvamento de um membro em vez de uma amputação:
1. A sobrevida seria afetada pela escolha do tratamento?
2. Como se comparam a morbidade a curto e longo prazo?
3. Como a função de um membro recuperado se compararia com a de uma prótese?
4. Há alguma consequência psicossocial?

REFERÊNCIA: Heck Jr. RK, Toy PC. General principles of tumors. In: Azar FM, Beaty JH. Campbell's operative orthopaedics. 14th Edition. Philadelphia: Elsevier; 2021. p. 890-956e9.

COMENTÁRIO SOBRE A QUESTÃO 54-01

AUTOR DA QUESTÃO: Dan Carai Maia Viola.

Harris *et al.* compararam a função a longo prazo da amputação, artrodese e artroplastia para tumores ao redor do joelho. Eles mostraram que os pacientes que tiveram amputações tinham dificuldade para andar em superfícies íngremes, ásperas ou escorregadias, mas eram ativos e estavam menos preocupados em danificar o membro afetado. Os pacientes com artrodese realizavam as atividades físicas e recreativas mais exigentes, mas tinham dificuldade em sentar-se, especialmente nos bancos traseiros de carros, teatros ou arenas esportivas. Os pacientes que realizaram artroplastia geralmente levavam uma vida mais sedentária e eram mais protetores do membro, mas tinham pouca dificuldade com as atividades da vida diária. Esses pacientes também eram os menos autoconscientes em relação ao membro.

REFERÊNCIA: Heck Jr. RK, Toy PC. General principles of tumors. In: Azar FM, Beaty JH. Campbell's operative orthopaedics. 14th Edition. Philadelphia: Elsevier; 2021. p. 890-956e9.

COMENTÁRIO SOBRE A QUESTÃO 55-01

AUTOR DA QUESTÃO: Dan Carai Maia Viola.

As margens radicais são obtidas quando todos os compartimentos que contêm o tumor são removidos em bloco. Para tumores profundos de tecidos moles, isso envolve a remoção de todo o compartimento (ou vários compartimentos) de qualquer músculo envolvido.

REFERÊNCIA: Heck Jr. RK, Toy PC. General principles of tumors. In: Azar FM, Beaty JH. Campbell's operative orthopaedics. 14th Edition. Philadelphia: Elsevier; 2021. p. 890-956e9.

COMENTÁRIO SOBRE A QUESTÃO 56-01
AUTOR DA QUESTÃO: Dan Carai Maia Viola.

A curetagem estendida inclui o uso de adjuvantes como nitrogênio líquido, fenol, polimetilmetacrilato ou cauterização térmica para estender a destruição das células tumorais.

REFERÊNCIA: Heck Jr. RK, Toy PC. General principles of tumors. In: Azar FM, Beaty JH. Campbell's operative orthopaedics. 14th Edition. Philadelphia: Elsevier; 2021. p. 890-956e9.

COMENTÁRIO SOBRE A QUESTÃO 57-01
AUTOR DA QUESTÃO: Alex Guedes.

O enxerto ósseo autólogo fornece a taxa de cicatrização mais rápida e confiável porque é osteogênico, osteoindutivo e osteocondutor, mas está associado a morbidade adicional no local da colheita e pode não estar disponível em quantidade suficiente para preencher uma grande cavidade. O enxerto ósseo autólogo deve ser colhido usando um conjunto diferente de instrumentos para evitar a contaminação da área doadora. Embora seja apenas osteocondutor, o aloenxerto esponjoso é incorporado de forma confiável. É prontamente disponível em grandes quantidades e não envolve nenhuma morbidade operatória adicional. Embora o aloenxerto esteja associado ao risco teórico de transmissão da doença, não temos conhecimento de nenhum caso relatado de transmissão do vírus da hepatite ou da imunodeficiência humana por meio do uso de aloenxerto esponjoso liofilizado. Outra alternativa é a matriz óssea desmineralizada. O material é osteocondutor, mas em contraste com o aloenxerto esponjoso, a matriz óssea desmineralizada também é osteoindutora. Os substitutos artificiais do enxerto ósseo (por exemplo, sulfato de cálcio, fosfato de cálcio) são osteocondutores, fáceis de usar e estão prontamente disponíveis. Eles podem ser usados sozinhos ou em combinação com enxerto ósseo autógeno, aspirados de medula óssea ou matriz óssea desmineralizada. Os primeiros relatórios mostraram sua eficácia no que diz respeito ao preenchimento de defeitos relativamente grandes.

REFERÊNCIA: Heck Jr. RK, Toy PC. General principles of tumors. In: Azar FM, Beaty JH. Campbell's operative orthopaedics. 14th Edition. Philadelphia: Elsevier; 2021. p. 890-956e9.

COMENTÁRIO SOBRE A QUESTÃO 58-01
AUTOR DA QUESTÃO: Dan Carai Maia Viola.

(...) O cimento ósseo pode ser usado como agente de preenchimento. Além de seu uso como adjuvante, tem a vantagem de proporcionar estabilidade imediata, o que facilita a reabilitação e diminui o risco de fratura patológica. Outra vantagem do cimento ósseo está associada à detecção de recidiva local. Embora as recorrências tumorais sejam difíceis de reconhecer após uma cavidade tumoral ter sido preenchida com enxerto ósseo ou substitutos de enxerto ósseo, o tumor recorrente é facilmente reconhecido como uma lucência em expansão, adjacente ao cimento ósseo. Uma desvantagem potencial do cimento ósseo (embora não comprovada) é que ele pode levar à degeneração articular precoce secundária à alteração biomecânica do osso subcondral. A adição de uma camada de enxerto ósseo ao osso subcondral antes do cimento pode ajudar a minimizar a alteração biomecânica sugerida. Alguns autores recomendaram posteriormente a remoção rotineira do cimento em uma data posterior e a substituição por enxerto ósseo.

REFERÊNCIA: Heck Jr. RK, Toy PC. General principles of tumors. In: Azar FM, Beaty JH. Campbell's operative orthopaedics. 14th Edition. Philadelphia: Elsevier; 2021. p. 890-956e9.

COMENTÁRIO SOBRE A QUESTÃO 59-01
AUTOR DA QUESTÃO: Rodrigo Andrade Gandra Peixoto.

Como a radiação também afeta os tecidos saudáveis adjacentes ao tumor, algumas complicações podem surgir. Em relação ao sistema esquelético, a osteonecrose, osteíte actínica e fratura patológica (com altas taxas de pseudartrose) são quadros secundários à radioterapia de manejo complexo que podem levar a novas abordagens cirúrgicas e amputações. Geralmente a fratura patológica após radioterapia ocorre após 3 anos do tratamento e sua incidência varia de 1,2 a 25%. A taxa de consolidação deste tipo de fratura varia de 33 a 75%.

REFERÊNCIA: Soares CBG, Araújo ID, Pádua BJ, Vilela JCS, Souza RHR, Teixeira LEM. Pathological fracture after radiotherapy: systematic review of literature. Rev Assoc Med Bras (1992). 2019;65(6):902-908.

COMENTÁRIO SOBRE A QUESTÃO 60-01
AUTOR DA QUESTÃO: Rodrigo Andrade Gandra Peixoto.

O torniquete pode ser utilizado na realização das biópsias dos tumores nos membros. A exsanguinação deve ser evitada devido ao risco de migração neoplásica para circulação sistêmica. Incisões transversas devem ser evitadas, pois dificultam ressecção em bloco junto ao tumor e criam grandes defeitos cutâneos após ressecção.

REFERÊNCIA: Heck Jr. RK, Toy PC. General principles of tumors. In: Azar FM, Beaty JH. Campbell's operative orthopaedics. 14th Edition. Philadelphia: Elsevier; 2021. p. 890-956e9.

COMENTÁRIO SOBRE A QUESTÃO 61-01
AUTOR DA QUESTÃO: Alex Guedes.

Embora a artrodese com aloenxerto ainda tenha papel em algumas circunstâncias, a maioria das reconstruções envolve a preservação de uma articulação móvel, para a qual três opções gerais estão disponíveis: reconstrução osteoarticular com aloenxerto, reconstrução endoprotética e reconstrução com compósito aloenxerto-prótese.

REFERÊNCIA: Heck Jr. RK, Toy PC. General principles of tumors. In: Azar FM, Beaty JH. Campbell's operative orthopaedics. 14th Edition. Philadelphia: Elsevier; 2021. p. 890-956e9.

COMENTÁRIO SOBRE A QUESTÃO 62-01
AUTOR DA QUESTÃO: Dan Carai Maia Viola.

A biópsia percutânea por agulha de lesões ósseas demonstrou ser um método seguro e preciso com taxa de complicações muito baixa (1,1%). A tomografia computadorizada (TC) substituiu a orientação fluoroscópica na maioria das instituições como a modalidade de escolha, muitas vezes com o uso de técnicas de baixa dose para limitar a exposição à radiação. Quase todos os tumores ósseos primários e metastáticos são visíveis à TC, o que permite o posicionamento preciso da agulha dentro da lesão.

REFERÊNCIA: Holden AM, Ilaskan H, Sundaram M. An imaging approach to bone tumors. Santini-Araujo E, Kalil RK, Bertoni F, Park YK. Tumors and Tumor-Like Lesions of Bone. Cham: Springer Nature; 2020. p.13-59.

COMENTÁRIO SOBRE A QUESTÃO 63-01
AUTOR DA QUESTÃO: Dan Carai Maia Viola.

A prevalência de tumores ósseos benignos de extremidades na infância foi de 18,9% em uma população histórica assintomática. Radiografias permitiram observar o momento do primeiro aparecimento e o potencial de resolução para cada tipo tumoral. As taxas de prevalência geral para tipos específicos de tumores foram de 7,5% para fibromas não ossificantes, 5,2% para enostoses, 4,5% para osteocondromas e 1,8% para encondromas.

REFERÊNCIA: Collier CD, Nelson GB, Conry KT, Kosmas C, Getty PJ, Liu RW. The Natural History of Benign Bone Tumors of the Extremities in Asymptomatic Children: A Longitudinal Radiographic Study. J Bone Joint Surg Am. 2021;103(7):575-580.

COMENTÁRIO SOBRE A QUESTÃO 64-01
AUTOR DA QUESTÃO: Dan Carai Maia Viola.

O aloenxerto osteoarticular parece levar a maiores taxas de complicações de HENDERSON e taxas de amputação quando comparado com endopróteses metálicas. Entretanto, os resultados funcionais podem ser melhores em pacientes com aloenxerto osteoarticular.

REFERÊNCIA: Summers SH, Zachwieja EC, Butler AJ, Mohile NV, Pretell-Mazzini J. Proximal Tibial Reconstruction After Tumor Resection: A Systematic Review of the Literature. JBJS Rev. 2019;7(7):e1.

COMENTÁRIO SOBRE A QUESTÃO 65-01
AUTOR DA QUESTÃO: Wither de Souza Gama Filho.
Apesar da melhoria dos exames complementares de imagem, somente o anatomopatológico pode dar o diagnóstico de certeza.
REFERÊNCIA: Jesus-Garcia R. Diagnóstico e Tratamento de Tumores Ósseos. 2.ª Edição. Rio de Janeiro: Elsevier; 2013. p. 3-34.

COMENTÁRIO SOBRE A QUESTÃO 66-01
AUTOR DA QUESTÃO: Wither de Souza Gama Filho.
O triângulo de CODMAN é melhor visualizado pelas radiografias em duas incidências de todo o segmento ósseo comprometido.
REFERÊNCIA: Jesus-Garcia R. Diagnóstico e Tratamento de Tumores Ósseos. 2.ª Edição. Rio de Janeiro: Elsevier; 2013. p. 3-34.

COMENTÁRIO SOBRE A QUESTÃO 67-01
AUTOR DA QUESTÃO: Wither de Souza Gama Filho.
A cintilografia óssea identifica as metástases salteadas, principalmente na fase inicial, quando são de pequeno tamanho e, em geral, não são identificadas no raio-x e na TC.
REFERÊNCIA: Jesus-Garcia R. Diagnóstico e Tratamento de Tumores Ósseos. 2.ª Edição. Rio de Janeiro: Elsevier; 2013. p. 3-34.

COMENTÁRIO SOBRE A QUESTÃO 68-01
AUTOR DA QUESTÃO: Wither de Souza Gama Filho.
A zona reativa de uma lesão tumoral contém as células satélites que devem ser ressecadas juntamente com a matriz tumoral.
REFERÊNCIA: Jesus-Garcia R. Diagnóstico e Tratamento de Tumores Ósseos. 2.ª Edição. Rio de Janeiro: Elsevier; 2013. p. 35-52.

COMENTÁRIO SOBRE A QUESTÃO 69-01
AUTOR DA QUESTÃO: Wither de Souza Gama Filho.
Como princípio, a via transdeltóidea apresenta contaminação de apenas um compartimento e é preferível, pois os trajetos de biópsias são considerados contaminados pelas células tumorais.
REFERÊNCIA: Jesus-Garcia R. Diagnóstico e Tratamento de Tumores Ósseos. 2.ª Edição. Rio de Janeiro: Elsevier; 2013. p. 53-64.

COMENTÁRIO SOBRE A QUESTÃO 70-01
AUTOR DA QUESTÃO: Wither de Souza Gama Filho.
A coleta do material tumoral na transição tumor-osso sadio permite análise comparativa de leito da lesão entre as células sadias e as tumorais.
REFERÊNCIA: Jesus-Garcia R. Diagnóstico e Tratamento de Tumores Ósseos. 2.ª Edição. Rio de Janeiro: Elsevier; 2013. p. 53-64.

COMENTÁRIO SOBRE A QUESTÃO 71-01
AUTOR DA QUESTÃO: Wither de Souza Gama Filho.
A técnica usual indicada é a marginal, realizando a ressecção do tumor até o tecido ósseo macroscopicamente normal.
REFERÊNCIA: Jesus-Garcia R. Diagnóstico e Tratamento de Tumores Ósseos. 2.ª Edição. Rio de Janeiro: Elsevier; 2013. p. 65-83.

COMENTÁRIO SOBRE A QUESTÃO 72-01
AUTOR DA QUESTÃO: Wither de Souza Gama Filho.
A ressecção completa de uma lesão tumoral sem a ressecção de todo o compartimento é uma cirurgia ampla.
REFERÊNCIA: Jesus-Garcia R. Diagnóstico e Tratamento de Tumores Ósseos. 2.ª Edição. Rio de Janeiro: Elsevier; 2013. p. 65-83.

COMENTÁRIO SOBRE A QUESTÃO 73-01
AUTOR DA QUESTÃO: Ricardo Horta Miranda.
Embora alguns tumores mostrem prevalência em determinado gênero, isso raramente tem importância diagnóstica. A raça também é de pouca importância, com exceção do sarcoma de EWING, que é extremamente raro em indivíduos de ascendência africana. Ocasionalmente, a história familiar pode ser útil, como nos casos de exostose hereditária múltipla e neurofibromatose (herança autossômica dominante). A idade pode ser a informação mais importante obtida na história, porque a maioria das neoplasias musculoesqueléticas benignas e malignas ocorre dentro de faixas etárias específicas.
REFERÊNCIA: Heck Jr. RK, Toy PC. General principles of tumors. In: Azar FM, Beaty JH. Campbell's operative orthopaedics. 14th Edition. Philadelphia: Elsevier; 2021. p. 890-956e9.

COMENTÁRIO SOBRE A QUESTÃO 74-01
AUTOR DA QUESTÃO: Ricardo Horta Miranda.
Locais potenciais de ocorrência de metástases linfonodais devem ser palpados. Embora as metástases linfonodais sejam raras na maioria dos sarcomas, elas frequentemente estão presentes em rabdomiossarcomas, sarcomas epitelioides e sarcomas sinoviais.
REFERÊNCIA: Heck Jr. RK, Toy PC. General principles of tumors. In: Azar FM, Beaty JH. Campbell's operative orthopaedics. 14th Edition. Philadelphia: Elsevier; 2021. p. 890-956e9.

COMENTÁRIO SOBRE A QUESTÃO 75-01
AUTOR DA QUESTÃO: Ricardo Horta Miranda.
A reação periosteal ocorre quando o tumor destrói a cortical e pode assumir a forma do triângulo de CODMAN, "casca de cebola" ou um padrão de "raios-do-sol". Geralmente é um sinal de malignidade, mas pode estar presente em infecção ou histiocitose.
REFERÊNCIA: Heck Jr. RK, Toy PC. General principles of tumors. In: Azar FM, Beaty JH. Campbell's operative orthopaedics. 14th Edition. Philadelphia: Elsevier; 2021. p. 890-956e9.

COMENTÁRIO SOBRE A QUESTÃO 76-01
AUTOR DA QUESTÃO: Ricardo Horta Miranda.
Ureia e creatinina séricas podem estar elevadas nos tumores renais, e um exame de urina rotina pode revelar hematúria nesse cenário. O tumor marrom do hiperparatireoidismo às vezes pode se parecer com o tumor de células gigantes, e pode ser avaliado com níveis séricos de cálcio e paratormônio. Finalmente, a doença de PAGET pode estar no diagnóstico diferencial e ser avaliada por fosfatase alcalina sérica e hidroxiprolina urinária.
REFERÊNCIA: Heck Jr. RK, Toy PC. General principles of tumors. In: Azar FM, Beaty JH. Campbell's operative orthopaedics. 14th Edition. Philadelphia: Elsevier; 2021. p. 890-956e9.

COMENTÁRIO SOBRE A QUESTÃO 77-01
AUTOR DA QUESTÃO: Ricardo Horta Miranda.
Seis razões pelas quais a biópsia não deve ser feita até que o estadiamento esteja completo: (1) a lesão pode ser um sarcoma ósseo primário e exigir uma técnica de biópsia que permita futura cirurgia de salvamento do membro; (2) outra lesão mais acessível pode ser encontrada; (3) se o carcinoma de células renais for considerado provável, o cirurgião pode considerar a embolização pré-operatória para evitar sangramento excessivo; (4) se o diagnóstico de mieloma múltiplo for feito através de exames laboratoriais, uma biópsia desnecessária pode ser evitada;

(5) o diagnóstico patológico é mais preciso se auxiliado por exames de imagem apropriados; e

(6) o patologista e o cirurgião podem ter mais certeza de um diagnóstico de metástase feito na análise da congelação se apoiado pela avaliação pré-operatória.

REFERÊNCIA: Heck Jr. RK, Toy PC. General principles of tumors. In: Azar FM, Beaty JH. Campbell's operative orthopaedics. 14th Edition. Philadelphia: Elsevier; 2021. p. 890-956e9.

COMENTÁRIO SOBRE A QUESTÃO 78-01

AUTOR DA QUESTÃO: Marcelo Bragança dos Reis Oliveira Seba.

Na epidemiologia dos tumores ósseos, a raça do paciente geralmente apresenta pouca significância para o diagnóstico, exceto na suspeita de sarcoma de EWING, para o qual deve ser considerada a sua extrema raridade em pacientes afrodescendentes.

REFERÊNCIA: Heck Jr. RK, Toy PC. General principles of tumors. In: Azar FM, Beaty JH. Campbell's operative orthopaedics. 14th Edition. Philadelphia: Elsevier; 2021. p. 890-956e9.

COMENTÁRIOS SOBRE AS QUESTÕES 79-01 e 80-01

AUTOR DA QUESTÃO 79-01: Marcelo Bragança dos Reis Oliveira Seba.
AUTOR DA QUESTÃO 80-01: Alex Guedes.

Na biópsia para diagnóstico das neoplasias musculoesqueléticas, se o torniquete for utilizado, o membro pode ser exsanguinado por elevação, mas não por compressão para evitar potencial disseminação das células neoplásicas através da circulação sistêmica. Deve-se tomar cuidado para minimizar a contaminação tecidual. Incisões transversas devem ser evitadas porque são mais difíceis de serem ressecadas em bloco com a peça cirúrgica e criam defeitos cutâneos maiores necessitando de reconstrução. A incisão profunda deve passar por um único compartimento muscular ao invés de contaminar um plano intermuscular. Estruturas neurovasculares maiores devem ser evitadas.

REFERÊNCIA: Heck Jr. RK, Toy PC. General principles of tumors. In: Azar FM, Beaty JH. Campbell's operative orthopaedics. 14th Edition. Philadelphia: Elsevier; 2021. p. 890-956e9.

COMENTÁRIO SOBRE A QUESTÃO 81-01

AUTOR DA QUESTÃO: Marcelo Bragança dos Reis Oliveira Seba.

O osteoma osteoide, o osteocondroma, o fibroma não ossificante e o cisto ósseo simples são neoplasias benignas para as quais o diagnóstico é baseado na avaliação clínica e por imagem sem necessidade de confirmação histológica previamente ao tratamento.

REFERÊNCIA: Heck Jr. RK, Toy PC. General principles of tumors. In: Azar FM, Beaty JH. Campbell's operative orthopaedics. 14th Edition. Philadelphia: Elsevier; 2021. p. 890-956e9.

COMENTÁRIOS SOBRE AS QUESTÕES 82-01, 83-01 e 84-01

AUTOR DA QUESTÃO 76-01: Marcelo Bragança dos Reis Oliveira Seba.
AUTOR DAS QUESTÕES 77-01 e 78-01: Alex Guedes.

As fraturas patológicas geralmente ocorrem com mínimo ou nenhum trauma. Na região intertrocantérica, elas são frequentemente restritas a um trocanter e parecem constituir fraturas por avulsão. Qualquer fratura avulsão isolada, particularmente do trocanter menor, deve ser suspeitada de etiologia patológica. A maioria é causada por malignidade metastática. Tipicamente, o paciente relata que a dor em repouso e com carga esteve localmente presente por algum tempo antes da fratura. Todo paciente com fratura de quadril deve ser questionado sobre tais sintomas à luz da longevidade de muitos pacientes com câncer. O exame radiográfico pode demonstrar achados marcantes que tornam o diagnóstico óbvio ou podem revelar apenas lise óssea localizada ou, ocasionalmente, esclerose. Imagens de todo o fêmur devem ser avaliadas criticamente em todos os pacientes antes da fixação de qualquer fratura, porque não se quer negligenciar uma lesão pulada ou perder uma não relacionada a uma fratura osteoporótica. Metástases também podem existir em outras partes do esqueleto, incluindo a pelve e a extremidade inferior oposta. Uma avaliação pré-operatória completa é essencial.

REFERÊNCIA: Leslie MP, Baumgaertner MR. Intertrochanteric hip fractures. In: Browner BD, Jupiter JB, Levine AM, Trafton PG. Skeletal Trauma: Basic Science, Management and Reconstruction. 5th Edition. Philadelphia: Elsevier Saunders; 2015. p. 1683-1720e3.

COMENTÁRIO SOBRE A QUESTÃO 85-01

AUTOR DA QUESTÃO: Marcelo Bragança dos Reis Oliveira Seba.

A radiografia simples é o primeiro exame a ser solicitado na suspeita de tumor ósseo. É um exame rápido e de baixo custo, que fornece as informações mais importantes para o diagnóstico dos tumores ósseos, permitindo a elaboração de hipóteses diagnósticas e a diferenciação preliminar entre lesões benignas e malignas.

REFERÊNCIA: Heck Jr. RK, Toy PC. General principles of tumors. In: Azar FM, Beaty JH. Campbell's operative orthopaedics. 14th Edition. Philadelphia: Elsevier; 2021. p. 890-956e9.

COMENTÁRIOS SOBRE AS QUESTÕES 86-01, 87-01, 88-01 e 89-01

AUTOR DAS QUESTÕES 86-01 e 87-01: Marcelo Bragança dos Reis Oliveira Seba.
AUTOR DAS QUESTÕES 88-01 e 89-01: Gustavo Sobral de Carvalho.

Existem dois tipos de hemipelvectomias com indicações distintas. A hemipelvectomia externa é uma cirurgia ablativa, na qual o membro inferior não é preservado. A hemipelvectomia interna é uma cirurgia preservadora do membro, baseada na ressecção total ou parcial dos ossos da bacia. A hemipelvectomia interna parcial é classificada em 4 tipos: Tipo I – ressecção da asa do ilíaco; Tipo II – ressecção da região periacetabular; Tipo III – ressecção dos ramos isquiopúbicos; Tipo IV – ressecção do sacro. As ressecções que envolvem mais de uma área são descritas com combinação dos números.

REFERÊNCIA: Heck Jr. RK, Toy PC. General principles of tumors. In: Azar FM, Beaty JH. Campbell's operative orthopaedics. 14th Edition. Philadelphia: Elsevier; 2021. p. 890-956e9.

COMENTÁRIO SOBRE A QUESTÃO 90-01

AUTOR DA QUESTÃO: Marcelo Bragança dos Reis Oliveira Seba.

A cintilografia óssea com tecnécio é usada para determinar a atividade (osteoblástica) de uma lesão e a presença ou não de múltiplas lesões, ou metástases, e frequentemente são falso negativas no mieloma múltiplo, onde a atividade osteoblástica está suprimida, e em alguns casos de carcinoma de células renais.

REFERÊNCIA: Heck Jr. RK, Toy PC. General principles of tumors. In: Azar FM, Beaty JH. Campbell's operative orthopaedics. 14th Edition. Philadelphia: Elsevier; 2021. p. 890-956e9.

COMENTÁRIO SOBRE A QUESTÃO 91-01

AUTOR DA QUESTÃO: Marcelo Bragança dos Reis Oliveira Seba.

A RM substituiu a TC como exame de escolha para avaliar o tamanho, extensão e relações anatômicas dos tumores ósseos e de tecidos moles com estruturas vizinhas, especialmente o feixe neurovascular.

REFERÊNCIA: Heck Jr. RK, Toy PC. General principles of tumors. In: Azar FM, Beaty JH. Campbell's operative orthopaedics. 14th Edition. Philadelphia: Elsevier; 2021. p. 890-956e9.

COMENTÁRIO SOBRE A QUESTÃO 92-01

AUTOR DA QUESTÃO: Marcelo Bragança dos Reis Oliveira Seba.

Os diagnósticos mais prováveis para uma lesão lítica dolorosa evidenciada em um paciente com mais de 40 anos, são: mieloma múltiplo e carcinoma metastático.

REFERÊNCIA: Heck Jr. RK, Toy PC. General principles of tumors. In: Azar FM, Beaty JH. Campbell's operative orthopaedics. 14th Edition. Philadelphia: Elsevier; 2021. p. 890-956e9.

COMENTÁRIO SOBRE A QUESTÃO 93-01

AUTOR DA QUESTÃO: Marcelo Bragança dos Reis Oliveira Seba.

A classificação do AJCC para sarcomas ósseos se subdivide em 4 estágios, sendo os estágios III, IV-A e IV-B reservados aos pacientes que possuem *skip* metástases, metástases pulmonares e não pulmonares, respectivamente.

A subdivisão do estágio IV em A e B foi feita, pois foi demonstrado que pacientes com metástases não pulmonares de osteossarcoma e sarcoma de EWING têm pior prognóstico que pacientes com metástases pulmonares.

REFERÊNCIA: Heck Jr. RK, Toy PC. General principles of tumors. In: Azar FM, Beaty JH. Campbell's operative orthopaedics. 14th Edition. Philadelphia: Elsevier; 2021. p. 890-956e9.

COMENTÁRIO SOBRE A QUESTÃO 94-01

AUTOR DA QUESTÃO: Gustavo Sobral de Carvalho.

O procedimento de TIKHOFF-LINBERG consiste na escapulectomia total, ressecção parcial ou completa da clavícula e ressecção do úmero proximal. Esse procedimento é útil para o tratamento de tumores malignos do ombro onde existe tecido normal suficiente para dissecar e preservar as estruturas neurovasculares

REFERÊNCIA: Heck Jr. RK, Toy PC. General principles of tumors. In: Azar FM, Beaty JH. Campbell's operative orthopaedics. 14th Edition. Philadelphia: Elsevier; 2021. p. 890-956e9.

COMENTÁRIO SOBRE A QUESTÃO 95-01

AUTOR DA QUESTÃO: Gustavo Sobral de Carvalho.

A osteopoiquilose é uma condição autossômica dominante ou esporádica rara que consiste em múltiplas ilhotas ósseas no esqueleto.

REFERÊNCIA: Heck Jr. RK, Toy PC. Benign bone tumors and nonneoplastic conditions simulating bone tumors. In: Azar FM, Beaty JH. Campbell's operative orthopaedics. 14th Edition. Philadelphia: Elsevier; 2021. p. 957-985e3.

COMENTÁRIO SOBRE A QUESTÃO 96-01

AUTOR DA QUESTÃO: Gustavo Sobral de Carvalho.

A incidência de osteossarcoma na doença de PAGET é de ~1% e pode ser maior (5% a 10%) em pacientes com doença poliostótica avançada. Ocorre mais comumente em pacientes da 6.ª a 8.ª décadas de vida, e a pelve é a localização mais frequente.

REFERÊNCIA: Heck Jr. RK, Toy PC. Malignant tumors of bone. In: Azar FM, Beaty JH. Campbell's operative orthopaedics. 14th Edition. Philadelphia: Elsevier; 2021. p. 1009-1048e7.

COMENTÁRIO SOBRE A QUESTÃO 97-01

AUTOR DA QUESTÃO: Alex Guedes.

A mineralização do osso é criticamente dependente da enzima fosfatase alcalina, que degrada inibidores da mineralização como o pirofosfato e da enzima fosfo1 que gera fosfato para mineralização pela degradação da fosfoetanolamina e fosfocolina.

REFERÊNCIA: Ralston SH. Osteoporosis and metabolic bone disease. In: Tornetta III P, Ricci WM, Ostrum RF, McQueen MM, McKee MD, Court-Brown CM. Rockwood and Green's Fractures in Adults. 9th Edition. Philadelphia: Wolters Kluwer; 2020. p. 140-181.

COMENTÁRIO SOBRE A QUESTÃO 98-01

AUTOR DA QUESTÃO: Gustavo Sobral de Carvalho.

O hiperparatireoidismo primário é uma doença resultante do excesso de produção de paratormônio (PTH) por uma ou mais glândulas paratireoides que aumentam à reabsorção óssea resultando em lesão líticas chamadas de tumor marrom e que tem como principais causas, adenoma, hiperplasia e carcinoma de paratireoide. A secreção aumentada de PTH eleva os níveis plasmáticos de cálcio devido ao aumento da sua absorção intestinal; mobilizando rapidamente o cálcio e o fosfato ósseos (reabsorção óssea); aumentando a reabsorção de cálcio pelo néfron distal; e estimulando a conversão da vitamina D em sua forma mais ativa, o calcitriol (o que aumenta o percentual de cálcio alimentar absorvido pelo intestino). A hipofosfatemia está relacionada à ação renal do PTH diretamente nos túbulos renais, diminuindo a reabsorção de fósforo. Os achados laboratoriais característicos do hiperparatireoidismo primário são PTH aumentado, hipercalcemia e hipofosfatemia.

REFERÊNCIA: Ishida A, Pinto JA, Blumetti FC, Sodré H, Dobashi ET. Doenças osteometabólicas. In: Hebert SK, Barros Filho TEP, Xavier R, Pardini Júnior AG. Ortopedia e Traumatologia: Princípios e Prática. 5.ª edição. Porto Alegre: Artmed; 2017. p. 757-771.

COMENTÁRIO SOBRE A QUESTÃO 99-01
AUTOR DA QUESTÃO: Gustavo Sobral de Carvalho.

O tumor marrom do hiperparatireoidismo e o tumor de células gigantes ósseo são idênticos histologicamente, por este motivo o diagnóstico de certeza é impossível unicamente pela análise histológica. Para o correto diagnóstico diferencial é necessária a adequada correlação entre a clínica, a radiologia e a anatomopatologia, além da dosagem sérica do paratormônio, que está muito elevada no tumor marrom do hiperparatireoidismo.

REFERÊNCIA: Heck Jr. RK, Toy PC. Benign bone tumors and nonneoplastic conditions simulating bone tumors. In: Azar FM, Beaty JH. Campbell's operative orthopaedics. 14th Edition. Philadelphia: Elsevier; 2021. p. 957-985e3.

COMENTÁRIO SOBRE A QUESTÃO 100-01
AUTOR DA QUESTÃO: Gustavo Sobral de Carvalho.

As principais causas de hiperparatireoidismo primário são: o adenoma de paratireoide, que é a causa mais frequente; a hiperplasia de uma ou mais paratireoides e o carcinoma de paratireoide, que é extremamente raro.

REFERÊNCIA: Heck Jr. RK, Toy PC. Benign bone tumors and nonneoplastic conditions simulating bone tumors. In: Azar FM, Beaty JH. Campbell's operative orthopaedics. 14th Edition. Philadelphia: Elsevier; 2021. p. 957-985e3.

COMENTÁRIO SOBRE A QUESTÃO 101-01
AUTOR DA QUESTÃO: Gustavo Sobral de Carvalho.

As causas mais comuns de osteossarcoma secundário são a doença de PAGET e radioterapia prévia.

REFERÊNCIA: Heck Jr. RK, Toy PC. Malignant tumors of bone. In: Azar FM, Beaty JH. Campbell's operative orthopaedics. 14th Edition. Philadelphia: Elsevier; 2021. p. 1009-1048e7.

COMENTÁRIO SOBRE A QUESTÃO 102-01
AUTOR DA QUESTÃO: Gustavo Sobral de Carvalho.

O gadolínio é meio de contraste utilizado na ressonância magnética e o tecnécio na cintilografia óssea para avaliação das lesões neoplásicas.

REFERÊNCIA: Heck Jr. RK, Toy PC. General principles of tumors. In: Azar FM, Beaty JH. Campbell's operative orthopaedics. 14th Edition. Philadelphia: Elsevier; 2021. p. 890-956e9.

COMENTÁRIO SOBRE A QUESTÃO 103-01
AUTOR DA QUESTÃO: Gustavo Sobral de Carvalho.

Cerca de 80% dos osteossarcomas tem metástases ou micrometástases indetectáveis ao diagnóstico. A quimioterapia adjuvante se refere à quimioterapia administrada no pós-operatório e tratada as possíveis micrometástases.

REFERÊNCIA: Heck Jr. RK, Toy PC. General principles of tumors. In: Azar FM, Beaty JH. Campbell's operative orthopaedics. 14th Edition. Philadelphia: Elsevier; 2021. p. 890-956e9.

COMENTÁRIO SOBRE A QUESTÃO 104-01
AUTOR DA QUESTÃO: Gustavo Sobral de Carvalho.

Lesão com baixa atividade biológica geralmente são bem delimitadas, frequentemente com margem de osso reativo ao redor.

REFERÊNCIA: Heck Jr. RK, Toy PC. General principles of tumors. In: Azar FM, Beaty JH. Campbell's operative orthopaedics. 14th Edition. Philadelphia: Elsevier; 2021. p. 890-956e9.

COMENTÁRIO SOBRE A QUESTÃO 105-01
AUTOR DA QUESTÃO: Gustavo Sobral de Carvalho.
Na margem marginal, o plano de dissecção mais próximo é através da pseudocápsula.
REFERÊNCIA: Heck Jr. RK, Toy PC. General principles of tumors. In: Azar FM, Beaty JH. Campbell's operative orthopaedics. 14th Edition. Philadelphia: Elsevier; 2021. p. 890-956e9.

COMENTÁRIO SOBRE A QUESTÃO 106-01
AUTOR DA QUESTÃO: Gustavo Sobral de Carvalho.
O corte axial da ressonância magnética é o método de maior acurácia para determinar a relação da lesão óssea com as estruturas neurovasculares e extensão para tecidos moles.
REFERÊNCIA: Heck Jr. RK, Toy PC. General principles of tumors. In: Azar FM, Beaty JH. Campbell's operative orthopaedics. 14th Edition. Philadelphia: Elsevier; 2021. p. 890-956e9.

COMENTÁRIO SOBRE A QUESTÃO 107-01
AUTOR DA QUESTÃO: Alex Guedes.
A dor óssea induzida pelo câncer (DOIC) pode ter um impacto profundamente negativo na vida dos pacientes e seu manejo é um dos maiores desafios no cuidado do câncer. A DOIC permanece subnotificada e subtratada, devido aos desafios terapêuticos inerentes a essa síndrome dolorosa e a não utilização de estratégias de tratamento bem comprovadas, como a escada analgésica da Organização Mundial da Saúde. Tipos de DOIC: a dor óssea pode ser subdividida em dor de fundo, dor associada aos movimentos e dor espontânea em repouso. A dor do tipo avançada, definida como surtos súbitos de dor óssea intensa o suficiente para ser percebida apesar da medicação para dor que está sendo tomada, é altamente prevalente na DOIC e frequentemente leva a um comprometimento funcional significativo. A dor do tipo avançada é frequentemente de intensidade intensa, início rápido e curta duração.
REFERÊNCIA: Coleman RE, Croucher PI, Padhani AR, Clézardin P, Chow E, Fallon M *et al.* Bone metastases. Nat Rev Dis Primers. 2020;6(1):83.

COMENTÁRIO SOBRE A QUESTÃO 108-01
AUTOR DA QUESTÃO: Marcos Korukian.
A biópsia é considerada a última etapa do estadiamento dos tumores musculoesqueléticos, devendo ser realizada após a avaliação clínica e pelos exames de imagem. Na Oncologia Ortopédica são utilizados dois tipos de biópsia: aberta e percutânea. A biópsia é considerada como aberta quando: 1) se retira pequena amostra do tumor suturan-do-se, em seguida, a pseudocápsula, 2) se retira toda a lesão em bloco – biópsia excisional, preferencialmente com margens amplas. A biópsia percutânea é um método menos invasivo, podendo ser realizada ambulatorialmente com anestesia local. A biópsia percutânea é seletivamente bem indicada em lesões de difícil localização, como coluna e pelve. A principal desvantagem desse método é o pequeno tamanho das amostras, que podem não ser representativas da lesão – Os procedimentos percutâneos podem ser realizados por meio de punção por agulha fina (PAAF), de utilidade na coleta de material dos tecidos moles ou da periferia da lesão, mas permitem apenas o exame citológico; a agulha tipo trefina é o instrumento mais empregado atualmente, havendo preferência pela agulha de JAMSHIDI; nas biópsias realizadas adequadamente em pacientes pós-estadiamento clínico e radiológico, a agulha de JAMSHIDI permite procedimento percutâneo, minimizando possível disseminação tecidual, com amostras representativas da lesão, quando realizadas por ortopedista especialista e no local da futura incisão.
REFERÊNCIA: Siqueira KL, Viola DCM, Jesus-Garcia R, Gracitelli GC. Correlação do tipo de biópsia e sua validade diagnóstica nos tumores músculo-esqueléticos em distintas topografias. Rev Bras Ortop. 2008;43(1/2):7-14.

COMENTÁRIO SOBRE A QUESTÃO 109-01
AUTOR DA QUESTÃO: Marcelo Bragança dos Reis Oliveira Seba.
Qualquer lesão que possa ser maligna deve ser estadiada antes da realização de uma biópsia. Uma razão para essa ordem é que uma biópsia pode alterar os achados em estudos posteriores.
REFERÊNCIA: Herring JA. Tachdjian's Pediatric Orthopaedics: From the Texas Scottish Rite Hospital for Children. 6th Edition. Elsevier; 2021. p. 999-1002e1.

COMENTÁRIO SOBRE A QUESTÃO 110-01

AUTOR DA QUESTÃO: Alex Guedes.

O exame físico deve incluir a avaliação do estado geral de saúde do paciente e um exame cuidadoso da parte em questão. Uma massa deve ser medida e sua localização, forma, consistência, mobilidade, sensibilidade, temperatura local e mudança de posição devem ser anotadas. A atrofia da musculatura circundante deve ser registrada, assim como os *déficits* neurológicos e a adequação da circulação. Manchas "café-com-leite" ou hemangiomas cutâneos também podem fornecer pistas diagnósticas. Locais potenciais de metástases linfonodais devem ser palpados.

REFERÊNCIA: Heck Jr. RK, Toy PC. General principles of tumors. In: Azar FM, Beaty JH. Campbell's operative orthopaedics. 14th Edition. Philadelphia: Elsevier; 2021. p. 890-956e9.

COMENTÁRIO SOBRE A QUESTÃO 111-01

AUTOR DA QUESTÃO: Marcelo Bragança dos Reis Oliveira Seba.

Esta avaliação deve preceder à biópsia, por: (a) permitir planejamento preciso da coleta, na topografia do acesso cirúrgico definitivo e área mais representativa da lesão; (b) facilitar o diagnóstico diferencial, permitindo correlação histopatológica; (c) evitar manipulação prévia que afeta as imagens, gerando edema e artefatos, principalmente na ressonância magnética (RM).

REFERÊNCIA: Guedes A, Oliveira MBDR, Melo AS, Carmo CCMD. Update in Imaging Evaluation of Bone and Soft Tissue Sarcomas. Rev Bras Ortop (Sao Paulo). 2021;58(2):179-190.

COMENTÁRIO SOBRE AS QUESTÕES 112-01 e 113-01

AUTOR DAS QUESTÕES: Marcelo Bragança dos Reis Oliveira Seba.

As lesões do estágio 1 são intracapsulares, geralmente assintomáticas e frequentemente incidentais. As características radiográficas incluem uma margem bem definida com uma borda espessa de osso reativo. Não há destruição ou expansão cortical. Essas lesões não requerem tratamento porque não comprometem a resistência do osso e geralmente se resolvem espontaneamente. Um exemplo é um pequeno fibroma não ossificante assintomático descoberto incidentalmente em radiografias tiradas para avaliar uma lesão não relacionada.

REFERÊNCIA: Heck Jr. RK, Toy PC. General principles of tumors. In: Azar FM, Beaty JH. Campbell's operative orthopaedics. 14th Edition. Philadelphia: Elsevier; 2021. p. 890-956e9.

COMENTÁRIO SOBRE A QUESTÃO 114-01

AUTOR DA QUESTÃO: Alex Guedes.

As cintilografias ósseas com tecnécio são utilizadas para determinar a atividade de uma lesão e para determinar a presença de múltiplas lesões ou metástases esqueléticas. As cintilografias ósseas frequentemente são falsamente negativas no mieloma múltiplo e em alguns casos de carcinoma de células renais. Excluindo essas exceções, no entanto, a maioria das outras neoplasias malignas do osso mostra maior captação nas cintilografias ósseas com tecnécio. Uma cintilografia óssea normal é tranquilizadora; no entanto, a afirmação inversa não é verdadeira porque lesões ativas benignas do osso também mostram aumento da captação.

REFERÊNCIA: Heck Jr. RK, Toy PC. General principles of tumors. In: Azar FM, Beaty JH. Campbell's operative orthopaedics. 14th Edition. Philadelphia: Elsevier; 2021. p. 890-956e9.

COMENTÁRIO SOBRE A QUESTÃO 115-01

AUTOR DA QUESTÃO: Marcelo Bragança dos Reis Oliveira Seba.

Durante décadas, o estadiamento tem sido uma ferramenta crítica para estimar o prognóstico, apoiar as decisões relacionadas à terapia e estratificar os pacientes em categorias de risco para ensaios clínicos. A União Internacional para o Controle do Câncer (UICC) definiu os principais objetivos do estadiamento: orientar o planejamento terapêutico; estimar prognóstico; ajudar a avaliar os resultados do tratamento; tornar eficaz a comunicação interinstitucional; e contribuir para a pesquisa científica.

REFERÊNCIA: Guedes A, Oliveira MBDR, Costa FM, de Melo AS. Updating on Bone and Soft Tissue Sarcomas Staging. Rev Bras Ortop (Sao Paulo). 2021;56(4):411-418.

COMENTÁRIO SOBRE A QUESTÃO 116-01
AUTOR DA QUESTÃO: Alex Guedes.

A incidência de sarcomas ósseos é de cerca de 0,2% de todas as neoplasias. Especificamente em relação aos sarcomas ósseos, sua incidência é considerada de 1/5–1/6 de todos os sarcomas, com incidência de 0,8–1 caso novo/100.000 habitantes/ano. A relação homem/mulher é de 1,5:1.

REFERÊNCIA: Picci P. Epidemiology of bone lesions. In: Picci P, Manfrini M, Donati DM, Gambarotti M, Righi A, Vanel D, Dei Tos AP. Diagnosis of musculoskeletal tumors and tumor-like conditions: clinical, radiological and histological correlations – The Rizzoli Case Archive. 2nd Edition. Cham: Springer Nature Switzerland; 2020. p. 3-9.

COMENTÁRIO SOBRE A QUESTÃO 117-01
AUTOR DA QUESTÃO: Alex Guedes.

As lesões ósseas podem causar osteólise ou produção óssea reativa (osteosclerose). A combinação desses dois processos dá origem a três padrões típicos de destruição óssea: (a) o padrão geográfico de destruição óssea, típico de lesões de crescimento lento; (b) o padrão "roído de traça", típico de lesões mais agressivas, que geralmente têm taxa de crescimento mais rápido, e por isso a osteosclerose nessa situação é menos evidente; (c) o crescimento permeativo que pode ser observado nas lesões mais agressivas, como nos linfomas e no sarcoma de EWING.

REFERÊNCIA: Gambarotti M, Righi A. General principles of bone pathology. In: Picci P, Manfrini M, Donati DM, Gambarotti M, Righi A, Vanel D, Dei Tos AP. Diagnosis of musculoskeletal tumors and tumor-like conditions: clinical, radiological and histological correlations – The Rizzoli Case Archive. 2nd Edition. Cham: Springer Nature Switzerland; 2020. p. 13-14.

COMENTÁRIO SOBRE A QUESTÃO 118-01
AUTOR DA QUESTÃO: Alex Guedes.

A reação periosteal fornece uma grande pista para a interpretação das características biológicas de uma neoplasia óssea. Lesões de crescimento rápido não causam reação periosteal que geralmente requer cerca de duas semanas para ser detectável nas radiografias. Alguns tipos de reações periosteais sugerem um diagnóstico (a reação em "casca de cebola" está frequentemente presente no sarcoma de EWING). Um exame cuidadoso de todos esses aspectos auxilia o patologista a conseguir uma interpretação correta da histologia de uma determinada lesão óssea.

REFERÊNCIA: Gambarotti M, Righi A. General principles of bone pathology. In: Picci P, Manfrini M, Donati DM, Gambarotti M, Righi A, Vanel D, Dei Tos AP. Diagnosis of musculoskeletal tumors and tumor-like conditions: clinical, radiological and histological correlations – The Rizzoli Case Archive. 2nd Edition. Cham: Springer Nature Switzerland; 2020. p. 13-14.

COMENTÁRIO SOBRE A QUESTÃO 119-01
AUTOR DA QUESTÃO: Alex Guedes.

Idade do paciente, localização (óssea ou parte do osso envolvido), tamanho (pequeno geralmente é benigno), calcificações e ossificações, limites (quanto mais bem observados, mais lento o crescimento da lesão), reações periosteais e envolvimento de tecidos moles devem ser adicionados para se chegar a uma probabilidade diagnóstica confiável. A combinação de informações clínicas, de imagem e histologia leva a resultados mais precisos. O diagnóstico de um tumor ósseo deve ser um trabalho de equipe.

REFERÊNCIA: Vanel D. General principles of imaging. In: Picci P, Manfrini M, Donati DM, Gambarotti M, Righi A, Vanel D, Dei Tos AP. Diagnosis of musculoskeletal tumors and tumor-like conditions: clinical, radiological and histological correlations – The Rizzoli Case Archive. 2nd Edition. Cham: Springer Nature Switzerland; 2020. p. 27-30.

COMENTÁRIO SOBRE AS QUESTÕES 120-01 e 121-01
AUTOR DAS QUESTÕES: Alex Guedes.

Na ressonância magnética, a localização precisa do tumor é bem analisada. A extensão intramedular (e o nível de ressecção cirúrgica), as *skip metastases*, o envolvimento de tecidos moles e a extensão para vasos e nervos são detectados de forma fácil e confiável. A principal limitação é a extensão articular, o que poderia mudar a técnica cirúrgica: se o tumor se encostar na cartilagem, o envolvimento articular não pode ser previsto de forma confiável. Em caso de contraindicações (marca-passos e corpos estranhos oculares metálicos), a TC é utilizada, porém, com menor acurácia.

REFERÊNCIA: Vanel D. General principles of imaging. In: Picci P, Manfrini M, Donati DM, Gambarotti M, Righi A, Vanel D, Dei Tos AP. Diagnosis of musculoskeletal tumors and tumor-like conditions: clinical, radiological and histological correlations – The Rizzoli Case Archive. 2nd Edition. Cham: Springer Nature Switzerland; 2020. p. 27-30.

COMENTÁRIO SOBRE A QUESTÃO 122-01

AUTOR DA QUESTÃO: Pedro Péricles Ribeiro Baptista.

Somente após a avaliação clínica, com a realização da anamnese e exame clínico cuidadosos, que nos permitirão levantar as hipóteses de diagnósticos, é que deveremos solicitar os exames complementares. Com a análise dos exames complementares deveremos verificar: (A) se nossas hipóteses são compatíveis com os exames e continuam se enquadrando como possíveis diagnósticos; (B) se apareceu nova hipótese, que não havíamos pensado, e teremos que refazer o nosso raciocínio clínico; e, (C) se os exames estão corretos, bem-feitos, imagens centradas na lesão, com boa qualidade ou teremos que as repetir.

REFERÊNCIA: Baptista PPR. (2024). Biopsia-conceito-tipos. [publicação online]; 2024 [acesso em 01 mar 2024]. Disponível em https://www.oncocirurgia.com.br/biopsia-conceito-tipos/

COMENTÁRIO SOBRE A QUESTÃO 123-01

AUTOR DA QUESTÃO: Pedro Péricles Ribeiro Baptista.

A biópsia excisional dos tumores ósseos está indicada quando a clínica e a imagem permitem o tratamento definitivo da lesão. Dentre os tumores ósseos com estas características, incluímos osteoma, osteoma osteoide, osteocondroma, condroma, condroblastoma, cisto ósseo simples, cisto ósseo justarticular (*ganglión*) e defeito fibroso cortical/fibroma não ossificante.

REFERÊNCIA: Baptista PPR. (2024). Biopsia-conceito-tipos. [publicação online]; 2024 [acesso em 01 mar 2024]. Disponível em https://www.oncocirurgia.com.br/biopsia-conceito-tipos/

COMENTÁRIO SOBRE A QUESTÃO 124-01

AUTOR DA QUESTÃO: Pedro Péricles Ribeiro Baptista.

Quanto à biópsia, podemos subdividir as lesões músculo esqueléticas em três grupos: (1) casos em que o diagnóstico clínico-radiológico (imagem) é suficiente para o diagnóstico e tratamento, não sendo indicada a biópsia; (2) casos que podem prescindir deste procedimento por dificuldade de diagnóstico histológico, e que pelas características de agressividade clínica e radiológica não se deve alterar a conduta cirúrgica necessária; e, (3) casos que necessitam da confirmação patológica para tratamento quimioterápico prévio à cirurgia.

REFERÊNCIA: Baptista PPR. (2024). Biopsia-conceito-tipos. [publicação online]; 2024 [acesso em 01 mar 2024]. Disponível em https://www.oncocirurgia.com.br/biopsia-conceito-tipos/

COMENTÁRIO SOBRE A QUESTÃO 125-01

AUTOR DA QUESTÃO: Pedro Péricles Ribeiro Baptista.

Imagem: região afetada (diáfise, metáfise, epífise), limites (precisos, imprecisos), reação periosteal (lamelar fina, lamelar grossa, espiculada), e característica da lesão (rarefação, condensação, erosão da cortical).

REFERÊNCIA: Baptista PPR. (2024). Introdução ao estudo dos tumores ósseos. [publicação online]; 2024 [acesso em 01 mar 2024]. Disponível em https://www.oncocirurgia.com.br/introducao-ao-estudo-dos-tumores-osseos/

COMENTÁRIO SOBRE A QUESTÃO 126-01

AUTOR DA QUESTÃO: Pedro Péricles Ribeiro Baptista.

Quando o estudo de uma ressecção cirúrgica for de paciente submetido a quimioterapia pré-operatória, particularmente no osteossarcoma e no sarcoma de EWING, o estudo da peça deverá obedecer a uma sistematização de exame, pois a finalidade é analisar a resposta da neoplasia à terapêutica. As etapas do estudo serão as seguintes: (A) serão feitas fatias da peça cirúrgica em toda sua extensão, com espessura máxima de 0,5 cm; (B) uma ou mais fatias deverão ser reproduzidas em *scanner* de computador, ou fotografadas e radiografadas; (C) esta reprodução deverá ser quadriculada da extremidade proximal até a distal; (D) os fragmentos de cada área quadriculada deverão ser minuciosamente examinados ao microscópico com a finalidade de quantificar a necrose da neoplasia e a persistência de células tumorais histologicamente viáveis; e, (E) O relatório final do estudo de toda a peça deverá ser graduado quanto à resposta de quimioterapia pré-operatória nos critérios de HUVOS.

REFERÊNCIA: Baptista PPR. (2024). Diagnóstico dos tumores. [publicação online]; 2024 [acesso em 01 mar 2024]. Disponível em https://www.oncocirurgia.com.br/diagnostico-dos-tumores/

COMENTÁRIO SOBRE A QUESTÃO 127-01

AUTOR DA QUESTÃO: Pedro Péricles Ribeiro Baptista. Critérios de HUVOS:
Grau I: Até 50% de necrose tumoral; Grau II: de 50 a 90/% de necrose tumoral; Grau III: Acima de 90% de necrose; Grau IV: 100% de necrose tumoral – ausência de células neoplásicas histologicamente viáveis. Com esta gra-duação o oncologista poderá orientar o tratamento pós-operatório tendo em vista o pior prognóstico estatístico nos casos de graus I e II e melhor nos de III e IV.

REFERÊNCIA: Baptista PPR. (2024). Diagnóstico dos tumores. [publicação online]; 2024 [acesso em 01 mar 2024]. Disponível em https://www.oncocirurgia.com.br/diagnostico-dos-tumores/

COMENTÁRIO SOBRE A QUESTÃO 128-01

AUTOR DA QUESTÃO: Alex Guedes.
Cortical: porção externa densa de um osso; também conhecida como compacta.
Medula: parte interna de um osso contido dentro da cortical. Pode ser composta de medula e gordura nas porções médias dos ossos longos, ou medula, gordura e osso esponjoso grosseiro perto das extremidades ósseas. O osso esponjoso às vezes é chamado de esponjosa.
Esponjosa primária: osso esponjoso constituído por espículas mistas (trabéculas) compostas por osso e cartilagem calcificada.
Esponjosa secundária: osso esponjoso sem cartilagem residual.
Osso maduro: osso no qual o colágeno da matriz extracelular está disposto em camadas, ou lamelas (osso lamelar).
Osso imaturo: osso no qual o colágeno da matriz extracelular está disposto aleatoriamente (osso reticular).

REFERÊNCIA: Klein MJ. Normal bone anatomy. In: Deyrup AT, Siegal GP. Practical orthopedic pathology: A diagnostic approach. Philadelphia: Elsevier Health Sciences; 2015. p. 3-21.

COMENTÁRIO SOBRE AS QUESTÕES 129-01, 130-01, 131-01 e 132-01

AUTOR DAS QUESTÕES: Alex Guedes.
Os ossos têm uma cortical compacta externa e uma medula interna. A cortical é composta por osso compacto, denso e sólido, constituído por cerca de 90% de matriz óssea e 10% de espaço. Os espaços no osso compacto são os canais vasculares, as lacunas dos osteócitos e os canalículos dos osteócitos conectando as lacunas. Essa estrutura permite que a cortical resista às forças de flexão, torção e cisalhamento. A medula consiste em osso esponjoso e medula óssea hematopoiética nas extremidades e medula gordurosa nas diáfises dos ossos longos. O osso esponjoso nas extremidades dos ossos longos é trabecular e composto por aproximadamente 25% de osso e 75% de espaço. A maior parte do espaço no osso esponjoso é a medula óssea, que pode ser primariamente adipocítica ou hematopoiética, dependendo da localização e da idade do paciente. O osso esponjoso é organiza-do em placas verticais altamente perfuradas interligadas por hastes horizontais mais finas. Esse arranjo é ideal para resistir às forças de carregamento. Em suma, o osso mantém a menor quantidade de massa necessária para fornecer força máxima, pois nos ossos, a forma segue a função (lei de WOLFF).

REFERÊNCIA: Klein MJ. Normal bone anatomy. In: Deyrup AT, Siegal GP. Practical orthopedic pathology: A diagnostic approach. Philadelphia: Elsevier Health Sciences; 2015. p. 3-21.

COMENTÁRIO SOBRE A QUESTÃO 133-01

AUTOR DA QUESTÃO: Alejandro Enzo Cassone.

Considera-se a osteotomia transepifisária na presença de tumor na epífise, mesmo que focal ou após a maturidade esquelética, um grande risco. Essa é possível nos casos de acometimento da placa epifisária desde que comprovada a ausência de tumor na epífise.

REFERÊNCIA: Cassone EA, Camargo OP. Ressecção transepifisária em sarcomas ósseos de alto grau de malignidade da região do joelho. Rev Bras Ortop. 2006;41(1/2):7-13.

COMENTÁRIO SOBRE A 134-01

AUTOR DA QUESTÃO: Pedro Péricles Ribeiro Baptista.

A biópsia por congelação é realizada durante o ato cirúrgico. Este método não é indicado quando existir tecido ósseo. A possibilidade de erro diagnóstico é grande, nesta situação. Os erros de diagnóstico nas numerosas lesões ósseas com células gigantes multinucleadas, nos diversos tumores de células indiferenciadas, de células pequenas e redondas, a impossibilidade de diagnóstico diferencial histológico quando há tecido ósseo neoformado no calo de fratura, osteossarcoma e miosite ossificante, são alguns exemplos que contraindicam o método. O exame em congelação pode ser útil em casos de lesões metastáticas e mesmo assim, a rapidez do método não alterará a conduta operatória.

REFERÊNCIA: Baptista PPR. (2024). Diagnóstico dos tumores. [publicação online]; 2024 [acesso em 01 mar 2024]. Disponível em https://www.oncocirurgia.com.br/diagnostico-dos-tumores/

COMENTÁRIO SOBRE AS QUESTÕES 135-01 e 136-01

AUTOR DAS QUESTÕES: Alex Guedes.

Metástases ósseas e lesões múltiplas são detectadas na cintilografia. A RM de corpo total é mais sensível, sem irradiação. Metástases pulmonares são procuradas pela TC de tórax. Sua sensibilidade é boa, mas a especificidade é menor (ou se detectarmos uma lesão, não temos certeza de que seja uma metástase). A PET, agora associada à TC, ou mesmo à RM, permite um estudo global do paciente, estudando a atividade metabólica tumoral, bem como a extensão distal. Sua resolução espacial é limitada (lesões menores que 5 mm podem ser negligenciadas) e algumas lesões malignas são metabolicamente pouco ativas (como metástases escleróticas).

REFERÊNCIA: Vanel D. General principles of imaging. In: Picci P, Manfrini M, Donati DM, Gambarotti M, Righi A, Vanel D, Dei Tos AP. Diagnosis of musculoskeletal tumors and tumor-like conditions: clinical, radiological and histological correlations – The Rizzoli Case Archive. 2nd Edition. Cham: Springer Nature Switzerland; 2020. p. 27-30.

COMENTÁRIO SOBRE AS QUESTÕES 137-01, 138-01, 139-01 e 140-01

AUTOR DAS QUESTÕES: Alex Guedes.

No tratamento de tumores malignos, o progresso nas abordagens multidisciplinares torna hoje prática cirúrgica padrão preservar o membro afetado. Após a excisão do tumor, vários métodos de reconstrução são empregados. A artroplastia é amplamente utilizada como reconstrução e é extremamente útil para facilitar a recuperação funcional do membro afetado. Entretanto, materiais artificiais não sofrem modificações fisiológicas *in vivo*. Após o uso a longo prazo, a durabilidade torna-se um problema e a artroplastia de revisão muitas vezes torna-se inevitável devido ao afrouxamento ou desgaste. Para ilustrar, a taxa de sobrevida protética em 10 anos para artroplastia de ressecção de tumor no segmento distal do fêmur é de, no máximo, 60-70%. A reconstrução biológica, embora ainda seja uma técnica em desenvolvimento, vem sendo cada vez mais utilizada para melhor preservar a função do membro e melhorar a qualidade de vida dos pacientes. A reconstrução biológica faz uso de materiais que são biologicamente modificados no corpo. Ocorrerão consolidação, revitalização e remodelação óssea. Os materiais utilizados na reconstrução biológica podem ser classificados em duas grandes categorias, vascularizados ou não vascularizados. O material com suprimento sanguíneo pode fornecer proteínas formadoras de osso, células envolvidas na formação óssea e estrutura óssea. Materiais sem suprimento sanguíneo incluem osso alogênico, osso autólogo tratado (por autoclavagem, pasteurização, radiação ou congelamento), osso artificial e osso livre autólogo. O osso alogênico, e algumas formas de osso tratado, fornecem proteínas e estrutura óssea necessárias para a osteogênese. Ossos autoclavados e artificiais fornecem apenas a estrutura óssea. O osso livre autólogo fornece células, proteínas formadoras de osso e estrutura óssea. Teoricamente, o uso de osso vascularizado para reconstrução é melhor por sua capacidade de induzir a formação óssea e, também, por suas propriedades de condução óssea.

REFERÊNCIA: Yamamoto N, Hayashi K, Tsuchiya H. Progress in biological reconstruction and enhanced bone revitalization for bone defects. J Orthop Sci. 2019;24(3):387-392.

COMENTÁRIO SOBRE AS QUESTÕES 141-01 e 142-01

AUTOR DAS QUESTÕES: Antonio Marcelo Gonçalves de Souza.

As rotacioplastias foram inicialmente descritas por BORGGREVE para tratar joelho flutuante causado por tuberculose e por VAN NES em pacientes com defeitos congênitos do fêmur. Posteriormente, foi adaptado para preservar a função após ressecções extensas de tumores do fêmur por SALZER e cols. Atualmente, é usado principalmente como tratamento primário em crianças pequenas com sarcoma quando a amputação é necessária para alcançar margens adequadas, ou quando a substituição endoprotética resultaria em encurtamento significativo devido à perda de crescimento. As reconstruções poupadoras de membros são feitas com aloenxertos, próteses tumorais, enxertos vascularizados de fíbula ou em combinação com, ou sem preservação epifisária. No entanto, a taxa de complicações após a reconstrução é alta. A rotacioplastia tem sido utilizada em vez de amputação também no tratamento de soltura infecciosa ou asséptica associada à perda óssea maciça. A rotacioplastia é um procedimento de salvamento funcional. Sua principal vantagem é reter um pé funcional sensório-motor, o que evita neuromas ou sensações fantasmas. O pé também permite a movimentação ativa do joelho da ortoprótese, e a sustentação total do peso. Deve ser considerada como uma alternativa à amputação.

REFERÊNCIA: Ramseier LE, Dumont CE, Exner GU. Rotationplasty (Borggreve/Van Nes and modifications) as an alternative to amputation in failed reconstructions after resection of tumours around the knee joint. Scand J Plast Reconstr Surg Hand Surg. 2008;42(4):199-201.

COMENTÁRIO SOBRE AS QUESTÕES 143-01 e 144-01

AUTOR DAS QUESTÕES: Antonio Marcelo Gonçalves de Souza.

RÖDL *et al.* acompanharam por dez anos 22 pacientes submetidos a rotacioplastia e usaram dois escores de medida de qualidade de vida e uma variedade de parâmetros psicológicos. Em seguida, compararam os escores dos pacientes operados com os escores de 1070 indivíduos da população geral. Após análise estatística, não houve diferença entre os dois grupos. As repercussões psicológicas associadas a esta cirurgia devem ser avaliadas no pré-operatório e monitoradas no pós-operatório. A aparência do membro inferior é frequentemente descrita como "quimérica" e pode levar a uma amputação secundária se o paciente não puder aceitar sua nova imagem corporal. O preparo psicológico do paciente muito antes da cirurgia, incluindo o encontro com outros pacientes já operados, é um elemento que desempenha um papel significativo na boa aceitação do membro resultante. Vários estudos compararam a importância das consequências psicológicas em pacientes amputados com pacientes submetidos à cirurgia de conservação do membro, como a rotacioplastia. Não houve diferença significativa entre os dois grupos. Os resultados são bastante satisfatórios quanto ao conceito de deficiência e quanto à sensação de incapacidade física após a rotacioplastia.

REFERÊNCIA: Gaillard J, Fouasson-Chailloux A, Eveno D, Bokobza G, Da Costa M, Heidar R et al. Rotationplasty Salvage Procedure as an Effective Alternative to Femoral Amputation in an Adult With a History of Osteosarcoma: A Case Report and Review. Front Surg. 2022;8:820019.

COMENTÁRIO SOBRE AS QUESTÕES 145-01, 146-01 e 147-01

AUTOR DAS QUESTÕES: Antonio Marcelo Gonçalves de Souza.

A técnica *clavicula pro humero* é um procedimento de reconstrução biológica do segmento proximal do úmero em crianças após ressecção ampla para tumor maligno com remoção do manguito rotador e de todo ou parte do músculo deltoide. Proporciona montagem sólida e estável, com criação de articulação acromioclavicular móvel, com mobilidade escapulotorácica. A estabilidade proporcionada pelos ligamentos acromioclaviculares, apesar da perda do músculo estabilizador do ombro, permite o uso do cotovelo e da mão. Se necessário, o aumento do comprimento do úmero pela adição de autoenxertos vascularizados de fíbula ou pela técnica de membrana pode ser usado de acordo com a idade do paciente, o comprimento do segmento clavicular e o comprimento umeral desejado. A principal complicação da técnica *clavicula pro humero* é a não consolidação da extremidade distal da clavícula (correspondente à junção proximal da reconstrução), mesmo em pacientes com interposição de enxerto autólogo vascularizado de fíbula. Os resultados iniciais são favoráveis em termos de função e dor. Permanece sendo necessário avaliar os resultados a longo prazo da manutenção dessas reconstruções.

REFERÊNCIA: Barbier D, De Billy B, Gicquel P, Bourelle S, Journeau P. Is the Clavicula Pro Humero Technique of Value for Reconstruction After Resection of the Proximal Humerus in Children? Clin Orthop Relat Res. 2017;475(10):2550-2561.

COMENTÁRIO SOBRE AS QUESTÕES 148-01, 149-01 e 150-01

AUTOR DAS QUESTÕES: Antonio Marcelo Gonçalves de Souza.

Uma vantagem do uso de osso autólogo tratado é que mais osso pode ser poupado. O osso tratado é o osso do próprio paciente, proporcionando assim a melhor correspondência morfológica. Assim como o osso alogênico, o osso autólogo tratado revitaliza-se com o tempo. Em comparação com a artroplastia, o reparo dos tecidos moles, incluindo ligamentos, é muito mais fácil. No entanto, há incidência relativamente alta de complicações em estágio inicial, embora os resultados se estabilizem a longo prazo. Além disso, os tratamentos envolvem procedimentos complicados e controles de temperatura, podendo demandar equipamentos especiais e apresentar outros desafios. O tratamento convencional em autoclave de osso autólogo portador de tumor preserva a condutividade óssea, mas o calor destrói a proteína morfogenética óssea (BMP), um fator osteogênico. As propriedades de indução óssea são então perdidas, possivelmente levando a uma má consolidação óssea. Os métodos de congelamento para osso portador de tumor podem ser classificados como "congelamento livre" ou "congelamento pediculado". No método de congelamento livre, o osso afetado é primeiro ressecado, depois devolvido ao corpo após o tratamento com nitrogênio líquido. O método de congelamento pediculado consiste em desarticular a articulação ou cortar o osso proximal ao tumor, mantendo a continuidade do lado distal com o corpo, invertendo o segmento a ser tratado com nitrogênio líquido. O tratamento que inclui a superfície articular permite a preservação da cartilagem articular no início, mas, eventualmente, as células da cartilagem morrem, levando a alterações artropáticas ao longo do tempo.

REFERÊNCIA: Yamamoto N, Hayashi K, Tsuchiya H. Progress in biological reconstruction and enhanced bone revitalization for bone defects. J Orthop Sci. 2019;24(3):387-392.

2

Sarcomas ósseos de pequenas células redondas indiferenciadas

Ferreira AJ | Caiero MT | Petrilli MT | Guedes A | Ambrósio AVA

9364/3	Sarcoma de EWING
9366/3	Sarcoma de células redondas com fusões *EWSR1*-não-ETS
9367/3	Sarcoma com rearranjo *CIC*
9368/3	Sarcoma com alterações genéticas *BCOR*

Os códigos numéricos pertencem à Classificação Internacional de Doenças para Oncologia, terceira edição, segunda revisão (CID-O-3.2). Os comportamentos são codificados como /3 para tumores malignos, sítio primário. Essa classificação é modificada em relação à classificação anterior da OMS, levando em consideração as mudanças na compreensão dessas lesões.

Fonte: Traduzido a partir de Bridge JA. Undifferentiated small round cell sarcomas of bone and soft tissue. In: WHO Classification of Tumours Editorial Board. Soft tissue and bone tumours. 5th Edition. Lyon: International Agency for Research on Cancer; 2020. p. 322.

QUESTÃO 01-02. Em ordem decrescente, qual alternativa abaixo aponta **CORRETAMENTE** os três locais mais frequentemente acometidos pelo sarcoma de EWING?
   a) Membros inferiores, membros superiores e pelve.
   b) Pelve, membros inferiores e coluna.
   c) Membros inferiores, pelve e parede torácica.
   d) Pelve, membros inferiores e membros superiores.

QUESTÃO 02-02. São sintomas comuns do sarcoma de EWING, **EXCETO**
   a) perda ponderal.
   b) fadiga.
   c) febre.
   d) *rash* cutâneo.

QUESTÃO 03-02. Sobre a apresentação clínica do sarcoma de EWING, **NÃO É POSSÍVEL** afirmar que
   a) eritema pode estar presente, especialmente nos casos de tumores de crescimento rápido, com afilamento da pele sobrejacente.

b) *déficits* neurovasculares podem ser sutis, exigindo avaliação cautelosa de possível compressão de nervos e vasos periféricos.
c) linfadenopatia é comum e indica disseminação tumoral.
d) a presença de dor localizada é sugestiva de fratura patológica.

QUESTÃO 04-02. Na suspeita de sarcoma de EWING, o acometimento linfático sugere principalmente qual diagnóstico diferencial?
a) Osteomielite.
b) Linfoma ósseo primário.
c) Osteossarcoma.
d) Histiocitose de células de LANGERHANS.

QUESTÃO 05-02. No estadiamento do sarcoma de EWING, quais dos critérios abaixo **NÃO** constitui critério que impacta no prognóstico?
a) Grau.
b) Tamanho.
c) Extensão local.
d) Metástases.

QUESTÃO 06-02. Sobre a avaliação do sarcoma de EWING com radiografias simples, qual das características abaixo **NÃO** é frequentemente observada?
a) Lesão permeativa.
b) Lesão lítica.
c) Lesão metadiafisária.
d) Presença de mineralização dos tecidos moles adjacentes.

QUESTÃO 07-02. Na avaliação diagnóstica e prognóstica do paciente com suspeita de sarcoma de EWING, quais exames laboratoriais são recomendáveis?
a) Hemograma completo, painel metabólico, velocidade de hemossedimentação (VHS), proteína C reativa e lactato desidrogenase (LDH).
b) Dosagem de eletrólitos, função renal, proteína C reativa e LDH.
c) Hemograma completo, VHS, proteína C reativa e fosfatase alcalina.
d) Dosagem de eletrólitos, proteína C reativa e fosfatase alcalina.

QUESTÃO 08-02. No sarcoma de EWING, quais dos sintomas clínicos abaixo **NÃO** apresenta correlação positiva com o aumento da PCR e do VHS?
a) Constipação.
b) Febre.
c) Diminuição do apetite.
d) Mal-estar geral.

QUESTÃO 09-02. Na avaliação do sarcoma de EWING por ressonância magnética, **PODE-SE** afirmar que
a) há alta captação de contraste, podendo ser homo ou heterogênea, dependendo do grau de necrose tumoral.
b) é mais comum observarmos alto sinal em T1 e T2.
c) o alto sinal em T1 expressa o edema adjacente à lesão, que costuma ser intenso.
d) não é o exame de escolha para avaliação da extensão intramedular e de tecidos moles.

QUESTÃO 10-02. No sarcoma de EWING localizado (não metastático), qual a taxa de cura com amputação sem quimioterapia?
   a) 60%.
   b) 40%.
   c) 20%.
   d) 10%.

QUESTÃO 11-02. Em pacientes abaixo dos 10 anos, o tumor ósseo maligno mais comum é o
   a) osteossarcoma.
   b) sarcoma de EWING.
   c) linfoma ósseo.
   d) condrossarcoma.

QUESTÃO 12-02. Paciente masculino, 12 anos, apresenta-se com dor na coxa esquerda, acompanhada por febre e edema. Ao exame radiográfico, apresenta lesão osteolítica na metáfise distal do fêmur esquerdo, com extensão diafisária. Há aumento da velocidade de hemossedimentação e da proteína C reativa. Realizada biópsia óssea, com saída de secreção purulenta. Dentre as opções abaixo, os prováveis diagnósticos são
   a) osteossarcoma e linfoma.
   b) sarcoma de EWING e osteossarcoma.
   c) osteomielite e sarcoma de EWING.
   d) osteossarcoma e osteomielite.

QUESTÃO 13-02. Das opções abaixo, qual o segundo sítio mais comum de metástases no sarcoma de EWING?
   a) Osso.
   b) Pulmão.
   c) Fígado.
   d) Linfonodo.

QUESTÃO 14-02. O pior fator prognóstico no sarcoma de EWING é o(a)
   a) tumor de alto grau.
   b) translocação genética t(11;22)(q24;q12).
   c) tumor maior que 10 cm.
   d) presença de metástases à distância.

QUESTÃO 15-02. Constitui fator indicativo de melhor prognóstico no sarcoma de EWING:
   a) Sexo masculino.
   b) Idade >15 anos.
   c) Grau de necrose >90% após quimioterapia neoadjuvante.
   d) Raça amarela.

QUESTÃO 16-02. Sobre o sarcoma de EWING, **PODEMOS** afirmar que
   a) ~50% dos pacientes apresentam translocação t(11,22)(q24,q12).
   b) assim como no osteossarcoma, é comum os pacientes apresentarem febre, emagrecimento e mal-estar.
   c) é mais comum no fêmur, seguido pela pelve e úmero.
   d) ~45% dos pacientes apresentam metástases ao diagnóstico, principalmente para o pulmão.

QUESTÃO 17-02. Os sítios mais comuns do sarcoma de EWING são
   a) úmero e fêmur.
   b) coluna e ilíaco.
   c) fêmur e ilíaco.
   d) úmero e coluna.

QUESTÃO 18-02. Dentre as neoplasias abaixo, são tumores de pequenas células redondas, **EXCETO** o
a) sarcoma de EWING.
b) linfoma não-HODGKIN.
c) neuroblastoma.
d) condrossarcoma mesenquimal.

QUESTÃO 19-02. Sobre o sarcoma de EWING, **PODEMOS** afirmar que
a) ~5% dos pacientes com acometimento dos ossos longos apresentam fratura patológica.
b) a presença de reação periosteal em "casca de cebola" é patognomônica.
c) o pulmão é acometido em ~50% dos pacientes que apresentam metástases ao diagnóstico.
d) metástases hepáticas e linfonodais estão presentes em ~20% dos pacientes.

QUESTÃO 20-02. Sobre o tratamento do sarcoma de EWING, **PODEMOS** afirmar que
a) quando optado por radioterapia exclusiva, o osso inteiro deve ser irradiado.
b) amputação constitui boa opção no tratamento de pacientes muito jovens em que é esperada grande discrepância de comprimento de membros ao final do crescimento.
c) pacientes com metástases ósseas apresentam melhor prognóstico em relação àqueles com metástases pulmonares.
d) sendo o desfecho da ressecção superior ao resultado da radioterapia exclusiva, a ressecção das lesões pélvicas se faz imprescindível, apesar de comprometer a função do paciente.

QUESTÃO 21-02. Sobre o sarcoma de EWING, **PODEMOS** afirmar que
a) é genética e clinicamente idêntico aos sarcomas com rearranjo *CIC*.
b) acomete exclusivamente a metáfise dos ossos longos.
c) 25% dos casos são extraesqueléticos.
d) qualquer osso pode ser acometido.

QUESTÃO 22-02. Em relação ao quadro clínico dos pacientes com sarcoma de EWING, é **INCORRETO** afirmar que
a) dor e massa palpável são achados frequentes.
b) fratura patológica pode estar presente no momento do diagnóstico.
c) há doença metastática ao diagnóstico em ~40% dos casos.
d) febre pode estar presente, com maior frequência nos casos avançados.

QUESTÃO 23-02. Em relação aos achados radiográficos no sarcoma de EWING, é **INCORRETO** afirmar que
a) a lesão tem aspecto permeativo.
b) há reação periosteal em camada única.
c) os limites são mal definidos.
d) o padrão osteolítico predomina.

QUESTÃO 24-02. Em relação ao sarcoma de EWING, **PODEMOS** afirmar que
a) afeta mais comumente as mulheres.
b) o pico de incidência ocorre na primeira década da vida.
c) após os 30 anos, é mais frequente nos tecidos moles.
d) é frequente em pacientes com ancestrais africanos.

QUESTÃO 25-02. Em relação ao sarcoma de EWING, **PODEMOS** afirmar que
a) todos os casos estão associados a rearranjos estruturais que geram genes de fusão FET-ETS.

b) mutações *TP53* são mais comuns que *STAG2*.
c) mutações *CDKN2A* são mais comuns que *STAG2*.
d) mutações *TP53* são mais comuns que *CDKN2A*.

QUESTÃO 26-02. Em relação à histopatologia do sarcoma de EWING, é **INCORRETO** afirmar que:
a) a maioria dos casos é composto por pequenas células redondas.
b) o citoplasma é escasso, claro ou eosinofílico.
c) as membranas citoplasmáticas são indistintas.
d) os nucléolos são bem perceptíveis.

QUESTÃO 27-02. Em relação ao sarcoma de EWING, **PODEMOS AFIRMAR** que
a) a expressão membranosa e forte do CD99 é evidente em 70% dos casos.
b) expressão de NKX2-2 tem especificidade mais alta que a do CD99.
c) a maioria dos casos expressa antígenos neuroendócrinos e/ou S100.
d) expressão de queratina está presente em 50% dos casos.

QUESTÃO 28-02. Em relação aos achados moleculares no sarcoma de EWING, **PODEMOS AFIRMAR** que
a) a translocação mais comum é a t(11;22)(q24;q12), presente em ~85% dos casos.
b) a translocação t(11;22)(q24;q12) resulta no transcrito e proteína de fusão *EWSR1-ERG*.
c) a translocação t(21;22)(q22;q12) resulta no transcrito e proteína de fusão *EWSR1-FLI1*.
d) a segunda translocação mais comum é t(21;22)(q22;q12), que resulta em *EWSR1-ERG* em ~50% dos casos.

QUESTÃO 29-02. Em relação ao prognóstico do sarcoma de EWING, **PODEMOS AFIRMAR** que
a) apresenta taxa de cura de 40% para doença localizada.
b) pacientes metastáticos apresentam taxa de sobrevida em 5 anos de 50%.
c) a localização pélvica constitui fator prognóstico negativo.
d) A resposta patológica incompleta à quimioterapia neoadjuvante é um fator prognóstico favorável.

QUESTÃO 30-02. Em relação aos sarcomas de células redondas com fusões *EWSR1*-não-ETS, **PODEMOS AFIRMAR** que
a) se localizam na mesma proporção em ossos e tecidos moles.
b) quando acometem o osso, a localização mais frequente é a tíbia.
c) sarcomas *FUS-NFATC2* foram relatados exclusivamente nos tecidos moles.
d) os sarcomas *EWSR1-PATZ1* surgem nos tecidos moles profundos e mostram predileção pela parede torácica e abdome.

QUESTÃO 31-02. Em relação ao sarcoma de EWING, **PODEMOS AFIRMAR** que
a) é a segunda malignidade óssea mais comum em pacientes com menos de 30 anos.
b) é menos frequente que o osteossarcoma em indivíduos <10 anos.
c) a incidência anual é de ~3 indivíduos por milhão de habitantes.
d) a maioria dos pacientes tem idade entre 25 e 40 anos.

QUESTÃO 32-02. Em relação ao sarcoma de EWING, é **CORRETO** afirmar que
a) é mais comum nos ossos planos da cintura escapular.
b) é raro na coluna vertebral.
c) a incidência é ligeiramente maior em mulheres.
d) é comum em indivíduos de ascendência africana.

QUESTÃO 33-02. Em relação ao sarcoma de EWING, é **INCORRETO** afirmar que
a) a dor é um sintoma quase que universal.
b) a dor não responde ao tratamento conservador inicial.
c) os pacientes também podem apresentar febre, eritema e edema, sugerindo osteomielite.
d) o aspirado de sarcoma de EWING por agulha pode assemelhar-se grosseiramente a pus.

QUESTÃO 34-02. Em relação aos achados de imagem no sarcoma de EWING, **PODEMOS** afirmar que
a) apresenta reação periosteal em "casca de cebola".
b) apresenta diminuta extensão para os tecidos moles.
c) origina-se mais frequentemente na diáfise de um osso longo.
d) nos ossos planos, aparece como lesão destrutiva inespecífica.

QUESTÃO 35-02. Em relação ao sarcoma de EWING, é **INCORRETO** afirmar que
a) o pulmão é o local mais comum de metástase.
b) o mielograma é realizado como parte do estadiamento.
c) ressonância magnética de corpo inteiro pode ser realizada para descartar doença sistêmica difusa.
d) o osso é o terceiro local mais comum de metástase.

QUESTÃO 36-02. Em relação ao sarcoma de EWING, **PODEMOS** afirmar que
a) histologicamente, consiste em pequenas células redondas com pouca matriz intercelular.
b) o estudo imunoistoquímico é dispensável para o diagnóstico.
c) t(11;22)(q24;q12) é a translocação mais comum, presente em ~50% dos casos.
d) geralmente são positivos para reticulina.

QUESTÃO 37-02. Em relação ao sarcoma de EWING, **PODEMOS** afirmar que
a) O grau histológico não tem significado prognóstico porque todos os sarcomas de EWING são considerados de alto grau.
b) o tamanho do tumor é o pior fator prognóstico.
c) o alto grau histológico é o pior fator prognóstico.
d) a localização axial é o pior fator prognóstico.

QUESTÃO 38-02. Em relação ao sarcoma de EWING, é **INCORRETO** afirmar que
a) febre, anemia e elevação dos valores laboratoriais (contagem de leucócitos, VHS e DHL) indicam doença mais extensa e pior prognóstico.
b) a resposta histológica à quimioterapia neoadjuvante é importante do ponto de vista prognóstico.
c) sexo feminino é relatado como associado a pior prognóstico.
d) a translocação específica, t(11;22) versus t(21;22), não parece afetar a evolução clínica.

QUESTÃO 39-02. Em relação ao tratamento do sarcoma de EWING, é **INCORRETO** afirmar que
a) o tratamento deve incluir quimioterapia neoadjuvante ou adjuvante, ou ambas.
b) hoje, as taxas de sobrevida a longo prazo são superiores a 90%.
c) novo estadiamento dever ser realizado após quimioterapia neoadjuvante.
d) é um tumor radiossensível.

QUESTÃO 40-02. Em relação ao uso da radioterapia no tratamento do sarcoma de EWING, é **INCORRETO** afirmar que
a) pode ser usada como adjuvante após ressecção marginal.
b) é indicada nos casos de difícil obtenção de margens amplas com cirurgia.
c) é indicada se o *déficit* funcional resultante da cirurgia for inaceitável.
d) não é indicada para ressecções amplas contaminadas.

QUESTÃO 41-02. Em relação ao sarcoma de EWING, **PODEMOS** afirmar que
 a) na recidiva passível de nova ressecção, o prognóstico é favorável.
 b) a taxa de sobrevida em 5 anos de pacientes que recidivam com metástase à distância é de ~10%.
 c) a sobrevida em 5 anos dos pacientes com recorrência local é de ~40%.
 d) o tempo decorrido até a recidiva não possui valor prognóstico.

QUESTÃO 42-02. Em relação aos exames de imagem no sarcoma de EWING, **PODEMOS** afirmar que
 a) as radiografias evidenciam fratura patológica em 10 a 15% dos casos.
 b) a tomografia é a melhor modalidade para avaliar extensão medular do tumor.
 c) as margens são bem definidas na ressonância magnética.
 d) as radiografias superestimam as reais dimensões da lesão.

QUESTÃO 43-02. Em relação aos exames de imagem utilizados na avaliação do sarcoma de EWING, é **INCORRETO** afirmar que
 a) FDG PET tem alta sensibilidade para detecção de metástases e pode demonstrar a resposta ao tratamento.
 b) o aumento da atividade do citrato de gálio-67 pode demonstrar componente de tecidos moles, podendo ser utilizado para monitorar a resposta terapêutica.
 c) após o tratamento, a ressonância magnética contrastada não se demonstra eficaz na distinção entre tumor viável remanescente de necrose.
 d) a tomografia computadorizada retrata destruição óssea, alterações na densidade medular, formação de novo osso periosteal e massa nos tecidos moles.

QUESTÃO 44-02. Em relação ao sarcoma de EWING, é **INCORRETO** afirmar que
 a) responde bem à quimioterapia, sendo observada redução significante do tumor.
 b) a ossificação da massa tumoral em resposta a quimioterapia constitui sinal favorável.
 c) o papel da PET-CT ainda não está claramente definido, mas esta metodologia pode auxiliar na identificação de locais incomuns de metástases.
 d) o aspirado de medula óssea tem altas taxas de resultado positivo no estadiamento da doença.

QUESTÃO 45-02. Em relação ao sarcoma de EWING, **PODEMOS** afirmar que
 a) a doença metastática que se desenvolve após o tratamento inicial tem prognóstico não favorável.
 b) o tratamento de pacientes com doença metastática na apresentação é igual daquele de pacientes que apresentam recidiva da doença.
 c) pacientes que apresentam doença metastática têm menos opções quimioterápicas porque acumularam efeito tóxico relacionado ao tratamento.
 d) pacientes com metástases pulmonares podem ter melhores taxas de sobrevida que pacientes com doença metastática óssea.

QUESTÃO 46-02. Em relação ao sarcoma de EWING, é **CORRETO** afirmar que
 a) a população pediátrica com doença metastática com acometimento pulmonar exclusivo possui sobrevida muito curta, o que desencoraja o uso de qualquer tratamento local.
 b) o controle local com a radioterapia é superior à cirurgia.
 c) nos casos de doença localizada em que a ressecção ampla não é possível, deve-se prosseguir com ressecção intralesional/*debulking* uma vez que tal abordagem é superior à radioterapia exclusiva.
 d) há melhor controle local com a ressecção completa, quando comparada à radioterapia exclusiva.

QUESTÃO 47-02. A propósito da epidemiologia do sarcoma rearranjado por *CIC*, é **INCORRETO** afirmar que
 a) há ampla faixa etária de apresentação, de crianças a idosos.

b) há predileção marcante por adultos jovens (idade mediana: 25-35 anos).
c) <25% dos casos estão presentes na faixa etária pediátrica.
d) há franca predominância do sexo feminino.

QUESTÃO 48-02. A propósito do prognóstico do sarcoma rearranjado por *CIC*, é **INCORRETO** afirmar que
a) a disseminação metastática, quando ocorre, o faz mais comumente para o pulmão.
b) a resposta quimioterápica aos esquemas de sarcoma de EWING tem sido adequada.
c) a taxa de sobrevida global estimada em 5 anos é de 17-43%.
d) a maioria dos tumores segue curso altamente agressivo com metástases frequentes.

QUESTÃO 49-02. A propósito da distribuição topográfica dos sarcomas *BCOR-CCNB3* (sarcomas com fusões gênicas relacionadas ao BCOR) e *BCOR*-ITD (sarcomas com duplicação interna em tandem), assinale a alternativa **CORRETA**:
a) O sarcoma *BCOR-CCNB3* tem predileção pela cintura pélvica, membros superiores e crânio.
b) O sarcoma *BCOR-CCNB3* ocorre ligeiramente mais frequentemente no osso do que nos tecidos moles (relação: 1,5:1).
c) Os sarcomas com *BCOR*-ITD ocorrem principalmente nos tecidos moles situados nas extremidades.
d) Localizações raras dos sarcomas com *BCOR*-ITD incluem a região da cabeça e pescoço, pulmões e rins.

QUESTÃO 50-02. A propósito do prognóstico dos sarcomas *BCOR-CCNB3* (sarcomas com fusões gênicas relacionadas ao *BCOR*), assinale a alternativa **CORRETA**:
a) A resposta histológica aos esquemas quimioterápicos baseados no sarcoma de EWING costuma ser pobre.
b) Os desfechos dos outros tumores da família *BCOR* são bem definidos.
c) Metástases ocorrem mais frequentemente para o pulmão, seguido por ossos, tecidos moles e localizações viscerais.
d) A taxa de sobrevida em 5 anos é inferior a 30%.

Gabarito

QUESTÃO	a	b	c	d
01-02			c	
02-02				d
03-02			c	
04-02		b		
05-02	a			
06-02				d
07-02	a			
08-02	a			
09-02	a			
10-02			c	
11-02		b		
12-02			c	
13-02	a			
14-02				d
15-02			c	
16-02		b		
17-02		b		
18-02				d
19-02			c	
20-02		b		
21-02				d
22-02			c	
23-02		b		
24-02			c	
25-02	a			

QUESTÃO	a	b	c	d
26-02				d
27-02		b		
28-02	a			
29-02			c	
30-02				d
31-02	a			
32-02			c	
33-02		b		
34-02				d
35-02			c	
36-02		b		
37-02		b		
38-02			c	
39-02			c	
40-02		b		
41-02		b		
42-02	a			
43-02		b		
44-02				d
45-02				d
46-02				d
47-02			c	
48-02		b		
49-02			c	
50-02			c	

Capítulo 2 – Respostas comentadas

COMENTÁRIO SOBRE A QUESTÃO 01-02
   AUTOR DA QUESTÃO: Marcelo Tadeu Caiero.
   Membros inferiores (41%), pelve (26%), parede torácica (16%), membros superiores (9%), coluna (6%), crânio (2%).
   REFERÊNCIA: Steensma MR. Ewing sarcoma. In: Biermann JS, Siegel GW. Orthopaedic Knowledge Update®: Musculoskeletal Tumors. 4th Edition. Philadelphia: Wolters Kluwer; 2021. p. 191-199.

COMENTÁRIO SOBRE A QUESTÃO 02-02
   AUTOR DA QUESTÃO: Marcelo Tadeu Caiero.
   Sintomas mais comuns (e inespecíficos) são: edema, dor, febre, perda ponderal, fadiga e perda de apetite.
   REFERÊNCIA: Steensma MR. Ewing sarcoma. In: Biermann JS, Siegel GW. Orthopaedic Knowledge Update®: Musculoskeletal Tumors. 4th Edition. Philadelphia: Wolters Kluwer; 2021. p. 191-199.

COMENTÁRIO SOBRE A QUESTÃO 03-02
   AUTOR DA QUESTÃO: Marcelo Tadeu Caiero.
   Linfadenopatia regional pode estar presente, mas não é indicativa de disseminação tumoral.
   REFERÊNCIA: Steensma MR. Ewing sarcoma. In: Biermann JS, Siegel GW. Orthopaedic Knowledge Update®: Musculoskeletal Tumors. 4th Edition. Philadelphia: Wolters Kluwer; 2021. p. 191-199.

COMENTÁRIO SOBRE A QUESTÃO 04-02
   AUTOR DA QUESTÃO: Marcelo Tadeu Caiero.
   O linfoma ósseo primário imita o sarcoma de EWING clínica e radiograficamente, mas apresenta frequente envolvimento de linfonodos regionais.
   REFERÊNCIA: Steensma MR. Ewing sarcoma. In: Biermann JS, Siegel GW. Orthopaedic Knowledge Update®: Musculoskeletal Tumors. 4th Edition. Philadelphia: Wolters Kluwer; 2021. p. 191-199.

COMENTÁRIO SOBRE A QUESTÃO 05-02
   AUTOR DA QUESTÃO: Marcelo Tadeu Caiero.
   O sarcoma de EWING é sempre considerado de alto grau, não sendo este o critério que impacta no prog-nóstico do paciente com este diagnóstico.
   REFERÊNCIA: Steensma MR. Ewing sarcoma. In: Biermann JS, Siegel GW. Orthopaedic Knowledge Update®: Musculoskeletal Tumors. 4th Edition. Philadelphia: Wolters Kluwer; 2021. p. 191-199.

COMENTÁRIO SOBRE A QUESTÃO 06-02
   AUTOR DA QUESTÃO: Marcelo Tadeu Caiero.
   Mineralização de tecidos moles é rara e mais indicativa de osteossarcoma.
   REFERÊNCIA: Steensma MR. Ewing sarcoma. In: Biermann JS, Siegel GW. Orthopaedic Knowledge Update®: Musculoskeletal Tumors. 4th Edition. Philadelphia: Wolters Kluwer; 2021. p. 191-199.

COMENTÁRIO SOBRE A QUESTÃO 07-02
   AUTOR DA QUESTÃO: Marcelo Tadeu Caiero.
   Na avaliação prognóstica, os exames laboratoriais mais importantes são: hemograma completo, painel metabólico, velocidade de hemossedimentação (VHS), proteína C reativa e lactato desidrogenase (LDH).
   REFERÊNCIA: Steensma MR. Ewing sarcoma. In: Biermann JS, Siegel GW. Orthopaedic Knowledge Update®: Musculoskeletal Tumors. 4th Edition. Philadelphia: Wolters Kluwer; 2021. p. 191-199.

COMENTÁRIO SOBRE A QUESTÃO 08-02
   AUTOR DA QUESTÃO: Marcelo Tadeu Caiero.
   São sintomas relacionados com aumento de VHS e PCR: febre, mal-estar geral e diminuição de apetite.
   REFERÊNCIA: Steensma MR. Ewing sarcoma. In: Biermann JS, Siegel GW. Orthopaedic Knowledge Update®: Musculoskeletal Tumors. 4th Edition. Philadelphia: Wolters Kluwer; 2021. p. 191-199.

COMENTÁRIO SOBRE A QUESTÃO 09-02
   AUTOR DA QUESTÃO: Marcelo Tadeu Caiero.
   Apresenta isossinal (igual ao da musculatura) em T1 e alto sinal em T2 (especialmente devido ao intenso edema adjacente à lesão), captação de contraste intensa, podendo ser homo ou heterogênea, dependendo do grau de necrose tumoral.
   REFERÊNCIA: Steensma MR. Ewing sarcoma. In: Biermann JS, Siegel GW. Orthopaedic Knowledge Update®: Musculoskeletal Tumors. 4th Edition. Philadelphia: Wolters Kluwer; 2021. p. 191-199.

COMENTÁRIO SOBRE A QUESTÃO 10-02
   AUTOR DA QUESTÃO: Marcelo Tadeu Caiero.
   Na era pré-quimioterapia, apenas 20% dos casos de doença localizada eram curados com amputação.
   REFERÊNCIA: Steensma MR. Ewing sarcoma. In: Biermann JS, Siegel GW. Orthopaedic Knowledge Update®: Musculoskeletal Tumors. 4th Edition. Philadelphia: Wolters Kluwer; 2021. p. 191-199.

COMENTÁRIO SOBRE A QUESTÃO 11-02
   AUTOR DA QUESTÃO: Marcelo de Toledo Petrilli.
   O sarcoma de EWING é o terceiro tumor maligno primário não hematológico mais comum, contudo, é o segundo mais comum (depois do osteossarcoma) nos pacientes abaixo de 30 anos e o mais comum abaixo dos 10 anos.
   REFERÊNCIA: Heck Jr. RK, Toy PC. Malignant tumors of bone. In: Azar FM, Beaty JH. Campbell's operative orthopaedics. 14th Edition. Philadelphia: Elsevier; 2021. p. 1009-1048e7.

COMENTÁRIO SOBRE A QUESTÃO 12-02
   AUTOR DA QUESTÃO: Marcelo de Toledo Petrilli.
   Além da dor, os pacientes com sarcoma de EWING também podem apresentar febre, eritema e edema, sugerindo osteomielite. Os estudos laboratoriais podem revelar aumento dos leucócitos, da taxa de hemossedimentação (VHS) e nível elevado de proteína C reativa (PCR). Durante a biópsia, o aspirado do sarcoma de EWING por agulha pode assemelhar-se grosseiramente a pus. Como regra geral, a maioria das amostras de biópsia deve ser enviada para cultura e análise patológica.
   REFERÊNCIA: Heck Jr. RK, Toy PC. Malignant tumors of bone. In: Azar FM, Beaty JH. Campbell's operative orthopaedics. 14th Edition. Philadelphia: Elsevier; 2021. p. 1009-1048e7.

COMENTÁRIO SOBRE A QUESTÃO 13-02
   AUTOR DA QUESTÃO: Marcelo de Toledo Petrilli.
   O segundo sítio mais comum de metástases no sarcoma de EWING corresponde ao osso, deste modo, a realização da cintilografia se faz necessária para a pesquisa de metástases ósseas (exames de PET-CT e ressonância magnética de corpo total são também opções em alguns centros de tratamento). O sítio mais comum de metástases corresponde ao pulmão.
   REFERÊNCIA: Heck Jr. RK, Toy PC. Malignant tumors of bone. In: Azar FM, Beaty JH. Campbell's operative orthopaedics. 14th Edition. Philadelphia: Elsevier; 2021. p. 1009-1048e7.

COMENTÁRIO SOBRE A QUESTÃO 14-02
   AUTOR DA QUESTÃO: Marcelo de Toledo Petrilli.
   O pior fator prognóstico é a presença de metástases à distância. Mesmo com tratamento agressivo, os pacientes com metástases têm apenas 20% a 30% de chance de sobrevivência a longo prazo. O tamanho da lesão

primária tem demonstrado consistentemente ter significado prognóstico, embora parâmetros específicos não tenham sido firmemente estabelecidos. Todos os sarcomas de EWING são tumores de alto grau e deste modo não se identifica como fator prognóstico. A translocação genética também não se apresenta como fator prognóstico.

REFERÊNCIA: Heck Jr. RK, Toy PC. Malignant tumors of bone. In: Azar FM, Beaty JH. Campbell's operative orthopaedics. 14th Edition. Philadelphia: Elsevier; 2021. p. 1009-1048e7.

COMENTÁRIO SOBRE A QUESTÃO 15-02

AUTOR DA QUESTÃO: Marcelo de Toledo Petrilli.

Pacientes do sexo masculino e acima de 12-15 anos apresentam relativo pior prognóstico. Raça não se apresenta como fator prognóstico. Pacientes, assim como no osteossarcoma, com grau de necrose tumoral igual ou superior a 90% pós-quimioterapia pré-operatória apresentam melhor prognóstico.

REFERÊNCIA: Heck Jr. RK, Toy PC. Malignant tumors of bone. In: Azar FM, Beaty JH. Campbell's operative orthopaedics. 14th Edition. Philadelphia: Elsevier; 2021. p. 1009-1048e7.

COMENTÁRIO SOBRE A QUESTÃO 16-02

AUTOR DA QUESTÃO: Marcelo de Toledo Petrilli.

Cerca de 90% dos pacientes com sarcoma de EWING apresentam a translocação t(11,22)(q24,q12). Sintomas como febre, emagrecimento e mal-estar não são comuns no paciente com osteossarcoma, mas podem ser relatados no paciente com sarcoma de EWING. *Any bone may be affected.* O fêmur é o local de origem mais comum (20%); a pelve e o úmero também são locais comuns. Cerca de 20% dos pacientes com sarcoma de EWING apresentam metástases ao diagnóstico.

REFERÊNCIA: Arkader A, Gebhardt MC, Dormans JP. Bone and Soft-Tissue Tumors. In: Morrissy RT, Weinstein SL. Lovell and Winter's pediatric orthopaedics. 7th Edition. Philadelphia: Lippincott Williams & Wilkins; 2014. p. 426-483.

COMENTÁRIO SOBRE A QUESTÃO 17-02

AUTOR DA QUESTÃO: Marcelo de Toledo Petrilli.

Pelve e membros inferiores são as regiões mais comuns de acometimento do sarcoma de EWING, sendo o fêmur o sítio mais comum, seguido do ilíaco. As próximas regiões mais comuns são os membros superiores, esqueleto axial e crânio.

REFERÊNCIA: Anderson ME, Gebhardt MC. Malignant bone tumors. In: Herring JA. Tachdjian's Pediatric Orthopaedics: From the Texas Scottish Rite Hospital for Children. 5th Edition. Elsevier Health Sciences; 2014. p. 1049-1128.e14.

COMENTÁRIO SOBRE A QUESTÃO 18-02

AUTOR DA QUESTÃO: Marcelo de Toledo Petrilli.

Dentre os tumores chamados de pequenas células redondas, e que se enquadram como diferenciais do sarcoma de EWING e PNET temos o neuroblastoma, linfoma não-Hodgkin e o rabdomiossarcoma.

REFERÊNCIA: Anderson ME, Gebhardt MC. Malignant bone tumors. In: Herring JA. Tachdjian's Pediatric Orthopaedics: From the Texas Scottish Rite Hospital for Children. 5th Edition. Elsevier Health Sciences; 2014. p. 1049-1128.e14.

COMENTÁRIO SOBRE A QUESTÃO 19-02

AUTOR DA QUESTÃO: Marcelo de Toledo Petrilli.

A fratura patológica em ossos longos no sarcoma de EWING pode acometer cerca de 16% dos pacientes e a presença de reação periosteal do tipo "casca de cebola" é comum, mas não patognomônica. Cerca de 25% dos pacientes são metastáticos ao diagnóstico no sarcoma de EWING, destes, 50% apresentam lesões secundárias pulmonares e 25% ósseas; sendo raras as lesões hepáticas e linfonodais.

REFERÊNCIA: Anderson ME, Gebhardt MC. Malignant bone tumors. In: Herring JA. Tachdjian's Pediatric Orthopaedics: From the Texas Scottish Rite Hospital for Children. 5th Edition. Elsevier Health Sciences; 2014. p. 1049-1128.e14.

COMENTÁRIO SOBRE A QUESTÃO 20-02
AUTOR DA QUESTÃO: Marcelo de Toledo Petrilli.

Com o uso da ressonância magnética é possível delimitar a extensão óssea da lesão neoplásica, não sendo, portanto, necessário a completa irradiação do osso acometido. A amputação é sempre uma opção em pacientes muito jovens nos quais a grande discrepância de crescimento é esperada com a ressecção ou mesmo com a erradicação das epífises de crescimento. Pacientes com metástases pulmonares apresentam melhor prognóstico em relação aos pacientes com metástases em outros sítios. Os estudos sobre o tratamento do sarcoma de EWING não conseguem ainda definir qual tipo de controle local apresenta o melhor desfecho clínico: apenas cirurgia, cirurgia e radioterapia ou radioterapia local exclusiva, deste modo, em lesões onda a ressecção por gerar grande morbidade ou perda de função (como em regiões da pelve), pode ser optada pelo tratamento apenas com radioterapia.

REFERÊNCIA: Anderson ME, Gebhardt MC. Malignant bone tumors. In: Herring JA. Tachdjian's Pediatric Orthopaedics: From the Texas Scottish Rite Hospital for Children. 5th Edition. Elsevier Health Sciences; 2014. p. 1049-1128.e14.

COMENTÁRIO SOBRE A QUESTÃO 21-02
AUTOR DA QUESTÃO: Adriano Jander Ferreira.

O sarcoma de EWING é um sarcoma de pequenas células redondas que apresenta fusões de genes envolvendo um membro da família de genes FET (geralmente *EWSR1*) e um membro da família de fatores de transcrição ETS. Alguns pequenos sarcomas de células redondas anteriormente considerados subtipos de sarcoma são entidades genética e clinicamente distintas e incluem sarcoma com rearranjo *CIC* e sarcoma com alterações genéticas *BCOR*. Nos ossos longos tem localização diafisária e metadiafisária e qualquer osso pode ser afetado. EWING extra esquelético ocorre em 12% dos pacientes.

REFERÊNCIA: de Alava E, Lessnick SL, Stamenkovic I. Ewing sarcoma. In: WHO Classification of Tumours Editorial Board. Soft tissue and bone tumours. 5th Edition. Lyon: International Agency for Research on Cancer; 2020. p. 323-325.

COMENTÁRIO SOBRE A QUESTÃO 22-02
AUTOR DA QUESTÃO: Adriano Jander Ferreira.

O sarcoma de EWING frequentemente se apresenta com dor locorregional e uma massa palpável, às vezes associada a fratura patológica e febre (particularmente com doença avançada e/ou metastática). Estudos adicionais, incluindo tomografia computadorizada, ressonância magnética e/ou PET, são usados para definir completamente as lesões primárias e a extensão dos tecidos moles, bem como para avaliar a presença de doença metastática (presente em ~25% dos pacientes).

REFERÊNCIA: de Alava E, Lessnick SL, Stamenkovic I. Ewing sarcoma. In: WHO Classification of Tumours Editorial Board. Soft tissue and bone tumours. 5th Edition. Lyon: International Agency for Research on Cancer; 2020. p. 323-325.

COMENTÁRIO SOBRE A QUESTÃO 23-02
AUTOR DA QUESTÃO: Adriano Jander Ferreira.

No sarcoma de EWING, as radiografias simples geralmente demonstram lesões osteolíticas-permeativas mal definidas com uma reação periosteal clássica de múltiplas camadas (aparência de "casca de cebola").

REFERÊNCIA: de Alava E, Lessnick SL, Stamenkovic I. Ewing sarcoma. In: WHO Classification of Tumours Editorial Board. Soft tissue and bone tumours. 5th Edition. Lyon: International Agency for Research on Cancer; 2020. p. 323-325.

COMENTÁRIO SOBRE A QUESTÃO 24-02
AUTOR DA QUESTÃO: Adriano Jander Ferreira.

O sarcoma de EWING é o segundo tumor ósseo maligno mais comum em crianças e adultos jovens, depois do osteossarcoma, e apresenta uma relação M:F de 1,4:1. Quase 80% dos pacientes têm idade inferior a 20 anos e o pico de incidência ocorre durante a segunda década de vida. Os casos em pacientes com idade superior a 30 anos são menos comuns e esses tumores surgem mais frequentemente nos tecidos moles. A raridade do sarcoma de EWING entre indivíduos de ascendência africana, em comparação com indivíduos de ascendência europeia, é provavelmente causada por fatores genéticos e não ambientais ou de estilo de vida.

REFERÊNCIA: de Alava E, Lessnick SL, Stamenkovic I. Ewing sarcoma. In: WHO Classification of Tumours Editorial Board. Soft tissue and bone tumours. 5th Edition. Lyon: International Agency for Research on Cancer; 2020. p. 323-325.

COMENTÁRIO SOBRE A QUESTÃO 25-02
AUTOR DA QUESTÃO: Adriano Jander Ferreira.

Todos os casos de sarcoma de EWING estão associados a rearranjos estruturais que geram genes de fusão FET-ETS. Mutações adicionais podem ocorrer em *STAG2* (15-22%), *CDKN2A* (12%) e *TP53* (7%).

REFERÊNCIA: de Alava E, Lessnick SL, Stamenkovic I. Ewing sarcoma. In: WHO Classification of Tumours Editorial Board. Soft tissue and bone tumours. 5th Edition. Lyon: International Agency for Research on Cancer; 2020. p. 323-325.

COMENTÁRIO SOBRE A QUESTÃO 26-02
AUTOR DA QUESTÃO: Adriano Jander Ferreira.

No sarcoma de EWING, a maioria dos casos é composto por pequenas células redondas uniformes, com núcleos redondos contendo cromatina finamente pontilhada e nucléolos imperceptíveis, citoplasma escasso, claro ou eosinofílico, e membranas citoplasmáticas indistintas.

REFERÊNCIA: de Alava E, Lessnick SL, Stamenkovic I. Ewing sarcoma. In: WHO Classification of Tumours Editorial Board. Soft tissue and bone tumours. 5th Edition. Lyon: International Agency for Research on Cancer; 2020. p. 323-325.

COMENTÁRIO SOBRE A QUESTÃO 27-02
AUTOR DA QUESTÃO: Adriano Jander Ferreira.

Na imunoistoquímica, o CD99 é uma glicoproteína de superfície celular e um marcador diagnóstico relevante para o sarcoma de EWING. A expressão membranosa forte e difusa de CD99 é evidente em cerca de 95% dos sarcomas de EWING. NKX2-2 tem especificidade mais alta que CD99. A expressão de queratina está presente em ~25% dos casos.

REFERÊNCIA: de Alava E, Lessnick SL, Stamenkovic I. Ewing sarcoma. In: WHO Classification of Tumours Editorial Board. Soft tissue and bone tumours. 5th Edition. Lyon: International Agency for Research on Cancer; 2020. p. 323-325.

COMENTÁRIO SOBRE A QUESTÃO 28-02
AUTOR DA QUESTÃO: Adriano Jander Ferreira.

No diagnóstico do sarcoma de EWING, a confirmação genética é frequentemente necessária. A translocação mais comum do sarcoma de EWING (presente em ~85% dos casos) é t(11;22)(q24;q12), que resulta no transcrito e proteína de fusão *EWSR1-FLI1*. O segundo mais comum é t(21;22)(q22;q12), que resulta em *EWSR1-ERG* em ~10% dos casos.

REFERÊNCIA: de Alava E, Lessnick SL, Stamenkovic I. Ewing sarcoma. In: WHO Classification of Tumours Editorial Board. Soft tissue and bone tumours. 5th Edition. Lyon: International Agency for Research on Cancer; 2020. p. 323-325.

COMENTÁRIO SOBRE A QUESTÃO 29-02
    AUTOR DA QUESTÃO: Adriano Jander Ferreira.
    O prognóstico do sarcoma de EWING melhorou consideravelmente com a terapia multimodal atual, com uma taxa de cura de 65-70% para doença localizada. No entanto, os tumores metastáticos e com recidiva precoce têm prognóstico desfavorável, com taxa de sobrevida em 5 anos <30%. A presença de metástases parece ser o principal fator prognóstico. Outros fatores prognósticos negativos incluem a localização anatômica do tumor, como a pelve. A resposta patológica completa à quimioterapia neoadjuvante é um fator prognóstico favorável.
    REFERÊNCIA: de Alava E, Lessnick SL, Stamenkovic I. Ewing sarcoma. In: WHO Classification of Tumours Editorial Board. Soft tissue and bone tumours. 5th Edition. Lyon: International Agency for Research on Cancer; 2020. p. 323-325.

COMENTÁRIO SOBRE A QUESTÃO 30-02
    AUTOR DA QUESTÃO: Adriano Jander Ferreira.
    Os sarcomas *EWSR1-NFATC2* estão localizados predominantemente nos ossos, com proporção de 4:1 sobre os tecidos moles. A metáfise ou diáfise dos ossos longos está envolvida nos seguintes locais, em ordem decrescente de frequência: fêmur, úmero, rádio e tíbia. Os casos de tecidos moles envolvem extremidades, cabeça e pescoço e parede torácica. Tumores *FUS-NFATC2* foram relatados exclusivamente nos ossos longos. Sarcomas *EWSR1-PATZ1* surgem nos tecidos moles profundos e mostram predileção pela parede torácica e abdome; no entanto, lesões localizações nas extremidades e cabeça/pescoço também foram descritas. As fusões *EWSR1-PATZ1* também foram identificadas em tumores do sistema nervoso central.
    REFERÊNCIA: Le Loarer F, Szuhai K, Tirode F. Round cell sarcoma with *EWSR1*-non-ETS fusions. In: WHO Classification of Tumours Editorial Board. Soft tissue and bone tumours. 5th Edition. Lyon: International Agency for Research on Cancer; 2020. p. 326-329.

COMENTÁRIO SOBRE A QUESTÃO 31-02
    AUTOR DA QUESTÃO: Adriano Jander Ferreira.
    O sarcoma de EWING é a terceira malignidade óssea primária não-hematológica mais comum, mas é a segunda mais comum (após o osteossarcoma) em pacientes com menos de 30 anos e mais comum em pacientes com menos de 10 anos. A incidência é inferior a um por milhão por ano. Foi relatado que o sarcoma de EWING ocorre em ampla faixa etária de pacientes, desde bebês até idosos, mas a maioria ocorre em pacientes com idade entre 5 e 25 anos.
    REFERÊNCIA: Heck Jr. RK, Toy PC. Malignant tumors of bone. In: Azar FM, Beaty JH. Campbell's operative orthopaedics. 14th Edition. Philadelphia: Elsevier; 2021. p. 1009-1048e7.

COMENTÁRIO SOBRE A QUESTÃO 32-02
    AUTOR DA QUESTÃO: Adriano Jander Ferreira.
    As localizações mais comuns do sarcoma de EWING incluem as metáfises dos ossos longos (frequentemente com extensão para a diáfise) e os ossos planos das cinturas escapular e pélvica. Raramente ocorre na coluna vertebral ou nos pequenos ossos dos pés, ou das mãos. Semelhante à maioria dos sarcomas ósseos, há incidência ligeiramente maior em homens. O sarcoma de EWING é extremamente raro em indivíduos com ascendência africana.
    REFERÊNCIA: Heck Jr. RK, Toy PC. Malignant tumors of bone. In: Azar FM, Beaty JH. Campbell's operative orthopaedics. 14th Edition. Philadelphia: Elsevier; 2021. p. 1009-1048e7.

COMENTÁRIO SOBRE A QUESTÃO 33-02
    AUTOR DA QUESTÃO: Adriano Jander Ferreira.
    A dor é uma queixa quase universal dos pacientes com sarcoma de EWING. Geralmente o início é insidioso e a dor pode durar muito tempo antes que o paciente procure atendimento médico. A dor pode ser apenas leve e intermitente inicialmente e pode responder ao tratamento conservador inicial. Além da dor, os pacientes

também podem apresentar febre, eritema e edema, sugerindo osteomielite. Os estudos podem revelar aumento na contagem de glóbulos brancos, uma taxa de hemossedimentação elevada e um nível elevado de proteína C reativa. Para complicar ainda mais a situação, um aspirado de sarcoma de EWING por agulha pode assemelhar-se grosseiramente a pus.

REFERÊNCIA: Heck Jr. RK, Toy PC. Malignant tumors of bone. In: Azar FM, Beaty JH. Campbell's operative orthopaedics. 14th Edition. Philadelphia: Elsevier; 2021. p. 1009-1048e7.

COMENTÁRIO SOBRE A QUESTÃO 34-02
AUTOR DA QUESTÃO: Adriano Jander Ferreira.

Classicamente, o sarcoma de EWING aparece radiograficamente como lesão destrutiva na diáfise de um osso longo com reação periosteal em "casca de cebola". Na realidade, o sarcoma de EWING origina-se mais frequentemente na metáfise de um osso longo, mas frequentemente estende-se por distância considerável até a diáfise. Embora *skip metastases* (semelhantes às que ocorrem no osteossarcoma) não sejam relatadas no sarcoma de EWING, é comum que uma grande porção do osso (ou mesmo todo o osso) esteja envolvida. Nos ossos planos, o sarcoma de EWING aparece como lesão destrutiva inespecífica. Independentemente da localização, a ressonância magnética (RM) de todo o osso deve ser solicitada para avaliar a extensão da lesão, que normalmente se estende além da anormalidade aparente nas radiografias simples. A RM também é útil para avaliar a extensão da massa de tecidos moles, que muitas vezes é muito grande.

REFERÊNCIA: Heck Jr. RK, Toy PC. Malignant tumors of bone. In: Azar FM, Beaty JH. Campbell's operative orthopaedics. 14th Edition. Philadelphia: Elsevier; 2021. p. 1009-1048e7.

COMENTÁRIO SOBRE A QUESTÃO 35-02
AUTOR DA QUESTÃO: Adriano Jander Ferreira.

Todos os pacientes com diagnóstico de sarcoma de EWING devem realizar uma radiografia basal e uma tomografia computadorizada de tórax porque o pulmão é o sítio metastático mais comum. Uma cintilografia óssea deve ser realizada porque o osso é o segundo sítio mais comum de metástases. Em algumas instituições, um mielograma é realizado como parte do estadiamento do sarcoma de EWING para descartar doença sistêmica difusa. Outros recomendaram FDG-PET/CT ou ressonância magnética de corpo inteiro para esse fim.

REFERÊNCIA: Heck Jr. RK, Toy PC. Malignant tumors of bone. In: Azar FM, Beaty JH. Campbell's operative orthopaedics. 14th Edition. Philadelphia: Elsevier; 2021. p. 1009-1048e7.

COMENTÁRIO SOBRE A QUESTÃO 36-02
AUTOR DA QUESTÃO: Adriano Jander Ferreira.

Histologicamente, o sarcoma de EWING consiste em pequenas células azuis com pouca matriz intercelular. Estudos citogenéticos ou imunoistoquímicos são frequentemente necessários para diferenciar o sarcoma de EWING de outros pequenos tumores de células azuis. O t(11;22)(q24;q12) é o diagnóstico de translocação mais comum do sarcoma de EWING e está presente em mais de 90% dos casos. Foi relatado que a coloração imunoistoquímica para o produto do gene *MIC-2* é específica para o sarcoma de EWING. Além disso, os sarcomas de EWING geralmente são positivos para ácido periódico-Schiff (PAS) e negativos para reticulina.

REFERÊNCIA: Heck Jr. RK, Toy PC. Malignant tumors of bone. In: Azar FM, Beaty JH. Campbell's operative orthopaedics. 14th Edition. Philadelphia: Elsevier; 2021. p. 1009-1048e7.

COMENTÁRIO SOBRE A QUESTÃO 37-02
AUTOR DA QUESTÃO: Adriano Jander Ferreira.

O pior fator prognóstico no sarcoma de EWING é a presença de metástases à distância. Mesmo com trata-mento agressivo, os pacientes com metástases têm apenas 20% a 30% de chance de sobrevivência a longo prazo. O tamanho da lesão primária tem demonstrado consistentemente ter significado prognóstico, embora parâmetros específicos não tenham sido firmemente estabelecidos. A localização também tem sido relatada como tendo importância prognóstica, mas é difícil diferenciar os efeitos da localização e tamanho porque a maioria dos tumores localizados proximalmente são maiores na apresentação que os localizados distalmente.

O grau histológico não tem significado prognóstico porque todos os sarcomas de EWING são considerados de alto grau.

REFERÊNCIA: Heck Jr. RK, Toy PC. Malignant tumors of bone. In: Azar FM, Beaty JH. Campbell's operative orthopaedics. 14th Edition. Philadelphia: Elsevier; 2021. p. 1009-1048e7.

COMENTÁRIO SOBRE A QUESTÃO 38-02

AUTOR DA QUESTÃO: Adriano Jander Ferreira.

No sarcoma de EWING, foi relatado que febre, anemia e elevação dos valores laboratoriais (contagem de leucócitos, velocidade de hemossedimentação e lactato desidrogenase) indicam doença mais extensa e pior prognóstico. A idade avançada de apresentação e o sexo masculino também foram relatados como associados a pior prognóstico. A translocação específica, t(11;22) versus t(21;22), não parece afetar a evolução clínica; entretanto, alterações genéticas secundárias, como a expressão aberrante de *TP53*, podem ser importantes. Tal como acontece com o osteossarcoma, a resposta histológica à quimioterapia neoadjuvante demonstrou ser importante do ponto de vista prognóstico. Necrose superior a 90% após quimioterapia pré-operatória indica bom prognóstico.

REFERÊNCIA: Heck Jr. RK, Toy PC. Malignant tumors of bone. In: Azar FM, Beaty JH. Campbell's operative orthopaedics. 14th Edition. Philadelphia: Elsevier; 2021. p. 1009-1048e7.

COMENTÁRIO SOBRE A QUESTÃO 39-02

AUTOR DA QUESTÃO: Adriano Jander Ferreira.

O tratamento do sarcoma de EWING deve incluir quimioterapia neoadjuvante ou adjuvante, ou ambas, para tratar metástases à distância que podem ou não ser facilmente aparentes no estadiamento inicial. Antes do uso da quimioterapia com múltiplos agentes, a sobrevida a longo prazo era inferior a 10%. Hoje, a maioria dos centros relata taxas de sobrevivência a longo prazo de 60% a 75%. O tratamento local da lesão primária é mais controverso. O sarcoma de EWING é radiossensível, mas alguns autores relatam diminuição da taxa de recorrência local (<10%) e aumento da taxa de sobrevida global com ampla ressecção do tumor primário.

REFERÊNCIA: Heck Jr. RK, Toy PC. Malignant tumors of bone. In: Azar FM, Beaty JH. Campbell's operative orthopaedics. 14th Edition. Philadelphia: Elsevier; 2021. p. 1009-1048e7.

COMENTÁRIO SOBRE A QUESTÃO 40-02

AUTOR DA QUESTÃO: Adriano Jander Ferreira.

No sarcoma de EWING, se parecer que a lesão pode ser ressecada com margens amplas e com *déficit* funcional aceitável, a cirurgia deve ser o tratamento da lesão primária. Se for difícil obter margens amplas ou se o *déficit* funcional resultante da cirurgia for inaceitável, a irradiação da lesão primária é uma alternativa aceitável. A radioterapia também pode ser usada como adjuvante após ressecção marginal ou ressecção ampla contaminada. O plano de tratamento em cada caso é feito de forma mais adequada após longas discussões com o paciente e a família.

REFERÊNCIA: Heck Jr. RK, Toy PC. Malignant tumors of bone. In: Azar FM, Beaty JH. Campbell's operative orthopaedics. 14th Edition. Philadelphia: Elsevier; 2021. p. 1009-1048e7.

COMENTÁRIO SOBRE A QUESTÃO 41-02

AUTOR DA QUESTÃO: Adriano Jander Ferreira.

A recidiva da doença está associada a mau prognóstico, apesar do tratamento agressivo da recidiva com nova cirurgia, radioterapia e quimioterapia. Foi relatado que pacientes com recorrência local apresentam taxa de sobrevida em 5 anos de ~20%, enquanto pacientes que recidivam com metástases à distância têm uma taxa de sobrevida em 5 anos de ~10%. Tal como acontece com o osteossarcoma, o tempo até a recidiva tem significado prognóstico.

REFERÊNCIA: Heck Jr. RK, Toy PC. Malignant tumors of bone. In: Azar FM, Beaty JH. Campbell's operative orthopaedics. 14th Edition. Philadelphia: Elsevier; 2021. p. 1009-1048e7.

COMENTÁRIO SOBRE A QUESTÃO 42-02
AUTOR DA QUESTÃO: Adriano Jander Ferreira.

No sarcoma de EWING, as radiografias muitas vezes subestimam a extensão da lesão. Os principais achados incluem: lesão lítica permeativa ou "roído de traça" na diáfise ou metadiáfise de ossos longos, ou em ossos planos, com reação periosteal agressiva e grande massa de tecidos moles. Reação periosteal ocorre em 85%, classicamente laminada ou "casca de cebola" e fratura patológica está presente em 10 a 15% dos casos. A ressonância magnética é a melhor modalidade para mostrar extensão intramedular e massa de tecidos moles. As margens estão mal definidas e o edema reativo proeminente pode levar à superestimação do envolvimento.

REFERÊNCIA: Wu JS, Hochman MG. Bone Tumors: A Practical Guide to Imaging. New York, NY: Springer; 2012. p. 155-194.

COMENTÁRIO SOBRE A QUESTÃO 43-02
AUTOR DA QUESTÃO: Adriano Jander Ferreira.

No sarcoma de EWING, a tomografia computadorizada retrata destruição óssea, alterações na densidade da medula, formação de novo osso periosteal e massa nos tecidos moles. A ressonância magnética é a melhor modalidade para mostrar extensão intramedular, massa de tecidos moles e para avaliar resposta à terapia. O realce dinâmico do contraste pode ajudar a distinguir o tumor com realce rápido de edema reativo intramedular e não neoplásico de tecidos moles. Após o tratamento, o contraste dinâmico pode ajudar a distinguir o tumor viável remanescente de necrose. Aumento da atividade do citrato de gálio-67, que pode demonstrar componente de tecidos moles, pode ser usado para monitorar a resposta ao tratamento. O FDG-PET tem alta sensibilidade para detecção de metástases e pode demonstrar resposta ao tratamento.

REFERÊNCIA: Wu JS, Hochman MG. Bone Tumors: A Practical Guide to Imaging. New York, NY: Springer; 2012. p. 155-194.

COMENTÁRIO SOBRE A QUESTÃO 44-02
AUTOR DA QUESTÃO: Adriano Jander Ferreira.

O sarcoma de EWING responde bem à quimioterapia; reduções gratificantes no tamanho do tumor são comumente observadas. Em alguns casos, o componente de tecidos moles do tumor desaparece completamente, o que pressagia boa resposta histológica. Em outros casos, a massa tumoral pode ossificar completamente na região da reação periosteal em "casca de cebola", o que também deve ser reconhecido como sinal favorável, mesmo que não haja redução no tamanho do tumor. Embora a aspiração da medula óssea tenha sido defendida por alguns autores como parte do estadiamento, a taxa de resultados positivos da doença no aspirado é baixa e a utilidade do teste não é totalmente clara. Ainda não se sabe se os testes não invasivos podem detectar envolvimento ósseo generalizado. O papel dos exames metabólicos, como a tomografia por emissão de pósitrons, ainda não está claramente definido, mas podem ajudar a identificar locais incomuns de metástases, incluindo a medula óssea. Atualmente, tais exames são considerados complementares a outros testes diagnósticos, mas não os substituem.

REFERÊNCIA: Lin PP, Herzog CE, Guadagnolo A, Patel S. Ewing Sarcoma. In: Lin PP, Patel S. Bone sarcoma. New York: Springer; 2013. p. 99-116.

COMENTÁRIO SOBRE A QUESTÃO 45-02
AUTOR DA QUESTÃO: Adriano Jander Ferreira.

No sarcoma de EWING, a doença metastática pode estar presente no momento da apresentação ou pode desenvolver-se após o tratamento inicial. Em ambos os casos, o prognóstico não é favorável e as chances de cura são acentuadamente diminuídas. Pacientes com metástases apenas no pulmão podem ter melhores taxas de sobrevida que pacientes com doença metastática no osso ou na medula óssea. O tratamento de pacientes com doença metastática na apresentação pode diferir daquele de pacientes que apresentam recidiva da doença. Pa-cientes que apresentam doença metastática têm mais opções quimioterápicas porque não acumularam nenhum efeito tóxico relacionado ao tratamento.

REFERÊNCIA: Lin PP, Herzog CE, Guadagnolo A, Patel S. Ewing Sarcoma. In: Lin PP, Patel S. Bone sarcoma. New York: Springer; 2013. p. 99-116.

COMENTÁRIO SOBRE A QUESTÃO 46-02
   AUTOR DA QUESTÃO: Alexandre Vasconcellos Alvim Ambrósio.
   Os sarcomas de EWING devem sempre ser encarados como doença sistêmica. Mesmo nos casos que se apresentam como doença localizada, a incidência de metástases metacrônicas chega a 90% caso o paciente não receba quimioterapia. Nos casos de doença com metástases pulmonares exclusivas ao diagnóstico, os protocolos de tratamento têm reproduzido sobrevida em 5 anos de 30 a 40%. Apesar de modesta, essa sobrevida é longa o suficiente para muitos pacientes apresentarem progressão local exclusiva. Sendo assim, os grupos colaborativos recomendam o uso do tratamento local (cirurgia e/ou radioterapia) de consolidação. Apesar de não existirem estudos randomizados que comparem o controle da cirurgia *versus* radioterapia, a análise comparativa dos grupos cooperativos (IESS-II, CESS-81, CESS 86) demonstraram melhor controle local com a ressecção completa, quando comparada à radioterapia exclusiva. Por outro lado, as ressecções intralesionais ou *debulking* seguidos por radioterapia não melhoraram o controle local do tratamento irradiante isolado (dados do CESS-81, CESS-86 e EICESS92).
   REFERÊNCIA: Claude L, Tanguy R, Sunyach MP. Ewing tumor. In: Halperin EC, Wazer DE, Perez CA Brady LW. Perez & Brady's Principles and Practice of Radiation Oncology. 7th Edition. Philadelphia: Lippincott Williams & Wilkins; 2018. p. 6411-6447

COMENTÁRIO SOBRE A QUESTÃO 47-02
   AUTOR DA QUESTÃO: Alex Guedes.
   Há ampla faixa etária de apresentação, de crianças a idosos; no entanto, há predileção marcante por adultos jovens (idade mediana: 25-35 anos), e <25% dos casos presentes na faixa etária pediátrica. Há discreta predominância do sexo masculino.
   REFERÊNCIA: Antonescu CR, Yoshida A. *CIC*-rearranged sarcoma. In: WHO Classification of Tumours Editorial Board. Soft tissue and bone tumours. 5th Edition. Lyon: International Agency for Research on Cancer; 2020. p. 330-332.

COMENTÁRIO SOBRE A QUESTÃO 48-02
   AUTOR DA QUESTÃO: Alex Guedes.
   A maioria dos tumores segue curso altamente agressivo com metástases frequentes, mais comumente para o pulmão. A taxa de sobrevida global estimada em 5 anos é de 17-43%, significativamente pior do que a do sarcoma de EWING. A resposta quimioterápica aos esquemas de sarcoma de EWING tem sido sombria.
   REFERÊNCIA: Antonescu CR, Yoshida A. *CIC*-rearranged sarcoma. In: WHO Classification of Tumours Editorial Board. Soft tissue and bone tumours. 5th Edition. Lyon: International Agency for Research on Cancer; 2020. p. 330-332.

COMENTÁRIO SOBRE A QUESTÃO 49-02
   AUTOR DA QUESTÃO: Alex Guedes.
   O sarcoma *BCOR-CCNB3* ocorre ligeiramente mais frequentemente no osso do que nos tecidos moles (relação: 1,5:1), com predileção pela pelve, membros inferiores e região paravertebral. Localizações raras incluem a região da cabeça e pescoço, pulmões e rins. Os sarcomas com *BCOR*-ITD e tumor mesenquimal mixoide primitivo da infância ocorrem principalmente nos tecidos moles do tronco, retroperitônio e cabeça e pescoço, tipicamente poupando as extremidades.
   REFERÊNCIA: Sarcoma with *BCOR* genetic alterations. Antonescu CR, Puls F, Tirode F. In: WHO Classification of Tumours Editorial Board. Soft tissue and bone tumours. 5th Edition. Lyon: International Agency for Research on Cancer; 2020. p. 333-335.

COMENTÁRIO SOBRE A QUESTÃO 50-02
   AUTOR DA QUESTÃO: Alex Guedes.
   Dados recentes sugerem que pacientes com sarcoma *BCOR-CCNB3* apresentam taxas de sobrevida em 5 anos semelhantes às de pacientes com sarcoma EWING (72-80%) e apresentam resposta histológica a esquemas de

tratamento baseados no sarcoma de EWING. Uma proporção substancial de pacientes apresenta doença metastática; O local mais comprometido com a metástase é o pulmão, seguido por ossos, tecidos moles e localizações viscerais. Os desfechos dos outros tumores da família *BCOR* não estão bem definidos.

REFERÊNCIA: Sarcoma with *BCOR* genetic alterations. Antonescu CR, Puls F, Tirode F. In: WHO Classification of Tumours Editorial Board. Soft tissue and bone tumours. 5th Edition. Lyon: International Agency for Research on Cancer; 2020. p. 333-335.

3

Tumores condrogênicos

Guedes A | Garcia JG | Andrade Neto F | Ribeiro MB | Baptista PPR
Couto Filho FB | Ishihara HY | Castello Neto AB | Garofo KV
Gomes AR | Jesus-Garcia R | Viola DCM

Benignos	
9213/0	Exostose Subungueal
9212/0	Proliferação osteocondromatosa parosteal bizarra
9221/0	Condroma periosteal
9220/0	Encondroma
9210/0	Osteocondroma
9230/0	Condroblastoma NE
9241/0	Fibroma condromixoide
9211/0	Osteocondromixoma
Intermediários (localmente agressivos)	
9220/1	Condromatose NE
9222/1	Tumor cartilaginoso atípico
Malignos	
9222/3	Condrossarcoma grau 1
9220/3	Condrossarcoma grau 2
9220/3	Condrossarcoma grau 3
9221/3	Condrossarcoma periosteal
9242/3	Condrossarcoma de células claras
9240/3	Condrossarcoma mesenquimal
9243/3	Condrossarcoma desdiferenciado

Os códigos numéricos pertencem à Classificação Internacional de Doenças para Oncologia, terceira edição, segunda revisão (CID-O-3.2). Os comportamentos são codificados como /0 para tumores benignos; /1 para comportamento não especificado, limítrofe ou incerto; e /3 para tumores malignos, sítio primário. Essa classificação é modificada em relação à classificação anterior da OMS, levando em consideração as mudanças na compreensão dessas lesões. NE = Não Especificado.

Fonte: Traduzido a partir de Lazar AJ, Mertens F. Genetic tumour syndromes of soft tissue and bone. In: WHO Classification of Tumours Editorial Board. Soft tissue and bone tumours. 5th Edition. Lyon: International Agency for Research on Cancer; 2020. p. 338.

QUESTÃO 01-03. Paciente com 38 anos, apresentando dor aos movimentos e em repouso no ombro esquerdo. Foi submetido a avaliação radiográfica do ombro, sendo detectado tumor de aspecto cartilaginoso na metáfise proximal do úmero, confirmado pela tomografia computadorizada e ressonância magnética, medindo ~ 3,0 cm com calcificações de padrão cartilaginoso e recorte endosteal. A melhor conduta para esse paciente seria
a) cirurgia sem biópsia, devido ao risco de contaminação dos tecidos moles: curetagem da lesão + adjuvante + preenchimento com cimento ortopédico.
b) biópsia percutânea da lesão e, se confirmado tumor cartilaginoso atípico, curetagem da lesão + adjuvante + cimento.
c) biópsia percutânea da lesão e, se confirmado tumor cartilaginoso atípico, ressecção em bloco e endoprótese não convencional
d) biópsia percutânea da lesão e, se confirmado condrossarcoma de grau 2, ressecção em bloco e endoprótese não convencional.

QUESTÃO 02-03. A propósito dos condromas, **É POSSÍVEL** afirmar que
a) são lesões intermediárias.
b) são incomuns.
c) acometem todas as faixas etárias.
d) o tálus é o osso mais frequentemente acometido.

QUESTÃO 03-03. Os encondromas localizam-se mais frequentemente
a) na bacia.
b) nos corpos vertebrais.
c) na diáfise do fêmur.
d) nas falanges das mãos.

QUESTÃO 04-03. Os condromas
a) são mais comuns nas metáfises dos ossos longos.
b) podem afetar qualquer osso.
c) não afetam ossos planos.
d) frequentemente afetam os ossos do carpo.

QUESTÃO 05-03. A propósito dos condromas **NÃO É POSSÍVEL** afirmar que
a) são lesões benignas de cartilagem fibrosa.
b) são comuns.
c) afetam todos os grupos etários.
d) são os tumores mais comuns nos pequenos ossos das mãos e dos pés.

QUESTÃO 06-03. O condroblastoma é um tumor
a) maligno de alto grau.
b) benigno latente.
c) comum em adultos jovens entre 30 e 40 anos.
d) que pode evoluir com metástases pulmonares.

QUESTÃO 07-03. O condroblastoma caracteristicamente incide
a) em pacientes <10 anos, acometendo ossos planos.
b) em pacientes >40 anos, acometendo as diáfises dos ossos longos.
c) na terceira e na quarta décadas de vida, acometendo as metáfises dos ossos longos.
d) na segunda e na terceira décadas de vida, acometendo epífises e apófises dos ossos longos.

QUESTÃO 08-03. O condroblastoma
a) ocorre mais frequentemente em indivíduos do sexo masculino (2:1).
b) representa 5% de todos os tumores ósseos primários.
c) é frequentemente multicêntrico.
d) costuma ser assintomático.

QUESTÃO 09-03. Sobre a apresentação clínica do condroblastoma, **PODEMOS** afirmar que
a) ossos planos são mais frequentemente acometidos nas crianças.
b) há dor progressiva, que pode mimetizar sinovite crônica ou outras patologias intra-articulares.
c) costuma afetar mais frequentemente a pelve.
d) constitui tumor de natureza fibrosa, semelhante ao calo ósseo.

QUESTÃO 10-03. Sobre os condromas, **PODEMOS** afirmar que
a) quando localizados em uma articulação, são denominados de condromatose sinovial.
b) são tumores benignos caracterizados pela formação de cartilagem hialina imatura.
c) os casos de encondromatose múltipla são acompanhados de hemangiomas ósseos.
d) quando se desenvolvem na parte central do osso, são denominados osteocondromas.

QUESTÃO 11-03. A propósito da avaliação por imagens e do estadiamento dos tumores condrogênicos, **PODEMOS** afirmar que
a) a invasão da cortical é melhor avaliada através da ressonância magnética.
b) a cintilografia óssea com tecnécio é o melhor exame para diferenciar o encondroma do condrossarcoma.
c) a distinção histológica entre o condroma e o condrossarcoma é de fácil execução, o que propicia grande rendimento diagnóstico nas amostras colhidas mediante biópsia percutânea.
d) na ressonância magnética, os condromas apresentam baixo sinal nas sequências ponderadas em T1 e alto sinal em T2.

QUESTÃO 12-03. Sobre o tratamento dos condromas, **PODEMOS** afirmar que
a) o processo de consolidação de fratura patológica frequentemente leva à cura da lesão.
b) curetagem e enxertia constituem tratamentos proscritos, devido à elevada taxa de recidiva.
c) a abordagem das fraturas nas falanges é necessariamente cirúrgica, devido à grande incidência de malignização.
d) a abordagem inicial das fraturas através de lesões situadas nos ossos tubulares curtos das mãos e dos pés é não cirúrgica, devido ao grande potencial de consolidação.

QUESTÃO 13-03. Sobre os osteocondromas, **PODEMOS** afirmar que
a) acometem mais frequentemente ossos onde predomina a ossificação intramembranosa.

b) ocorrem mais comumente nos segmentos distal do fêmur e proximal da tíbia.
c) são lesões, em geral, diafisárias, cujo crescimento ocorre no sentido da epífise.
d) o tecido ósseo esponjoso e o cortical apresentam desorganização estrutural, com moderadas atipias celulares.

QUESTÃO 14-03. Ainda sobre os osteocondromas, **PODEMOS AFIRMAR** que
a) o diagnóstico é feito mediante ressonância magnética.
b) nos casos em que está presente, a dor geralmente é devida a trauma local associado ou não a fraturas, e a processos inflamatórios que ocorrem nas bursas que recobrem as exostoses.
c) Apresentam-se como exostoses recobertas por capa cartilaginosa que se torna mais espessa à medida que ocorre a maturação esquelética.
d) a medular óssea da exostose apresenta contiguidade à do osso hospedeiro, além da mesma densidade radiográfica.

QUESTÃO 15-03. Sobre o tratamento dos osteocondromas, **PODEMOS AFIRMAR** que
a) a curetagem intralesional constitui o tratamento de escolha.
b) fraturas ocorridas nas exostoses têm indicação exclusivamente cirúrgica.
c) deve ser sempre cirúrgico, visando evitar a desdiferenciação (malignização) das lesões.
d) o tratamento cirúrgico está indicado nos casos em que há compressão de feixe neurovascular, deformidade associada ou dor local.

QUESTÃO 16-03. Sobre a malignização dos osteocondromas, **PODEMOS AFIRMAR** que
a) a incidência chega a 15% nos osteocondromas solitários.
b) geralmente as lesões desdiferenciam para osteossarcoma de baixo grau.
c) apresenta prognóstico ruim, com sobrevida de 30% em cinco anos.
d) a implantação do tumor nos tecidos moles durante a ressecção pode gerar recidiva local.

QUESTÃO 17-03. Sobre o condroblastoma, **PODEMOS AFIRMAR** que
a) acomete pacientes com placa epifisária fechada.
b) acomete principalmente a metáfise dos ossos longos.
c) acomete principalmente as epífises distais da tíbia e proximal do fêmur.
d) apresenta calcificações intercelulares conhecidas como "tela de galinheiro".

QUESTÃO 18-03. Sobre o condroma fibromixoide, **PODEMOS AFIRMAR** que
a) acomete principalmente pacientes acima dos 40 anos.
b) o melhor tratamento é a ressecção em bloco.
c) possui como diagnóstico diferencial o cisto ósseo aneurismático.
d) acomete principalmente os membros superiores, sendo mais comum no úmero.

QUESTÃO 19-03. Sobre o condrossarcoma, **PODEMOS AFIRMAR** que
a) ocorre mais comumente na pelve, fêmur, arcos costais, escápula e úmero.
b) ocorre com menor frequência nos pacientes portadores de exostose múltipla hereditária.
c) ao exame anatomopatológico, observa-se presença de tecido ósseo e cartilaginoso malignos.
d) constitui lesão rara abaixo dos 20 anos, sendo mais frequente que o osteossarcoma.

QUESTÃO 20-03. Sobre o condrossarcoma, **PODEMOS AFIRMAR** que
a) apresenta subtipos como o mesenquimal, o de células gigantes e o desdiferenciado.
b) os tumores grau 2 e 3 apresentam melhor prognóstico, sendo o grau 1 a lesão que maior agressividade.

c) o tratamento segue protocolo semelhante ao do osteossarcoma, com quimioterapia neoadjuvante, con-trole local cirúrgico e quimioterapia adjuvante.

d) o diagnóstico diferencial histológico entre encondroma e condrossarcoma é difícil, devendo-se levar em conta a localização, a clínica e a avaliação mediante imagens.

QUESTÃO 21-03. O maior risco de malignização dos tumores cartilaginosos ocorre
a) no condroblastoma.
b) na doença de OLLIER.
c) no fibroma condromixoide.
d) na exostose múltipla hereditária.

QUESTÃO 22-03. Metástases pulmonares podem ocorrer no
a) fibroma condromixoide e no osteoblastoma.
b) condroblastoma e no fibroma condromixoide.
c) osteoblastoma e no tumor de células gigantes.
d) tumor de células gigantes ósseo e no condroblastoma.

QUESTÃO 23-03. Quanto ao condrossarcoma convencional, o tratamento ideal consiste em
a) ressecção com margem ampla.
b) ressecção com margem ampla e radioterapia adjuvante.
c) quimioterapia neoadjuvante, ressecção com margem ampla, radioterapia adjuvante.
d) quimioterapia neoadjuvante, ressecção com margem ampla, quimioterapia adjuvante.

QUESTÃO 24-03. Nos condromas, a mineralização observada nas radiografias
a) é distribuída uniformemente por toda lesão.
b) localiza-se preferencialmente nas diáfises dos ossos longos.
c) difere da calcificação observada no infarto ósseo, por ser mais periférica.
d) apresenta-se com maior intensidade nos ossos curtos.

QUESTÃO 25-03. Dentre os tumores ósseos com localização epifisária, podemos incluir
a) o tumor de células gigantes, o condroblastoma e o linfoma ósseo primário.
b) o tumor de células gigantes, o sarcoma de EWING e o linfoma ósseo.
c) o tumor de células gigantes, o condroblastoma e o sarcoma de EWING.
d) o tumor de células gigantes, o condroblastoma e o condrossarcoma de células claras.

QUESTÃO 26-03. Na avaliação dos osteocondromas
a) os exames de imagem evidenciam que a base da exostose tem características semelhantes ao restante do osso afetado.
b) os tumores pediculados geralmente apontam para onde são tracionados pelos tendões.
c) faz-se necessário tomografia computadorizada ou ressonância magnética para firmar o diagnóstico.
d) no indivíduo adulto, se a espessura da capa de cartilagem for maior que 1 cm devemos suspeitar de malignização.

QUESTÃO 27-03. O condrossarcoma desdiferenciado, o de células claras e o mesenquimal são considerados
a) todos de alto grau.
b) todos de baixo grau.
c) alto, baixo e alto grau, respectivamente.
d) alto, baixo e baixo grau, respectivamente.

QUESTÃO 28-03. O tratamento dos encondromas é realizado por cirurgia com margem
a) marginal, e as recorrências são frequentes.
b) ampla, e as recorrências são raras.
c) intralesional, e as recorrências são frequentes.
d) intralesional, e as recorrências são raras.

QUESTÃO 29-03. Os osteocondromas solitários se localizam mais frequentemente
a) na diáfise do úmero.
b) no corpo da escápula.
c) na asa do ilíaco.
d) na metáfise distal do fêmur.

QUESTÃO 30-03. Deve-se suspeitar de degeneração sarcomatosa de um osteocondroma, em um adulto, quando a espessura da capa de cartilagem é de
a) 0,5 cm.
b) 1 cm.
c) 2 cm.
d) 3 cm.

QUESTÃO 31-03. Quanto à degeneração maligna do osteocondroma solitário, **É POSSÍVEL** afirmar que
a) provavelmente ocorre em <0,25% das lesões.
b) evolui rapidamente.
c) manifesta-se na infância.
d) quando ocorre, geralmente é assintomática.

QUESTÃO 32-03. Clinicamente, os osteocondromas podem se associar a
a) discinesia e epilepsia.
b) parkinsonismo e hemiplegia.
c) síndrome do túnel do carpo.
d) ataxia cerebelar e mão torta radial.

QUESTÃO 33-03. O encondroma
a) costuma ser assintomático, geralmente localizado na coluna vertebral.
b) é raro, mais frequentemente localizado nos ossos curtos das mãos e dos pés.
c) faz parte da doença de OLLIER, quando acomete o crânio.
d) faz parte da doença de síndrome de MAFFUCCI, quando se apresenta de forma múltipla, associado a hemangiomas.

QUESTÃO 34-03. Com relação ao diagnóstico imagiológico dos encondromas, **PODEMOS** afirmar que
a) radiograficamente se assimila a uma ilhota óssea (enostose).
b) apresenta padrão agressivo.
c) a tomografia computadorizada não traz informações úteis na avaliação.
d) erosão endosteal acometendo 2/3 da espessura da cortical sugere condrossarcoma.

QUESTÃO 35-03. Os achados de imagem no condroblastoma incluem
a) frequente extensão do tumor para os tecidos adjacentes.
b) lesões múltiplas situadas na diáfise dos ossos longos.
c) lesão pouco delimitada, na maioria das vezes.
d) lesão de aspecto lítico, bem delimitada, localizada nas epífises ou apófises dos ossos longos.

QUESTÃO 36-03. Quanto ao tratamento do condroblastoma, **PODEMOS** afirmar que
a) a recorrência é esperada em 40% dos casos.
b) não é necessário acompanhamento pós-operatório periódico.
c) a curetagem estendida, associada à reconstrução, constitui opção terapêutica.
d) metástases pulmonares são frequentes.

QUESTÃO 37-03. Sobre o fibroma condromixoide, **PODEMOS** afirmar que
a) em geral, ocorre em pacientes acima dos 50 anos.
b) pode acometer qualquer osso, sendo mais comum na extremidade distal do fêmur.
c) corresponde à proliferação fibroblástica semelhante à observada no fibroma não ossificante, contudo apresenta evolução menos agressiva.
d) lesão em geral bem circunscrita, metafisária, com halo de esclerose, podendo ter aspecto em "bolha de sabão".

QUESTÃO 38-03. O fibroma condromixoide está incluído no diagnóstico diferencial de
a) displasia fibrosa, cisto ósseo simples e osteoma osteoide.
b) condroblastoma, cisto ósseo aneurismático e encondroma.
c) fibroma não ossificante, tumor de células gigantes e osteofibrodisplasia.
d) cisto ósseo simples, cisto ósseo aneurismático e fibroma não ossificante.

QUESTÃO 39-03. Sobre as fases da condromatose sinovial, **PODEMOS** afirmar que
a) a fase tardia corresponde à presença de corpos livres, com erosão do osso subcondral.
b) a fase tardia corresponde à reabsorção dos corpos livres e regressão da metaplasia sinovial.
c) a fase transicional corresponde à presença de metaplasia sinovial com formação de corpos livres.
d) na fase inicial observa-se condrometaplasia sinovial, sem formação de corpos livres.

QUESTÃO 40-03. Sobre a condromatose sinovial, **PODEMOS** afirmar que
a) pode ocorrer degeneração maligna para condrossarcoma.
b) acomete mais comumente as articulações do joelho e do tornozelo.
c) a recidiva é rara após a sinovectomia e a ressecção dos corpos livres.
d) histologicamente corresponde a células fibro-histiocíticas dispostas em nódulos na sinóvia.

QUESTÃO 41-03. Sobre o tumor de CODMAN, é **CORRETO** afirmar que
a) frequentemente é indolor.
b) constitui o tumor ósseo condrogênico mais frequente na infância.
c) ao exame radiográfico convencional, se apresenta como lesão blástica.
d) apresenta classicamente localização nas epífises dos ossos longos, adjacente à placa fisária.

QUESTÃO 42-03. O condroblastoma
a) corresponde a 5% de todos os tumores ósseos.
b) acomete mais frequentemente indivíduos na terceira e quarta década.
c) é definido como uma neoplasia benigna ativa (B2)/agressiva (B3).
d) classicamente acomete a metáfise dos ossos longos.

QUESTÃO 43-03. O condroblastoma é mais frequente
a) nos ossos planos.
b) nos segmentos, proximal da tíbia, distal do fêmur e proximal do úmero.
c) no calcâneo e no tálus.
d) na coluna vertebral.

QUESTÃO 44-03. NÃO costuma constituir achado no exame físico do portador de condroblastoma:
a) Atrofia muscular.
b) Dor.
c) Aumento de volume local.
d) Circulação colateral.

QUESTÃO 45-03. Quanto à epidemiologia do condrossarcoma, **PODEMOS** afirmar que
a) é raro em homens e frequente em mulheres.
b) é o tumor ósseo maligno primário mais comum.
c) acomete predominantemente adolescentes e adultos jovens.
d) lesões secundárias ocorrem na faixa etária compreendida entre 30-40 anos.

QUESTÃO 46-03. Sobre o encondroma, é **CORRETO** afirmar que
a) acomete preferencialmente crianças.
b) constitui neoplasia óssea benigna agressiva.
c) ocorre predominantemente nos ossos longos, sendo a tíbia o mais comum.
d) pode se apresentar de forma solitária ou múltipla; a forma múltipla, quando unilateral, configura a doença de OLLIER.

QUESTÃO 47-03. A propósito dos osteocondromas, é **INCORRETO** afirmar que
a) podem ocorrer em qualquer osso de ossificação endocondral.
b) são vistos com mais frequência no fêmur distal.
c) os segmentos proximais da tíbia e do úmero são frequentemente acometidos.
d) frequentemente se desenvolvem em articulações.

QUESTÃO 48-03. Sobre o condrossarcoma, **PODEMOS** afirmar que
a) constitui o tumor ósseo primário maligno mais comum nos ossos situados ao redor do joelho.
b) acomete principalmente o segmento distal do fêmur, a pelve e o segmento distal do úmero.
c) constitui o terceiro tipo mais comum de tumor ósseo maligno primário não hematológico.
d) às radiografias, apresenta calcificação em "pipoca" ou "em forma de vírgula".

QUESTÃO 49-03. O condrossarcoma secundário tem pico de incidência
a) entre a 1.ª e a 3.ª décadas.
b) entre a 3.ª e a 4.ª décadas.
c) entre a 4.ª e a 5.ª décadas.
d) entre a 5.ª e a 7.ª décadas.

QUESTÃO 50-03. Sobre o tratamento do condrossarcoma, **PODEMOS** afirmar que
a) responde à quimioterapia e à radioterapia.
b) não responde à quimioterapia e à radioterapia.
c) responde à radioterapia, mas não à quimioterapia.
d) responde à quimioterapia, mas não à radioterapia.

QUESTÃO 51-03. Sobre o tratamento do condroblastoma, **PODEMOS** afirmar que é
a) cirúrgico, porém somente nos casos em que há invasão articular.
b) conservador, com acompanhamento radiográfico semestral.
c) cirúrgico, mediante curetagem estendida e preenchimento com enxerto ou polimetilmetacrilato.
d) cirúrgico, mediante ressecção segmentar; não há necessidade de preservar a fise.

QUESTÃO 52-03. Segundo a classificação mais recente dos tumores cartilaginosos, temos que
a) o tumor cartilaginoso atípico é considerado localmente agressivo.
b) o tumor cartilaginoso atípico é uma neoplasia de grau intermediário (grau 2).
c) o tumor cartilaginoso atípico/condrossarcoma central grau 1 (TCA/CS1) é uma neoplasia produtora de cartilagem hialina que surge na medula óssea.
d) o condrossarcoma grau 2 é uma neoplasia de baixo grau (grau 1).

QUESTÃO 53-03. Um dos critérios utilizados para avaliar o risco de malignização dos osteocondromas é a espessura da capa de cartilagem observada na ressonância magnética. Das alternativas abaixo, assinale a que indica valores **CORRETOS**
a) Capa >3 cm em adultos e >5 cm em crianças.
b) Capa >2 cm em adultos e >3 cm em crianças.
c) Capa >3 cm em adultos e >2 cm em crianças.
d) Capa >5 cm em adultos e >3 cm em crianças.

QUESTÃO 54-03. Constituem características suspeitas de transformação maligna do osteocondroma, **EXCETO**
a) calcificações no interior da lesão.
b) destruição cortical do osso hospedeiro.
c) grande massa de tecidos moles com calcificações dispersas/irregulares.
d) mudança na orientação das calcificações.

QUESTÃO 55-03. As taxas de malignização do osteocondroma na forma localizada e múltipla são, respectivamente de
a) 5% e 10%.
b) 15% e 20%.
c) 1% e 5%.
d) 10% e 30%.

QUESTÃO 56-03. NÃO faz parte do diagnóstico diferencial do condroblastoma o(a)
a) tumor de células gigantes ósseo.
b) condrossarcoma de células claras.
c) osteomielite.
d) osteocondroma.

QUESTÃO 57-03. Sobre o condrossarcoma, é **INCORRETO** afirmar que
a) os sintomas clínicos, os achados radiográficos e a histologia variam, e o diagnóstico preciso raramente pode ser feito com apenas um desses componentes.
b) a biópsia por agulha é notoriamente imprecisa na determinação do grau tumoral dessa doença.
c) é sensível à maioria das modalidades de quimioterapia e à radioterapia.
d) o tratamento é quase exclusivamente cirúrgico.

QUESTÃO 58-03. O tratamento atual para o tumor cartilaginoso atípico (TCA) /condrossarcoma grau 1 (CS1) baseia-se principalmente na:
a) ressecção com margens oncológicas e substituição por endoprótese não convencional.
b) ressecção intralesional com ou sem adjuvante.
c) radioterapia.
d) embolização arterial associada à ressecção em bloco.

QUESTÃO 59-03. Dos exames de imagem citados abaixo, qual é considerado valioso na diferenciação entre condroma e condrossarcoma dos ossos longos?
 a) Ressonância magnética.
 b) Angiotomografia.
 c) PET-CT.
 d) Cintilografia óssea trifásica com tecnécio.

QUESTÃO 60-03. Células dispostas em mantos, entremeadas por áreas irregulares de diferenciação cartilaginosa que tendem a necrosar e se calcificar, de modo a envolver restos das células à maneira de tela de galinheiro. Esta descrição anatomopatológica se refere ao
 a) encondroma.
 b) osteossarcoma.
 c) displasia fibrosa.
 d) condroblastoma.

QUESTÃO 61-03. Na última classificação (2020) da OMS para os tumores ósseos, o _____ foi considerado como de natureza intermediária.
 e) encondroma.
 f) tumor cartilaginoso atípico.
 g) condrossarcoma mesenquimal.
 h) osteocondroma.

QUESTÃO 62-03. Qual(is) gene(s) abaixo abrigam mutações em portadores de osteocondroma?
 a) *GRM1*.
 b) *EXT1* ou *EXT2*.
 c) *HEY1-NCOA2*.
 d) *IDH1* e *IDH2*.

QUESTÃO 63-03. A finalidade da biópsia nas lesões cartilaginosas do esqueleto é
 a) determinar a graduação histológica.
 b) confirmar a origem cartilaginosa da lesão.
 c) determinar o nível de proliferação celular.
 d) diagnosticar o subtipo da lesão.

QUESTÃO 64-03. Sobre a epidemiologia do condrossarcoma, é **CORRETO** afirmar que
 a) o subtipo convencional corresponde a 20–30% de todos os casos.
 b) o condrossarcoma mesenquimal é mais frequente na oitava década.
 c) é considerado o terceiro sarcoma ósseo mais frequente, logo após o sarcoma de EWING.
 d) corresponde a cerca de 60% dos sarcomas ósseos.

QUESTÃO 65-03. O tratamento do condrossarcoma convencional, graus 1 e 2, consiste
 a) em radioterapia neoadjuvante e cirurgia.
 b) em quimioterapia neoadjuvante e cirurgia.
 c) em quimioterapia associada à radioterapia.
 d) em cirurgia, apenas.

QUESTÃO 66-03. Sobre o encondroma, **PODEMOS** afirmar que
 a) comumente, a dor torna o portador incapacitado para a atividade física.
 b) quando acomete os ossos da mão, pode evoluir com fratura após trauma de baixa energia.
 c) dor de difícil controle com analgésicos, mesmo em repouso.
 d) necessidade frequente do uso de anti-inflamatório por boa parte dos pacientes quando o encondroma se situa no segmento proximal do fêmur.

QUESTÃO 67-03. São características do condroma periosteal, **EXCETO** que
a) geralmente se associa à dor moderada, devido à nocicepção pelo periósteo.
b) histologicamente, o tumor é muito semelhante ao encondroma, mas apresenta mais frequentemente características de proliferação celular.
c) geralmente requer tratamento cirúrgico que consiste em excisão marginal em bloco ou curetagem completa, igualmente eficaz.
d) incidência mais frequente na faixa etária do 60-70 anos.

QUESTÃO 68-03. Ainda sobre as características do condroma periosteal, é **INCORRETO** afirmar que
a) constitui rara neoplasia benigna da cartilagem originada na superfície do osso.
b) densidades granulares ou em "pipoca" devido a calcificações podem ser vistas dentro do tumor.
c) geralmente possui tamanho grande (>10 cm).
d) prefere a metáfise dos ossos longos, particularmente do segmento proximal do úmero.

QUESTÃO 69-03. Sobre a diferenciação entre condroma e condrossarcoma de grau 1, é **CORRETO** afirmar que
a) o exame anatomopatológico através de biopsia percutânea frequentemente confirma o diagnóstico.
b) a imunoistoquímica é imprescindível para o diagnóstico diferencial.
c) o diagnóstico de transformação maligna é baseado nas características clínico-radiográficas e no padrão de crescimento permeativo do tecido em direção às trabéculas ósseas.
d) a cintilografia com sestamibi é o exame de escolha.

QUESTÃO 70-03. Ainda sobre a diferenciação entre condroma e condrossarcoma de grau 1, é **INCORRETO** afirmar que
a) encondromas múltiplos na doença de OLLIER e síndrome de MAFFUCCI, condroma periosteal, encon-dromas dos ossos curtos (mãos e pés), condromatose sinovial e condromas de tecidos moles apresentam características histológicas consistentes com condrossarcoma ósseo de alto grau.
b) para o reconhecimento da transformação maligna é bom ter estudos radiológicos basais realizados no início da idade adulta.
c) a malignidade é caracterizada por alteração focal em osso do padrão basal, muitas vezes demonstrando padrão "soprado pelo vento", muitas vezes com uma nova massa nos tecidos moles mais bem vista em um exame de ressonância magnética.
d) é de suma importância que o patologista que revisa as lâminas tenha informações clínicas adequadas, incluindo local de biópsia e exames de imagem, e discuta o caso com o cirurgião ortopédico antes de fazer o diagnóstico de condrossarcoma.

QUESTÃO 71-03. Sobre o osteocondroma é **CORRETO** afirmar que
a) na maioria dos casos, são de apresentação única no esqueleto.
b) são de localização preferencial nos ossos chatos.
c) são de transmissão autossômica recessiva.
d) degeneram frequentemente para condrossarcoma.

QUESTÃO 72-03. A _____ refere-se a um osteocondroma epifisário intrarticular.
a) condromatose sinovial.
b) exostose subungueal.
c) exostose de TURRET.
d) displasia epifisária hemimélica.

QUESTÃO 73-03. Sobre o condrossarcoma, é **CORRETO** afirmar que
   a) a maioria encontra-se em localização distal.
   b) os segmentos distais do fêmur e do úmero são os mais afetados.
   c) frequentemente ocorrem na mão.
   d) o condrossarcoma pode ocorrer em qualquer local.

QUESTÃO 74-03. O condrossarcoma
   a) é mais prevalente entre 70 e 80 anos.
   b) possui maior prevalência que o osteossarcoma.
   c) é a segunda neoplasia óssea maligna primária mais prevalente.
   d) pode ocorrer em qualquer local.

QUESTÃO 75-03. A propósito do condrossarcoma, é **INCORRETO** afirmar que
   a) a incidência é ligeiramente maior no sexo feminino.
   b) não há predileção racial significativa.
   c) ocorre em ampla faixa etária.
   d) o condrossarcoma secundário costuma ocorrer entre os 25 e os 45 anos.

QUESTÃO 76-03. Qual dos tumores abaixo apresenta padrão vascular característico em "chifre de veado" ou pericitoide?
   a) Condrossarcoma periosteal.
   b) Condrossarcoma mesenquimal.
   c) Condrossarcoma células claras.
   d) Condrossarcoma desdiferenciado.

QUESTÃO 77-03. O condrossarcoma de células claras localiza-se mais frequentemente:
   a) nas vértebras.
   b) nos arcos costais.
   c) no crânio.
   d) nas cabeças do fêmur e do úmero.

QUESTÃO 78-03. A propósito do condrossarcoma de células claras, é **INCORRETO** afirmar que
   a) cerca de dois terços dos casos ocorrem nos arcos costais, crânio, coluna, mãos e pés.
   b) é uma neoplasia epifisária cartilaginosa maligna de baixo grau.
   c) é caracterizada pela presença de lóbulos de células com citoplasma claro abundante.
   d) ocorre na maioria dos ossos do esqueleto.

QUESTÃO 79-03. A propósito do condrossarcoma de células claras, é **INCORRETO** afirmar que
   a) representa ~2% de todos os condrossarcomas.
   b) os homens são quase três vezes mais afetados do que as mulheres.
   c) frequentemente ocorrem tumores sincrônicos.
   d) a maioria dos pacientes afetados encontra-se entre a terceira e a quinta décadas.

QUESTÃO 80-03. Os condrossarcomas periféricos secundários, grau 2 e 3, são neoplasias produtoras de matriz cartilaginosa de grau intermediário/alto. Constitui diagnóstico associado ao maior risco para o desenvolvimento dessa doença, o(a)
   a) encondroma solitário.
   b) encondromatose múltipla.
   c) osteocondromatose múltipla.
   d) condroma periosteal.

QUESTÃO 81-03. A menor sobrevida no condrossarcoma central grau 2 ou 3 está associada a
a) tumores ressecados com margens livres.
b) tumores recidivados.
c) tumores localizados no esqueleto axial.
d) tumores com mutação IDH.

QUESTÃO 82-03. Com relação ao prognóstico no condrossarcoma central grau 2 ou 3, é **INCORRETO** afirmar que
a) a taxa de sobrevida global em 5 anos para o condrossarcoma de grau 2 é de 74-99%.
b) a taxa de sobrevida global em 5 anos para o condrossarcoma de grau 3 é de 31-77%.
c) mesmo após 10 anos, ainda podem ocorrer mortes pela doença.
d) 10-30% dos tumores de grau 3 metastatizam.

QUESTÃO 83-03. Sobre o condroblastoma, é **CORRETO** afirmar que
a) costuma localizar-se na diáfise dos ossos longos.
b) o fêmur é o local mais acometido, seguido da tíbia e do úmero.
c) as costelas, vértebras e pequenos ossos das mãos e dos pés são frequentemente afetados.
d) pacientes com <30 anos são mais comumente afetados por tumores situados nos ossos tubulares curtos e ossos planos.

QUESTÃO 84-03. A análise citogenética dos casos de exostose subungueal tem demonstrado consistentemente a
a) translocação t(X;16)(q24-q26;q15-q25).
b) mutação do *IHD1*.
c) associação com o condroblastoma.
d) associação com fibroma condromixoide.

QUESTÃO 85-03. Constitui achado histológico do condroblastoma:
a) Osteoide maligno.
b) Células pequenas, redondas e azuis.
c) Formação óssea em "mosaico".
d) Calcificação pericelular semelhante a "tela de galinheiro".

QUESTÃO 86-03. Sobre o fibroma condromixoide é **INCORRETO** afirmar que
a) pode ocorrer em quase qualquer sítio ósseo.
b) o sítio mais frequente é a tíbia.
c) no pé, o osso mais frequentemente acometido é o tálus.
d) ~25% dos casos ocorrem nos ossos planos.

QUESTÃO 87-03. O osteocondro mixoma apresenta associação com
a) o complexo de CARNEY.
b) a síndrome de MAFFUCCI.
c) a síndrome de MAZABRAUD.
d) a doença de OLLIER.

QUESTÃO 88-03. A propósito do fibroma condromixoide **NÃO PODEMOS** afirmar que
a) apresenta halo interno de esclerose óssea que o separa do tecido normal circundante.
b) apresenta aparência lobulada.
c) costuma se manifestar na diáfise dos ossos longos, de forma central.
d) constitui lesão óssea rara.

QUESTÃO 89-03. A propósito do fibroma condromixoide, **NÃO É POSSÍVEL** afirmar que
a) histologicamente exibe pleomorfismo celular, áreas de tecido condroide, fibroso e quantidade significativa de material mixoide, frequentemente acompanhado por células gigantes multinucleadas.
b) pode se associar ao cisto ósseo aneurismático.
c) não cursa com calcificações em sua matriz.
d) muitas vezes é acompanhado por erosão da cortical, denotando certa agressividade local.

QUESTÃO 90-03. A propósito do tratamento do fibroma condromixoide é **INCORRETO** afirmar que
a) o tratamento é cirúrgico.
b) deve ser empregada ressecção radical do osso acometido.
c) curetagem pode ser empregada nas lesões próximas a articulações.
d) enxerto ósseo pode ser empregado, quando necessário.

QUESTÃO 91-03. O fibroma condromixoide se situa mais frequentemente na
a) metáfise proximal da tíbia.
b) metáfise distal do fêmur.
c) metáfise distal da tíbia.
d) metáfise proximal do fêmur.

QUESTÃO 92-03. O fibroma condromixoide afeta principalmente
a) crianças <10 anos.
b) adolescentes e adultos jovens.
c) indivíduos na meia-idade.
d) idosos.

QUESTÃO 93-03. Constituem características radiográficas do condrossarcoma central:
a) Ossificação intra e extramedular.
b) Lesão diafisária com rarefação óssea e triangulo de CODMAN, com reação lamelar grossa.
c) Áreas de rarefação óssea, erosão da cortical interna e focos de calcificação.
d) Áreas de condensação óssea com reação periosteal em casca de cebola.

QUESTÃO 94-03. Quais são as características dos achados de ressonância magnética do condrossarcoma?
a) hipersinal em T1, hipossinal em T2, com realce ao contraste.
b) hipossinal/sinal intermediário em T1, hipossinal em T2, com realce ao contraste.
c) hipossinal/sinal intermediário em T1, hipersinal em T2, sem realce ao contraste.
d) hipossinal/sinal intermediário em T1, hipersinal em T2, com realce ao contraste.

QUESTÃO 95-03. Os principais diagnósticos diferenciais do condrossarcoma central são
a) infarto ósseo e encondroma.
b) osteocondroma e sarcoma de EWING.
c) osteomielite e tumor de células gigantes ósseo.
d) osteossarcoma e condroblastoma.

QUESTÃO 96-03. O tratamento mais indicado em um caso de condrossarcoma central grau 2 é
a) cirúrgico, mediante ressecção intralesional e enxerto ósseo autólogo.
b) cirúrgico, mediante ressecção ampla e substituição com endoprótese não convencional.
c) cirúrgico, mediante ressecção intralesional associada à adjuvância local com nitrogênio líquido e preenchimento com enxerto ósseo homólogo.
d) cirúrgico, mediante ressecção intralesional associada à adjuvância local com eletrofulguração e preenchimento com cimento ortopédico.

QUESTÃO 97-03. Histologicamente, é difícil o diagnóstico diferencial entre
   a) osteossarcoma e granuloma eosinófilo.
   b) condrossarcoma grau 1 e encondroma.
   c) tumor de células gigantes ósseo e sarcoma de EWING.
   d) osteoblastoma e encondroma.

QUESTÃO 98-03. A propósito do condroma periosteal é **CORRETO** afirmar que
   a) a maioria dos casos é diagnosticada na quarta década da vida.
   b) o sexo feminino é frequentemente mais afetado.
   c) são lesões raras – representam menos de 1% de todos os condromas.
   d) tipicamente afeta raízes de membros.

QUESTÃO 99-03. A propósito do condroma periosteal é **INCORRETO** afirmar que
   a) ~50% dos casos acometem o segmento proximal do úmero.
   b) os ossos tubulares curtos das mãos são o segundo sítio mais afetado.
   c) raros exemplos de condroma periosteal foram descritos na coluna vertebral.
   d) clavícula, costelas e pododáctilos são frequentemente afetados.

QUESTÃO 100-03. Um condrossarcoma com aumento da celularidade, grande grau de atipia nuclear, hipercromasia, tamanho aumentado dos núcleos, alterações da matriz mixoide e presença de mitoses pode ser considerado
   a) tumor cartilaginoso atípico/ condrossarcoma grau 1.
   b) condrossarcoma grau 2.
   c) condrossarcoma grau 3.
   d) condrossarcoma mesenquimal.

Gabarito

QUESTÃO	a	b	c	d	QUESTÃO	a	b	c	d	QUESTÃO	a	b	c	d	QUESTÃO	a	b	c	d
01-03		■			26-03	■				51-03			■		76-03		■		
02-03			■		27-03			■		52-03	■				77-03				■
03-03				■	28-03				■	53-03		■			78-03	■			
04-03		■			29-03				■	54-03				■	79-03				■
05-03				■	30-03				■	55-03			■		80-03			■	
06-03				■	31-03	■				56-03			■		81-03				■
07-03				■	32-03			■		57-03			■		82-03				■
08-03	■				33-03				■	58-03		■			83-03			■	
09-03		■			34-03				■	59-03				■	84-03	■			
10-03	■				35-03				■	60-03			■		85-03			■	
11-03				■	36-03			■		61-03	■				86-03				■
12-03				■	37-03				■	62-03			■		87-03	■			
13-03		■			38-03				■	63-03		■			88-03				■
14-03				■	39-03				■	64-03				■	89-03				■
15-03				■	40-03	■				65-03			■		90-03			■	
16-03				■	41-03				■	66-03		■			91-03	■			
17-03				■	42-03			■		67-03				■	92-03			■	
18-03			■		43-03		■			68-03				■	93-03		■		
19-03	■				44-03				■	69-03				■	94-03				■
20-03				■	45-03				■	70-03	■				95-03				■
21-03		■			46-03				■	71-03	■				96-03				■
22-03				■	47-03				■	72-03			■		97-03			■	
23-03	■				48-03				■	73-03				■	98-03			■	
24-03	■				49-03		■			74-03				■	99-03				■
25-03				■	50-03		■			75-03	■				100-03		■		

Capítulo 3 – Respostas comentadas

COMENTÁRIO SOBRE AS QUESTÃO 01-03

AUTOR DAS QUESTÕES: Reynaldo Jesus-Garcia.

A biópsia percutânea, quando vamos indicar uma cirurgia e há dúvida quanto à melhor conduta, é sempre indicada. Mesmo que a amostra não seja representativa, ajuda na decisão entre um procedimento mais conservador, como uma curetagem/ressecção + enxerto *versus* uma endoprótese. Quando estamos frente a um tumor cartilaginoso atípico ou um condrossarcoma de grau 2, podemos considerar a cirurgia com curetagem/ressecção do tumor e cimentação, ao invés da endoprótese. Indicamos a endoprótese de úmero proximal apenas nos pacientes com tumores cartilaginosos de grau 3, condrossarcoma mesenquimal ou condrossarcoma indiferenciado.

REFERÊNCIA: Verdegaal SHM, Brouwers HFG, van Zwet EW, Hogendoorn PCW, Taminiau AHM. Low-grade chondrosarcoma of long bones treated with intralesional curettage followed by application of phenol, ethanol, and bone-grafting. J Bone Joint Surg Am. 2012; 94(13):1201-1207.

COMENTÁRIOS SOBRE AS QUESTÕES 02-03, 03-03, 04-03 e 05-03

AUTOR DAS QUESTÕES 02-03 e 05-03: Alex Guedes.
AUTOR DA QUESTÃO 03-03: Karen Voltan Garofo.
AUTOR DA QUESTÃO 04-03: Fernando Brasil do Couto Filho.

Os condromas são lesões benignas formadas por cartilagem hialina. Eles são comuns e todas as faixas etárias são afetadas. Embora qualquer osso possa ser envolvido, as falanges da mão são o local mais comum. Eles são o tumor mais comum dos pequenos ossos das mãos e dos pés.

REFERÊNCIA: Heck Jr. RK, Toy PC. Benign bone tumors and nonneoplastic conditions simulating bone tumors. In: Azar FM, Beaty JH. Campbell's operative orthopaedics. 14th Edition. Philadelphia: Elsevier; 2021. p. 957-985e3.

COMENTÁRIO SOBRE A QUESTÃO 06-03

AUTORA DA QUESTÃO: Karen Voltan Garofo.

O condroblastoma é um tumor benigno agressivo que pode evoluir com metástases pulmonares em aproximadamente 1% dos casos. A maioria dos pacientes evolui com dor progressiva e derrame articular, simulando sinovite ou outras patologias articulares.

REFERÊNCIA: Heck Jr. RK, Toy PC. Benign bone tumors and nonneoplastic conditions simulating bone tumors. In: Azar FM, Beaty JH. Campbell's operative orthopaedics. 14th Edition. Philadelphia: Elsevier; 2021. p. 957-985e3.

COMENTÁRIOS QUESTÕES 07-03, 08-03 e 09-03

AUTORA DA QUESTÃO 07-03: Karen Voltan Garofo.
AUTOR DA QUESTÃO 08-03: Alex Guedes.
AUTOR DA QUESTÃO 09-03: Antonio Batalha Castello Neto.

O condroblastoma, uma neoplasia rara, ocorre tipicamente em pacientes de 10 a 25 anos, com predomínio do sexo masculino (2:1). De acordo com a série da Mayo Clinic, este tumor representa 1% de todos os tumores ósseos primários. Devido à sua raridade, nenhum estudo prospectivo e poucos estudos retrospectivos foram relatados na literatura. Esse tumor tem predileção pelas epífises ou apófises de ossos tubulares longos (por exemplo, fêmur distal, úmero proximal e tíbia proximal). Menos frequentemente, o condroblastoma tende a ocorrer em ossos planos em pacientes mais velhos. A doença multicêntrica é extremamente rara. A maioria dos pacientes queixa-se de dor progressiva que pode mimetizar uma sinovite crônica ou outras condições patológicas intra-articulares.

REFERÊNCIA: Heck Jr. RK, Toy PC. Benign/aggressive tumors of bone. In: Azar FM, Beaty JH. Campbell's operative orthopaedics. 14th Edition. Philadelphia: Elsevier; 2021. p. 986-1008e3.

COMENTÁRIO SOBRE A QUESTÃO 10-03

AUTOR DA QUESTÃO: Jairo Greco Garcia.

Condromas são tumores formados por cartilagem hialina madura; em geral, as lesões que acometem a medular óssea são conhecidos como encondromas, sendo os osteocondromas um tipo de lesão cartilaginosa exofítica que nasce da cortical óssea. Os condromas podem acometer tanto os tecidos moles como as articulações, neste último caso sendo denominados como condromatose sinovial. Nos casos de encondromatose múltipla, o paciente pode apresentar a doença de OLLIER ou a síndrome de MAFFUCCI, sendo esta última sendo caracterizada pela presença de hemangiomas nos tecidos moles.

REFERÊNCIA: Jesus-Garcia R, Alimena L. Tumores ósseos benignos e lesões pseudotumorais. In: Hebert SK, Barros Filho TEP, Xavier R, Pardini Júnior AG. Ortopedia e Traumatologia: Princípios e Prática. 5.ª edição. Porto Alegre: Artmed; 2017. p. 776-814.

COMENTÁRIO SOBRE A QUESTÃO 11-03

AUTOR DA QUESTÃO: Jairo Greco Garcia.

A avaliação do acometimento cortical por lesões cartilaginosas do tipo encondroma é melhor realizada através da tomografia computadorizada. À cintilografia óssea com tecnécio, a lesão ativa pode apresentar aumento da concentração, principalmente na periferia da lesão, mas esta alteração não permite fazer a diferenciação entre condroma e condrossarcoma. Já à ressonância magnética, o condroma apresenta baixo sinal em T1 e alto sinal em T2. Quando à avaliação anatomopatológica, a diferenciação histológica entre condroma e condrossarcoma é difícil, principalmente considerando amostras pequenas, como as obtidas mediante biópsia percutânea.

REFERÊNCIA: Jesus-Garcia R, Alimena L. Tumores ósseos benignos e lesões pseudotumorais. In: Hebert SK, Barros Filho TEP, Xavier R, Pardini Júnior AG. Ortopedia e Traumatologia: Princípios e Prática. 5.ª edição. Porto Alegre: Artmed; 2017. p. 776-814.

COMENTÁRIO SOBRE A QUESTÃO 12-03

AUTOR DA QUESTÃO: Jairo Greco Garcia.

Por tratar-se de tumores de natureza benigna, os condromas apresentam boa indicação para curetagem seguida de enxerto autólogo. As fraturas patológicas nas falanges das mãos e dos pés são, em geral, de tratamento não cirúrgico, caso a fratura *per se* não apresente indicação cirúrgica; estas fraturas apresentam grande chance de consolidação, contudo, diferente das fraturas em lesões císticas, em nada alteram a evolução da lesão cartilaginosa e, muito menos, promovem a cura da mesma. A malignização dos encondromas nas falanges de mãos e pés é muito rara, sendo mais comum nos pacientes portadores de doença de OLLIER.

REFERÊNCIA: Jesus-Garcia R, Alimena L. Tumores ósseos benignos e lesões pseudotumorais. In: Hebert SK, Barros Filho TEP, Xavier R, Pardini Júnior AG. Ortopedia e Traumatologia: Princípios e Prática. 5.ª edição. Porto Alegre: Artmed; 2017. p. 776-814.

COMENTÁRIO SOBRE A QUESTÃO 13-03

AUTOR DA QUESTÃO: Jairo Greco Garcia.

O osteocondroma corresponde a uma exostose que apresenta contiguidade com a cortical e a medular do osso hospedeiro. Histologicamente, o osteocondroma apresenta desarranjo estrutural, contudo as células são normais. Ocorrem, em geral, em regiões de ossificação endocondral, sendo mais comum nos segmentos distal do fêmur e proximal da tíbia, seguidos pelos segmentos proximais do úmero e do fêmur. As lesões nascem na metáfise óssea e tendem a crescer de modo a se distanciarem da epífise.

REFERÊNCIA: Jesus-Garcia R, Alimena L. Tumores ósseos benignos e lesões pseudotumorais. In: Hebert SK, Barros Filho TEP, Xavier R, Pardini Júnior AG. Ortopedia e Traumatologia: Princípios e Prática. 5.ª edição. Porto Alegre: Artmed; 2017. p. 776-814.

COMENTÁRIO SOBRE A QUESTÃO 14-03

AUTOR DA QUESTÃO: Jairo Greco Garcia.

As dores no osteocondroma são em geral devidas a traumatismos que podem ou não gerar fraturas e a processos inflamatórios na bursa formada sobre o osteocondroma. O diagnóstico é feito por radiografia e apesar

da contiguidade com a medular óssea do osso hospedeiro, a medular da exostose é predominantemente repleta de tecido gorduroso. A capa cartilaginosa que recobre as exostoses pode variar de 1 a 3 cm de espessura, sendo mais espessa quanto mais jovem for o paciente.
REFERÊNCIA: Jesus-Garcia R, Alimena L. Tumores ósseos benignos e lesões pseudotumorais. In: Hebert SK, Barros Filho TEP, Xavier R, Pardini Júnior AG. Ortopedia e Traumatologia: Princípios e Prática. 5.ª edição. Porto Alegre: Artmed; 2017. p. 776-814.

COMENTÁRIO SOBRE A QUESTÃO 15-03
AUTOR DA QUESTÃO: Jairo Greco Garcia.
Ao diagnóstico, os osteocondromas não apresentam indicação de tratamento cirúrgico *per se*, sendo, em geral, ressecados quando se associam a sintomas de compressão de vasos ou nervos, deformidades ósseas ou dores não controláveis devido à irritação da bursa que recobre a lesão. As fraturas nas exostoses podem ser tratadas não cirurgicamente. Na indicação de tratamento cirúrgico para o osteocondroma, o procedimento de escolha corresponde à ressecção em bloco visando a ressecção completa da capa de cartilagem e do pericôndrio da lesão, buscando evitar a recidiva tumoral devido à ressecção incompleta.
REFERÊNCIA: Jesus-Garcia R, Alimena L. Tumores ósseos benignos e lesões pseudotumorais. In: Hebert SK, Barros Filho TEP, Xavier R, Pardini Júnior AG. Ortopedia e Traumatologia: Princípios e Prática. 5.ª edição. Porto Alegre: Artmed; 2017. p. 776-814.

COMENTÁRIO SOBRE A QUESTÃO 16-03
AUTOR DA QUESTÃO: Jairo Greco Garcia.
A incidência de malignização no osteocondroma solitário é cerca de 0,1%, ocorrendo a transformação para condrossarcoma grau 1 (baixo grau) que apresenta bom prognóstico, com baixa taxa de recidiva ou de metástases. A implantação de tecido cartilaginoso nos tecidos moles, devido à má abordagem cirúrgica, pode predispor à recidiva local.
REFERÊNCIA: Jesus-Garcia R, Alimena L. Tumores ósseos benignos e lesões pseudotumorais. In: Hebert SK, Barros Filho TEP, Xavier R, Pardini Júnior AG. Ortopedia e Traumatologia: Princípios e Prática. 5.ª edição. Porto Alegre: Artmed; 2017. p. 776-814.

COMENTÁRIO SOBRE A QUESTÃO 17-03
AUTOR DA QUESTÃO: Jairo Greco Garcia.
O condroblastoma ou tumor de CODMAN constitui lesão cartilaginosa benigna que acomete as epífises de ossos longos (proximal da tíbia, proximal do úmero e distal do fêmur), apófises e a patela, em pacientes que não atingiram a maturidade esquelética. Histologicamente, caracteriza-se pela presença de células redondas ou poligonais semelhantes a condroblastos, células gigantes multinucleadas e pouco material intercelular, podendo ser observadas calcificações com aspecto de "tela de galinheiro".
REFERÊNCIA: Jesus-Garcia R, Alimena L. Tumores ósseos benignos e lesões pseudotumorais. In: Hebert SK, Barros Filho TEP, Xavier R, Pardini Júnior AG. Ortopedia e Traumatologia: Princípios e Prática. 5.ª edição. Porto Alegre: Artmed; 2017. p. 776-814.

COMENTÁRIO SOBRE A QUESTÃO 18-03
AUTOR DA QUESTÃO: Jairo Greco Garcia.
O condroblastoma corresponde a lesão cartilaginosa benigna que acomete adolescentes e adultos jovens, principalmente nos membros inferiores, com a tíbia sendo acometida em cerca de metade dos casos. Apresenta-se como lesão redonda ou ovalada, excêntrica, situada na epífise dos ossos longos, com fino halo de esclerose, podendo assemelhar-se radiograficamente ao cisto ósseo aneurismático. O tratamento corresponde à curetagem seguida de enxertia óssea (autólogo ou homólogo).
REFERÊNCIA: Jesus-Garcia R, Alimena L. Tumores ósseos benignos e lesões pseudotumorais. In: Hebert SK, Barros Filho TEP, Xavier R, Pardini Júnior AG. Ortopedia e Traumatologia: Princípios e Prática. 5.ª edição. Porto Alegre: Artmed; 2017. p. 776-814.

COMENTÁRIO SOBRE A QUESTÃO 19-03
AUTOR DA QUESTÃO: Jairo Greco Garcia.

Corresponde a lesão maligna onde se observa a formação de tecido cartilaginoso pelas células tumorais sem a formação de tecido ósseo. Acomete principalmente pacientes entre 30 e 60 anos, raro abaixo dos 20 anos e é menos frequente que o osteossarcoma. Em geral, ocorre nas regiões da cintura pélvica (pelve e fêmur), arcos costais e cintura escapular (escapula e úmero). Pacientes acometidos pela doença de OLLIER (encondromatose múltipla) e exostose múltipla apresentam maiores chances de desenvolverem um condrossarcoma secundário (malignização de uma lesão cartilaginosa pré-existente).

REFERÊNCIA: David A, Birriel FC, Alimena L. Tumores ósseos malignos e lesões metastáticas. In: Hebert SK, Barros Filho TEP, Xavier R, Pardini Júnior AG. Ortopedia e Traumatologia: Princípios e Prática. 5.ª edição. Porto Alegre: Artmed; 2017. p. 815-829.

COMENTÁRIO SOBRE A QUESTÃO 20-03
AUTOR DA QUESTÃO: Jairo Greco Garcia.

O condrossarcoma corresponde a neoplasia maligna indolente, de crescimento lento e, em geral, assintomático ou oligossintomático. Pode ser dividido em lesões de baixo grau (grau 1), intermediário (grau 2) e alto grau (grau 3); sendo que a agressividade da lesão, a chance de recidiva, metástases e prognóstico pioram com o aumento do grau. Apresenta alguns subtipos mais raros como o mesenquimal, de células claras e o desdiferenciado. O diagnóstico destas neoplasias é de difícil execução, devido à dificuldade em se diferenciar a lesão cartilaginosa benigna da lesão cartilaginosa maligna; neste quesito, a avaliação histológica seguida da análise dos dados clínicos e radiológicos é essencial para a definição do diagnóstico.

REFERÊNCIA: David A, Birriel FC, Alimena L. Tumores ósseos malignos e lesões metastáticas. In: Hebert SK, Barros Filho TEP, Xavier R, Pardini Júnior AG. Ortopedia e Traumatologia: Princípios e Prática. 5.ª edição. Porto Alegre: Artmed; 2017. p. 815-829.

COMENTÁRIO SOBRE A QUESTÃO 21-03
AUTOR DA QUESTÃO: Hélio Yoshiteru Ishihara.

A degeneração maligna ocorre com mais frequência na doença de OLLIER (25%). Na exostose múltipla é estimada em 5%, no condroblastoma é de 1% e no fibroma condromixoide é rara.

REFERÊNCIAS:
(1) Heck Jr. RK, Toy PC. Benign bone tumors and nonneoplastic conditions simulating bone tumors. In: Azar FM, Beaty JH. Campbell's operative orthopaedics. 14th Edition. Philadelphia: Elsevier; 2021. p. 957-985e3.
(2) Heck Jr. RK, Toy PC. Benign/aggressive tumors of bone. In: Azar FM, Beaty JH. Campbell's operative orthopaedics. 14th Edition. Philadelphia: Elsevier; 2021. p. 986-1008e3.

COMENTÁRIO SOBRE A QUESTÃO 22-03
AUTOR DA QUESTÃO: Hélio Yoshiteru Ishihara.

Metástases de tumores benignos são raras, mas ocorrem no tumor de células gigantes em 3% dos casos e no condroblastoma em 1% dos casos.

REFERÊNCIA: Heck Jr. RK, Toy PC. Benign/aggressive tumors of bone. In: Azar FM, Beaty JH. Campbell's operative orthopaedics. 14th Edition. Philadelphia: Elsevier; 2021. p. 986-1008e3.

COMENTÁRIO SOBRE A QUESTÃO 23-03
AUTOR DA QUESTÃO: Hélio Yoshiteru Ishihara.

O condrossarcoma é o tumor ósseo de tratamento ortopédico mais difícil. O tratamento de escolha do condrossarcoma convencional é o cirúrgico, com a ressecção do segmento ósseo acometido pelo tumor. O objetivo da cirurgia é a erradicação da doença local. Embora alguns casos selecionados de condrossarcoma (somente aqueles grau I) possam ser tratados adequadamente pela ressecção marginal, a ressecção ampla é a indicação mais adequada. A curetagem está associada com uma taxa de recorrência maior do que 90% em condrossarcomas grau II ou III de malignidade.

REFERÊNCIA: Jesus-Garcia R. Diagnóstico e Tratamento de Tumores Ósseos. 2.ª Edição. Rio de Janeiro: Elsevier; 2013. p. 149-215.

COMENTÁRIO SOBRE A QUESTÃO 24-03

AUTOR DA QUESTÃO: Hélio Yoshiteru Ishihara.

Em geral, os condromas de ossos longos são mais mineralizados e os dos ossos curtos, menos. O padrão de mineralização é descrito como em pipoca ou anelado. A mineralização é distribuída uniformemente por toda lesão. A mineralização irregular levanta a suspeita de condrossarcoma.

REFERÊNCIA: Unni KK, Inwards CY. Dahlin's Tumores Ósseos. 6.ª Edição. São Paulo: Santos Editora; 2013. p. 22-40.

COMENTÁRIO SOBRE A QUESTÃO 25-03

AUTOR DA QUESTÃO: Hélio Yoshiteru Ishihara.

O sarcoma de EWING e o linfoma ósseo tem predileção pela região diafisária dos ossos longos. O tumor de células gigantes, o condroblastoma e o condrossarcoma de células claras são lesões cuja localização preferencial ocorre nos segmentos epifisários dos ossos longos.

REFERÊNCIA: Jesus-Garcia R. Diagnóstico e Tratamento de Tumores Ósseos. 2.ª Edição. Rio de Janeiro: Elsevier; 2013. p. 149-215/217-238.

COMENTÁRIO SOBRE A QUESTÃO 26-03

AUTOR DA QUESTÃO: Hélio Yoshiteru Ishihara.

O diagnóstico do osteocondroma pode ser realizado apenas com uma radiografia simples. Geralmente apon-tam para a diáfise dos ossos longos. Em crianças a capa de cartilagem pode medir até 2 cm, mas se isso ocorrer no adulto devemos pensar em risco de malignização. A base da lesão se confunde com o osso principal tanto a porção cortical quanto a esponjosa.

REFERÊNCIA: Heck Jr. RK, Toy PC. Benign bone tumors and nonneoplastic conditions simulating bone tumors. In: Azar FM, Beaty JH. Campbell's operative orthopaedics. 14th Edition. Philadelphia: Elsevier; 2021. p. 957-985e3.

COMENTÁRIO SOBRE A QUESTÃO 27-03

AUTOR DA QUESTÃO: Hélio Yoshiteru Ishihara.

O condrossarcoma desdiferenciado e o mesenquimal são considerados de alto grau de malignidade, enquanto o condrossarcoma de células claras é um tumor maligno de baixo grau.

REFERÊNCIA: Heck Jr. RK, Toy PC. Malignant tumors of bone. In: Azar FM, Beaty JH. Campbell's operative orthopaedics. 14th Edition. Philadelphia: Elsevier; 2021. p. 1009-1048e7.

COMENTÁRIO SOBRE A QUESTÃO 28-03

AUTOR DA QUESTÃO: Hélio Yoshiteru Ishihara.

O tratamento dos encondromas é realizado por curetagem e autoenxertia. A cirurgia intralesional é, em geral, suficiente, e as recorrências são raras (< 5%). Nos casos de recorrência, uma nova curetagem, com utilização de mais enxerto pode ser suficiente para a cura do processo.

REFERÊNCIA: Jesus-Garcia R. Diagnóstico e Tratamento de Tumores Ósseos. 2.ª Edição. Rio de Janeiro: Elsevier; 2013. p. 149-215.

COMENTÁRIO SOBRE A QUESTÃO 29-03

AUTOR DA QUESTÃO: Antonio Batalha Castello Neto.

Mais de 50% dos osteocondromas solitários ocorrem na metáfise distal do fêmur (30%), proximal da tíbia (10%) e proximal do úmero (10%). Outros sítios incluem as metáfises distais do rádio, tíbia e fíbula.

REFERÊNCIA: Herring JA. Tachdjian's Pediatric Orthopaedics: From the Texas Scottish Rite Hospital for Children. 6th Edition. Elsevier; 2021. p. 1003-1048e14.

COMENTÁRIOS SOBRE AS QUESTÕES 30-03 e 31-03

AUTOR DA QUESTÃO 30-03: Antonio Batalha Castello Neto.
AUTOR DA QUESTÃO 31-03: Alex Guedes.

A capa cartilaginosa geralmente tem 1 a 3 mm de espessura, mas no paciente mais jovem pode ser visivelmente mais espessa. A espessura da capa cartilaginosa pode ser muito maior se o tumor tiver sofrido alteração sarcomatosa. Capa cartilaginosa (mais bem visualizada na ressonância magnética): osteocondroma (fina <1 cm); condrossarcoma (espessa, >3 cm, lobulada, estendendo-se para tecidos moles). A degeneração maligna de um osteocondroma solitário periférico leva ao condrossarcoma. Entretanto, a degeneração maligna dos osteocondromas solitários é rara, provavelmente ocorrendo em menos de 0,25% das lesões. Embora Jaffe e Lichtenstein tenham afirmado que 1% dessas lesões sofrem alteração maligna e DAHLIN tenha relatado uma incidência de 4,1% em osteocondromas solitários tratados cirurgicamente na Mayo Clinic, esses números representam casos selecionados encaminhados a centros oncológicos. A alteração maligna evolui muito lentamente, manifestando-se geralmente na vida adulta. Quando ocorrem alterações malignas, as lesões tornam-se dolorosas e apresentam evidência de crescimento.

REFERÊNCIA: Herring JA. Tachdjian's Pediatric Orthopaedics: From the Texas Scottish Rite Hospital for Children. 6th Edition. Elsevier; 2021. p. 1003-1048e14.

COMENTÁRIO SOBRE A QUESTÃO 32-03

AUTOR DA QUESTÃO: Antonio Batalha Castello Neto.

O osteocondroma, ao crescer, pode causar síndromes compressivas neurovasculares, incluindo a compressão do nervo fibular ao nível do joelho, a compressão do nervo mediano ao nível do punho e, mais raramente, compressão da medula espinhal.

REFERÊNCIA: Herring JA. Tachdjian's Pediatric Orthopaedics: From the Texas Scottish Rite Hospital for Children. 6th Edition. Elsevier; 2021. p. 1003-1048e14.

COMENTÁRIO SOBRE A QUESTÃO 33-03

AUTOR DA QUESTÃO: Antonio Batalha Castello Neto.

Os condromas são lesões benignas de cartilagem hialina. São comuns em todos os grupos etários e podem afetar qualquer osso tubular. As falanges das mãos e dos pés são o local mais comum. Em geral, são assintomáticos e descobertos acidentalmente em um exame radiográfico ou após uma fratura. Acontecem no canal medular, onde são referidos como encondromas. As formas múltiplas são conhecidas como doença de OLLIER. Quando associado a hemangiomas é conhecido pelo nome de MAFFUCCI.

REFERÊNCIA: Heck Jr. RK, Toy PC. Benign bone tumors and nonneoplastic conditions simulating bone tumors. In: Azar FM, Beaty JH. Campbell's operative orthopaedics. 14th Edition. Philadelphia: Elsevier; 2021. p. 957-985e3.

COMENTÁRIO SOBRE A QUESTÃO 34-03

AUTOR DA QUESTÃO: Antonio Batalha Castello Neto.

Radiograficamente, os encondromas são tumores com calcificações intralesionais de aparência benigna, descritas como "pipoca". Nos ossos pequenos das mãos e pés pode haver erosão e expansão significativas da cortical. Nos segmentos proximais do úmero e do fêmur, a presença de erosão endosteal acometendo 2/3 da espessura da cortical ou de tumor nos tecidos moles indica a possibilidade de tratar-se de condrossarcoma. Normalmente, as lesões são bem definidas por fina camada esclerótica. A radiografia simples normalmente é suficiente para o diagnóstico e a tomografia computadorizada é o melhor exame para avaliar a erosão endosteal.

REFERÊNCIA: Heck Jr. RK, Toy PC. Benign bone tumors and nonneoplastic conditions simulating bone tumors. In: Azar FM, Beaty JH. Campbell's operative orthopaedics. 14th Edition. Philadelphia: Elsevier; 2021. p. 957-985e3.

COMENTÁRIO SOBRE A QUESTÃO 35-03

AUTOR DA QUESTÃO: Antonio Batalha Castello Neto.

Os achados radiológicos do condroblastoma são característicos. É uma lesão lítica bem circunscrita, usualmente excêntrica, em uma epífise de ossos longos ou apófise. É frequente a presença de borda esclerótica e 30 a

50% podem apresentar calcificações no interior. A ressonância magnética pode demonstrar áreas de edema, e é rara extensão para os tecidos moles.

REFERÊNCIA: Heck Jr. RK, Toy PC. Benign/aggressive tumors of bone. In: Azar FM, Beaty JH. Campbell's operative orthopaedics. 14th Edition. Philadelphia: Elsevier; 2021. p. 986-1008e3.

COMENTÁRIO SOBRE A QUESTÃO 36-03

AUTOR DA QUESTÃO: Antonio Batalha Castello Neto.

Após a biópsia, o tratamento consiste em curetagem estendida e reconstrução com enxerto ósseo autólogo ou cimentação óssea. Esta técnica é associada a uma chance de preservação articular e bons resultados funcionais. Pode ocorrer detenção da epífise de crescimento. Após o tratamento intralesional local, é necessário acompanhamento por pelo menos três anos. A chance de recidiva é de 10-20% e metástases pulmonares são raras, acontecendo em 1% dos casos e devem ser tratadas com ressecção quando possível.

REFERÊNCIA: Heck Jr. RK, Toy PC. Benign/aggressive tumors of bone. In: Azar FM, Beaty JH. Campbell's operative orthopaedics. 14th Edition. Philadelphia: Elsevier; 2021. p. 986-1008e3.

COMENTÁRIO SOBRE A QUESTÃO 37-03

AUTOR DA QUESTÃO: Jairo Greco Garcia.

O fibroma condromixoide corresponde à lesão cartilaginosa que pode acometer qualquer idade, sendo mais comum na faixa entre 10-30 anos, em geral, na extremidade proximal da tíbia. Às radiografias apresenta-se como lesão metafisária, com halo de esclerose, podendo apresentar aspecto insuflativo em "bolhas de sabão", semelhante ao fibroma não ossificante, apesar deste último corresponder a lesão neoplásica representada por proliferação fibroblástica e não cartilaginosa.

REFERÊNCIA: Heck Jr. RK, Toy PC. Benign/aggressive tumors of bone. In: Azar FM, Beaty JH. Campbell's operative orthopaedics. 14th Edition. Philadelphia: Elsevier; 2021. p. 986-1008e3.

COMENTÁRIO SOBRE A QUESTÃO 38-03

AUTOR DA QUESTÃO: Jairo Greco Garcia.

O fibroma condromixoide corresponde à lesão de tecido cartilaginoso que, em geral, acomete a metáfise proximal da tíbia, com halo de esclerose, podendo apresentar-se com aspecto insuflativo em "bolhas de sabão". Dentre os possíveis diagnósticos diferenciais, ou seja, lesões que radiograficamente podem se assemelhar ao fibroma condromixoide temos o condrossarcoma, condroblastoma, displasia fibrosa, fibroma não ossificante, tumor de células gigantes, cisto ósseo simples e cisto ósseo aneurismático. A osteofibrodisplasia corresponde a lesão intracortical, lítica, que expande para a medular, podendo ter aspecto em bolhas de sabão. O osteoma osteoide corresponde à lesão intracortical com nicho menor que 2 cm e com grande quantidade de osso reativo (lesão de aspecto blástico). O encondroma corresponde a lesão intramedular, podendo ser metafisária ou dia-fisária com calcificações no seu interior, sem halo de esclerose.

REFERÊNCIA: Heck Jr. RK, Toy PC. Benign/aggressive tumors of bone. In: Azar FM, Beaty JH. Campbell's operative orthopaedics. 14th Edition. Philadelphia: Elsevier; 2021. p. 986-1008e3.

COMENTÁRIO SOBRE A QUESTÃO 39-03

AUTOR DA QUESTÃO: Jairo Greco Garcia.

A condromatose sinovial corresponde a doença monoarticular com proliferação sinovial e metaplasia cartilaginosa ou osteocartilaginosa; esta alteração apresenta três fases de evolução: 1) inicial – condrometaplasia sinovial, sem formação de corpos livres; 2) transicional – grande atividade sinovial e presença de corpos livres articulares; e por fim 3) tardia – presença de corpos livres articulares, sem doença sinovial.

REFERÊNCIA: Heck Jr. RK, Toy PC. Benign/aggressive tumors of bone. In: Azar FM, Beaty JH. Campbell's operative orthopaedics. 14th Edition. Philadelphia: Elsevier; 2021. p. 986-1008e3.

COMENTÁRIO SOBRE A QUESTÃO 40-03

AUTOR DA QUESTÃO: Jairo Greco Garcia.

A condromatose sinovial corresponde histologicamente a nódulos de cartilagem hialina dispersos no tecido sinovial e que pode acometer qualquer articulação, bursa ou bainha tendínea, contudo é mais comum afetar as articulações do quadril e joelho. O tratamento corresponde a sinovectomia associada à ressecção dos corpos livres, podendo ser realizada de forma aberta ou artroscópica, sendo comum a recidiva local. Pode ocorrer transformação maligna para condrossarcoma.

REFERÊNCIA: Heck Jr. RK, Toy PC. Benign/aggressive tumors of bone. In: Azar FM, Beaty JH. Campbell's operative orthopaedics. 14th Edition. Philadelphia: Elsevier; 2021. p. 986-1008e3.

COMENTÁRIOS SOBRE AS QUESTÕES 41-03, 42-03, 43-03 e 44-03

AUTOR DA QUESTÃO 41-03: Fernando Brasil do Couto Filho.
AUTOR DAS QUESTÕES 42-03, 43-03 e 44-03: Alex Guedes.

O condroblastoma é definido como uma neoplasia benigna ativa (B2)/agressiva (B3), que se caracteriza pela formação de tecido cartilaginoso. Também conhecido como "tumor de CODMAN". É um tumor raro, correspondendo a menos de 1% dos tumores ósseos primários. Acomete indivíduos na primeira e segunda décadas da vida, esqueleticamente imaturos. Mais de dois terços dos pacientes são do sexo masculino. A localização clássica é a epífise dos ossos longos, adjacente à placa epifisária. Com a expansão da lesão, pode atravessar a placa epifisária e invadir a região metafisária. Os locais mais acometidos são a tíbia proximal, o fêmur distal e úmero proximal, podendo atingir também o calcâneo, tálus e ossos chatos, como ilíaco e crânio (osso temporal). A dor local é o principal sintoma. Aumento de volume local, atrofia muscular, derrame articular e limitação de movimentos da articulação adjacente são frequentes. O comprometimento articular está relacionado ao tamanho da lesão e à invasão articular geralmente em apenas 10% dos casos.

REFERÊNCIA: Cassone AE. Tumores benignos do osso. Motta Filho GR, Barros Filho TEP. Ortopedia e Traumatologia. Rio de Janeiro: Elsevier, 2018; p. 539-556.

COMENTÁRIO SOBRE A QUESTÃO 45-03

AUTOR DA QUESTÃO: Fernando Brasil do Couto Filho.

O condrossarcoma é o terceiro tipo mais comum de tumor ósseo maligno primário, responsável por 20% a 27% de todos eles. A distribuição em homens e mulheres é semelhante, apesar de alguns autores relatarem o dobro da prevalência nos homens. A faixa de diagnóstico é de 40 a 70 anos para o tumor primário. Todavia, as lesões secundárias ocorrem em faixas etárias inferiores (30 a 40 anos).

REFERÊNCIA: Souza AMG, Bispo Júnior RZ. Tumores malignos do osso. Motta Filho GR, Barros Filho TEP. Ortopedia e Traumatologia. Rio de Janeiro: Elsevier; 2018. p. 557-571.

COMENTÁRIO SOBRE A QUESTÃO 46-03

AUTOR DA QUESTÃO: Fernando Brasil do Couto Filho.

O encondroma é uma neoplasia benigna ativa ou latente. Acomete indivíduos da 2.ª a 5.ª décadas da vida. Se apresenta na forma solitária ou múltipla, sendo que esta última, quando unilateral, configura a doença de OLLIER. A localização mais comum são ossos dos pés e das mãos. Tem distribuição equivalente entre gêneros.

REFERÊNCIA: Cassone AE. Tumores benignos do osso. Motta Filho GR, Barros Filho TEP. Ortopedia e Traumatologia. Rio de Janeiro: Elsevier; 2018. p. 539-556.

COMENTÁRIO SOBRE A QUESTÃO 47-03

AUTOR DA QUESTÃO: Alex Guedes.

Os osteocondromas podem ocorrer em qualquer osso de ossificação endocondral, mas geralmente são encontrados na metáfise de ossos longos, perto da fise. São vistos com mais frequência no fêmur distal, na tíbia proximal e no úmero proximal. Raramente se desenvolvem em uma articulação.

REFERÊNCIA: Heck Jr. RK, Toy PC. Benign bone tumors and nonneoplastic conditions simulating bone tumors. In: Azar FM, Beaty JH. Campbell's operative orthopaedics. 14th Edition. Philadelphia: Elsevier; 2021. P. 957-985e3.

COMENTÁRIO SOBRE A QUESTÃO 48-03
AUTOR DA QUESTÃO: Fernando Brasil do Couto Filho.

O condrossarcoma é o segundo tumor primário não hematológico mais comum do osso. Acomete uma faixa etária ampla com picos entre os 40-60 anos para condrossarcoma primário e entre os 25-45 anos para condrossarcoma secundário. A maioria ocorre em uma localização proximal como a pelve, fêmur proximal e o úmero proximal. Embora o condrossarcoma raramente ocorra na mão, eles são o tipo de tumor primário do osso mais comum neste local. No aspecto radiográfico, o padrão de calcificação é caracterizado como "pipoca" ou "em forma de vírgula".

REFERÊNCIA: Heck Jr. RK, Toy PC. Malignant tumors of bone. In: Azar FM, Beaty JH. Campbell's operative orthopaedics. 14th Edition. Philadelphia: Elsevier; 2021. p. 1009-1048e7.

COMENTÁRIO SOBRE A QUESTÃO 49-03
AUTOR DA QUESTÃO: Fernando Brasil do Couto Filho.

O condrossarcoma secundário tem pico de incidência entre a terceira e a quarta década de vida, enquanto o primário tem seu pico em uma população mais velha, entre a quinta e a sétima década de vida.

REFERÊNCIAS:

(1) Jesus-Garcia R. Diagnóstico e Tratamento de Tumores Ósseos. 2.ª Edição. Rio de Janeiro: Elsevier; 2013. p. 149-215.

(2) Heck Jr. RK, Toy PC. Malignant tumors of bone. In: Azar FM, Beaty JH. Campbell's operative orthopaedics. 14th Edition. Philadelphia: Elsevier; 2021. p. 1009-1048e7.

COMENTÁRIO SOBRE A QUESTÃO 50-03
AUTOR DA QUESTÃO: Fernando Brasil do Couto Filho.

Os condrossarcomas não respondem à radioterapia nem à quimioterapia. Excepcionalmente as variantes mesenquimal e indiferenciada podem responder parcialmente à quimioterapia e à radioterapia por causa da intensa indiferenciação e anaplasia de suas células.

REFERÊNCIA: Jesus-Garcia R. Diagnóstico e Tratamento de Tumores Ósseos. 2.ª Edição. Rio de Janeiro: Elsevier; 2013. p. 293-300.

COMENTÁRIO SOBRE A QUESTÃO 51-03
AUTOR DA QUESTÃO: Fernando Brasil do Couto Filho.

Os condroblastomas geralmente se apresentam como lesões em estágio 2 e, mais raramente, de estágio 3. Embora normalmente não sejam tão agressivos como os tumores de célula gigantes, o tratamento cirúrgico é necessário para quase todos os condroblastomas devido à natureza lentamente progressiva da doença. O tratamento consiste na curetagem estendida com enxerto ósseo ou colocação de cimento ósseo. A curetagem adequada sempre deve ter precedência sobre a preocupação em poupar a fise.

REFERÊNCIA: Heck Jr. RK, Toy PC. Benign bone tumors and nonneoplastic conditions simulating bone tumors. In: Azar FM, Beaty JH. Campbell's operative orthopaedics. 14th Edition. Philadelphia: Elsevier; 2021. p. 957-985e3.

COMENTÁRIO SOBRE A QUESTÃO 52-03
AUTOR DA QUESTÃO: Dan Carai Maia Viola.

O tumor cartilaginoso atípico/condrossarcoma central grau 1 (TCA/CS1) é uma neoplasia localmente agressiva, produtora de cartilagem hialina, que surge na medula óssea. Os condrossarcomas centrais de grau 2 e 3 são neoplasias produtoras de matriz cartilaginosa maligna central (intramedular), de grau intermediário (grau 2) e de alto grau (grau 3).

REFERÊNCIAS:

(1) Bovée JVMG, Bloem JL, Flanagan AM, Nielsen GP, Yoshida A. Central atypical cartilaginous tumour/chondrosarcoma, grade 1. In: WHO Classification of Tumours Editorial Board. Soft tissue and bone tumours. 5th Edition. Lyon: International Agency for Research on Cancer; 2020. p. 370-372.

(2) Bovée JVMG, Bloem JL, Flanagan AM, Nielsen GP, Yoshida A. Central chondrosarcoma, grades 2 and 3. In: WHO Classification of Tumours Editorial Board. Soft tissue and bone tumours. 5th Edition. Lyon: International Agency for Research on Cancer; 2020. p. 375-378.

COMENTÁRIOS SOBRE AS QUESTÕES 53-03 e 54-03
AUTOR DA QUESTÃO 54-03: Marcelo Barbosa Ribeiro.
AUTOR DA QUESTÃO 55-03: Alex Guedes.
Constituem características suspeitas para transformação maligna:
Aumento do tamanho da capa cartilaginosa após a maturidade esquelética.
Capa cartilaginosa >2 cm em adultos e >3 cm em crianças.
Áreas de lucência dentro da lesão.
Destruição cortical do osso hospedeiro.
Grande massa de tecidos moles com calcificações dispersas/irregulares.
Mudança na orientação das calcificações.
REFERÊNCIA: Wu JS, Hochman MG. Bone Tumors. New York, NY: Springer; 2012. p. 87-111.

COMENTÁRIO SOBRE A QUESTÃO 56-03
AUTOR DA QUESTÃO: Marcelo Barbosa Ribeiro.
O tumor de células gigantes ósseo (TCGO) é uma lesão epifisária podendo se estender até a metáfise. Além disso, os TCGO são observados quase exclusivamente em pacientes esqueleticamente maduros com fises fechadas. A osteomielite não tem borda esclerótica ou matriz condróide, mas pode ser difícil de distinguir de um condroblastoma agressivo que pode ter reação periosteal, edema medular e destruição óssea expansiva. O condrossarcoma de células claras ocorre em populações mais idosas, de tamanho maior e com maior probabilidade de se estender além da epífise do que o condroblastoma. Já o osteocondroma é uma lesão de natureza e radiograficamente bem distinta.
REFERÊNCIA: Wu JS, Hochman MG. Bone Tumors. New York, NY: Springer; 2012. p. 87-111.

COMENTÁRIO SOBRE A QUESTÃO 57-03
AUTOR DA QUESTÃO: Marcelo Barbosa Ribeiro.
Talvez o conceito mais importante no condrossarcoma seja a variabilidade desta doença de indolente a extremamente fulminante. Os sintomas clínicos, os achados radiográficos e a histologia variam, e o diagnóstico preciso raramente pode ser feito com apenas um desses componentes. De fato, o estudo mais utilizado para o diagnóstico em oncologia musculoesquelética, a biópsia por agulha, é notoriamente impreciso na determinação do grau tumoral dessas doenças. Embora o diagnóstico em oncologia musculoesquelética frequentemente exija uma correlação clínico-radiográfica-patológica, essa acuidade diagnóstica é mandatória no condrossarcoma devido às grandes variações envolvidas. O condrossarcoma é resistente à maioria das modalidades de quimioterapia e tem radiossensibilidade muito baixa. O tratamento é, portanto, quase exclusivamente cirúrgico.
REFERÊNCIA: McGough RL. Chondrosarcoma of bone. In: Biermann JS, Siegel GW. Orthopaedic Knowledge Update®: Musculoskeletal Tumors. 4th Edition. Philadelphia: Wolters Kluwer; 2021. p. 201-214.

COMENTÁRIO SOBRE A QUESTÃO 55-03
AUTOR DA QUESTÃO: Marcelo Barbosa Ribeiro.
O risco de progressão para condrossarcoma periférico secundário é estimado em cerca de 1% solitário e tão alto quanto 5% para osteocondromas múltiplos. Em casos muito raros, osteossarcomas, sarcomas de células fusiformes e condrossarcomas desdiferenciados podem se desenvolver no osteocondroma.
REFERÊNCIA: Bovée JVMG, Bloem JL, Heymann D, Wuyts W. Osteochondroma. In: WHO Classification of Tumours Editorial Board. Soft tissue and bone tumours. 5th Edition. Lyon: International Agency for Research on Cancer; 2020. p. 356-358.

COMENTÁRIO SOBRE A QUESTÃO 58-03
   AUTOR DA QUESTÃO: Marcelo Barbosa Ribeiro.
   Nas situações em que uma ressecção ampla mais tardia poderia ser realizada caso ocorresse recidiva, vários autores começaram a realizar curetagem intralesional nessa lesão ao invés da ressecção ampla. Séries clínicas subsequentes demonstraram que esta era segura e eficaz, produzindo resultado funcional superior ao da ressecção ampla. Embora tenha ocorrido recorrência local após esse tratamento mais limitado que tenham demandado curetagem de revisão ou ressecção ampla, desfechos oncológicos adversos (metástase ou morte por doença) raramente ocorreram, e a recorrência com desdiferenciação não tem sido comum. O tratamento intralesional tornou-se, portanto, mais comum do que a ressecção ampla para esta doença. O tumor deve ser completamente exteriorizado para que todas as porções da cavidade estejam visíveis. Curetagem meticulosa e uso de broca de alta velocidade deve ser feito com muito cuidado, para garantir que o tumor não extravase para os tecidos circundantes. O uso de adjuvantes tem sido descrito, mas nenhuma eficácia foi conclusivamente demonstrada quando comparada ao tratamento intralesional sem tratamento adjuvante.
   REFERÊNCIA: McGough RL. Chondrosarcoma of bone. In: Biermann JS, Siegel GW. Orthopaedic Knowledge Update®: Musculoskeletal Tumors. 4th Edition. Philadelphia: Wolters Kluwer; 2021. p. 201-214.

COMENTÁRIO SOBRE A QUESTÃO 59-03
   AUTOR DA QUESTÃO: Marcelo Barbosa Ribeiro.
   A PET-CT pode ser utilizada como método objetivo e quantitativo de diferenciação entre condromas e condrossarcomas localizados nos ossos longos. Representa exame complementar aos exames de imagem padrão (radiografia, cintilografia, tomografia computadorizada e ressonância magnética) e anatomopatológicos. O SUVmax entre 2,0 e 2,2 seria uma faixa entre condroma e condrossarcoma e esta faixa pode ser valiosa, entre outros exames, para decidir o melhor tratamento para pacientes com lesões cartilaginosas nos ossos longos.
   REFERÊNCIA: Zhang Q, Xi Y, Li D, Yuan Z, Dong J. The utility of ^{18}F-FDG PET and PET/CT in the diagnosis and staging of chondrosarcoma: a meta-analysis. J Orthop Surg Res. 2020;15(1):229.

COMENTÁRIO SOBRE A QUESTÃO 60-03
   AUTOR DA QUESTÃO: Marcelo Barbosa Ribeiro
   A disposição em "tela de galinheiro" é descrita no estudo anatomopatológico do condroblastoma.
   REFERÊNCIA: Próspero JD. Tumores Ósseos. São Paulo: Roca; 2001. p. 45-74.

COMENTÁRIO SOBRE A QUESTÃO 61-03
   AUTOR DA QUESTÃO: Marcelo Barbosa Ribeiro.
   O tumor cartilaginoso atípico (TCA) foi classificado em 2020 como de natureza intermediária. Os tumores cartilaginosos no esqueleto apendicular (ossos tubulares longos e curtos) devem ser denominados TCA, enquanto o termo condrossarcoma grau 1 (CS1) deve ser reservado para tumores do esqueleto axial, incluindo a pelve, escápula e base do crânio (ossos planos), refletindo o pior resultado clínico destes tumores nesses locais.
   REFERÊNCIA: Choi JH, Ro JY. The 2020 WHO Classification of Tumors of Bone: An Updated Review. Adv Anat Pathol. 2021;28(3):119-138.

COMENTÁRIO SOBRE A QUESTÃO 62-03
   AUTOR DA QUESTÃO: Marcelo Barbosa Ribeiro.
   As mutações no *GRM1* são encontradas no fibroma condromixoide, *EXT1* OU *EXT2* no osteocondroma, *HEY1-NCOA2* no condrossarcoma mesenquimal e as mutações *IDH1* ou *IDH2* nos condrossarcomas grau 2 e grau 3.
   REFERÊNCIA: Choi JH, Ro JY. The 2020 WHO Classification of Tumors of Bone: An Updated Review. Adv Anat Pathol. 2021;28(3):119-138.

COMENTÁRIO SOBRE A QUESTÃO 63-03
AUTOR DA QUESTÃO: Marcelo Barbosa Ribeiro.

A biópsia percutânea prévia na suspeita de lesões cartilaginosas malignas é importante para confirmar a origem cartilaginosa da lesão, mas não determina sua graduação histológica. O nível de proliferação é melhora analisado pela imunoistoquímica. Os subtipos histológicos das lesões cartilaginosas devem ser vistos após a análise de todo o espécime cirúrgico.

REFERÊNCIA: Camargo OP, Baptista AM, Caiero MT, Camargo AF. Condrossarcoma. In: Barros Filho TEP, Camargo OP, Camanho GL. Clínica Ortopédica. São Paulo: Manole; 2012.
p. 587-590.

COMENTÁRIO SOBRE A QUESTÃO 64-03
AUTOR DA QUESTÃO: Marcelo Barbosa Ribeiro.

Os condrossarcomas são considerados o segundo sarcoma ósseo mais comum depois osteossarcoma. O condrossarcoma é responsável por 20–30% de todos os sarcomas esqueléticos e possui incidência estimada de 1 em 200.000/ano nos Estados Unidos. Notavelmente, um subtipo raro, o condrossarcoma mesenquimal, apresenta-se numa idade muito mais jovem, com pico de incidência na segunda e terceira décadas de vida. Os condrossarcomas primários convencionais são a variante mais comum e constituem 85% de todos os casos. Outros subtipos mais raros incluem condrossarcomas secundários decorrentes de precursores benignos e variantes desdiferenciadas, periosteais, mesenquimais e de células claras.

REFERÊNCIA: Gazendam A, Popovic S, Parasu N, Ghert M. Chondrosarcoma: A Clinical Review. J Clin Med. 2023;12(7):2506.

COMENTÁRIO SOBRE A QUESTÃO 65-03
AUTOR DA QUESTÃO: Marcelo Barbosa Ribeiro.

O tratamento atual para o condrossarcoma convencional tipos 1 e 2 é cirúrgico. São tumores quimio e radio resistentes.

REFERÊNCIA: Camargo OP, Baptista AM, Caiero MT, Camargo AF. Condrossarcoma. In: Barros Filho TEP, Camargo OP, Camanho GL. Clínica Ortopédica. São Paulo: Manole; 2012.
p. 587-590.

COMENTÁRIO SOBRE A QUESTÃO 66-03
AUTOR DA QUESTÃO: Alberto Ramos Gomes.

A maioria dos condromas são achados incidentais em exames de imagem. A dor pode ser devida a pequenas fissuras ou fraturas patológicas que muitas vezes ocorrem após pequenos traumas das mãos. Uma leve expansão da cortical pode ser vista ou palpada em ossos superficiais, como os ossos tubulares da mão ou do pé, arcos costais e fíbula.

REFERÊNCIA: Donati DM, Staals EL. Chondromas. In: Picci P, Manfrini M, Donati DM, Gambarotti M, Righi A, Vanel D, Dei Tos AP. Diagnosis of musculoskeletal tumors and tumor-like conditions: clinical, radiological and histological correlations – The Rizzoli Case Archive. 2nd Edition. Cham: Springer Nature Switzerland; 2020. p. 65-73.

COMENTÁRIO SOBRE AS QUESTÕES 67-03 e 68-03
AUTOR DA QUESTÃO 67-03: Alberto Ramos Gomes.
AUTOR DA QUESTÃO 68-03: Alex Guedes.

O condroma periosteal é uma neoplasia benigna da cartilagem originada na superfície do osso. Bastante raro, geralmente é observado em crianças ou adultos jovens. Prefere a metáfise dos ossos longos, particularmente do segmento proximal do úmero. Geralmente, é moderadamente doloroso devido à nocicepção pelo periósteo e tipicamente se apresenta como um aumento de volume duro. Os exames de imagem mostram erosão superficial da cortical óssea, às vezes ligeiramente recortada, com bordas regulares. Tal erosão é causada por uma massa cartilaginosa hemisférica periosteal, geralmente de tamanho pequeno a moderado (<3 cm). Densidades granulares ou em "pipoca" devido a calcificações podem ser vistas dentro do tumor. Histologicamente, o tumor é muito semelhante ao encondroma, mas apresenta mais frequentemente características de proliferação celular (alta celularidade, núcleo roliço e frequentes células duplamente nucleadas). Sendo um pouco doloroso e causando algum aumento de volume na maioria dos casos, geralmente requer tratamento cirúrgico que consiste em excisão marginal em bloco ou curetagem completa, igualmente eficaz.

REFERÊNCIA: Donati DM, Staals EL. Chondromas. In: Picci P, Manfrini M, Donati DM, Gambarotti M, Righi A, Vanel D, Dei Tos AP. Diagnosis of musculoskeletal tumors and tumor-like conditions: clinical, radiological and histological correlations – The Rizzoli Case Archive. 2nd Edition. Cham: Springer Nature Switzerland; 2020. p. 65-73.

COMENTÁRIO SOBRE AS QUESTÕES 69-03 e 70-03

AUTOR DA QUESTÃO 69-03: Alberto Ramos Gomes.
AUTOR DA QUESTÃO 70-03: Alex Guedes.

É importante ter em mente que certos condromas podem apresentar padrão histológico essencialmente semelhante ao condrossarcoma. De fato, condromas múltiplos em OLLIER e MAFFUCCI, condroma periosteal, encondromas de mãos e pés, condromatose sinovial e condromas de tecidos moles apresentam características histológicas consistentes com condrossarcoma ósseo de baixo grau. Em outras palavras, um condrossarcoma de grau 1 é citologicamente indistinguível de uma lesão benigna encontrada nos cenários clínicos acima mencionados. Portanto, o diagnóstico de alteração maligna é baseado nas características clínico-radiográficas e no padrão de crescimento permeativo do tecido em direção às trabéculas ósseas. Secundariamente, é de suma importância que o patologista que revisa as lâminas tenha informações clínicas adequadas, incluindo local de biópsia e exames de imagem, e discuta o caso com o cirurgião ortopédico antes de fazer o diagnóstico de condrossarcoma. Muito importante para o reconhecimento da transformação maligna é bom ter estudos radiológicos basais realizados no início da idade adulta. A malignidade é caracterizada por alteração focal em osso do padrão basal, muitas vezes demonstrando padrão "soprado pelo vento", muitas vezes com uma nova massa nos tecidos moles mais bem vista em um exame de ressonância magnética. O paciente também experimenta dor crônica e pode sentir uma massa.

REFERÊNCIA: Donati DM, Staals EL. Chondromas. In: Picci P, Manfrini M, Donati DM, Gambarotti M, Righi A, Vanel D, Dei Tos AP. Diagnosis of musculoskeletal tumors and tumor-like conditions: clinical, radiological and histological correlations – The Rizzoli Case Archive. 2nd Edition. Cham: Springer Nature Switzerland; 2020. p. 65-73.

COMENTÁRIO SOBRE A QUESTÃO 71-03

AUTOR DA QUESTÃO: Francisco Andrade Neto.

Os osteocondromas são lesões usualmente únicas, de localização metafisária nos ossos longos, podendo ser múltiplos em casos familiares (exostose múltipla hereditária); podem ser sésseis ou pedunculados e raramente sofrem degeneração sarcomatosa.

REFERÊNCIA: Heck Jr. RK, Toy PC. Benign bone tumors and nonneoplastic conditions simulating bone tumors. In: Azar FM, Beaty JH. Campbell's operative orthopaedics. 14th Edition. Philadelphia: Elsevier; 2021. p. 957-985e3.

COMENTÁRIO SOBRE A QUESTÃO 72-03

AUTOR DA QUESTÃO: Francisco Andrade Neto.

Os osteocondromas podem ocorrer em qualquer osso pré-formado na cartilagem, mas geralmente são encontrados na metáfise de um osso longo, perto da fise. São mais frequentemente vistos no fêmur distal, na tíbia proximal e no úmero proximal. Eles raramente se desenvolvem em uma articulação. A doença de TREVOR (displasia epifisária hemimélica) refere-se a um osteocondroma epifisário intra-articular. Quando múltiplas articulações estão envolvidas, geralmente é unilateral (hemimélica). A condromatose sinovial é uma metaplasia sinovial que pode cursar com corpos livres intra-articulares. A exostose subungueal é uma exostose da falange distal frequente no hálux, que cresce dorsalmente e pode causar distrofia do leito e da placa ungueal. A exostose de TURRET é reconhecida como exostose pós-traumática, cuja teoria envolve a proliferação reacional do periósteo.

REFERÊNCIA: Heck Jr. RK, Toy PC. Benign bone tumors and nonneoplastic conditions simulating bone tumors. In: Azar FM, Beaty JH. Campbell's operative orthopaedics. 14th Edition. Philadelphia: Elsevier; 2021. p. 957-985e3.

COMENTÁRIO SOBRE A QUESTÃO 73-03

AUTOR DA QUESTÃO: Francisco Andrade Neto.

O condrossarcoma pode ocorrer em qualquer local; no entanto, a maioria está em uma localização proximal, como pelve, fêmur proximal e úmero proximal. Embora os condrossarcomas raramente ocorram na mão, eles são a malignidade primária mais comum do osso nessa localização.

REFERÊNCIA: Heck Jr. RK, Toy PC. Malignant tumors of bone. In: Azar FM, Beaty JH. Campbell's operative orthopaedics. 14th Edition. Philadelphia: Elsevier; 2021. p. 1009-1048e7.

COMENTÁRIO SOBRE AS QUESTÕES 74-03 e 75-03

AUTOR DA QUESTÃO 88-03: Francisco Andrade Neto.
AUTOR DA QUESTÃO 89-03: Alex Guedes.

O condrossarcoma tem cerca de metade da incidência do osteossarcoma. É a segunda neoplasia maligna primária não hematológica mais comum do osso. Ocorre em uma ampla faixa etária, com picos entre 40 e 60 anos para o condrossarcoma primário e entre 25 e 45 anos para o condrossarcoma secundário. Semelhante à maioria dos tumores ósseos, a incidência é ligeiramente maior no sexo masculino. Não há predileção racial significativa.

REFERÊNCIA: Heck Jr. RK, Toy PC. Malignant tumors of bone. In: Azar FM, Beaty JH. Campbell's operative orthopaedics. 14th Edition. Philadelphia: Elsevier; 2021. p. 1009-1048e7.

COMENTÁRIO SOBRE A QUESTÃO 76-03

AUTOR DA QUESTÃO: Francisco Andrade Neto.

O condrossarcoma mesenquimal é composto por células redondas de pequeno a médio porte, pouco diferenciadas, com alta relação núcleo-citoplasma e padrão vascular característico em "chifre de veado" ou pericitoide, misturado com várias proporções de ilhas de cartilagem hialina bem diferenciada. A morfologia das células fusiformes pode estar presente. Em áreas, a matriz pode mimetizar deposição osteoide.

The WHO Classification of Tumours Editorial Board. WHO Classification of Tumours Soft Tissue and Bone Tumours, 5th ed. Lyon: IARC Press; 2020.

REFERÊNCIA: Fanburg-Smith JC, de Pinieux G, Ladanyi M. Mesenchymal chondrosarcoma In: WHO Classification of Tumours Editorial Board. Soft tissue and bone tumours. 5th Edition. Lyon: International Agency for Research on Cancer; 2020. p. 385-387.

COMENTÁRIOS SOBRE AS QUESTÕES 77-03, 78-03 e 79-03

AUTOR DA QUESTÃO 77-03: Francisco Andrade Neto.
AUTOR DAS QUESTÕES 78-03 e 79-03: Alex Guedes.

O condrossarcoma de células claras é uma neoplasia epifisária cartilaginosa maligna de baixo grau caracterizada por lóbulos de células com citoplasma claro abundante. Aproximadamente dois terços dos condrossarcomas de células claras desenvolvem-se na cabeça femoral e umeral. No entanto, foram relatados tumores na maioria dos ossos do esqueleto, incluindo arcos costais, crânio, coluna, mãos e pés. O condrossarcoma de células claras representa ~2% de todos os condrossarcomas. Os homens têm quase três vezes mais probabilidade de desenvolver condrossarcoma de células claras do que as mulheres. A faixa etária relatada é de 12 a 84 anos, mas a maioria dos pacientes apresenta-se na terceira a quinta décadas de vida. Raramente, foram notificados tumores sincrônicos.

REFERÊNCIA: Baumhoer D, Bloem JL Oda Y. Rosenberg AE, Demicco EG. Clear cell chondrosarcoma. In: WHO Classification of Tumours Editorial Board. Soft tissue and bone tumours. 5th Edition. Lyon: International Agency for Research on Cancer; 2020. p. 383-384.

COMENTÁRIO SOBRE A QUESTÃO 80-03

AUTOR DA QUESTÃO: Francisco Andrade Neto.

Os condrossarcomas periféricos secundários de grau 2 ou 3 são muito raros (representando apenas ~9% dos condrossarcomas que surgem a partir de osteocondromas) e surgem principalmente em pacientes com idade entre 20 e 40 anos. Pacientes com osteocondromatose múltipla possuem risco aumentado (~5%) de desenvolver condrossarcoma periférico secundário em um osteocondroma.

REFERÊNCIA: Bovée JVMG, Bloem JL, Flanagan AM, Nielsen GP, Yoshida A. Secondary peripheral chondrosarcoma, grades 2 and 3. In: WHO Classification of Tumours Editorial Board. Soft tissue and bone tumours. 5th Edition. Lyon: International Agency for Research on Cancer; 2020. p. 379-380.

COMENTÁRIO SOBRE AS QUESTÕES 81-03 e 82-03

AUTOR DA QUESTÃO 81-03: Francisco Andrade Neto.
AUTOR DA QUESTÃO 82-03: Alex Guedes.

Os pacientes geralmente são tratados com ressecção em bloco para obter margens negativas. A taxa de sobrevida global relatada em 5 anos para o condrossarcoma de grau 2 é de 74-99% e para o tumor de grau 3 é de 31-77%. A taxa de sobrevida global de 10 anos para o tumor de grau 2 é de 58-86% e para o tumor de grau 3 é de 26-55%. Mesmo após 10 anos, ainda podem ocorrer mortes pela doença. As taxas de recorrência local são de 19% para o condrossarcoma grau 2 e 26% para o condrossarcoma grau 3; 10-30% dos tumores de grau 2 e 32-71% dos tumores de grau 3 metastatizam. Os condrossarcomas de localização axial têm sobrevida significativamente menor que os condrossarcomas de extremidades. No momento, não está claro se a mutação IDH está associada ao desfecho.

REFERÊNCIA: Bovée JVMG, Bloem JL, Flanagan AM, Nielsen GP, Yoshida A. Central chondrosarcoma, grades 2 and 3. In: WHO Classification of Tumours Editorial Board. Soft tissue and bone tumours. 5th Edition. Lyon: International Agency for Research on Cancer; 2020. p. 375-378.

COMENTÁRIO SOBRE A QUESTÃO 83-03

AUTOR DA QUESTÃO: Francisco Andrade Neto.

Aproximadamente 75% dos condroblastomas envolvem a região epifisária (subcondral) dos ossos longos, sendo o fêmur o local mais acometido, seguido da tíbia proximal e úmero proximal. Outros locais incluem o tálus, calcâneo, patela e ossos pélvicos (especialmente o acetábulo). Menos frequentemente, as costelas, vértebras e pequenos ossos das mãos e dos pés são afetados. O envolvimento dos ossos craniofaciais é excepcional. Em pacientes adultos com idade >30 anos, ossos tubulares curtos e ossos planos, em vez de ossos longos, são mais comumente afetados.

REFERÊNCIA: Amary F, Bloem JL Cleven AHG, Konishi E. Chondroblastoma. In: WHO Classification of Tumours Editorial Board. Soft tissue and bone tumours. 5th Edition. Lyon: International Agency for Research on Cancer; 2020. p. 359-361.

COMENTÁRIO SOBRE A QUESTÃO 84-03

AUTOR DA QUESTÃO: Francisco Andrade Neto.

Os casos de exostose subungueal analisados citogeneticamente apresentam consistentemente um t(X;6)(q24-q26; q15-q25), muitas vezes como a única mudança. Os pontos de quebra estão no gene *COL12A1* no cromossomo 6 e próximo ao gene *IRS4*, que codifica um substrato do receptor de insulina, no cromossomo X. A translocação não resulta em nenhum transcrito de fusão; em vez disso, leva ao aumento da expressão de IRS4 nos níveis de mRNA e proteína. Esta translocação não foi encontrada na proliferação osteocondromatosa parosteal bizarra (POPB), sustentando a existência de exostose subungueal como uma entidade patológica distinta.

REFERÊNCIA: Yoshida A, Bloem JL, Mertens F. Subungual exostosis. In: WHO Classification of Tumours Editorial Board. Soft tissue and bone tumours. 5th Edition. Lyon: International Agency for Research on Cancer; 2020. p. 345-347.

COMENTÁRIO SOBRE A QUESTÃO 85-03

AUTOR DA QUESTÃO: Francisco Andrade Neto.

Histologicamente, os condroblastomas são compostos por lâminas de células ovoides a poligonais com pequenos núcleos sulcados singulares e citoplasma eosinofílico. A borda citoplasmática é geralmente distinta. Células epitelióides podem estar presentes. Há células gigantes osteoclásticas de permeio e ilhas de matriz condroide eosinofílica. Cartilagem hialina basofílica é infrequente A calcificação pericelular semelhante a "tela de galinheiro" é característica e geralmente observada entre as células degenerativas. Atipias nucleares e/ou figuras mitóticas podem ser encontradas. Alterações semelhantes a cistos ósseos aneurismáticos são comuns.

REFERÊNCIA: Amary F, Bloem JL Cleven AHG, Konishi E. Chondroblastoma. In: WHO Classification of Tumours Editorial Board. Soft tissue and bone tumours. 5th Edition. Lyon: International Agency for Research on Cancer; 2020. p. 359-361.

COMENTÁRIO SOBRE A QUESTÃO 86-03

AUTOR DA QUESTÃO: Francisco Andrade Neto.

O fibroma condromixoide pode ocorrer em quase qualquer sítio ósseo. É mais frequente nos ossos longos, mais frequentemente na tíbia proximal e fêmur distal. Aproximadamente 25% dos casos ocorrem nos ossos planos, principalmente no ílio. Quando afeta os ossos do pé, geralmente envolve metatarsos. Outros locais de acometimento incluem costelas, vértebras, ossos do crânio e da face e ossos tubulares da mão.

REFERÊNCIA: Hogendorn PCW, Bloem JL, Bridge JA. Chondromyxoid fibroma. In: WHO Classification of Tumours Editorial Board. Soft tissue and bone tumours. 5th Edition. Lyon: International Agency for Research on Cancer; 2020. p. 362-364.

COMENTÁRIO SOBRE A QUESTÃO 87-03.

AUTOR DA QUESTÃO: Francisco Andrade Neto.

O osteocondromixoma é um tumor extremamente raro, benigno, às vezes agressivo, condroide e produtor de matriz osteoide, com extensas alterações mixoides, ocorrendo predominantemente em pacientes com com-plexo de CARNEY. O complexo de CARNEY é uma rara neoplasia endócrina múltipla autossômica dominante e síndrome de lentiginose. No complexo de CARNEY, pelo menos dois dos seguintes são encontrados: pigmen-tação irregular, hiperatividade endócrina, osteocondro mixomas, mixomas cardíacos recorrentes, mixomas cutâneos e bilaterais da mama, múltiplas neoplasias endócrinas, schwannomas melanóticos psamomatosos, lesões pigmentadas da mucosa e da pele, tumores de células de SERTOLI calcificantes de grandes células, adenomas hipofisários secretores de hormônio do crescimento e adenomas ductais mamários.

REFERÊNCIA: Bovée JVMG. Osteocondromixoma In: WHO Classification of Tumours Editorial Board. Soft tissue and bone tumours. 5th Edition. Lyon: International Agency for Research on Cancer; 2020. p. 365-367.

COMENTÁRIO SOBRE AS QUESTÕES 88-03, 89-03, 90-03, 91-03 e 92-03

AUTOR DAS QUESTÕES: Pedro Péricles Ribeiro Baptista.

O fibroma condromixoide é uma lesão óssea rara que se manifesta na metáfise dos ossos longos de forma excêntrica, caracterizada por parência lobulada, halo de esclerose que o separa do tecido normal circundante, muitas vezes com erosão cortical, denotando certa agressividade local. A presença de calcificações constitui característica comum a todas as lesões cartilaginosas. histologicamente, o tumor exibe pleomorfismo celular notável, com áreas de tecido condroide, fibroso e material mixoide, frequentemente acompanhado por células gigantes. Este tipo de lesão se associar ao cisto ósseo aneurismático, sendo mais comum na metáfise proximal da tíbia, afetando principalmente adolescentes e adultos jovens. O tratamento do fibroma condromixoide é cirúrgico. Geralmente, a abordagem envolve a ressecção (em bloco) da lesão, além de enxerto ósseo, se necessário. Nos casos avançados, pode se indicar ressecção segmentar. A curetagem pode ser empregada, com adjuvantes omo o fenol, eletrotermia ou nitrogênio líquido, especialmente em regiões articulares, de forma criteriosa, para evitar recidivas.

REFERÊNCIA: Baptista PPR. (2024). Fibroma condromixoide: neoplasia condromixoide óssea. [publicação online]; 2024 [acesso em 01 mar 2024]. Disponível em https://www.oncocirurgia.com.br/fibroma-condromixoide/

COMENTÁRIO SOBRE A QUESTÃO 93-03

AUTOR DA QUESTÃO: Pedro Péricles Ribeiro Baptista.

O condrossarcoma apresenta-se como rarefação óssea que provoca alargamento da medular e lesões em saca bocado na cortical interna, provocando erosões. Este tecido cartilaginoso em reprodução recebe brotos vasculares e a cartilagem entra em regressão calcificando-se.

REFERÊNCIA: Baptista PPR. (2024). Condrossarcoma ou condroma. [publicação online]; 2024 [acesso em 1 março 2024]. Disponível em https://www.oncocirurgia.com.br/condrossarcoma-ou-condroma/

COMENTÁRIO SOBRE A QUESTÃO 94-03

AUTOR DA QUESTÃO: Pedro Péricles Ribeiro Baptista.

O tecido cartilaginoso apresenta sinal baixo a intermediário em T1. Em T2 apresenta intensidade de sinal muito alta nas porções não mineralizadas/calcificadas. A maioria demonstra realce heterogêneo de moderado a intenso pelo meio de contraste, que pode ser septal e periférico, semelhante a uma borda periférica, correspondendo à septação fibrovascular entre os lóbulos de cartilagem hialina.

REFERÊNCIA: Baptista PPR. (2024). Condrossarcoma ou condroma. [publicação online]; 2024 [acesso em 1 março 2024]. Disponível em https://www.oncocirurgia.com.br/condrossarcoma-ou-condroma/

COMENTÁRIO SOBRE A QUESTÃO 95-03

AUTOR DA QUESTÃO: Pedro Péricles Ribeiro Baptista.

O infarto ósseo ocasiona lesão medular condensante, mas não causa erosão da cortical interna e não apresenta dor de caráter evolutivo. Geralmente constitui achado incidental detectado em exames de imagem realizados por outro motivo, o mesmo ocorrendo com o encondroma, que não evolui.

REFERÊNCIA: Baptista PPR. (2024). Condrossarcoma ou condroma. [publicação online]; 2024 [acesso em 1 março 2024]. Disponível em https://www.oncocirurgia.com.br/condrossarcoma-ou-condroma/

COMENTÁRIO SOBRE A QUESTÃO 96-03

AUTOR DA QUESTÃO: Pedro Péricles Ribeiro Baptista.

a cirurgia de ressecção ampla garante o tratamento oncológico e a substituição com endoprótese confere o melhor restabelecimento da função.

REFERÊNCIA: Baptista PPR. (2024). Condrossarcoma ou condroma. [publicação online]; 2024 [acesso em 1 março 2024]. Disponível em https://www.oncocirurgia.com.br/condrossarcoma-ou-condroma/

COMENTÁRIO SOBRE A QUESTÃO 97-03

AUTOR DA QUESTÃO: Pedro Péricles Ribeiro Baptista.

O encondroma dos ossos longos e o condrossarcoma grau 1 são, muitas vezes, de difícil diagnóstico diferencial histológico, necessitando-se da avaliação radiográfica para a definição e conduta.

REFERÊNCIA: Baptista PPR. (2024). Condrossarcoma ou condroma. [publicação online]; 2024 [acesso em 1 março 2024]. Disponível em https://www.oncocirurgia.com.br/condrossarcoma-ou-condroma/

COMENTÁRIO SOBRE AS QUESTÕES 98-03 e 99-03

AUTOR DA QUESTÃO: Alex Guedes.

Os condromas periosteais são lesões raras e representam menos de 1% de todos os condromas. A maioria dos casos é diagnosticada durante a segunda e a terceira décadas da vida. Pacientes do sexo masculino são provavelmente mais frequentemente afetados do que pacientes do sexo feminino. Os condromas periosteais tipicamente afetam os ossos tubulares longos das extremidades. O úmero proximal é o local mais acometido; quase 50% dos casos são diagnosticados neste local. O esqueleto acral com envolvimento dos ossos tubulares curtos das mãos é o segundo local mais acometido. Raros exemplos de condroma periosteal foram descritos na coluna vertebral, clavícula, costelas e pododáctilos. Como os condromas periosteais podem demonstrar sobreposição radiológica com condrossarcoma justacortical, o modo de tratamento preferencial é a excisão local ampla que inclui a cortical subjacente.

REFERÊNCIA: Czerniak B. Dorfman and Czerniak's Bone Tumors. 2nd Edition. Philadelphia: Elsevier; 2016. p. 356-473.

COMENTÁRIO SOBRE AS QUESTÕES 100-03

AUTOR DA QUESTÃO: Reynaldo Jesus-Garcia.

O enunciado da pergunta é exatamente o que o classifica-se como condrossarcoma de grau 2. No tumor cartilaginoso atípico e na condrossarcoma de grau 1, não há atipia nuclear e não há mitoses. No condrossarcoma de grau 3 e no mesenquimal, há enorme celularidade, atipia nuclear vários núcleos atípicos por célula, matriz mixoide extremamente irregular.

REFERÊNCIAS:

(1) Bovée JVMG, Bloem JL, Flanagan AM, Nielsen GP, Yoshida A. Central chondrosarcoma, grades 2 and 3. In: WHO Classification of Tumours Editorial Board. Soft tissue and bone tumours. 5th Edition. Lyon: International Agency for Research on Cancer; 2020. p. 375-378.

(2) Fanburg-Smith JC, de Pinieux G, Ladanyi M. Mesenchymal chondrosarcoma. WHO Classification of Tumours Editorial Board. Soft tissue and bone tumours. 5th Edition. Lyon: International Agency for Research on Cancer; 2020. p. 385-387.

4

Tumores osteogênicos

Nakagawa SA | Etchebehere M | Pinto FFE | David A Tanaka MH | Guedes A | Couto Filho FB

Benignos	
9180/0	Osteoma NE
9191/0	Osteoid osteoma NE
Intermediários (localmente agressivos)	
9200/1	Osteoblastoma NE
Malignos	
9187/3	Osteossarcoma central de baixo grau
9180/3	Osteossarcoma NE Osteossarcoma convencional Osteossarcoma telangiectásico Osteossarcoma de pequenas células
9192/3	Osteossarcoma parosteal
9193/3	Osteossarcoma periosteal
9194/3	Osteossarcoma de superfície de alto grau
9184/3	Osteossarcoma secundário

Os códigos numéricos pertencem à Classificação Internacional de Doenças para Oncologia, terceira edição, segunda revisão (CID-O-3.2). Os comportamentos são codificados como /0 para tumores benignos; /1 para comportamento não especificado, limítrofe ou incerto; e /3 para tumores malignos, sítio primário. Essa classificação é modificada em relação à classificação anterior da OMS, levando em consideração as mudanças na compreensão dessas lesões. NE = Não Especificado.

Fonte: Traduzido a partir de Bovée JVMG, Flanagan AM, Lazar AJ, Nielsen GP, Yoshida A. Bone tumours. In: WHO Classification of Tumours Editorial Board. Soft tissue and bone tumours. 5th Edition. Lyon: International Agency for Research on Cancer; 2020. p. 338.

QUESTÃO 01-04. Os osteomas são tumores
   a) de crescimento rápido.
   b) frequentemente sintomáticos.
   c) radiograficamente bem delimitados, semelhantes ao osso cortical.
   d) de consistência endurecida, com base de implantação nos tecidos moles.

QUESTÃO 02-04. A síndrome de GARDNER é caracterizada por
   a) displasia fibrosa poliostótica e mixomas intramusculares.
   b) múltiplos osteomas, polipose intestinal, cistos epidermoides de inclusão e tumores desmoides.
   c) displasia fibrosa poliostótica, cistos epidermoides de inclusão e tumores desmoides.
   d) mixomas intramusculares, múltiplos osteomas e tumores desmoides.

QUESTÃO 03-04. Microscopicamente, o *nidus* do osteoma osteoide é constituído por
   a) aglomerados de células histiocitárias, grandes, com citoplasma basofílico.
   b) neoplasia imatura mesenquimal, com osteoblastos atípicos que circundam traves osteoides.
   c) proliferação de traves osteoides, irregularmente mineralizadas e anastomosadas entre si, circundadas por osteoblastos e alguns osteoclastos, entremeadas por estroma conjuntivo com capilares dilatados e congestos.
   d) tecido ósseo compacto, mineralizado, matriz óssea com linhas de cimento irregulares e com aposição óssea desordenada e canais vasculares irregulares.

QUESTÃO 04-04. Sobre o osteoma osteoide **PODEMOS AFIRMAR** que
   a) a biópsia é necessária para confirmar o diagnóstico.
   b) a lesão consiste em um *nidus* radiolúcido maior que 1,5 cm.
   c) a imagem por ressonância magnética geralmente demostra pouco edema ao redor da lesão.
   d) a tomografia computadorizada é a melhor técnica para identificar o *nidus* e confirmar o diagnóstico.

QUESTÃO 05-04. O osteoma osteoide pode ser tratado preferencialmente mediante
   a) ressecção intralesional do *nidus* e radioterapia.
   b) ressecção da lesão por trefina e ablação percutânea por radiofrequência.
   c) ressecção segmentar aberta com margens amplas e ressecção da lesão por trefinas.
   d) ablação percutânea por radiofrequência e ressecção segmentar aberta com margens amplas.

QUESTÃO 06-04. O osteoblastoma apresenta pico de incidência
   a) entre 5 e 10 anos.
   b) abaixo dos 5 anos.
   c) entre 10 e 30 anos.
   d) acima dos 40 anos.

QUESTÃO 07-04. O osteoblastoma agressivo
   a) é um tumor maligno.
   b) é um tumor benigno.
   c) é um tumor intermediário.
   d) é reconhecido como precursor do osteossarcoma.

QUESTÃO 08-04. Nos osteomas osteoides, a ablação percutânea por radiofrequência
   a) apresenta sucesso superior a 90%, com baixa taxa de complicações.
   b) apresenta taxa de complicações semelhante à dos procedimentos abertos.
   c) o seu sucesso é significativamente superior ao tratamento aberto, em termos de eliminação do tumor.
   d) apesar de popularizada, não apresenta resultados satisfatórios no seguimento >5 anos.

QUESTÃO 09-04. Os osteoblastomas acometem a coluna vertebral em
a) até 10% dos casos.
b) 10-30% dos casos.
c) 30-40% dos casos.
d) 40-50% dos casos.

QUESTÃO 10-04. O osteoblastoma é classicamente tratado mediante
a) quimioterapia e radioterapia.
b) quimioterapia, ressecção ampla e radioterapia.
c) quimioterapia e ressecção intralesional associada ou não a enxertia óssea.
d) curetagem estendida ou ressecção em bloco, associada ou não a enxertia óssea.

QUESTÃO 11-04. O osteoblastoma clássico pode ser dividido em 3 subtipos
a) osteoblastoma medular cortical, osteoblastoma periosteal e osteoblastoma esclerosante multifocal.
b) osteoblastoma agressivo, osteoblastoma medular esponjoso e osteoblastoma periosteal.
c) osteoblastoma esclerosante multifocal, osteoblastoma agressivo e osteoblastoma periosteal.
d) osteoblastoma medular esponjoso e cortical, osteoblastoma periosteal e osteoblastoma esclerosante multifocal.

QUESTÃO 12-04. Os principais diagnósticos diferenciais radiográficos do osteoblastoma são
a) cisto ósseo simples e osteoma.
b) encondroma e condroblastoma.
c) osteossarcoma e displasia fibrosa.
d) abscesso de BRODIE e histiocitose de células de LANGERHANS.

QUESTÃO 13-04. O osteossarcoma é uma neoplasia maligna mesenquimal do grupo de tumores primitivos
a) que produzem tecido ósseo.
b) de células pequenas redondas e azuis.
c) que produzem tecido cartilaginoso.
d) histiocitários e de células gigantes.

QUESTÃO 14-04. O osteossarcoma central de baixo grau de malignidade
a) representa cerca 20% dos osteossarcomas.
b) também pode ser denominado de osteossarcoma parosteal.
c) apresenta pior prognóstico em comparação com o tipo central clássico.
d) clinicamente apresenta curso lento, com sintomas inespecíficos, às vezes até assintomático.

QUESTÃO 15-04. O osteossarcoma central de baixo grau de malignidade é histologicamente similar
a) à displasia fibrosa.
b) ao condroblastoma.
c) ao tumor fibroso solitário.
d) ao osteossarcoma periosteal.

QUESTÃO 16-04. O osteossarcoma de pequenas células
a) representa 15% dos osteossarcomas.
b) histologicamente, se assemelha ao tumor de EWING.
c) acomete preferencialmente a diáfise dos ossos longos.
d) radiograficamente, constitui lesão medular blástica, com mínima reação periosteal e pouco comprometimento dos tecidos moles.

QUESTÃO 17-04. Os osteossarcomas secundários
a) têm como causas mais comuns a doença de PAGET e a radioterapia prévia.
b) acometem pacientes jovens e constituem quase metade dos osteossarcomas.
c) quando associado à radioterapia, acomete cerca de 10% dos pacientes tratados com mais de 2500 cGy.
d) a sua associação com a doença de PAGET é de aproximadamente 30% e pode ser de 50% em pacientes com doença poliostótica avançada.

QUESTÃO 18-04. O osteossarcoma de alto grau de superfície
a) é o tipo menos comum de osteossarcoma; é agressivo e surge na parte externa da cortical.
b) em contraste com o osteossarcoma parosteal, não apresenta envolvimento medular ao diagnóstico.
c) constitui neoplasia maligna, pouco invasiva, com margens bem definidas.
d) é semelhante ao osteossarcoma parosteal, é um tumor de alto grau hipocelular, com poucas figuras mitóticas e pouco pleomorfismo.

QUESTÃO 19-04. No osteossarcoma, o fator prognóstico mais importante ao diagnóstico é a
a) lesão blástica.
b) presença de dor.
c) presença e localização das metástases.
d) presença de comprometimento de tecidos moles.

QUESTÃO 20-04. A propósito do osteossarcoma, é possível afirmar que
a) o tamanho do tumor primário parece não possuir significado prognóstico.
b) quando associados à radioterapia apresentam bom prognóstico.
c) pacientes com metástases não pulmonares (por exemplo, metástases ósseas) têm prognóstico pior que aqueles com metástases pulmonares, com <5% de sobrevida em longo prazo.
d) a variante secundária à doença de PAGET apresenta um bom prognóstico, com mais de 40% de sobrevida de longo prazo.

QUESTÃO 21-04. No osteossarcoma
a) de baixo grau, o tratamento deve ser com quimioterapia e ressecção ampla.
b) cerca de 25% dos pacientes apresentam recorrência local após ressecção ampla.
c) o grau de necrose de HUVOS demonstrou ser um mau preditor de sobrevida a longo prazo.
d) o paciente com osteossarcoma de alto grau apresenta micrometástases não detectáveis ao diagnóstico – o objetivo da quimioterapia neoadjuvante é tratá-las.

QUESTÃO 22-04. A propósito das ilhas ósseas, **NÃO** é possível afirmar
a) que são frequentemente assintomáticas.
b) que qualquer osso pode estar envolvido.
c) que a pelve e o fêmur são os sítios mais comuns.
d) que são mais frequentes nos ossos planos da face e do crânio.

QUESTÃO 23-04. Constitui característica radiográfica do osteoma osteoide
a) a esclerose do corpo vertebral.
b) o *nidus* radioluscente periosteal.
c) a reação periosteal mimetizando fratura por *stress*.
d) maior reação esclerótica nas lesões justarticulares.

QUESTÃO 24-04. O osteoblastoma é uma neoplasia
a) sem potencial de crescimento.
b) geralmente <2 cm.

c) semelhante ao condroblastoma.
d) formadora de osso, localmente agressiva.

QUESTÃO 25-04. O osteossarcoma acomete mais frequentemente pacientes na
a) 1.ª e após a 7.ª década.
b) 2.ª e após a 6.ª década.
c) 3.ª e após a 5.ª década.
d) 1.ª e após a 4.ª década.

QUESTÃO 26-04. O osteossarcoma parosteal é classicamente tratado com
a) ressecção ampla.
b) quimioterapia adjuvante e ressecção ampla.
c) quimioterapia neoadjuvante e adjuvante e ressecção ampla.
d) quimioterapia neoadjuvante, ressecção ampla e/ou radioterapia.

QUESTÃO 27-04. O osteoma osteoide acomete mais frequentemente
a) o colo femoral.
b) a tíbia e o úmero.
c) o fêmur e o úmero.
d) o fêmur e a coluna.

QUESTÃO 28-04. Os segmentos da coluna vertebral mais frequentemente acometidos por osteoma osteoide são
a) os corpos vertebrais lombares.
b) os corpos vertebrais torácicos.
c) os arcos posteriores das vertebras lombares.
d) os arcos posteriores das vertebras torácicas.

QUESTÃO 29-04. O osteoma osteoide acomete frequentemente pacientes
a) entre 5 e 25 anos.
b) entre 25 e 45 anos.
c) entre 45 e 65 anos.
d) <5 anos.

QUESTÃO 30-04. O osteossarcoma convencional acomete preferencialmente os segmentos
a) distal do fêmur, proximal da tíbia e distal do rádio.
b) proximal do fêmur, distal do fêmur e proximal da tíbia.
c) distal do fêmur, proximal da tíbia e proximal do úmero.
d) proximal do fêmur, distal do fêmur e proximal do úmero.

QUESTÃO 31-04. O osteossarcoma convencional acomete preferencialmente a
a) região epifisária dos ossos longos.
b) região diafisária dos ossos longos.
c) região metafisária dos ossos longos.
d) cortical e o periósteo dos ossos longos.

QUESTÃO 32-04. O triângulo de CODMAN no osteossarcoma constitui
a) efeito de massa do tumor, que descola o periósteo da cortical.
b) tumor que cresce nos tecidos moles adjacentes e produz reação periosteal lamelar.
c) tumor que cresce nos tecidos moles adjacentes e produz a reação periosteal espiculada.
d) tumor que cresce nos tecidos moles, perpendicular ao osso, produzindo reação periosteal do tipo "cabelo eriçado".

QUESTÃO 33-04. Tumores agressivos frequentemente apresentam reação periosteal
a) grossa.
b) ausente.
c) unilamelar.
d) multilamelar.

QUESTÃO 34-04. Ao exame radiográfico, o osteossarcoma telangiectásico costuma
a) apresentar aspecto osteolítico.
b) apresentar aspecto misto.
c) apresentar aspecto osteoblástico.
d) ser bem delimitado.

QUESTÃO 35-04. O osteossarcoma telangiectásico frequentemente apresenta reação periosteal do tipo
a) multilamelar, em "raios-do-sol".
b) multilamelar, em "casca de cebola".
c) unilamelar, "sinal da casca".
d) multilamelar, em "casca de cebola".

QUESTÃO 36-04. Osteossarcoma associado à lesões multilobuladas, com níveis líquidos, sugere o subtipo
a) parosteal.
b) convencional.
c) de pequenas células.
d) telangiectásico.

QUESTÃO 37-04. O osteossarcoma parosteal apresenta pico de incidência
a) na 1.ª e 2.ª décadas.
b) na 3.ª e 4.ª décadas.
c) na 5.ª e 6.ª décadas.
d) acima da 6.ª década.

QUESTÃO 38-04. O osteossarcoma parosteal, em mais de 80% dos casos, acomete a região
a) distal e lateral do fêmur.
b) proximal e lateral do úmero.
c) proximal e posterior da tíbia.
d) distal e posterior do fêmur.

QUESTÃO 39-04. O osteossarcoma parosteal acomete, em ordem decrescente de frequência
a) fêmur, tíbia e bacia.
b) fêmur, tíbia e fíbula.
c) fêmur, úmero e tíbia.
d) fêmur, tíbia e úmero.

QUESTÃO 40-04. O osteossarcoma parosteal
a) pode envolver a medular óssea.
b) cresce no periósteo e invade o osso.
c) não envolve a medular óssea.
d) cresce na medular óssea, com maior componente na cortical e periósteo.

QUESTÃO 41-04. O osteoblastoma acomete frequentemente
a) coluna, sacro, pelve e segmento proximal do fêmur.
b) segmento proximal do fêmur, mandíbula e segmento proximal da tíbia.
c) segmento distal do fêmur, segmento proximal da tíbia e segmento proximal do úmero.
d) mandíbula, segmento proximal da tíbia e segmento proximal do úmero.

QUESTÃO 42-04. O osteoma que acomete os ossos longos é mais frequente
a) na epífise e diáfise.
b) na metáfise e diáfise.
c) na epífise ou metáfise.
d) não acometem ossos longos.

QUESTÃO 43-04. A propósito da epidemiologia do osteoblastoma, **NÃO** é possível afirmar que
a) é mais raro que o osteoma osteoide.
b) representa <1% dos tumores ósseos primários.
c) o pico de incidência ocorre na primeira década.
d) O osteoblastoma é duas vezes mais frequente em homens do que em mulheres.

QUESTÃO 44-04. O osteoblastoma acomete preferencialmente o
a) calcâneo.
b) colo femoral.
c) arco neural (elementos posteriores da vértebra).
d) corpo vertebral.

QUESTÃO 45-04. Qual aspecto define o diagnóstico anatomopatológico do osteossarcoma convencional
a) presença de núcleos bizarros.
b) presença de células fusiformes.
c) número de mitoses.
d) formação de matriz osteoide.

QUESTÃO 46-04. O principal diagnóstico diferencial do osteossarcoma telangiectásico é o
a) linfoma.
b) sarcoma de EWING.
c) cisto ósseo simples.
d) cisto ósseo aneurismático.

QUESTÃO 47-04. O osteossarcoma parosteal apresenta como característica radiográfica o(a)
a) ausência de cartilagem.
b) tumor denso e homogêneo.
c) base tumoral geralmente ampla.
d) base tumoral estreita ou ampla; o restante da lesão encontra-se separado por plano de clivagem radioluscente.

QUESTÃO 48-04. O osteossarcoma periosteal acomete preferencialmente
a) a asa pélvica e o sacro.
b) o calcâneo e a mandíbula.
c) a diáfise do fêmur e da tíbia.
d) as metáfises proximais do fêmur e da tíbia.

QUESTÃO 49-04. O osteoma osteoide apresenta menor reação esclerótica quando possui localização
a) medular.
b) endosteal.
c) intracortical.
d) subperiosteal.

QUESTÃO 50-04. No osteossarcoma metastático à apresentação
a) o tamanho do tumor influencia a sobrevida global.
b) ressecar os tumores primários situados nas extremidades não melhora a sobrevida.
c) ressecar os tumores primários localizados na pelve ou esqueleto axial melhora a sobrevida.
d) ressecar o tumor primário mediante amputação ou preservação do membro não altera a sobrevida.

QUESTÃO 51-04. Paciente masculino, 15 anos, apresenta tumor ósseo excêntrico, ovoide, na diáfise da tíbia, com 3 cm de diâmetro, osso reacional perimetral e adelgaçamento da cortical, com duração de seis meses. A principal hipótese diagnóstica é
a) osteoblastoma.
b) osteossarcoma.
c) sarcoma de EWING.
d) histiocitose de células de LANGERHANS.

QUESTÃO 52-04. Na avaliação do osteossarcoma, o método de imagem que melhor evidencia a extensão in-traóssea do tumor é
a) o exame radiográfico convencional.
b) a cintilografia óssea.
c) a tomografia computadorizada.
d) a ressonância magnética.

QUESTÃO 53-04. Constitui diagnóstico diferencial do osteoma osteoide que acomete o colo femoral
a) o osteoblastoma.
b) a fratura por *stress*.
c) a periostite ossificante.
d) a histiocitose de células de LANGERHANS.

QUESTÃO 54-04. O osteoblastoma é tratado preferencialmente mediante
a) cirurgia.
b) radioterapia.
c) imunoterapia.
d) quimioterapia.

QUESTÃO 55-04. O índice de sobrevida no osteossarcoma convencional, antes do advento da poliquimioterapia, era de
a) 10%.
b) 20%.
c) 30%.
d) 40%.

QUESTÃO 56-04. Na síndrome de GARDNER, além de osteomas múltiplos, costuma ocorrer
a) cirrose.
b) sudorese.
c) fibrose pulmonar.
d) polipose intestinal.

QUESTÃO 57-04. Fazem parte do diagnóstico diferencial do osteoma osteoide:
a) Osteomielite e fratura por *stress*.
b) Corpo estranho reacional e osteomielite.
c) Fratura por *stress* e corpo estranho reacional.
d) Fibroma condromixoide e corpo estranho reacional.

QUESTÃO 58-04. O osteossarcoma telangiectásico pode ser confundido com o
a) linfoma.
b) condrossarcoma.
c) sarcoma de EWING.
d) cisto ósseo aneurismático.

QUESTÃO 59-04. NÃO constitui achado clínico associado ao osteossarcoma convencional:
a) Edema.
b) Vasculatura superficial proeminente.
c) Limitação funcional.
d) Dor que cessa com o crescimento do tumor.

QUESTÃO 60-04. NÃO faz parte do diagnóstico diferencial do osteoblastoma o
a) osteossarcoma.
b) osteoma osteoide.
c) fibroma não ossificante.
d) cisto ósseo aneurismático.

QUESTÃO 61-04. NÃO constitui achado radiográfico descrito no osteossarcoma convencional:
a) Triângulo de CODMAN
b) Reação periosteal em "raios-do-sol".
c) Reação periosteal do tipo "casca de cebola".
d) Reação periosteal contínua e grossa.

QUESTÃO 62-04. Constitui achado histológico típico das ilhas ósseas:
a) Osso compacto denso com sistema haversiano intraósseo.
b) Heterogeneidade.
c) Presença de células anaplásicas.
d) Presença de mitoses atípicas.

QUESTÃO 63-04. O osteossarcoma é um tumor
a) sensível à radioterapia.
b) altamente sensível à radioterapia.
c) altamente resistente à radioterapia.
d) moderadamente resistente à radioterapia.

QUESTÃO 64-04. Ao exame radiográfico, o osteossarcoma
a) é tipicamente lítico.
b) geralmente se localiza na diáfise dos ossos longos.
c) costuma apresentar triângulo de CODMAN, achado patognomônico.
d) pode apresentar reação periosteal em "raios-do-sol".

QUESTÃO 65-04. Quanto à epidemiologia dos osteomas, **NÃO É POSSÍVEL** afirmar que
a) é comum nos ossos craniofaciais.
b) é muito raro no restante do esqueleto.
c) incidências tão altas quanto 3% têm sido relatadas para osteomas de seios paranasais.
d) a incidência na população geral varia entre 1,5 e 5%.

QUESTÃO 66-04. Quanto à localização dos osteomas, **É POSSÍVEL** afirmar que
a) ~75% dos casos surgem na calota craniana.
b) os osteomas têm "predileção" pelos ossos craniofaciais.
c) a mandíbula não costuma estar envolvida.
d) o restante do esqueleto é raramente afetado, sendo as epífises dos ossos longos e os ossos curtos dos pés e das mãos os locais mais comuns.

QUESTÃO 67-04. Ilhas ósseas
a) localizam-se nas diáfises dos ossos longos.
b) afetam mais frequentemente a tíbia.
c) são geralmente lesões solitárias.
d) não costumam afetar corpos vertebrais.

QUESTÃO 68-04. Fazem parte do diagnóstico diferencial do osteossarcoma
a) o sarcoma de EWING, o calo ósseo e o cisto ósseo simples.
b) a osteomielite subaguda, o cisto ósseo aneurismático e o tumor de EWING.
c) o cisto ósseo aneurismático, o defeito fibroso cortical e a osteomielite subaguda.
d) a histiocitose de células de LANGERHANS, a osteomielite subaguda e o osteoma osteoide.

QUESTÃO 69-04. A propósito do tratamento cirúrgico do osteossarcoma convencional, **NÃO É POSSÍVEL** afirmar que
a) a ressecção deve ser ampla – margens positivas se correlacionam com queda da sobrevida.
b) a espessura do manguito de tecido normal ao redor do tumor deve ter entre 0,5 e 2 cm.
c) é controversa a necessidade de margem óssea longitudinal de 5 cm.
d) não há piora no resultado oncológico nas ressecções com margem longitudinal de 1,5 cm.

QUESTÃO 70-04. O osteoma tem como principal diagnóstico diferencial o
a) infarto ósseo.
b) osteoblastoma.
c) osteoma osteoide.
d) osteossarcoma justacortical.

QUESTÃO 71-04. Em relação ao quadro álgico, o osteoblastoma
a) é assintomático.
b) é semelhante ao osteoma osteoide.
c) é menos intenso que o observado no osteoma osteoide.
d) é mais intenso que o do osteoma osteoide.

QUESTÃO 72-04. O osteoblastoma é mais frequentemente localizado
a) no fêmur.
b) na coluna dorsal.
c) na coluna lombar.
d) na coluna cervical.

QUESTÃO 73-04. O osteossarcoma periosteal
a) responde à radioterapia.
b) responde mal à quimioterapia.
c) responde bem à quimioterapia.
d) tem resposta controversa ao tratamento quimioterápico.

QUESTÃO 74-04. O tratamento do osteoma osteoide
a) é exclusivamente cirúrgico.
b) é feito exclusivamente mediante radioablação.
c) pode ser conservador; pacientes dispostos a se submeter a tratamento com medicamentos anti-inflamatórios prolongado podem se curar dentro de 3-4 anos.
d) ressecção do *nidus* e da reação osteoblástica ao seu redor constitui a melhor indicação.

QUESTÃO 75-04. O osteossarcoma telangiectásico
a) responde à radioterapia.
b) responde à quimioterapia.
c) não responde à quimioterapia.
d) tem tratamento basicamente cirúrgico.

QUESTÃO 76-04. Com relação à disseminação metastática no osteossarcoma, **É POSSÍVEL** afirmar que
a) pacientes mais jovens apresentam maior risco de metástases ao diagnóstico.
b) ~20% dos pacientes apresentam metástases ao diagnóstico.
c) o tamanho do tumor primário ao diagnóstico não guarda relação com o risco de metástases.
d) a localização do tumor não guarda relação com a presença de metástases ao diagnóstico.

QUESTÃO 77-04. A propósito das fraturas patológicas no osteossarcoma, **É POSSÍVEL** afirmar que
a) não alteram a taxa de sobrevida de forma significativa.
b) não alteram a taxa de recidiva local de forma significativa.
c) a sobrevida não é influenciada exclusivamente pela preservação ou amputação do membro.
d) a resposta à quimioterapia pré-operatória não é um fator prognóstico significativo.

QUESTÃO 78-04. Ainda a propósito das fraturas patológicas no osteossarcoma, **É POSSÍVEL** afirmar que
a) são raras.
b) são mais frequentes nos osteossarcomas parosteais.
c) o tratamento indicado é a amputação do membro acometido.
d) sempre que possível, devem ser seguidos os protocolos de quimioterapia neoadjuvante.

QUESTÃO 79-04. NÃO constitui característica histopatológica do osteoma osteoide a
a) presença de osteoide organizado em matrizes microtrabeculares.
b) presença de pleomorfismo nuclear substancial.
c) presença de osteoclastos.
d) interface abrupta e circunscrita entre o *nidus* e o osso reativo circundante.

QUESTÃO 80-04. Em pacientes mais velhos, o osteossarcoma convencional
a) afeta mais os ossos longos.
b) apresenta mais *skip metastases*.
c) acomete preferencialmente a diáfise.
d) acomete mais frequentemente os ossos planos e o esqueleto axial.

QUESTÃO 81-04. Nos casos em que acomete o esqueleto apendicular, o osteoblastoma é mais comum
a) no colo do fêmur.
b) na região subtrocantérica.
c) no côndilo medial distal do fêmur.
d) nas tuberosidades do segmento proximal do úmero.

QUESTÃO 82-04. O osteoma osteoide presente nas extremidades de pacientes com fise aberta pode produzir
a) rigidez articular.
b) alterações nas provas inflamatórias.
c) aumento da circulação colateral.
d) discrepância significativa no comprimento do osso acometido.

QUESTÃO 83-04. Nos membros superiores, o segmento ósseo mais acometido pelo osteoma osteoide é
a) a cabeça do rádio.
b) a cabeça do úmero.
c) a apófise estiloide do rádio.
d) o segmento distal do úmero, ao redor do cotovelo.

QUESTÃO 84-04. O osteossarcoma periosteal costuma se localizar no(a)
a) epífise dos ossos longos.
b) diáfise dos ossos longos.
c) metáfise dos ossos longos.
d) esqueleto axial.

QUESTÃO 85-04. No osteossarcoma, o objetivo da quimioterapia neoadjuvante e adjuvante é
a) preservar o membro.
b) prevenir *skip metastases*.
c) tratar as micrometástases.
d) diminuir a chance de recidiva.

QUESTÃO 86-04. No osteossarcoma, é considerado fator de mal prognóstico o(a)
a) o subtipo histológico.
b) resposta pobre à quimioterapia pré-operatória.
c) a localização distal da extremidade óssea.
d) comprometimento do esqueleto apendicular.

QUESTÃO 87-04. No osteoma osteoide a dor e alívio obtido com medicamentos pode ser explicado pelo
a) aumento da vascularização local.
b) baixo teor de prostaglandinas na lesão.
c) aumento dos níveis de serotonina na lesão.
d) aumento dos níveis de ciclo-oxigenase e prostaglandinas na lesão.

QUESTÃO 88-04. As ilhas ósseas, ou enostoses, são mais comuns
a) nos ossos da face.
b) na calota craniana.
c) nos ossos curtos das mãos.
d) nas epífises e metáfises dos ossos longos.

QUESTÃO 89-04. Constitui diagnóstico diferencial das ilhas ósseas
a) Condroblastoma.
b) Osteossarcoma parosteal.
c) Cisto ósseo aneurismático.
d) Metástases ósseas osteoblásticas.

QUESTÃO 90-04. O osteossarcoma central de baixo grau é um tumor
a) fibroblástico.
b) osteoblástico.
c) indiferenciado.
d) condroblástico.

QUESTÃO 91-04. Com relação ao osteossarcoma central de baixo grau
a) a ressecção intralesional é o tratamento de escolha.
b) a reação periostal com neoformação óssea é intensa.
c) a displasia fibrosa faz parte do diagnóstico diferencial.
d) a desdiferenciação de tumores recidivados é rara.

QUESTÃO 92-04. O osteossarcoma secundário à doença de PAGET
a) é considerado de baixo grau.
b) acomete principalmente os ossos pélvicos.
c) apresenta pico de incidência na 4ª década.
d) o prognóstico é semelhante ao do osteossarcoma convencional primário.

QUESTÃO 93-04. Nos osteossarcomas secundários
a) radioinduzidos, o período de latência é superior a três anos.
b) a degeneração sarcomatosa é rara na displasia fibrosa – na minoria desses casos, ocorre desdiferenciação para osteossarcoma.
c) infartos ósseos raramente dão origem a sarcomas, mas quando isso ocorre o osteossarcoma constitui o tipo histológico mais comum.
d) existe associação bem estabelecida entre o tratamento quimioterápico da leucemia na primeira década de vida e o desenvolvimento de osteossarcoma.

QUESTÃO 94-04. Sobre a localização dos osteossarcoma periosteal
a) o fêmur é raramente acometido.
b) o osso mais acometido é a tíbia.
c) nos ossos longos, o segmento mais acometido é a região metafisária.
d) os ossos dos membros superiores são mais comumente acometidos.

QUESTÃO 95-04. Constitui achado que diferencia o osteossarcoma periosteal do parosteal
a) histologicamente, o osteossarcoma periosteal apresenta características fibroblásticas, enquanto o parosteal é cartilaginoso.
b) possui grau histológico que varia de intermediário a alto, enquanto o parosteal apresenta baixo grau.
c) apresenta pouca reação periostal com significativa formação de osso jovem, enquanto no parosteal ocorre o inverso.
d) tem origem na porção mais superficial do periósteo, enquanto o parosteal tem origem na porção mais profunda do periósteo, junto à camada mais superficial da cortical.

QUESTÃO 96-04. O osteossarcoma de superfície de alto grau
a) acomete principalmente crianças na primeira década de vida.
b) apresenta comumente envolvimento medular, devido à sua agressividade.
c) histologicamente se assemelha ao osteossarcoma convencional de alto grau.
d) acomete preferencialmente os ossos pélvicos, mas pode acometer a diáfise de qualquer osso longo.

QUESTÃO 97-04. Quanto ao osteossarcoma de superfície de alto grau, sabemos que
a) trata-se de osteossarcoma parosteal que sofreu processo de desdiferenciação.
b) quando há envolvimento medular, o prognóstico é pior.
c) o prognóstico é semelhante ao do osteossarcoma convencional.
d) o tratamento segue o mesmo princípio do osteossarcoma parosteal; a quimioterapia é desnecessária.

QUESTÃO 98-04. No seguimento a longo prazo dos pacientes com diagnóstico prévio de osteossarcoma
a) o número de fraturas observadas é similar ao da população geral.
b) a densidade mineral óssea no quadril é similar à da população geral.
c) a densidade mineral óssea na coluna lombar é similar à da população geral.
d) a microarquitetura óssea do segmento distal do rádio encontra-se afetada, sendo diferente da população geral na mesma faixa etária.

QUESTÃO 99-04. O osteossarcoma intracortical
a) pode ser tratado mediante curetagem.
b) costuma ocorrer na diáfise da tíbia e do fêmur.
c) é um tumor de baixo grau histológico.
d) faz diagnóstico diferencial com osteocondroma.

QUESTÃO 100-04. As *guidelines* da NCCN (*National Comprehensive Cancer Network*), recomendam seguimento do osteossarcoma tratado com
a) radiografia do tórax a cada seis meses.
b) tomografia computadorizada (TC) do tórax a cada seis meses até completar dois anos.
c) radiografias ou TC do tórax a cada três meses até completar dois anos de seguimento.
d) se o paciente estiver livre de doença no primeiro ano após o tratamento, pode ser rastreado anualmente com TC do tórax.

Gabarito

QUESTÃO	a	b	c	d	QUESTÃO	a	b	c	d	QUESTÃO	a	b	c	d	QUESTÃO	a	b	c	d
01-04			■		26-04	■				51-04	■				76-04		■		
02-04		■			27-04					52-04			■		77-04		■		
03-04			■		28-04			■		53-04	■				78-04				■
04-04				■	29-04	■				54-04	■				79-04		■		
05-04		■			30-04			■		55-04		■			80-04				■
06-04			■		31-04		■			56-04			■		81-04	■			
07-04					32-04					57-04		■			82-04				
08-04	■				33-04				■	58-04			■		83-04				
09-04				■	34-04	■				59-04				■	84-04				■
10-04				■	35-04				■	60-04		■			85-04		■		
11-04				■	36-04			■		61-04			■		86-04		■		
12-04				■	37-04		■			62-04	■				87-04				
13-04	■				38-04		■			63-04				■	88-04				■
14-04			■		39-04	■				64-04			■		89-04				
15-04	■				40-04	■				65-04					90-04	■			
16-04		■			41-04					66-04			■		91-04				
17-04	■				42-04			■		67-04		■			92-04				
18-04					43-04			■		68-04		■			93-04				
19-04			■		44-04			■		69-04		■			94-04		■		
20-04			■		45-04					70-04			■		95-04		■		
21-04				■	46-04				■	71-04			■		96-04			■	
22-04				■	47-04					72-04		■			97-04				
23-04			■		48-04			■		73-04			■		98-04				
24-04			■		49-04	■				74-04		■			99-04		■		
25-04		■			50-04				■	75-04		■			100-04			■	

Capítulo 4 – Respostas comentadas

COMENTÁRIO SOBRE A QUESTÃO 01-04

AUTOR DA QUESTÃO: Fábio Fernando Elói Pinto.

Os osteomas são tumores frequentemente assintomáticos, não raramente diagnosticados na eventualidade de exame radiográfico por qualquer motivo realizado. Em geral, o paciente procura tratar-se quando percebe deformidade ou, em virtude de sua localização, tem queixa de exoftalmo, hipoacusia, cefaleia, obstruções da fossa ou de seios paranasais, ou qualquer outro sintoma. Em virtude da lentidão do crescimento, as estruturas vizinhas vão progressivamente se adaptando, motivo pelo qual o tumor passa desapercebido. São tumores de estrutura óssea compacta, motivo pelo qual apresentam densidade radiográfica semelhante à da cortical óssea. São bem delimitados e na base de implantação fazem corpo com o osso no qual cresceram.

REFERÊNCIA: Próspero JD. Tumores Ósseos. São Paulo: Roca; 2001. p. 1-43.

COMENTÁRIO SOBRE A QUESTÃO 02-04

AUTOR DA QUESTÃO: Fábio Fernando Elói Pinto.

São excepcionais os casos de osteomas múltiplos que, quando acompanhados de polipose intestinal, cistos epidermoides de inclusão e tumores desmoides, correspondem à síndrome de GARDNER.

REFERÊNCIA: Próspero JD. Tumores Ósseos. São Paulo: Roca; 2001. p. 1-43.

COMENTÁRIO SOBRE A QUESTÃO 03-04

AUTOR DA QUESTÃO: Fábio Fernando Elói Pinto.

O osteoma osteoide é uma neoplasia benigna formadora de osso que histologicamente se caracteriza por apresentar *nidus* microscopicamente constituído por proliferação de traves osteoides, irregularmente minera-lizadas e anastomosadas entre si, circundadas por osteoblastos e alguns osteoclastos, entremeadas por estroma conjuntivo com capilares dilatados e congestos.

REFERÊNCIA: Próspero JD. Tumores Ósseos. São Paulo: Roca; 2001. p. 1-43.

COMENTÁRIO SOBRE A QUESTÃO 04-04

AUTOR DA QUESTÃO: Fábio Fernando Elói Pinto.

A biópsia raramente é necessária para confirmar o diagnóstico de um osteoma osteoide. A lesão consiste em um *nidus* radiolúcido central pequeno (<1,5 cm) com esclerose óssea circundante. Radiografias simples costu-mam ser suficientes para fazer o diagnóstico. A tomografia computadorizada é a melhor técnica para identificar o *nidus e* confirmar o diagnóstico. As lesões demonstram captação acentuada nas cintilografias ósseas com tecnécio. Aressonância magnética geralmente demonstra edema extenso ao redor.

REFERÊNCIA: Heck Jr. RK, Toy PC. Benign bone tumors and nonneoplastic conditions simulating bone tumors. In: Azar FM, Beaty JH. Campbell's operative orthopaedics. 14th Edition. Philadelphia: Elsevier; 2021. p. 957-985e3.

COMENTÁRIO SOBRE A QUESTÃO 05-04

AUTOR DA QUESTÃO: Fábio Fernando Elói Pinto.

Os pacientes com osteoma osteoide da pelve ou dos ossos longos das extremidades podem ser tratados com ablação por radiofrequência percutânea com ótimos resultados, conforme relatos de diversos autores e taxas de recidivas menores que 10%. A ressecção do *nidus* através de curetagem e a ressecção por trefina, também podem ser realizadas com baixas taxas de recidiva.

REFERÊNCIA: Heck Jr. RK, Toy PC. Benign bone tumors and nonneoplastic conditions simulating bone tumors. In: Azar FM, Beaty JH. Campbell's operative orthopaedics. 14th Edition. Philadelphia: Elsevier; 2021. p. 957-985e3.

COMENTÁRIO SOBRE A QUESTÃO 06-04
AUTOR DA QUESTÃO: Fábio Fernando Elói Pinto.
O osteoblastoma apresenta seu pico de incidência entre 10 e 30 anos.
REFERÊNCIA: Heck Jr. RK, Toy PC. Benign bone tumors and nonneoplastic conditions simulating bone tumors. In: Azar FM, Beaty JH. Campbell's operative orthopaedics. 14th Edition. Philadelphia: Elsevier; 2021. p. 957-985e3.

COMENTÁRIO SOBRE A QUESTÃO 07-04
AUTOR DA QUESTÃO: Maurício Etchebehere.
O osteoblastoma agressivo é um tumor raro, classificado como intermediário entre o osteoblastoma benigno e o osteossarcoma. Apresenta alta taxa de recidivas. O que caracteriza este tumor na histologia é a presença dos chamados "osteoblastos epitelioides". Não há casos documentados de transformação para osteossarcoma, portanto estes tumores não são considerados precursores dos osteossarcomas.
REFERÊNCIA: Czerniak B. Dorfman and Czerniak's Bone Tumors. 2nd Edition. Philadelphia: Elsevier; 2016. p. 200-355.

COMENTÁRIO SOBRE A QUESTÃO 08-04
AUTOR DA QUESTÃO: Maurício Etchebehere.
O tratamento cirúrgico aberto ou percutâneo dos osteomas osteoides apresenta resultados semelhantes quando se considera exclusivamente a cura do tumor. Entretanto, no tratamento percutâneo por radiofrequência, o número de complicações é menor, o tempo de internação é menor e o retorno às atividades esportivas também. As taxas de sucesso do tratamento são maiores do que 90% com a ablação por radiofrequência. Outras técnicas percutâneas utilizadas incluem ressecção com trefinas, ablação por laser e crioablação.
REFERÊNCIA: Atesok KI, Alman BA, Schemitsch EH, Peyser A, Mankin H. Osteoid osteoma and osteoblastoma. J Am Acad Orthop Surg. 2011;19(11):678-689.

COMENTÁRIO SOBRE A QUESTÃO 09-04
AUTOR DA QUESTÃO: Fábio Fernando Elói Pinto.
O osteoblastoma é uma rara neoplasia formadora de osso que representa menos de 1% dos tumores ósseos da Clínica Mayo. Apresentam predominância em homens na proporção de 3:1. Embora possa acometer qualquer osso, 40 a 50% das lesões estão localizadas na coluna vertebral, podendo cursar com escoliose dolorosa e/ou *déficit* neurológico.
REFERÊNCIA: Heck Jr. RK, Toy PC. Benign/aggressive tumors of bone. In: Azar FM, Beaty JH. Campbell's operative orthopaedics. 14th Edition. Philadelphia: Elsevier; 2021. p. 986-1008e3.

COMENTÁRIO SOBRE A QUESTÃO 10-04
AUTOR DA QUESTÃO: Fábio Fernando Elói Pinto.
O tratamento do osteoblastoma consiste em curetagem estendida ou ressecção. O enxerto ósseo do defeito pode ser necessário. Na coluna vertebral, a fusão instrumentada pode ser necessária se a ressecção causar instabilidade. Alguns autores recomendam a radioterapia adjuvante para lesões espinhais porque a cirurgia de revisão para recorrências nesta área é difícil. Outros autores notaram que algumas lesões removidas de forma incompleta subsequentemente permaneceram quiescentes. A maioria dos autores não recomenda a radioterapia, a menos que seja absolutamente necessário para lesões inoperáveis sintomáticas.
REFERÊNCIA: Heck Jr. RK, Toy PC. Benign/aggressive tumors of bone. In: Azar FM, Beaty JH. Campbell's operative orthopaedics. 14th Edition. Philadelphia: Elsevier; 2021. p. 986-1008e3.

COMENTÁRIO SOBRE A QUESTÃO 11-04
AUTOR DA QUESTÃO: Fábio Fernando Elói Pinto.
Conforme as manifestações clínicas e radiológicas podemos observar os seguintes subtipos do osteoblastoma clássico: osteoblastoma medular esponjoso e cortical, osteoblastoma periosteal e osteoblastoma esclerosante

multifocal. O osteoblastoma agressivo é um tumor localmente agressivo, caracterizado microscopicamente pelo número elevado de mitoses, atipia nuclear e numerosos osteoclastos.

REFERÊNCIA: De Vicenzi LF, Pierri CAA. Tumores benignos formadores de tecido ósseo: osteoma, osteoma osteoide e osteoblastoma. In: Camargo OP. Clínica Ortopédica – Tumores do Sistema Músculoesquelético. Rio de Janeiro: MEDSI; 2002. p. 715-721.

COMENTÁRIO SOBRE A QUESTÃO 12-04

AUTOR DA QUESTÃO: Fábio Fernando Elói Pinto.

Ao exame radiográfico, os principais diagnósticos diferenciais do osteoblastoma são abscesso de BRODIE e granuloma de células de LANGERHANS (histiocitose de células de LANGERHANS), por incidirem nas mesmas faixas etárias e idênticas localizações. O diagnóstico diferencial com outros processos tumorais deve ser feito, principalmente, com o fibroma não ossificante e o fibroma condromixoide, sobretudo quando situados nos ossos longos dos membros.

REFERÊNCIA: Próspero JD. Tumores Ósseos. São Paulo: Roca; 2001. p. 1-43.

COMENTÁRIO SOBRE A QUESTÃO 13-04

AUTOR DA QUESTÃO: Fábio Fernando Elói Pinto.

O osteossarcoma é uma neoplasia maligna mesenquimal do grupo de tumores primitivos que produzem tecido ósseo. É uma das mais frequentes neoplasias ósseas primárias malignas. Pode ser subdividido em osteossarcoma central e periférico.

REFERÊNCIA: Próspero JD. Tumores Ósseos. São Paulo: Roca; 2001. p. 1-43.

COMENTÁRIO SOBRE A QUESTÃO 14-04

AUTOR DA QUESTÃO: Fábio Fernando Elói Pinto.

O osteossarcoma central de baixo grau de malignidade, também denominado bem diferenciado ou esclerosante representa uma pequena parcela dos osteossarcomas, totalizando cerca de 4% dos casos, e apresenta melhor prognóstico em comparação com o tipo central clássico. Clinicamente apresenta curso lento, com sintomas inespecíficos, as vezes até assintomático.

REFERÊNCIA: Cassone AE. Tumores malignos formadores de tecido ósseo: osteossarcomas. In: Camargo OP. Clínica Ortopédica – Tumores do Sistema Músculoesquelético. Rio de Janeiro: MEDSI; 2002. p. 723-739.

COMENTÁRIO SOBRE A QUESTÃO 15-04

AUTOR DA QUESTÃO: Fábio Fernando Elói Pinto.

O osteossarcoma central de baixo grau de malignidade é histologicamente similar à displasia fibrosa, ao osteoblastoma e ao osteossarcoma parosteal. Caracteriza-se por um tecido fibroso, composto de células fusiformes com fibras colágenas entrelaçadas, sem pleomorfismo ou mitoses, apresentando filamentos de osteoide ou trabéculas ósseas mineralizadas.

REFERÊNCIA: Cassone AE. Tumores malignos formadores de tecido ósseo: osteossarcomas. In: Camargo OP. Clínica Ortopédica – Tumores do Sistema Músculoesquelético. Rio de Janeiro: MEDSI; 2002. p. 723-739.

COMENTÁRIO SOBRE A QUESTÃO 16-04

AUTOR DA QUESTÃO: Fábio Fernando Elói Pinto.

O osteossarcoma de pequenas células é uma variedade histológica que se assemelha ao tumor de EWING, principal diagnóstico diferencial. Representa apenas 1% dos osteossarcomas. Do ponto de vista clínico se comporta como o osteossarcoma central de alto grau. Tem localização preferencial na metáfise dos ossos longos e frequentemente invade a epífise, 15% dos casos acometem a diáfise. Radiologicamente caracteriza-se por uma lesão medular lítica, permeativa, com ruptura da cortical, reação periosteal agressiva e comprometimento dos tecidos moles.

REFERÊNCIA: Cassone AE. Tumores malignos formadores de tecido ósseo: osteossarcomas. In: Camargo OP. Clínica Ortopédica – Tumores do Sistema Músculoesquelético. Rio de Janeiro: MEDSI; 2002. p. 723-739.

COMENTÁRIO SOBRE A QUESTÃO 17-04
AUTOR DA QUESTÃO: Fábio Fernando Elói Pinto.

Os osteossarcomas secundários raramente ocorrem em pacientes jovens, mas constituem quase metade dos osteossarcomas em pacientes com mais de 50 anos. Os fatores mais comuns associados a osteossarcomas secundários incluem doença de PAGET e radioterapia prévia. A incidência de osteossarcoma na doença de PAGET é de aproximadamente 1% e pode ser maior (5% a 10%) em pacientes com doença poliostótica avançada. O osteossarcoma de PAGET ocorre mais comumente em pacientes entre a sexta e a oitava décadas de vida, e a pelve é o local mais comum. O osteossarcoma associado à radiação ocorre em aproximadamente 1% dos pacientes tratados com mais de 2500 cGy. O tempo para o início do osteossarcoma secundário é em média de 10 a 15 anos após a exposição à radiação, mas pode ocorrer de 3 anos a várias décadas após o tratamento.

REFERÊNCIA: Heck Jr. RK, Toy PC. Malignant tumors of bone. In: Azar FM, Beaty JH. Campbell's operative orthopaedics. 14th Edition. Philadelphia: Elsevier; 2021. p. 1009-1048e7.

COMENTÁRIO SOBRE A QUESTÃO 18-04
AUTOR DA QUESTÃO: Fábio Fernando Elói Pinto.

O osteossarcoma de alto grau de superfície é o tipo menos comum de osteossarcoma. Como o nome indica, é um tumor agressivo que surge na parte externa da cortical. As radiografias mostram uma lesão invasiva com bordas mal definidas. Semelhante ao osteossarcoma convencional, a aparência microscópica é a de um tumor de alto grau com hipercelularidade, figuras mitóticas e pleomorfismo nuclear acentuado. Em contraste com o osteossarcoma parosteal, o envolvimento medular é comum no momento do diagnóstico.

REFERÊNCIA: Heck Jr. RK, Toy PC. Malignant tumors of bone. In: Azar FM, Beaty JH. Campbell's operative orthopaedics. 14th Edition. Philadelphia: Elsevier; 2021. p. 1009-1048e7.

COMENTÁRIOS SOBRE AS QUESTÕES 19-04 e 20-04
AUTOR DA QUESTÃO 19-04: Marcos Hajime Tanaka.
AUTOR DA QUESTÃO 20-04: Fábio Fernando Elói Pinto.

Os fatores prognósticos mais importantes no momento do diagnóstico são a presença e a localização das metástases. Aproximadamente 15% dos pacientes com osteossarcoma apresentam metástases pulmonares detectáveis no momento do diagnóstico. Pacientes com metástases não pulmonares (por exemplo, metástases ósseas) têm prognóstico ainda pior, com menos de 5% de sobrevida em longo prazo. O tamanho do tumor primário também parece ter significado prognóstico. Os osteossarcomas secundários a PAGET continuam a ter um prognóstico ruim, com menos de 15% de sobrevida em longo prazo. Os osteossarcomas associados à radioterapia são considerados de mau prognóstico.

REFERÊNCIA: Heck Jr. RK, Toy PC. Malignant tumors of bone. In: Azar FM, Beaty JH. Campbell's operative orthopaedics. 14th Edition. Philadelphia: Elsevier; 2021. p. 1009-1048e7.

COMENTÁRIO SOBRE A QUESTÃO 21-04
AUTOR DA QUESTÃO: Fábio Fernando Elói Pinto.

O paciente com osteossarcoma de alto grau tem micrometástases não detectáveis ao diagnóstico. Logo, o objetivo da quimioterapia neoadjuvante é tratar essas micrometástases. A resposta histológica do tumor primário à quimioterapia neoadjuvante demonstrou ser um bom preditor de sobrevida em longo prazo. Mais de 90% de necrose tumoral indica um prognóstico muito bom. O osteossarcoma de baixo grau pode ser tratado com ressecção ampla ou amputação sem quimioterapia. Cerca de 10% dos pacientes apresentam recorrência local após ressecção ampla ou amputação.

REFERÊNCIA: Heck Jr. RK, Toy PC. Malignant tumors of bone. In: Azar FM, Beaty JH. Campbell's operative orthopaedics. 14th Edition. Philadelphia: Elsevier; 2021. p. 1009-1048e7.

COMENTÁRIO SOBRE A QUESTÃO 22-04
AUTOR DA QUESTÃO: Alex Guedes.

As ilhas ósseas, também chamadas de enostoses, são lesões benignas do osso esponjoso. Geralmente são assintomáticas e descobertas incidentalmente. Quase qualquer osso pode estar envolvido, mas a pelve e o fêmur são os locais mais comuns.

REFERÊNCIA: Heck Jr. RK, Toy PC. Benign bone tumors and nonneoplastic conditions simulating bone tumors. In: Azar FM, Beaty JH. Campbell's operative orthopaedics. 14th Edition. Philadelphia: Elsevier; 2021. p. 957-985e3.

COMENTÁRIO SOBRE A QUESTÃO 23-04
AUTORA DA QUESTÃO: Suely Akiko Nakagawa.

Os tumores podem exibir diferentes níveis de matriz mineralizada e podem ter diferentes graus de densidade radiográfica e de atividade cintilográfica. A reação periosteal adjacente, às vezes pode mimetizar uma fratura de *stress*. A lesão intramedular e a lesão localizada no osso esponjoso produzem menos esclerose reacional. Entretanto, tais lesões podem provocar uma reação multilamelar exuberante, e pode envolver um longo segmento da diáfise. Esclerose perilesional mínima ou ausente é também uma característica comum no osteoma osteoide localizado perto ou no osso justarticular e nas lesões subperiosteais.

REFERÊNCIA: Czerniak B. Dorfman and Czerniak's Bone Tumors. 2nd Edition. Philadelphia: Elsevier; 2016. p. 144-199.

COMENTÁRIO SOBRE A QUESTÃO 24-04
AUTORA DA QUESTÃO: Suely Akiko Nakagawa.

O osteoblastoma é um tumor formador de osso localmente agressivo, morfologicamente semelhante ao osteoma osteoide, mas com potencial de crescimento e geralmente >2 cm de dimensão.

REFERÊNCIA: Amary F, Bredella MA, Horvai AE, Mahar AM. Osteoblastoma. In: WHO Classification of Tumours Editorial Board. Soft tissue and bone tumours. 5th Edition. Lyon: International Agency for Research on Cancer; 2020. p. 397-399.

COMENTÁRIO SOBRE A QUESTÃO 25-04
AUTORA DA QUESTÃO: Suely Akiko Nakagawa.

A distribuição etária é bimodal, com o primeiro grande pico ocorrendo durante a segunda década de vida, e o segundo, bem menor, sendo observado em pacientes com mais de 50 anos.

REFERÊNCIA: Czerniak B. Dorfman and Czerniak's Bone Tumors. 2nd Edition. Philadelphia: Elsevier; 2016. p. 200-355.

COMENTÁRIO SOBRE A QUESTÃO 26-04
AUTORA DA QUESTÃO: Suely Akiko Nakagawa.

O osteossarcoma parosteal é um tumor que cresce lentamente e recidiva se não for completamente ressecado. É um tumor em que áreas de desdiferenciação estão associadas com a capacidade de metastatizar para outros sítios. A sobrevida global em 5 anos é de 85% a 90%, e os tumores dos pacientes que desenvolveram metástases, quase que invariavelmente mostraram aumento do grau histológico para desdiferenciação. Por outro lado, pacientes que foram submetidos à ressecção ampla de um tumor completamente de baixo grau tiveram baixo risco de recorrência local e de metástase. O envolvimento medular ocorre mais frequentemente nos pacientes com tumores de maior grau histológico, incluindo tumores desdiferenciados; está relacionado a múltiplas recorrências e não se correlaciona, por si só, com pior prognóstico. Exames com cortes axiais podem indicar a necessidade de excisão mais extensa. Lesões de maior grau histológico e as desdiferenciadas são tratadas com quimioterapia e ressecção ampla.

REFERÊNCIA: Czerniak B. Dorfman and Czerniak's Bone Tumors. 2nd Edition. Philadelphia: Elsevier; 2016. p. 200-355.

COMENTÁRIO SOBRE A QUESTÃO 27-04
AUTORA DA QUESTÃO: Suely Akiko Nakagawa.

Cerca de 50% de todos os osteoma osteoides ocorrem nos ossos longos dos membros inferiores, e o colo femoral é o sítio anatômico mais frequente. O osteoma osteoide ocorre menos frequentemente nos ossos lon-

gos dos membros superiores, e os ossos do cotovelo são os sítios mais frequentes na extremidade superior. Os osteomas osteoides estão frequentemente presentes nos pequenos ossos das mãos e dos pés.
REFERÊNCIA: Czerniak B. Dorfman and Czerniak's Bone Tumors. 2nd Edition. Philadelphia: Elsevier; 2016. p. 144-199.

COMENTÁRIO SOBRE A QUESTÃO 28-04
AUTORA DA QUESTÃO: Suely Akiko Nakagawa.
Os osteomas osteoides raramente ocorrem no esqueleto axial, porém, se presentes, são usualmente encontrados no segmento lombar. Na vértebra, eles estão quase que exclusivamente localizados na região do arco posterior. A localização primária no corpo vertebral é rara. O osteoma osteoide muito raramente ocorre nos ossos planos e quase nunca nos ossos craniofaciais.
REFERÊNCIA: Czerniak B. Dorfman and Czerniak's Bone Tumors. 2nd Edition. Philadelphia: Elsevier; 2016. p. 144-199.

COMENTÁRIO SOBRE A QUESTÃO 29-04
AUTORA DA QUESTÃO: Suely Akiko Nakagawa.
Os osteomas osteoides são lesões comuns que correspondem a cerca de 10% a 12% de todos os tumores benignos. Eles usualmente ocorrem nos adolescentes e adultos jovens. O acometimento entre sexo masculino/feminino é de aproximadamente 2:1. Ocorrência familiar raramente tem sido descrita. Mais de 80% dos pacientes estão entre 5 e 25 anos, e o pico de incidência está na 2.ª década de vida.
REFERÊNCIA: Czerniak B. Dorfman and Czerniak's Bone Tumors. 2nd Edition. Philadelphia: Elsevier; 2016. p. 144-199.

COMENTÁRIO SOBRE A QUESTÃO 30-04
AUTORA DA QUESTÃO: Suely Akiko Nakagawa.
O osteosarcoma convencional pode crescer em qualquer osso, mas a vasta maioria se origina nos ossos longos das extremidades, mais comumente no segmento distal do fêmur (30%), seguido dos segmentos proximais da tíbia (15%) e do úmero (15%).
REFERÊNCIA: Baumhouer D, Bohling TO, Cates JMM, Cleton-Jansen AM, Hogendoorn PCW, O'Donnell PG, Rosenberg AE. Osteosarcoma. In: WHO Classification of Tumours Editorial Board. Soft tissue and bone tumours. 5th Edition. Lyon: International Agency for Research on Cancer; 2020. p. 403-409.

COMENTÁRIO SOBRE A QUESTÃO 31-04
AUTORA DA QUESTÃO: Suely Akiko Nakagawa.
Nos ossos longos, o tumor é usualmente metafisário (90%) e raramente se desenvolve nas diáfises (9%) ou epífises.
REFERÊNCIA: Baumhouer D, Bohling TO, Cates JMM, Cleton-Jansen AM, Hogendoorn PCW, O'Donnell PG, Rosenberg AE. Osteosarcoma. In: WHO Classification of Tumours Editorial Board. Soft tissue and bone tumours. 5th Edition. Lyon: International Agency for Research on Cancer; 2020. p. 403-409.

COMENTÁRIO SOBRE A QUESTÃO 32-04
AUTORA DA QUESTÃO: Suely Akiko Nakagawa.
O efeito de massa do tumor pode levantar o periósteo da cortical, produzindo interface triangular, denominada triângulo de CODMAN.
REFERÊNCIA: Czerniak B. Dorfman and Czerniak's Bone Tumors. 2nd Edition. Philadelphia: Elsevier; 2016. p. 200-355.

COMENTÁRIO SOBRE A QUESTÃO 33-04
AUTORA DA QUESTÃO: Suely Akiko Nakagawa.
A reação periosteal é um outro indicador da presença ou ausência de agressividade do tumor. Tumores agressivos frequentemente resultam em reações periosteais multilamelares e interrompidas. A reação periosteal no sarcoma de EWING é comumente paralela ao eixo longo do osso, assemelhando-se a uma "casca de cebola", embora o osteossarcoma também possa produzir reação semelhante. A reação periosteal dos osteossarcomas frequentemente se estende perpendicularmente ao eixo longo do osso, dando aspecto espiculado, em "pelo eriçado" ou "raios-do-sol". Processos indolentes produzem reações mais grossas, mais sólidas, uni lamelares.
REFERÊNCIA: Czerniak B. Dorfman and Czerniak's Bone Tumors. 2nd Edition. Philadelphia: Elsevier; 2016. p. 200-355.

COMENTÁRIO SOBRE A QUESTÃO 34-04
AUTORA DA QUESTÃO: Suely Akiko Nakagawa. O osteosarcoma telangiectásico é tipicamente uma lesão lítica com padrão de crescimento destrutivo permeativo.
REFERÊNCIA: Czerniak B. Dorfman and Czerniak's Bone Tumors. 2nd Edition. Philadelphia: Elsevier; 2016. p. 200-355.

COMENTÁRIO SOBRE A QUESTÃO 35-04
AUTORA DA QUESTÃO: Suely Akiko Nakagawa. O crescimento rápido do osteosarcoma telangiectásico frequentemente expande o contorno do osso e mos-tra característica interrupção da cortical com mínima ou nenhuma formação óssea periosteal. Neste tipo de osteosarcoma, a reação periosteal é frequentemente multilamelar, em "casca de cebola".
REFERÊNCIA: Czerniak B. Dorfman and Czerniak's Bone Tumors. 2nd Edition. Philadelphia: Elsevier; 2016. p. 200-355.

COMENTÁRIO SOBRE A QUESTÃO 36-04
AUTORA DA QUESTÃO: Suely Akiko Nakagawa. O padrão de rápido crescimento do osteossarcoma telangiectásico pode simular um cisto ósseo aneurismático. Este tipo de osteosarcoma pode ter aparência radiográfica com margens bem demarcadas, simulando um cisto ósseo benigno. A natureza cística multilobulada da lesão com níveis líquidos são bem documentadas pela ressonância magnética.
REFERÊNCIA: Czerniak B. Dorfman and Czerniak's Bone Tumors. 2nd Edition. Philadelphia: Elsevier; 2016. p. 200-355.

COMENTÁRIO SOBRE A QUESTÃO 37-04
AUTORA DA QUESTÃO: Suely Akiko Nakagawa.
O osteosarcoma parosteal é um tumor raro e corresponde a cerca de 3% de todos os osteossarcomas. Tipi-camente acomete pacientes com esqueletos maduros. O pico de incidência é durante a 3.ª e 4.ª décadas da vida. Aproximadamente 20% dos casos ocorrem durante a 2.ª década da vida.
REFERÊNCIA: Czerniak B. Dorfman and Czerniak's Bone Tumors. 2nd Edition. Philadelphia: Elsevier; 2016. p. 200-355.

COMENTÁRIO SOBRE A QUESTÃO 38-04
AUTORA DA QUESTÃO: Suely Akiko Nakagawa. O osteosarcoma parosteal tem distribuição anatômica peculiar, com mais de 80% dos casos localizados na superfície distal do fêmur, na porção superior da região poplítea.
REFERÊNCIA: Czerniak B. Dorfman and Czerniak's Bone Tumors. 2nd Edition. Philadelphia: Elsevier; 2016. p. 200-355.

COMENTÁRIO SOBRE A QUESTÃO 39-04
   AUTORA DA QUESTÃO: Suely Akiko Nakagawa.
   O osteosarcoma parosteal tem distribuição anatômica peculiar, com mais de 80% dos casos localizados na superfície distal do fêmur, na porção superior da região poplítea. O segundo sítio de acometimento mais comum é a tíbia, em que quase todos os casos envolvem a região da superfície metafisária proximal da tíbia. Casos individuais tem sido relatado na região proximal do úmero e outros ossos longos tubulares.
   REFERÊNCIA: Czerniak B. Dorfman and Czerniak's Bone Tumors. 2nd Edition. Philadelphia: Elsevier; 2016. p. 200-355.

COMENTÁRIO SOBRE A QUESTÃO 40-04
   AUTORA DA QUESTÃO: Suely Akiko Nakagawa.
   O osteosarcoma parosteal com envolvimento medular é difícil de avaliar nas radiografias simples. Está usualmente presente nos estágios avançados e é mais bem documentado pela ressonância magnética e tomografia computadorizada. Casos com envolvimento medular apresentam dificuldade de diferenciação no diagnóstico, pois podem estar relacionados com osteossarcoma medular bem diferenciado com extensão para os tecidos moles. No osteosarcoma parosteal, a massa principal usualmente está localizada nos tecidos moles, e possui menor componente intramedular.
   REFERÊNCIA: Czerniak B. Dorfman and Czerniak's Bone Tumors. 2nd Edition. Philadelphia: Elsevier; 2016. p. 200-355.

COMENTÁRIO SOBRE A QUESTÃO 41-04
   AUTORA DA QUESTÃO: Suely Akiko Nakagawa.
   O osteoblastoma benigno tem uma única predileção pelo esqueleto axial, com mais de 40% dos casos envolvendo a coluna vertebral, sacro, e porção proximal do esqueleto apendicular como pelve e fêmur proximal. O segundo sítio mais frequente é a mandíbula, seguida dos ossos craniofaciais.
   REFERÊNCIA: Czerniak B. Dorfman and Czerniak's Bone Tumors. 2nd Edition. Philadelphia: Elsevier; 2016. p. 144-199.

COMENTÁRIO SOBRE A QUESTÃO 42-04
   AUTOR DA QUESTÃO: Alexandre David.
   Osteomas costumam ser achados radiológicos em exames de imagem feitos por outros motivos. Formados por osso compacto de crescimento muito lento, preferem os ossos de origem membranosa, geralmente a periferia de crânio, mandíbula e ossos da face. Quando em ossos longos, são localizados nas regiões intramedulares na epífise ou metáfise. Pelve e vértebras também são acometidas.
   REFERÊNCIA: Baumhoer D, Bredella MA, Sumathi VP. Osteoma. In: WHO Classification of Tumours Editorial Board. Soft tissue and bone tumours. 5th Edition. Lyon: International Agency for Research on Cancer; 2020. p. 391-393.

COMENTÁRIO SOBRE A QUESTÃO 43-04
   AUTOR DA QUESTÃO: Alex Guedes.
   Os osteoblastomas são mais raros que os osteomas osteoides, representando <1% dos tumores ósseos primários. O pico de incidência é entre a segunda e a terceira décadas de vida. O osteoblastoma é duas vezes mais frequente em homens do que em mulheres.
   REFERÊNCIA: Amary F, Bredella MA, Horvai AE, Mahar AM. Osteoid osteoma. In: WHO Classification of Tumours Editorial Board. Soft tissue and bone tumours. 5th Edition. Lyon: International Agency for Research on Cancer; 2020. p. 394-396.

COMENTÁRIO SOBRE A QUESTÃO 44-04
   AUTOR DA QUESTÃO: Alexandre David.
   A coluna vertebral, em especial o arco neural (elementos posteriores), é o local mais frequente, acometido em mais de um terço dos casos. Embora os tumores possam se estender para o corpo vertebral, eles são muito

raramente vistos isoladamente no corpo vertebral. Outros locais incluem a pelve, os membros (particularmente fêmur e tíbia), os maxilares e outros ossos craniofaciais. No entanto, qualquer osso pode estar envolvido.

REFERÊNCIA: Amary F, Bredella MA, Horvai AE, Mahar AM. Osteoblastoma. In: WHO Classification of Tumours Editorial Board. Soft tissue and bone tumours. 5th Edition. Lyon: International Agency for Research on Cancer; 2020. p. 397-399.

COMENTÁRIO SOBRE A QUESTÃO 45-04
AUTOR DA QUESTÃO: Alexandre David.

O osteossarcoma convencional tem um amplo espectro histomorfológico. Essencial para o diagnóstico é a identificação da formação óssea neoplásica. O tumor cresce com padrão permeativo, substituindo o espaço medular e envolvendo e erodindo trabéculas pré-existentes, preenche e expande os sistemas haversianos dentro do osso cortical. As células neoplásicas tipicamente demonstram anaplasia grave e pleomorfismo, podendo ser fusiformes, plasmocitoides ou epitelioides. As células neoplásicas frequentemente tornam-se pequenas e normalizadas na aparência (mimetizando osteócitos benignos) quando circundadas por matriz óssea. A atividade mitótica é geralmente rápida, e figuras mitóticas atípicas abundantes estão frequentemente presentes, que são úteis no diagnóstico diferencial de miméticos benignos de osteossarcoma. Nenhuma quantidade mínima de formação óssea é necessária; qualquer quantidade é suficiente para fazer o diagnóstico.

REFERÊNCIA: Baumhouer D, Bohling TO, Cates JMM, Cleton-Jansen AM, Hogendoorn PCW, O'Donnell PG, Rosenberg AE. Osteosarcoma. In: WHO Classification of Tumours Editorial Board. Soft tissue and bone tumours. 5th Edition. Lyon: International Agency for Research on Cancer; 2020. p. 403-409.

COMENTÁRIO SOBRE A QUESTÃO 46-04
AUTOR DA QUESTÃO: Alexandre David.

No osteossarcoma telangiectásico, o tumor é composto por espaços císticos cheios de sangue ou vazios, simulando de perto o cisto ósseo aneurismático. Os septos apresentam espessura variável e são povoados por células pleomórficas com hipercromasia nuclear substancial. Algumas células malignas podem ser vistas flutuando nas áreas hemorrágicas. Mitoses atípicas são facilmente identificadas. A formação de osteoide é geralmente focal e confluente, mas pode estar ausente em uma biópsia. Os septos também contêm células gigantes do tipo osteoclastos. Nas bordas da lesão, é frequentemente observada permeação do tumor por entres as trabéculas ósseas pré-existentes.

REFERÊNCIA: Baumhouer D, Bohling TO, Cates JMM, Cleton-Jansen AM, Hogendoorn PCW, O'Donnell PG, Rosenberg AE. Osteosarcoma. In: WHO Classification of Tumours Editorial Board. Soft tissue and bone tumours. 5th Edition. Lyon: International Agency for Research on Cancer; 2020. p. 403-409.

COMENTÁRIO SOBRE A QUESTÃO 47-04
AUTOR DA QUESTÃO: Alexandre David.

As radiografias mostram massa lobular mineralizada na superfície óssea, mais densa centralmente do que perifericamente. A fixação ao osso pode ser delgada ou larga, com o restante da lesão separado por um plano de clivagem radioluscente, representando periósteo íntegro. A cortical subjacente pode estar normal, espessada ou destruída.

REFERÊNCIA: Wang J, Nord KH, O'Donnell PG, Yoshida A. Parosteal osteosarcoma. In: WHO Classification of Tumours Editorial Board. Soft tissue and bone tumours. 5th Edition. Lyon: International Agency for Research on Cancer; 2020. p. 410-413.

COMENTÁRIO SOBRE A QUESTÃO 48-04
AUTOR DA QUESTÃO: Alexandre David.

O osteossarcoma periosteal geralmente ocorre na diáfise do fêmur e da tíbia. Ocasionalmente, casos ocorrem em outros ossos longos e ossos planos, com raros exemplos surgindo em ossos craniofaciais e acrais. Raros casos metacrônicos e sincrônicos bilaterais foram documentados, e um único caso foi registrado em um paciente com síndrome de Marfan.

REFERÊNCIA: Bonar SFM, Klein MJ, O'Donnell PG. Periosteal osteosarcoma. In: WHO Classification of Tumours Editorial Board. Soft tissue and bone tumours. 5th Edition. Lyon: International Agency for Research on Cancer; 2020. p. 414-416.

COMENTÁRIO SOBRE A QUESTÃO 49-04

AUTOR DA QUESTÃO: Alexandre David.

Lesão osteoblástica benigna, geralmente dolorosa e da infância, pode se localizar em qualquer perímetro do osso, normalmente na cortical, onde produz muito osso reacional, sendo difícil, muitas vezes, sua localização pela radiografia simples. A tomografia computadorizada usualmente localiza a lesão. Na medular quase não provoca osso reacional.

REFERÊNCIA: Prospero JD. Tumores Ósseos. São Paulo: Roca; 2001. p. 1-43.

COMENTÁRIO SOBRE A QUESTÃO 50-04

AUTOR DA QUESTÃO: Maurício Etchebehere.

Os pacientes portadores de osteossarcomas que se apresentam com metástases ósseas apresentam sobrevida melhor quando os tumores das extremidades são ressecados. Mas não há benefício do tratamento cirúrgico em relação à sobrevida global para os pacientes com tumores localizados no esqueleto axial e ossos pélvicos. O tamanho do tumor nos pacientes com metástases na entrada não influenciou a sobrevida. Por fim, nestes pacientes portadores de tumores nas extremidades a amputação ou a preservação do membro não alteraram a sobrevida global.

REFERÊNCIA: Song K, Song J, Lin K, Chen F, Ma X, Jiang J, Li F. Survival analysis of patients with metastatic osteosarcoma: a Surveillance, Epidemiology, and End Results population-based study. Int Orthop. 2019;43(8):1983-1991.

COMENTÁRIO SOBRE A QUESTÃO 51-04

AUTOR DA QUESTÃO: Alexandre David.

O osteoblastoma é por vezes indiferenciável, no anatomopatológico, do osteoma osteoide, contudo a clínica menos dolorosa e o maior volume físico e radiológico, contribuem para elucidar o diagnóstico.

REFERÊNCIA: Próspero JD. Tumores Ósseos. São Paulo: Roca; 2001. p. 1-43.

COMENTÁRIO SOBRE A QUESTÃO 52-04

AUTOR DA QUESTÃO: Alexandre David.

Os sarcomas ósseos apesar de permeativos na radiografia, costumam estender-se no canal medular de uma maneira uniforme, uma informação fundamental para o cirurgião definir sua margem de ressecção. A ressonância magnética nos dá esse dado como nenhum outro método.

REFERÊNCIA: Próspero JD. Tumores Ósseos. São Paulo: Roca; 2001. p. 1-43.

COMENTÁRIO SOBRE A QUESTÃO 53-04

AUTOR DA QUESTÃO: Alexandre David.

A clínica e a radiologia do osteoma osteoide e da fratura por *stress* podem ser muito semelhantes, com dor de piora noturna, limitação funcional do quadril acometido e bom estado geral. Ambos costumam dar reação com formação óssea densa periférica, geralmente no calcar, contudo a radiografia ou a tomografia computadorizada costumam revelar a diferença que no osteoma osteoide possui um *nidus* arredondado e na fratura por *stress* mostra um traço em direção à periferia.

REFERÊNCIA: Petrilli MT. Osteoma Osteóide. In: Diniz T, Jesus-Garcia Filho R, Sociedade Brasileira de Ortopedia e Traumatologia. Tumores Ósseos e Sarcomas dos Tecidos Moles. Rio de Janeiro: Guanabara Koogan; 2013. p. 28-29.

COMENTÁRIO SOBRE A QUESTÃO 54-04
AUTOR DA QUESTÃO: Alexandre David.

Tratando-se de um tumor benigno agressivo, o tratamento preferencial é a ressecção cirúrgica, seja por margem marginal ou intralesional com adjuvantes e reconstrução, quando necessária, com enxertia ou cimentação. A radioterapia está reservada como exceção para complementação em locais de acesso com muito dano.

REFERÊNCIA: Teixeira LEM. Osteoblastoma. In: Diniz T, Jesus-Garcia Filho R, Sociedade Brasileira de Ortopedia e Traumatologia. Tumores Ósseos e Sarcomas dos Tecidos Moles. Rio de Janeiro: Guanabara Koogan; 2013. p. 30-31.

COMENTÁRIO SOBRE A QUESTÃO 55-04
AUTOR DA QUESTÃO: Alexandre David.

Pacientes com osteossarcoma convencional nos membros, antes da década de 70, eram praticamente todos amputados. Somente 20% sobreviviam 5 anos. Com o advento da poliquimioterapia, esses índices superaram os 70% nos casos de tumores pequenos, tratados rapidamente e com boa resposta à terapia medicamentosa.

REFERÊNCIA: Jesus-Garcia Filho R. Osteossarcoma. In: Diniz T, Jesus-Garcia Filho R, Sociedade Brasileira de Ortopedia e Traumatologia. Tumores Ósseos e Sarcomas dos Tecidos Moles. Rio de Janeiro: Guanabara Koogan; 2013. p. 32-40.

COMENTÁRIO SOBRE A QUESTÃO 56-04
AUTOR DA QUESTÃO: Alexandre David.

A síndrome de GARDNER é caracterizada por osteomas múltiplos, associados a polipose intestinal, cistos epidermoides de inclusão e tumores desmoides, sendo uma doença de origem familiar.

REFERÊNCIA: De Vicenzi LF, Pierri CAA. Tumores benignos formadores de tecido ósseo: osteoma, osteoma osteoide e osteoblastoma. In: Camargo OP. Clínica Ortopédica – Tumores do Sistema Músculoesquelético. Rio de Janeiro: MEDSI; 2002. p. 715-721.

COMENTÁRIO SOBRE A QUESTÃO 57-04
AUTOR DA QUESTÃO: Alexandre David.

O diagnóstico diferencial deve ser realizado com corpo estranho reacional, osteomielite, cisto mucoide intraósseo, osteocondrite e osteossarcoma.

REFERÊNCIA: De Vicenzi LF, Pierri CAA. Tumores benignos formadores de tecido ósseo: osteoma, osteoma osteoide e osteoblastoma. In: Camargo OP. Clínica Ortopédica – Tumores do Sistema Músculoesquelético. Rio de Janeiro: MEDSI; 2002. p. 715-721.

COMENTÁRIO SOBRE A QUESTÃO 58-04
AUTOR DA QUESTÃO: Alexandre David.

Devido à grande osteólise demonstrada no osteossarcoma telangiectásico, e por ocorrer nos mesmos locais e faixa etária, confundir o mesmo com o cisto aneurismático é muito grave, pois a abordagem deste é totalmente diferente do primeiro. A biópsia adequada em casos de dúvida vai prevenir uma conduta que poderá levar a uma amputação desnecessária, além de disseminação.

REFERÊNCIA: Cassone AE. Tumores malignos formadores de tecido ósseo: osteossarcomas. In: Camargo OP. Clínica Ortopédica – Tumores do Sistema Músculoesquelético. Rio de Janeiro: MEDSI; 2002. p. 723-739.

COMENTÁRIO SOBRE A QUESTÃO 59-04
AUTOR DA QUESTÃO: Alex Guedes.

O sintoma mais comum é a dor que geralmente continua por várias semanas a meses. A dor gradualmente se torna mais grave e, eventualmente, é acompanhada por edema. A pele sobrejacente parece quente e tem vasculatura superficial proeminente. O edema é muitas vezes acompanhado por alguma limitação de movimento. Dor na articulação adjacente e acúmulo de líquido também podem estar presentes. No momento da apresentação, alguns pacientes podem apresentar perda de peso; geralmente está associada à doença disseminada, que é mais frequente na forma de metástases pulmonares.

REFERÊNCIA: Czerniak B. Dorfman and Czerniak's Bone Tumors. 2nd Edition. Philadelphia: Elsevier; 2016. p. 200-355.

COMENTÁRIO SOBRE A QUESTÃO 60-04
AUTOR DA QUESTÃO: Alexandre David.

O osteoblastoma deve ser diferenciado do osteossarcoma, do osteoma osteoide e do cisto ósseo aneurismático. Osteoblastomas que atingem tamanhos superiores a 4 cm e apresentam neoformação óssea periosteal proeminente ou exuberante apresentam problemas em sua diferenciação radiográfica com o osteossarcoma. Esse grupo de osteoblastomas também pode apresentar características histológicas que podem ser interpretadas erroneamente como sinais de malignidade pelo patologista. O osteoblastoma difere do osteoma osteoide por apresentar maior potencial de crescimento, pois excede 2 cm de diâmetro. Além disso, frequentemente não apresenta dor noturna distinta que possa ser aliviada pela aspirina. A esclerose periférica secundária pode ser mínima ou ausente. Ainda assim, há casos com características compostas que se enquadram entre osteoma osteoide e osteoblastoma. Cistos ósseos aneurismáticos representam problema distinto, pois frequentemente ocorrem como fenômenos secundários, superpostos a osteoblastomas subjacentes. Além disso, os cistos ósseos aneurismáticos primários não associados a lesões subjacentes têm predileção pelos mesmos sítios anatômicos dos osteoblastomas. Isto é particularmente verdadeiro no que diz respeito à sua ocorrência no arco neural posterior das vértebras. A formação óssea reativa em áreas sólidas ou septos de um cisto ósseo aneurismático não deve ser interpretada como evidência de osteoblastoma subjacente. Os cistos ósseos aneurismáticos podem conter zonas microscópicas de osteoide reativo e osso novo que diferem das trabéculas pequenas, irregulares e anastomosantes presentes no *nidus*.

REFERÊNCIA: Czerniak B. Dorfman and Czerniak's Bone Tumors. 2nd Edition. Philadelphia: Elsevier; 2016. p. 144-199.

COMENTÁRIO SOBRE A QUESTÃO 61-04
AUTOR DA QUESTÃO: Alexandre David.

A superfície externa da cortical que recobre o tumor pode demonstrar reação periosteal proeminente que pode ser na forma de osso novo periosteal, irregularidade cortical nebulosa e difusa, ou ambas as características. Ocasionalmente, o tumor pode formar estrias perpendiculares ou irradiantes ("raios-do-sol"). Esse tipo de reação periosteal pode ser visto na superfície óssea sem evidência radiográfica de extensão para tecidos moles, mas geralmente é observado dentro do componente de tecido mole do tumor que recobre uma área de ruptura cortical. O tumor que cresce na superfície óssea pode elevar o periósteo e induzir reação periosteal na forma de um triângulo aberto recobrindo o lado diafisário da lesão. Esse tipo de reação é conhecido como triângulo de CODMAN. Às vezes, a reação periosteal pode ser na forma de múltiplas camadas ("casca de cebola"), mais tipicamente observadas em tumores de pequenas células envolvendo ossos e em osteossarcomas com localização diafisária em vez de metafisária.

REFERÊNCIA: Czerniak B. Dorfman and Czerniak's Bone Tumors. 2nd Edition. Philadelphia: Elsevier; 2016. p. 200-355.

COMENTÁRIO SOBRE A QUESTÃO 62-04
AUTOR DA QUESTÃO: Alex Guedes.

Histologicamente, tanto o osteoma quanto a ilha óssea são compostos por osso compacto denso com sistema haversiano intraósseo. Os osteomas parosteais podem ser trabeculares. O osso lesional apresenta múltiplas linhas de cimento paralelas, indicando lenta taxa de crescimento.

REFERÊNCIA: Czerniak B. Dorfman and Czerniak's Bone Tumors. 2nd Edition. Philadelphia: Elsevier; 2016. p. 200-355.

COMENTÁRIO SOBRE A QUESTÃO 63-04
AUTOR DA QUESTÃO: Fernando Brasil do Couto Filho.

No osteossarcoma, a radioterapia não é indicada de rotina, uma vez que este tumor é altamente resistente à irradiação.

REFERÊNCIA: Jesus-Garcia R. Diagnóstico e Tratamento de Tumores Ósseos. 2.ª Edição. Rio de Janeiro: Elsevier; 2013. p. 87-147.

COMENTÁRIO SOBRE A QUESTÃO 64-04
AUTOR DA QUESTÃO: Fernando Brasil do Couto Filho.

Aproximadamente metade dos osteossarcomas centrais ocorre na região do joelho, sendo a extremidade distal do fêmur a localização mais frequente. Na radiografia, a reação periosteal está presente e pode ter a aparência de "raios-do-sol". Pode haver também, o conhecido triângulo de CODMAN, que representa o levantamento do periósteo.

REFERÊNCIA: Jesus-Garcia R. Diagnóstico e Tratamento de Tumores Ósseos. 2.ª Edição. Rio de Janeiro: Elsevier; 2013. p. 87-147.

COMENTÁRIO SOBRE A QUESTÃO 65-04
AUTOR DA QUESTÃO: Alex Guedes.

O osteoma é comum nos ossos craniofaciais e muito raro no restante do esqueleto, com incidência na população geral variando entre 0,014% e 0,43%, segundo diferentes autores. No entanto, incidências tão altas quanto 3% têm sido relatadas para osteomas de seios paranasais.

REFERÊNCIA: Rezeanu L. Lesions characterized by osteoid deposition and nonaggressive radiology. In: Deyrup AT, Siegal GP. Practical orthopedic pathology: a diagnostic approach. Philadelphia: Elsevier; 2016. p. 67-83.

COMENTÁRIO SOBRE A QUESTÃO 66-04
AUTOR DA QUESTÃO: Alex Guedes.

Os osteomas têm predileção por ossos craniofaciais, com aproximadamente 75% dos casos surgindo nos seios frontal e etmoidal. As tábuas (interna e externa) do crânio e a mandíbula também estão envolvidos. O restante do esqueleto é raramente afetado, sendo a metáfise e diáfise de ossos longos, vértebras e pelve os locais mais comuns.

REFERÊNCIA: Rezeanu L. Lesions characterized by osteoid deposition and nonaggressive radiology. In: Deyrup AT, Siegal GP. Practical orthopedic pathology: a diagnostic approach. Philadelphia: Elsevier; 2016. p. 67-83.

COMENTÁRIO SOBRE A QUESTÃO 67-04
AUTOR DA QUESTÃO: Alex Guedes.

As ilhas ósseas são geralmente lesões solitárias localizadas na medular metaepifisária dos ossos longos, especialmente do fêmur, bem como da pelve, costelas e corpos vertebrais. O envolvimento do crânio é extremamente raro.

REFERÊNCIA: Rezeanu L. Lesions characterized by osteoid deposition and nonaggressive radiology. In: Deyrup AT, Siegal GP. Practical orthopedic pathology: a diagnostic approach. Philadelphia: Elsevier; 2016. p. 67-83.

COMENTÁRIO SOBRE A QUESTÃO 68-04
AUTOR DA QUESTÃO: Fernando Brasil do Couto Filho.

Existem várias lesões benignas e malignas que fazem diagnóstico diferencial com osteossarcoma, dentre elas: calo ósseo, osteomielite subaguda, miosite ossificante ativa, cisto ósseo aneurismático, granuloma eosinófilo, tumor de EWING, fibrossarcoma e carcinoma metastático.

REFERÊNCIA: Jesus-Garcia R. Diagnóstico e Tratamento de Tumores Ósseos. 2.ª Edição. Rio de Janeiro: Elsevier; 2013. p. 87-147.

COMENTÁRIO SOBRE A QUESTÃO 69-04
    AUTOR DA QUESTÃO: Alex Guedes.
    O tratamento cirúrgico padrão do osteossarcoma convencional é a ressecção ampla, uma vez que estudos correlacionam margens positivas com queda da sobrevida. A espessura do tecido normal ao redor do tumor deve ter entre 0,5 e 2 cm, embora ainda seja controverso e a margem óssea longitudinal seja de 3 cm com uma camada de tecidos moles ao redor do tumor, embora a literatura recente não tenha demonstrado piora no resultado oncológico nas ressecções com margens de 1,5 cm.
    REFERÊNCIA: Teixeira LEM, Guedes A, Nakagawa SA, Fonseca KC, Lima ER. Update on Conventional Osteosarcoma. [Published online: 2024-01-29] Rev Bras Ortop. Available from: https://www.thieme-connect.com/products/ejournals/pdf/10.1055/s-0043-1771483.pdf?articleLanguage=en

COMENTÁRIO SOBRE A QUESTÃO 70-04
    AUTOR DA QUESTÃO: Marcos Hajime Tanaka.
    O principal diagnóstico diferencial do osteoma é com o osteossarcoma justacortical. Outros diagnósticos são o osteocondroma séssil, a miosite ossificante e o "periosteoma", que corresponde à calcificação de um hematoma pós-traumático subperiosteal, a displasia fibrosa calcificada e a melorreostose (imagem em vela com cera derretida em sua extensão).
    REFERÊNCIA: Jesus-Garcia R. Diagnóstico e Tratamento de Tumores Ósseos. 2.ª Edição. Rio de Janeiro: Elsevier; 2013. p. 87-147.

COMENTÁRIO SOBRE A QUESTÃO 71-04
    AUTOR DA QUESTÃO: Marcos Hajime Tanaka.
    O osteoblastoma geralmente não apresenta sintomas tão intensos como o do osteoma osteoide. A sintomatologia é menos evidente do que nos osteomas osteoides, com dor de menor intensidade e esporádica.
    REFERÊNCIA: Jesus-Garcia R. Diagnóstico e Tratamento de Tumores Ósseos. 2.ª Edição. Rio de Janeiro: Elsevier; 2013. p. 87-147.

COMENTÁRIO SOBRE A QUESTÃO 72-04
    AUTOR DA QUESTÃO: Marcos Hajime Tanaka.
    A localização do osteoblastoma mais frequente é a coluna dorsal, seguida pelo fêmur, tíbia, pequenos ossos das mãos e pés, costelas, ílio e púbis.
    REFERÊNCIA: De Vicenzi LF, Pierri CAA. Tumores benignos formadores de tecido ósseo: osteoma, osteoma osteoide e osteoblastoma. In: Camargo OP. Clínica Ortopédica – Tumores do Sistema Músculoesquelético. Rio de Janeiro: MEDSI; 2002. p. 715-721.

COMENTÁRIO SOBRE A QUESTÃO 73-04
    AUTOR DA QUESTÃO: Marcos Hajime Tanaka.
    O osteossarcoma periosteal tende a ser histologicamente condroblástico e apresenta menor formação óssea. Finalmente e mais importante, osteossarcoma periosteal histologicamente é um tumor de grau intermediário e exibe alto grau de atipia e pleomorfismo do que o visto no osteossarcoma parosteal. A quimioterapia é controversa.
    REFERÊNCIA: Lin PP, Patel S. Osteosarcoma. In: Lin PP, Patel S. Bone Sarcoma. New York: Springer; 2013. p. 75-97.

COMENTÁRIO SOBRE A QUESTÃO 74-04
    AUTOR DA QUESTÃO: Marcos Hajime Tanaka.
    Se os sintomas dos pacientes portadores de osteoma osteoide estão adequadamente controlados e os pacientes estão dispostos a se submeter ao tratamento clínico por um tempo prolongado, medicamentos anti-inflamatórios podem ser utilizados como tratamento definitivo. Pacientes tratados dessa maneira geralmente apresentam cura da lesão dentro de 3 a 4 anos.

REFERÊNCIA: Heck Jr. RK, Toy PC. Benign bone tumors and nonneoplastic conditions simulating bone tumors. In: Azar FM, Beaty JH. Campbell's operative orthopaedics. 14th Edition. Philadelphia: Elsevier; 2021. p. 957-985e3.

COMENTÁRIO SOBRE A QUESTÃO 75-04
AUTOR DA QUESTÃO: Marcos Hajime Tanaka.

O osteossarcoma telangiectásico, o mais comum das variantes raras, responde bem aos agentes quimiote-rápicos utilizados no tratamento do osteossarcoma convencional. As outras variantes não respondem bem. O osteossarcoma de pequenas células, em particular, tende a não responder aos protocolos padronizados, portanto é desejável um tratamento diferente para esta variante.

REFERÊNCIA: Lin PP, Patel S. Osteosarcoma. In: Lin PP, Patel S. Bone Sarcoma. New York: Springer; 2013. p. 75-97.

COMENTÁRIO SOBRE A QUESTÃO 76-04
AUTOR DA QUESTÃO: Maurício Etchebehere.

Pacientes portadores de osteossarcoma apresentam metástases em 22% dos casos. O risco para um portador de osteossarcoma apresentar uma metástase na apresentação aumenta quando o paciente tem mais do que 60 anos, quanto maior for o tumor e em tumores localizados no esqueleto axial.

REFERÊNCIA: Miller BJ, Cram P, Lynch CF, Buckwalter JA. Risk factors for metastatic disease at presentation with osteosarcoma: an analysis of the SEER database. J Bone Joint Surg Am. 2013;95(13):89.

COMENTÁRIO SOBRE A QUESTÃO 77-04
AUTOR DA QUESTÃO: Maurício Etchebehere.

As fraturas patológicas estão presentes no osteossarcoma em entre 5% e 10% dos casos, considerando todo o período que precede sua ressecção. Estas fraturas pioram a sobrevida e aumentam a possibilidade de recidiva local. A sobrevida dos pacientes e as recidivas locais não são influenciadas exclusivamente pela preservação ou amputação do membro.

REFERÊNCIA: Scully SP, Ghert MA, Zurakowski D, Thompson RC, Gebhardt MC. Pathologic fracture in osteosarcoma: prognostic importance and treatment implications. J Bone Joint Surg Am. 2002;84(1):49-57. Erratum in: J Bone Joint Surg Am 2002;84(4):622.

COMENTÁRIO SOBRE A QUESTÃO 78-04
AUTOR DA QUESTÃO: Maurício Etchebehere.

Dentre outros parâmetros, a resposta a quimioterapia continua sendo um fator importante para o prognóstico destes pacientes e, por isso, sempre que possível, devem ser seguidos os protocolos de quimioterapia neoadjuvante.

REFERÊNCIA: Scully SP, Ghert MA, Zurakowski D, Thompson RC, Gebhardt MC. Pathologic fracture in osteosarcoma: prognostic importance and treatment implications. J Bone Joint Surg Am. 2002;84(1):49-57. Erratum in: J Bone Joint Surg Am 2002;84(4):622.

COMENTÁRIO SOBRE A QUESTÃO 79-04
AUTOR DA QUESTÃO: Alex Guedes.

A porção central da lesão (*nidus*) contém osteoblastos roliços diferenciados presentes como uma única camada ao redor das trabéculas de osso reticular não mineralizado ou mineralizado. O tecido conjuntivo vascularizado, dentro do qual existem células estromais semelhantes a fibroblastos e células que se diferenciam em osteoblastos, separa as trabéculas. O osteoide pode ser disposto microscopicamente em configuração semelhante a uma folha, mas geralmente é organizado em matrizes microtrabeculares. Os osteoclastos podem ser visíveis. Pleomorfismo nuclear substancial e cartilagem estão ausentes. O osso esclerótico hipervascular com canais de HAVERS aumentados circunda o *nidus* e tende a ser mais pronunciado à medida que as lesões se aproximam da superfície óssea. A interface entre o *nidus* e o osso reativo circundante é abrupta e circunscrita, um achado que apoia o comportamento local indolente do osteoma osteoide.

REFERÊNCIA: Amary F, Bredella MA, Horvai AE, Mahar AM. Osteoid osteoma. In: WHO Classification of Tumours Editorial Board. Soft tissue and bone tumours. 5th Edition. Lyon: International Agency for Research on Cancer; 2020. p. 394-396.

COMENTÁRIO SOBRE A QUESTÃO 80-04
AUTOR DA QUESTÃO: Marcos Hajime Tanaka.
Parece que há diferença significativa na distribuição anatômica entre pacientes jovens e mais velhos. No grupo mais idoso, o tumor acomete menos os ossos longos e mais frequentemente os ossos planos e o esqueleto axial.
REFERÊNCIA: Czerniak B. Dorfman and Czerniak's Bone Tumors. 2nd Edition. Philadelphia: Elsevier; 2016. p. 200-355.

COMENTÁRIO SOBRE A QUESTÃO 81-04
AUTOR DA QUESTÃO: Marcos Hajime Tanaka.
Osteoblastoma benigno também ocorre frequentemente nas extremidades, onde a distribuição é similar à do osteoma osteoide. Consequentemente, o segmento proximal do fêmur, na região do colo, é a localização mais comum no esqueleto apendicular.
REFERÊNCIA: Czerniak B. Dorfman and Czerniak's Bone Tumors. 2nd Edition. Philadelphia: Elsevier; 2016. p. 144-199.

COMENTÁRIO SOBRE A QUESTÃO 82-04
AUTOR DA QUESTÃO: Marcos Hajime Tanaka.
Lesões nas extremidades de pacientes jovens com placas de crescimento abertas podem produzir discrepância significativa do osso acometido.
REFERÊNCIA: Czerniak B. Dorfman and Czerniak's Bone Tumors. 2nd Edition. Philadelphia: Elsevier; 2016. p. 144-199.

COMENTÁRIO SOBRE A QUESTÃO 83-04
AUTOR DA QUESTÃO: Marcos Hajime Tanaka.
Nos membros superiores, o úmero é o osso mais frequentemente envolvido, e a maioria dos casos ocorrem ao redor da articulação do cotovelo.
REFERÊNCIA: Czerniak B. Dorfman and Czerniak's Bone Tumors. 2nd Edition. Philadelphia: Elsevier; 2016. p. 144-199.

COMENTÁRIO SOBRE A QUESTÃO 84-04
AUTOR DA QUESTÃO: Marcos Hajime Tanaka.
A maioria dos tumores envolve a diáfise dos ossos longos.
REFERÊNCIA: Inwards CY, Wenger DE. Periosteal osteosarcoma. In: Santini-Araujo E, Kalil RK, Bertoni F, Park YK. Tumors and tumor-like lesions of bone. 2nd Edition. Cham: Springer, 2020. p. 233-240.

COMENTÁRIO SOBRE A QUESTÃO 85-04
AUTOR DA QUESTÃO: Marcos Hajime Tanaka.
Historicamente, pacientes com osteossarcoma de alto grau eram tratados com ressecção ampla ou amputação imediatamente. Apesar disso, 80% dos pacientes com doença aparentemente isolada, morriam por metástases à distância. Por isso podemos deduzir que a maioria dos pacientes com osteossarcoma de alto grau tem micrometástases não detectáveis na sua apresentação. O objetivo da quimioterapia adjuvante e neoadjuvante é o tratamento das micrometástases.
REFERÊNCIA: Heck Jr. RK, Toy PC. Malignant tumors of bone. In: Azar FM, Beaty JH. Campbell's operative orthopaedics. 14th Edition. Elsevier; 2021. p. 1009-1048e7.

COMENTÁRIO SOBRE A QUESTÃO 86-04
AUTOR DA QUESTÃO: Marcos Hajime Tanaka.

Fatores de mal prognóstico: localização proximal na extremidade, envolvimento do esqueleto axial, grande volume (tamanho), metástases detectáveis ao diagnóstico, resposta pobre à quimioterapia pré-operatória.

REFERÊNCIA: Bertoni F, Carter JM, Bacchini P. Conventional central osteosarcoma. In: Santini-Araujo E, Kalil RK, Bertoni F, Park YK. Tumors and tumor-like lesions of bone. 2nd Edition. Cham: Springer, 2020. p. 183-210.

COMENTÁRIO SOBRE A QUESTÃO 87-04
AUTOR DA QUESTÃO: Marcos Hajime Tanaka.

O aumento dos níveis de ciclo-oxigenase e prostaglandinas tem sido demonstrado na lesão. Este fato explica a causa da dor intensa e assim como o alívio importante da dor que existe após o uso de medicamentos anti-inflamatórios.

REFERÊNCIA: Heck Jr. RK, Toy PC. Benign bone tumors and nonneoplastic conditions simulating bone tumors. In: Azar FM, Beaty JH. Campbell's operative orthopaedics. 14th Edition. Philadelphia: Elsevier; 2021. p. 957-985e3.

COMENTÁRIO SOBRE A QUESTÃO 88-04
AUTOR DA QUESTÃO: Maurício Etchebehere.

Os osteomas são mais comuns nos ossos do crânio, face e mandíbula, onde são responsáveis por sintomas como cefaleia e obstrução de seios paranasais. Nestas localizações, são tumores superficiais que não invadem a medular. Lesões intramedulares ocorrem principalmente nas epífises e metáfises dos ossos longos, ossos pélvicos e corpos vertebrais.

REFERÊNCIA: Baumhoer D, Bredella MA, Sumathi VP. Osteoma. In: WHO Classification of Tumours Editorial Board. Soft tissue and bone tumours. 5th Edition. Lyon: International Agency for Research on Cancer; 2020. p. 391-393.

COMENTÁRIO SOBRE A QUESTÃO 89-04
AUTOR DA QUESTÃO: Maurício Etchebehere.

As ilhas ósseas podem ser múltiplas como na osteopoiquilose e podem ocorrer na síndrome de GARDNER (polipose intestinal familiar, displasia fibrosa e ilhas ósseas). As lesões podem apresentar crescimento lento, causando pequeno aumento da atividade osteoblástica à cintilografia óssea, situação similar ao comportamento das metástases osteoblásticas, e, por isso, investigação mais aprofundada pode ser necessária.

REFERÊNCIA: Baumhoer D, Bredella MA, Sumathi VP. Osteoma. In: WHO Classification of Tumours Editorial Board. Soft tissue and bone tumours. 5th Edition. Lyon: International Agency for Research on Cancer; 2020. p. 391-393.

COMENTÁRIO SOBRE A QUESTÃO 90-04
AUTOR DA QUESTÃO: Maurício Etchebehere.

O osteossarcoma central de baixo grau é um tumor fibroblástico bem diferenciado e microscopicamente aparenta ser benigno com componente de células fusiformes e evolução lenta.

REFERÊNCIA: Czerniak B. Dorfman and Czerniak's Bone Tumors. 2nd Edition. Philadelphia: Elsevier; 2016. p. 200-355.

COMENTÁRIO SOBRE A QUESTÃO 91-04
AUTOR DA QUESTÃO: Maurício Etchebehere.

O osteossarcoma central de baixo grau não apresenta reação periostal com neoformação óssea exuberante; além disso, o seu aspecto histológico pode ser facilmente confundido com a displasia fibrosa, e, por isso, estes tumores são frequentemente submetidos a ressecções intralesionais. Ressecções intralesionais causam recidivas que, por sua vez, sofrem desdiferenciação para formas mais agressivas. O tratamento de escolha do osteossarcoma intramedular de baixo grau é a ressecção com margens amplas.

REFERÊNCIA: Czerniak B. Dorfman and Czerniak's Bone Tumors. 2nd Edition. Philadelphia: Elsevier; 2016. p. 200-355.

COMENTÁRIO SOBRE A QUESTÃO 92-04

AUTOR DA QUESTÃO: Maurício Etchebehere.

O osteossarcoma secundário à doença de PAGET é uma neoplasia de alto grau que acomete portadores desta condição a partir da sexta década de vida, ou seja, acima dos 50 anos. Os locais mais acometidos são os ossos pélvicos. O prognóstico destes tumores é significativamente pior do que os osteossarcomas primários, com sobrevida ao redor de 8% em cinco anos.

REFERÊNCIA: Czerniak B. Dorfman and Czerniak's Bone Tumors. 2nd Edition. Philadelphia: Elsevier; 2016. p. 200-355/1437-1483.

COMENTÁRIO SOBRE A QUESTÃO 93-04

AUTOR DA QUESTÃO: Maurício Etchebehere.

O desenvolvimento de um sarcoma secundário à displasia fibrosa é muito raro (0,4%), e muitas vezes associado a irradiação local. O tempo de latência para degeneração pós radioterapia é superior a três anos. Quando ocorre, o tipo histológico mais comum é o osteossarcoma. Quando um infarto ósseo apresenta degeneração sarcomatosa, o que é bastante raro, o tipo histológico mais comum é o fibroistiocitoma maligno (sarcoma pleomórfico indiferenciado). O osteossarcoma raramente complica o tratamento de neoplasias hematológicas. Normalmente, esses tumores se desenvolvem após o tratamento de neoplasias hematológicas infantis, como linfoma não-HODGKIN e leucemia linfoblástica. É incerto se existe uma relação patogenética real entre a quimioterapia durante a primeira década de vida e a ocorrência posterior de osteossarcoma.

REFERÊNCIA: Czerniak B. Dorfman and Czerniak's Bone Tumors. 2nd Edition. Philadelphia: Elsevier; 2016. p. 200-355.

COMENTÁRIO SOBRE A QUESTÃO 94-04

AUTOR DA QUESTÃO: Maurício Etchebehere.

O osteossarcoma periosteal é um tumor que deve ser diferenciado do osteossarcoma parosteal. No periosteal o osso mais acometido é a tíbia e o local mais acometido é a diáfise. É um tumor que acomete quase exclusivamente os ossos longos dos membros inferiores. O acometimento dos membros superiores é raro.

REFERÊNCIA: Czerniak B. Dorfman and Czerniak's Bone Tumors. 2nd Edition. Philadelphia: Elsevier; 2016. p. 200-355.

COMENTÁRIO SOBRE A QUESTÃO 95-04

AUTOR DA QUESTÃO: Maurício Etchebehere.

O osteossarcoma periosteal tem origem na camada mais profunda do periósteo junto da porção mais superficial da cortical óssea e causa reação periostal intensa, com formação óssea. Histologicamente apresenta muito tecido cartilaginoso e seu grau histológico varia de intermediário a alto.

REFERÊNCIA: Czerniak B. Dorfman and Czerniak's Bone Tumors. 2nd Edition. Philadelphia: Elsevier; 2016. p. 200-355.

COMENTÁRIO SOBRE A QUESTÃO 96-04

AUTOR DA QUESTÃO: Maurício Etchebehere.

O osteossarcoma de superfície de alto grau envolve principalmente as regiões metafisárias dos ossos longos, principalmente o fêmur e o úmero. Acomete principalmente adolescentes e adultos jovens. Tem origem na superfície de um osso longo e pode erodir a cortical, mas raramente se estende para a medular do osso. É um tumor de alto grau de malignidade e o seu aspecto histológico é indistinguível daquele do osteossarcoma convencional.

REFERÊNCIA: Czerniak B. Dorfman and Czerniak's Bone Tumors. 2nd Edition. Philadelphia: Elsevier; 2016. p. 200-355.

COMENTÁRIO SOBRE A QUESTÃO 97-04
AUTOR DA QUESTÃO: Maurício Etchebehere.

O tratamento do osteossarcoma de superfície de alto grau segue o mesmo princípio dos osteossarcomas convencionais, ou seja, com quimioterapia e ressecção com margens amplas. O prognóstico destes dois tumores é semelhante e a resposta à quimioterapia neoadjuvante tem a mesma importância. A distinção entre osteossarcomas parosteais que sofreram desdiferenciação e os osteossarcoma de superfície de alto grau é difícil. Entretanto esta distinção não tem importância prática, pois o tratamento seguirá o mesmo princípio em ambos os casos. O envolvimento da medular nos osteossarcomas de superfície de alto grau não constitui fator de prognóstico independente.

REFERÊNCIA: Czerniak B. Dorfman and Czerniak's Bone Tumors. 2nd Edition. Philadelphia: Elsevier; 2016. p. 200-355.

COMENTÁRIO SOBRE A QUESTÃO 98-04
AUTOR DA QUESTÃO: Maurício Etchebehere.

No seguimento a longo prazo, os pacientes que se submeteram a quimioterapia para tratamento de osteossarcoma apresentam mais fraturas em vários segmentos do corpo. Entretanto, a densitometria óssea da coluna lombar é semelhante à população geral, enquanto a densidade mineral no quadril é inferior. O estudo da microarquitetura óssea do rádio distal é semelhante entre a população estudada e a população geral na mesma faixa etária. Apesar disso, devido ao número aumentado de fraturas observado nesta população, recomenda-se realizar controle periódico com densitometria óssea no seguimento.

REFERÊNCIA: Holzer G, Hobusch G, Hansen S, Fischer L, Patsch JM. Is There an Association Between Bone Microarchitecture and Fracture in Patients who were Treated for High-grade Osteosarcoma? A Controlled Study at Long-term Follow-up Using High-resolution Peripheral Quantitative CT. Clin Orthop Relat Res. 2021;479(11):2493-2501.

COMENTÁRIO SOBRE A QUESTÃO 99-04
AUTOR DA QUESTÃO: Maurício Etchebehere.

O osteossarcoma intracortical é uma forma muito rara de osteossarcoma que tem origem na cortical da diáfise de um osso longo, os casos descritos ocorreram na tíbia e no fêmur. Seu aspecto radiográfico e quadro clínico permite o diagnóstico diferencial com: fratura por *stress*, osteoma osteoide, osteoblastoma, abcesso de BRODIE, displasia fibrosa, defeito fibroso cortical e adamantinoma. O aspecto histológico faz diagnóstico diferencial com o osteoma osteoide e osteoblastoma. Diferencia-se destes pela presença de atipia nuclear e caráter invasivo da cortical. Por apresentar alto grau histológico, deve ser tratado com ressecção ampla.

REFERÊNCIA: Czerniak B. Dorfman and Czerniak's Bone Tumors. 2nd Edition. Philadelphia: Elsevier; 2016. p. 200-355.

COMENTÁRIO SOBRE A QUESTÃO 100-04
AUTOR DA QUESTÃO: Maurício Etchebehere.

Segundo as *guidelines* recomendadas pela NCCN, os pacientes que trataram um osteossarcoma devem ser acompanhados com imagens trimestrais do tórax (radiografias ou TC do tórax) nos primeiros dois anos. Depois a cada 4 meses nos próximos 3 anos, a cada 6 meses nos próximos 4 a 5 anos e depois anualmente.

REFERÊNCIA: Cipriano CA, Jang E, Tyler W. Sarcoma Surveillance: A Review of Current Evidence and Guidelines. J Am Acad Orthop Surg. 2020;28(4):145-156.

Tumores fibrogênicos

Guedes A | Drumond GC | Pinto FFE | Teixeira LEM Gama Filho WS

Intermediários (localmente agressivos)	
8823/1	Fibroma desmoplástico
Malignos	
8810/3	Fibrossarcoma NE

Os códigos numéricos pertencem à Classificação Internacional de Doenças para Oncologia, terceira edição, segunda revisão (CID-O-3.2). Os comportamentos são codificados como /1 para comportamento não especificado, limítrofe ou incerto; e /3 para tumores malignos, sítio primário. Essa classificação é modificada em relação à classificação anterior da OMS, levando em consideração as mudanças na compreensão dessas lesões. NE = Não Especificado.

Fonte: Traduzido a partir de Bovée JVMG, Flanagan AM, Lazar AJ, Nielsen GP, Yoshida A. Bone tumours. In: WHO Classification of Tumours Editorial Board. Soft tissue and bone tumours. 5th Edition. Lyon: International Agency for Research on Cancer; 2020. p. 338.

Nota dos Editores: Os tumores anteriormente denominados como histiocitoma fibroso maligno (HFM) tiveram a nomenclatura modificada, passando a chamar-se sarcoma indiferenciado ou não classificado – com base na morfologia celular, estes tumores foram subclassificados como: sarcoma pleomórfico indiferenciado, sarcoma indiferenciado de células fusiformes, sarcoma indiferenciado de células epitelioides e sarcoma indiferenciado de células redondas. Por esta razão, nos casos em que as fontes consultadas para a composição das questões ainda utilizam a nomenclatura antiga, nós substituímos pelo termo correto nas questões e incluímos, entre parênteses, o termo correto a seguir do termo antigo nas respostas comentadas.

QUESTÃO 01-05. O fibrossarcoma ósseo pode ser secundário a
a) doença de PAGET e radioterapia.
b) encondroma e osteocondroma.
c) cisto ósseo simples e cisto ósseo aneurismático.
d) osteossarcoma e adamantinoma.

QUESTÃO 02-05. O fibrossarcoma ósseo apresenta incidência
a) menor na primeira década e maior no sexo feminino.
b) menor na primeira década e maior no sexo masculino.
c) maior na primeira década e igual entre os sexos.
d) menor na primeira década e igual entre os sexos.

QUESTÃO 03-05. Os cenários clínicos em que fibrossarcomas ósseos são mais frequentemente diagnosticados são
a) dor e fratura patológica (presente em 20% dos casos).
b) dor e fratura patológica (presente em 50% dos casos).
c) aumento de volume local e fratura patológica (presente em 80% dos casos).
d) aumento de volume local e fratura patológica (presente em 50% dos casos).

QUESTÃO 04-05. Os fibrossarcomas ósseos são caracterizados por apresentar
a) células ovoides e produção de osteoide.
b) células ovoides, sem produção de osteoide.
c) células fusiformes e produção de osteoide.
d) células fusiformes, sem produção de osteoide.

QUESTÃO 05-05. Fibrossarcomas de alto grau, não metastáticos ao diagnóstico, apresentam _____ de taxa de sobrevida em cinco anos.
a) 25%.
b) 50%.
c) 65%.
d) 90%.

QUESTÃO 06-05. Fibrossarcomas ósseos de alto grau são geralmente tratados mediante
a) ressecção ampla isolada.
b) radioterapia neoadjuvante, seguida de cirurgia (ressecção ampla ou amputação ampla) e radioterapia adjuvante.
c) quimioterapia neoadjuvante, seguida de cirurgia (ressecção ampla ou amputação ampla) e quimioterapia adjuvante.
d) quimioterapia isolada.

QUESTÃO 07-05. Quanto à epidemiologia do fibroma desmoplástico ósseo, observa-se
a) alta prevalência em indivíduos acima dos 50 anos.
b) associação à síndrome de GARDNER.
c) localização predominante na coluna e nos ossos longos dos membros superiores.
d) que quando afeta ossos longos, as lesões costumam ser diafisárias.

QUESTÃO 08-05. Histologicamente, o fibroma desmoplástico ósseo apresenta
a) matriz osteoide.
b) matriz condral.
c) células gigantes multinucleadas.
d) tecido fibroblástico, hipocelular, rico em colágeno.

QUESTÃO 09-05. O fibroma desmoplástico ósseo deve ser tratado mediante ressecção com margens
a) intralesionais.
b) marginais.
c) amplas.
d) radicais.

QUESTÃO 10-05. O tratamento do fibroma desmoplástico ósseo inclui
a) ressecção ampla.
b) ressecção intralesional sem adjuvância.
c) radioterapia neoadjuvante, seguida de ressecção intralesional e radioterapia adjuvante.
d) quimioterapia neoadjuvante, seguida de ressecção intralesional e quimioterapia adjuvante.

QUESTÃO 11-05. Ao exame radiográfico, o fibroma desmoplástico apresenta-se como
a) lesão blástica, confinada ao osso, respeitando a cortical.
b) lesão lítica bem circunscrita com estreita zona de transição, fina borda de osso reativo e eventual ruptura cortical.
c) lesão lítica mal definida, reação periosteal em raios-de-sol.
d) lesão permeativa, limites imprecisos, frequente ruptura cortical e invasão dos tecidos moles.

QUESTÃO 12-05. Sobre o fibroma desmoplástico ósseo, é **INCORRETO** afirmar que
a) são lesões extremamente raras.
b) acometem principalmente pacientes entre a quarta e a sexta décadas de vida, com amplo predomínio do sexo feminino.
c) pode acometer qualquer osso, porém são mais frequentes nos ossos longos e na mandíbula.
d) frequentemente manifestam-se com dor e edema local.

QUESTÃO 13-05. O fibroma desmoplástico ósseo apresenta-se ao exame radiográfico e estudo anatomopatológico, respectivamente, como
a) lesão óssea lúcida com margens bem definidas e proliferação fibroblástica hipocelular típica.
b) lesão óssea mista com zona de transição mal definida e proliferação fibroblástica hipercelular atípica.
c) lesão óssea lúcida de margens bem definidas e proliferação fibroblástica hipercelular atípica.
d) lesão óssea mista com zona de transição mal definida e proliferação fibroblástica hipocelular típica.

QUESTÃO 14-05. constituem diagnósticos diferenciais do fibroma desmoplástico ósseo, **EXCETO**
a) o osteossarcoma central de baixo grau.
b) a displasia fibrosa.
c) o sarcoma de EWING.
d) o fibrossarcoma ósseo.

QUESTÃO 15-05. Quanto ao tratamento do fibroma desmoplástico ósseo, **PODEMOS AFIRMAR** que
a) por apresentar comportamento localmente agressivo, a quimioterapia tem importante papel no *downstage*, proporcionando procedimentos cirúrgicos menores, com menor potencial para sequelas definitivas.
b) a ressecção com margens amplas é o tratamento de escolha, eliminando qualquer chance de recidiva local.
c) a radioterapia isolada pode constituir opção de adjuvância, apresentando altas taxas de controle local nos casos em que se prevê maior morbidade cirúrgica.
d) a taxa de recorrência local pode ser maior que 40% em pacientes submetidos a curetagem simples e enxerto ósseo.

QUESTÃO 16-05. Dentre as lesões que podem se associar ao fibroma desmoplástico temos
a) displasia fibrosa e melorreostose.
b) neurofibromas e schwannomas.
c) encondromas e condromas periosteais.
d) osteomas e osteocondromas.

QUESTÃO 17-05. NÃO constitui diagnóstico diferencial frequente para fibrossarcoma o
a) osteossarcoma fibroblástico.
b) fibroma desmoplástico.
c) sarcoma de EWING.
d) histiocitoma fibroso maligno (sarcoma indiferenciado).

QUESTÃO 18-05. O fibrossarcoma ósseo
a) acomete principalmente pacientes na segunda década da vida.
b) ocorre principalmente nas metáfises distal do fêmur e proximal da tíbia.
c) apresenta ampla predileção pelo sexo feminino.
d) apresenta o úmero como sítio mais acometido.

QUESTÃO 19-05. NÃO constitui achado radiográfico frequente no fibrossarcoma ósseo:
a) Reação periosteal tipo triângulo de CODMAN.
b) Lesão óssea blástica.
c) Destruição cortical com extensão tumoral para os tecidos moles.
d) Aspecto em "roído de traça".

QUESTÃO 20-05. O_____ é composto por uma população de células fusiformes uniformes dispostas em padrão fascicular, com quantidade variável de produção de colágeno. A presença de diferenciação osteoide ou cartilaginosa exclui o diagnóstico de _____ . Sendo assim, o _____ é um diagnóstico de exclusão.
a) osteossarcoma.
b) fibroma desmoplástico ósseo
c) tumor marrom do hiperparatireoidismo.
d) fibrossarcoma ósseo.

QUESTÃO 21-05. Quanto ao tratamento do fibrossarcoma ósseo é **CORRETO** afirmar que
a) em geral, apresenta ótimo resultado terapêutico, proporcionando sobrevida global acima de 95% em cinco anos.
b) a cirurgia fica reservada para os casos em que há grande deformidade óssea, associada à perda funcional.
c) os tumores de baixo grau tendem ser tratados mediante excisão radical (procedimento de salvamento de membros) ou amputação.
d) tumores de alto grau devem ser tratados da mesma maneira que o condrossarcoma de alto grau.

QUESTÃO 22-05. Sobre o fibroma desmoplástico ósseo, **PODEMOS** afirmar que
a) constitui tumor ósseo extremamente raro, localmente agressivo, composto por células fusiformes com mínima atipia celular e produção de colágeno em abundância.
b) constitui tumor ósseo raro, que na maioria das vezes é assintomático, sendo diagnosticado de forma incidental.
c) constitui tumor raro, correspondendo a cerca de 1% de todos as neoplasias ósseas primárias.
d) pode ser tratado cirurgicamente mediante ressecção intralesional, com baixo índice de recidiva local.

QUESTÃO 23-05. O fibroma desmoplástico ósseo é um tumor raro,
a) localmente agressivo, tratado mediante quimioterapia, seguida de radioterapia.
b) de caráter pouco invasivo, não ultrapassa a cortical e não invade os tecidos moles.
c) não necessita de tratamento cirúrgico – o acompanhamento clínico é a conduta padrão.
d) de crescimento lento e pouco doloroso; os pacientes procuram tratamento tardiamente, por conta do aumento da dor e do volume do tumor e pela dificuldade de movimentação.

QUESTÃO 24-05. O_____ NÃO constitui diagnóstico diferencial de fibroma desmoplástico ósseo.
a) fibroma não ossificante.
b) osteoma osteoide.
c) fibroma condromixoide.
d) fibroistiocitoma benigno.

QUESTÃO 25-05. Sobre os fibromas desmoplásticos ósseos é **INCORRETO** afirmar que
a) estudos ultraestruturais e imunoistoquímicos revelam diferenciação miofibroblástica proeminente.
b) a maioria destes tumores demonstra pelo menos positividade focal para marcadores de músculo liso, como a actina de músculo liso (SMA).
c) são lesões escleróticas, mal definidas, não apresentam destruição do córtex ou extensão para os tecidos moles.
d) são lesões localmente agressivas, sem capacidade de produzir metástases.

QUESTÃO 26-05. Quanto ao fibrossarcoma ósseo, é **INCORRETO** afirmar que
a) constitui neoplasia maligna de células fusiformes com diferenciação miofibroblástica.
b) distingue-se do sarcoma pleomórfico indiferenciado e do osteossarcoma fibroblástico pela ausência de produção osteoide e presença de características células fusiformes miofibroblásticas uniformes.
c) muitos autores tendem a classificá-lo como variante do sarcoma pleomórfico indiferenciado.
d) relatos recentes sobre este tumor têm sido frequentes, tipicamente associados ao condrossarcoma.

QUESTÃO 27-05. O tratamento do fibrossarcoma de alto grau, classicamente,
a) consiste em quimioterapia e radioterapia combinadas.
b) consiste em radioterapia neoadjuvante, ressecção ampla e radioterapia.
c) consiste em curetagem estendida, associada ou não a enxertia óssea.
d) não difere daquele do sarcoma pleomórfico indiferenciado.

QUESTÃO 28-05. Sobre o padrão radiográfico do fibrossarcoma ósseo, **PODEMOS** afirmar que
a) em crianças e adolescentes apresenta-se como lesão osteoblástica, permeativa, margens bem definidas, acometendo principalmente o esqueleto axial.
b) em crianças e adolescentes apresenta-se como lesão osteolítica, permeativa, limites imprecisos, acome-tendo principalmente o segmento distal do fêmur e proximal da tíbia.
c) nos adultos apresenta-se como lesão mista, limites imprecisos, acometendo principalmente o crânio e os ossos do antebraço.
d) nos adultos apresenta-se como lesão mista, limites imprecisos, acometendo principalmente o crânio, os ossos do antebraço e, principalmente, o esqueleto axial.

QUESTÃO 29-05. Ao exame radiográfico, os principais diagnósticos diferenciais do fibrossarcoma são
a) osteossarcoma e fibroma desmoplástico ósseo.
b) tumor de células gigantes e osteocondroma.
c) encondroma e condroblastoma.
d) condrossarcoma e displasia fibrosa.

QUESTÃO 30-05. Quanto ao aspecto microscópico do fibroma desmoplástico ósseo, **PODEMOS** afirmar que
a) é constituído por densa proliferação de células gigantes entremeadas por fibras colágenas longas, em feixes entrelaçados.
b) a celularidade não varia com o campo examinado e as figuras de mitose são frequentes e atípicas.
c) o aspecto histológico imita a estrutura dos tendões, aponeuroses e ligamentos e por isso é designado desmoide.
d) apresenta características distintas das demais fibromatoses.

QUESTÃO 31-05. Constituem características típicas do fibroma desmoplástico ósseo, **EXCETO**
a) crescimento lento e progressivo.
b) lesão predominantemente osteoblástica.
c) capacidade de invasão dos tecidos vizinhos.
d) recidiva frequente.

QUESTÃO 32-05. Quanto à avaliação através de imagens do fibroma desmoplástico ósseo, **NÃO PODEMOS** afirmar que
a) quando o crescimento é periosteal, o tumor faz saliência na superfície óssea, podendo atingir grandes proporções.
b) se situado no espaço interósseo do antebraço, o tumor invade ambos os ossos, com esclerose cortical, formando espículas irregulares.
c) tomografia computadorizada e ressonância magnética não acrescentam informações úteis à avaliação do tumor.
d) não apresenta limites em seu crescimento e substitui a estrutura óssea, ultrapassa a cortical e tende a invadir os tecidos moles adjacentes.

QUESTÃO 33-05. Constituem cenários clínicos principais no diagnóstico do fibrossarcoma ósseo, **EXCETO**
a) dor.
b) achado incidental.
c) edema local.
d) fratura patológica.

QUESTÃO 34-05. Constitui característica de apresentação do fibrossarcoma ósseo
a) ser mais frequente em indivíduos na sétima década da vida.
b) não apresentar predileção por raça.
c) ser mais frequente no sexo feminino.
d) acometer mais frequentemente o esqueleto axial.

QUESTÃO 35-05. Quanto à abordagem terapêutica do fibrossarcoma, **PODEMOS** afirmar que
a) depois do estadiamento do tumor e perante o grau histológico de malignidade, estará ou não indicada quimioterapia pré-operatória.
b) a cirurgia poderá ser intralesional, sem adjuvância local.
c) o fibrossarcoma bem diferenciado tem evolução ruim, com sobrevida de cinco anos em cerca de 5% dos casos.
d) os tumores indiferenciados não costumam metastatizar.

QUESTÃO 36-05. Com relação à distribuição etária e de gênero, o fibroma desmoplástico ocorre
a) em adolescentes e adultos jovens, distribuição similar entre os sexos.
b) a partir da quinta década da vida, mais frequente no sexo masculino.
c) a partir da quinta década da vida, mais frequente no sexo feminino.
d) a partir da quinta década da vida, distribuição similar entre os sexos.

QUESTÃO 37-05. O fibroma desmoplástico ósseo **NÃO** costuma localizar-se
a) no esqueleto axial.
b) na mandíbula.
c) nos ossos longos (fêmur, rádio, tíbia).
d) nos ossos pélvicos.

QUESTÃO 38-05. Constituem cenários clínicos principais no diagnóstico do fibroma desmoplástico ósseo, **EXCETO**
a) dor ou deformidade.
b) achado incidental.
c) presença de massa tumoral nos tecidos moles.
d) fratura patológica.

QUESTÃO 39-05. O fibroma desmoplástico representa___ % de todos os tumores ósseos primários.
a) 1.
b) 10.
c) 0,5.
d) 0,1.

QUESTÃO 40-05. No que diz respeito à avaliação mediante imagens do fibroma desmoplástico ósseo,
a) nas radiografias simples, apresenta-se como lesão osteoblástica mal definida, restrita ao osso.
b) lesões maiores podem destruir a cortical óssea e se estender para os tecidos moles circundantes, o que é bem apreciado através da ressonância magnética (RM).
c) na RM as lesões costumam apresentar alto sinal em T1 e T2.
d) não há captação da lesão na cintilografia óssea ou no FDG PET.

QUESTÃO 41-05. Quanto ao prognóstico do fibrossarcoma ósseo, **É POSSÍVEL** afirmar que
a) é baseado na presença ou ausência de metástases, no tamanho e localização do tumor o grau do tumor e a resposta histológica à quimioterapia pré-operatória.
b) a apresentação em adolescentes está associada a pior prognóstico.
c) há diferença no prognóstico entre pacientes com tumores primários e pacientes com tumores que surgem a partir de condição predisponente.
d) Em geral, a taxa de sobrevida em cinco anos para pacientes com tumores de alto grau das extremidades sem metástases na apresentação é de aproximadamente 30%.

QUESTÃO 42-05. NÃO constitui característica de apresentação do fibrossarcoma que afeta os ossos longos:
a) Localização metafisária.
b) Em pacientes esqueleticamente imaturos, a placa de crescimento atua como barreira que impede a extensão do tumor para a epífise, podendo ser violada em lesões mais avançadas.
c) Não se associar a qualquer tipo de reação periosteal.
d) Extensão do tumor para a epífise em pacientes esqueleticamente maduros.

QUESTÃO 43-05. Constituem características do fibrossarcoma ósseo à macroscopia, **EXCETO**
a) aparência carnosa e fibrosa.
b) focos com aparência mais mixoide, necrose ou hemorragia podem estar presentes.
c) consistência amolecida.
d) bordas irregulares indistintas e focos de tecido mole castanho a cinzento.

QUESTÃO 44-05. Constitui diagnóstico diferencial histológico do fibroma desmoplástico ósseo, **EXCETO**
a) fibromatose de tecidos moles.
b) fibrossarcoma ósseo de baixo grau.
c) displasia fibrosa.
d) fibroma não ossificante.

QUESTÃO 45-05. Constituem características do fibroma desmoplástico ósseo à macroscopia, **EXCETO**
a) os tumores tipicamente variam em tamanho de 3 a 10 cm.
b) há relatos de lesões que superam os 40 cm.
c) são lesões branco-acinzentadas, fibrosas e sólidas.
d) seu aspecto lembra o dos tumores desmoides de tecidos moles.

QUESTÃO 46-05. Assinale (A) para fibroma desmoplástico ósseo ou (B) para fibrossarcoma ósseo. Em seguida, assinale a alternativa com a sequência **CORRETA**. Constituem características relacionadas ao fibrossarcoma ósseo de baixo grau:

( )	Neoplasia localmente agressiva, sem potencial para desenvolvimento de metástases.
( )	Ao diagnóstico, quase todos os tumores de origem central já romperam a cortical, apresentando componente extraósseo.
( )	metastatiza primariamente por via hematogênica, produzindo depósitos secundários mais comumente no pulmão, mas também em vários locais, incluindo outros ossos.
( )	Tendência marcante para destruição óssea irregular, deixando cristas ósseas intactas e produzindo aparência pseudotrabecular.

a) A, A, B, A.
b) A, A, B, B.
c) A, B, B, A.
d) A, A, A, B.

QUESTÃO 47-05. Assinale (V) verdadeiro ou (F) falso). Em seguida, assinale a alternativa com a sequência **CORRETA**. Constituem características relacionadas ao fibrossarcoma ósseo de baixo grau:

( )	Trata-se de neoplasia maligna rara.
( )	O fibrossarcoma de baixo grau corresponde a lesões previamente classificadas como fibrossarcoma de grau 1 ou 2.
( )	As localizações mais comuns são esqueleto axial e ossos da face.
( )	O diagnóstico diferencial clínico e radiográfico desse tipo tumoral inclui fibroma desmoplástico, sarcoma pleomórfico indiferenciado e osteossarcoma fibroblástico.

a) V, F, V, V.
b) V, V, F, V.
c) V, V, V, F.
d) V, F, F, V.

Tumores fibrogênicos **167**

QUESTÃO 48-05. Assinale (V) verdadeiro ou (F) falso). Em seguida, assinale a alternativa com a sequência **CORRETA**. Constituem características do fibroma desmoplástico ósseo e do fibrossarcoma ósseo identificadas nos exames de imagem:

( )	O fibroma desmoplástico ósseo parece relativamente "frio" na varredura isotópica.
( )	Na tomografia computadorizada (TC), o fibrossarcoma ósseo apresenta densidade homogênea, massa compacta de tecidos moles com margens mal definidas e realce pobre após administração de contraste.
( )	Na angiografia e na TC, o fibroma desmoplástico ósseo assume o contraste apenas moderadamente.
( )	Na ressonância magnética (RM), o fibrossarcoma ósseo apresenta sinal não homogêneo, menor ou isointenso ao músculo em T1, 90% acentuado, realce periférico no gadolínio, áreas escuras em fundo de intensidade intermediária ou alta em T2.

a) V, F, V, V.
b) V, V, V, V.
c) V, V, V, F.
d) F, V, V, V.

QUESTÃO 49-05. Assinale (V) verdadeiro ou (F) falso). Em seguida, assinale a alternativa com a sequência **CORRETA**. Constituem características do fibrossarcoma ósseo identificadas ao exame radiográfico convencional:

( )	Tumor puramente osteolítico, limites mal definidos, ruptura cortical e presença de massa nos tecidos moles.
( )	Reação periosteal frequente.
( )	Tumores de baixo grau podem apresentar limites mais bem definidos.
( )	Presença frequente de calcificações.

a) V, F, V, F.
b) V, V, V, F.
c) V, V, F, F.
d) F, V, F, V.

QUESTÃO 50-05. Constitui característica relacionada ao prognóstico do fibrossarcoma ósseo:
a) Se as margens cirúrgicas são inadequadas, a recidiva local ocorre em 90% dos casos.
b) Metástases pulmonares ocorrem em 30% dos casos.
c) A sobrevida em dez anos é de 40% para tumores de baixo grau e 15% para tumores de alto grau.
d) Estudos recentes têm demonstrado que a quimioterapia adjuvante é útil na obtenção de melhor prognóstico.

Gabarito

QUESTÃO	a	b	c	d
01-05	■			
02-05				■
03-05	■			
04-05				■
05-05			■	
06-05			■	
07-05				■
08-05			■	
09-05			■	
10-05	■			
11-05		■		
12-05		■		
13-05		■		
14-05			■	
15-05				■
16-05	■			
17-05			■	
18-05		■		
19-05		■		
20-05				■
21-05			■	
22-05	■			
23-05				■
24-05			■	
25-05				■

QUESTÃO	a	b	c	d
26-05				■
27-05				■
28-05		■		
29-05			■	
30-05			■	
31-05		■		
32-05		■		
33-05		■		
34-05		■		
35-05	■			
36-05				■
37-05		■		
38-05			■	
39-05				■
40-05		■		
41-05	■			
42-05			■	
43-05			■	
44-05				■
45-05		■		
46-05		■		
47-05		■		
48-05		■		
49-05	■			
50-05				■

Capítulo 5 – Respostas comentadas

COMENTÁRIO SOBRE A QUESTÃO 01-05
   AUTOR DA QUESTÃO: Luiz Eduardo Moreira Teixeira.
   O fibrossarcoma ósseo pode ser secundário a outras lesões em cerca de 25% dos casos. As lesões pré-existentes mais comuns são a doença de PAGET, radiação local prévia, tumor de células gigantes e infarto ósseo. Também podem ocorrer como parte de um condrossarcoma desdiferenciado.
   REFERÊNCIA: Heck Jr. RK, Toy PC. Malignant tumors of bone. In: Azar FM, Beaty JH. Campbell's operative orthopaedics. 14th Edition. Philadelphia: Elsevier; 2021. p. 1009-1048e7.

COMENTÁRIO SOBRE A QUESTÃO 02-05
   AUTOR DA QUESTÃO: Luiz Eduardo Moreira Teixeira.
   Excluindo-se a primeira década, (os fibrossarcomas ósseos) ocorrem em qualquer idade com frequência comparável. Homens e mulheres são afetados igualmente.
   REFERÊNCIA: Heck Jr. RK, Toy PC. Malignant tumors of bone. In: Azar FM, Beaty JH. Campbell's operative orthopaedics. 14th Edition. Philadelphia: Elsevier; 2021. p. 1009-1048e7.

COMENTÁRIO SOBRE A QUESTÃO 03-05
   AUTOR DA QUESTÃO: Luiz Eduardo Moreira Teixeira.
   Como em outros sarcomas ósseos, os pacientes queixam-se de dor na apresentação. Esses pacientes apresentam maior incidência (aproximadamente 20%) de fratura patológica na apresentação.
   REFERÊNCIA: Heck Jr. RK, Toy PC. Malignant tumors of bone. In: Azar FM, Beaty JH. Campbell's operative orthopaedics. 14th Edition. Philadelphia: Elsevier; 2021. p. 1009-1048e7.

COMENTÁRIO SOBRE A QUESTÃO 04-05
   AUTOR DA QUESTÃO: Luiz Eduardo Moreira Teixeira.
   A aparência clássica do fibrossarcoma é a de uma neoplasia de células fusiformes disposta em padrão fusocelular. Os fibrossarcomas de baixo grau podem exibir produção abundante de colágeno, enquanto os de alto grau são mais celulares. O fibrossarcoma é caracterizado pela falta de produção de osteoide.
   REFERÊNCIA: Heck Jr. RK, Toy PC. Malignant tumors of bone. In: Azar FM, Beaty JH. Campbell's operative orthopaedics. 14th Edition. Philadelphia: Elsevier; 2021. p. 1009-1048e7.

COMENTÁRIO SOBRE A QUESTÃO 05-05
   AUTOR DA QUESTÃO: Luiz Eduardo Moreira Teixeira.
   A sobrevida em cinco anos para pacientes com tumores de alto grau das extremidades sem metástases na apresentação é de aproximadamente 65%.
   REFERÊNCIA: Heck Jr. RK, Toy PC. Malignant tumors of bone. In: Azar FM, Beaty JH. Campbell's operative orthopaedics. 14th Edition. Philadelphia: Elsevier; 2021. p. 1009-1048e7.

COMENTÁRIO SOBRE A QUESTÃO 06-05
   AUTOR DA QUESTÃO: Alex Guedes.
   Na maioria das instituições, o tratamento do fibrossarcoma ósseo é como o do osteossarcoma. A maioria dos pacientes com lesões de alto grau é tratada com quimioterapia neoadjuvante, seguida de cirurgia (ressecção ampla ou amputação ampla) e quimioterapia adjuvante.
   REFERÊNCIA: Heck Jr. RK, Toy PC. Malignant tumors of bone. In: Azar FM, Beaty JH. Campbell's operative orthopaedics. 14th Edition. Philadelphia: Elsevier; 2021. p. 1009-1048e7.

COMENTÁRIO SOBRE A QUESTÃO 07-05
AUTOR DA QUESTÃO: Wither de Souza Gama Filho.

O fibroma desmoplástico costuma acometer indivíduos abaixo dos 40 anos. Pode haver dor na região acometida, mas muitos pacientes são assintomáticos. Os locais mais frequentemente acometidos são os ossos longos dos membros inferiores, mandíbula e pelve. Nos ossos longos, as lesões são diafisárias. Não guarda relação com a síndrome de GARDNER (polipose adenomatosa familiar), que se associa a tumores desmoides abdominais.

REFERÊNCIA: Jesus-Garcia R. Diagnóstico e tratamento de tumores ósseos. 2.ª Edição. Rio de Janeiro: Elsevier; 2013. p. 293-300.

COMENTÁRIO SOBRE A QUESTÃO 08-05
AUTOR DA QUESTÃO: Wither de Souza Gama Filho.

Macroscopicamente, o tecido tumoral é denso e endurecido, assemelhando-se aos tumores desmoides de tecidos moles. Também se assemelha microscopicamente a essas lesões; É hipocelular e fibroblástico e contém muito colágeno e poucas mitoses.

REFERÊNCIA: Heck Jr. RK, Toy PC. Benign bone tumors and nonneoplastic conditions simulating bone tumors. In: Azar FM, Beaty JH. Campbell's operative orthopaedics. 14th Edition. Philadelphia: Elsevier; 2021. p. 957-985e3.

COMENTÁRIO SOBRE A QUESTÃO 09-05
AUTOR DA QUESTÃO: Wither de Souza Gama Filho.

O tratamento é a ressecção com margens amplas, tanto no tecido ósseo, quanto, principalmente, nos tecidos moles. A taxa de recidiva dessas lesões, quando se pratica a curetagem, é alta e praticamente certa. No caso das ressecções com margens comprometidas, a recidiva também é alta.

REFERÊNCIA: Jesus-Garcia R. Diagnóstico e tratamento de tumores ósseos. 2.ª Edição. Rio de Janeiro: Elsevier; 2013. p. 293-300.

COMENTÁRIO SOBRE A QUESTÃO 10-05
AUTOR DA QUESTÃO: Alex Guedes.

Este tumor não metastatiza, mas a recidiva local é comum após curetagem simples. A ressecção ampla é geralmente recomendada. A curetagem prolongada agressiva pode ser uma opção razoável em pacientes selecionados para tentar preservar melhor função. Tratamentos adjuvantes que foram mostrados ser eficaz no tratamento de tumores desmoides de tecidos moles (por exemplo, radiação, agentes anti-inflamatórios, tamoxifeno e agentes citotóxicos) pode ter um papel no tratamento de pacientes com fibromas desmoplásticos; no entanto, poucos dados dão suporte a essa abordagem.

REFERÊNCIA: Heck Jr. RK, Toy PC. Benign bone tumors and nonneoplastic conditions simulating bone tumors. In: Azar FM, Beaty JH. Campbell's operative orthopaedics. 14th Edition. Philadelphia: Elsevier; 2021. p. 957-985e3.

COMENTÁRIO SOBRE A QUESTÃO 11-05
AUTOR DA QUESTÃO: Alex Guedes.

As radiografias tipicamente revelam uma lesão lítica bem circunscrita com estreita zona de transição e, frequentemente, uma fina borda de osso reativo. Destruição cortical pode estar presente. A lesão às vezes aparece septada.

REFERÊNCIA: Heck Jr. RK, Toy PC. Benign bone tumors and nonneoplastic conditions simulating bone tumors. In: Azar FM, Beaty JH. Campbell's operative orthopaedics. 14th Edition. Philadelphia: Elsevier; 2021. p. 957-985e3.

COMENTÁRIO SOBRE A QUESTÃO 12-05
AUTOR DA QUESTÃO: Gustavo Costalonga Drumond.

O fibroma desmoplástico é um tumor extremamente raro que corresponde a menos de 0,1% de todos os tumores ósseos, e a maioria dos relatos apresenta casos únicos. Relatos documentando séries maiores são raros

e tipicamente vêm de grandes centros de referência. As lesões têm sido relatadas desde os 20 meses de idade até a sétima década de vida, mas tipicamente acometem adolescentes e adultos jovens. Parece não haver predileção por sexo. Qualquer osso pode ser afetado, mas os ossos longos e a mandíbula são os mais envolvidos. Nos ossos longos, a lesão é geralmente metafisária, mas também pode envolver a epífise. O local mais característico é na região mentoniana da mandíbula, mas o fêmur, a tíbia e o úmero também são locais frequentes de acometimento. Em geral, parece que os ossos craniofaciais são os mais frequentemente envolvidos.
REFERÊNCIA: Czerniak B. Dorfman and Czerniak's bone tumors. 2nd Edition. Philadelphia: Elsevier Saunders; 2016. p. 617-691.

COMENTÁRIO SOBRE A QUESTÃO 13-05
AUTOR DA QUESTÃO: Gustavo Costalonga Drumond.
O aspecto radiográfico geralmente é de lesão expansiva, lúcida e com margens bem definidas. Muitas vezes há destruição do córtex sobrejacente com extensão para o tecido mole. Características de um padrão de crescimento mais destrutivo com margens irregulares e mal definidas e fratura patológica podem estar presentes. Padrões de "favo de mel" ou "roído de traça" têm sido descritos, mas a apresentação radiográfica é inespecífica. Microscopicamente, a lesão é como fibromatose de tecidos moles, consistindo em fibroblastos fusiformes dentro de uma abundante e densa matriz de colágeno. Figuras de mitose são raras.
REFERÊNCIA: Czerniak B. Dorfman and Czerniak's bone tumors. 2nd Edition. Philadelphia: Elsevier Saunders; 2016. p. 617-691.

COMENTÁRIO SOBRE A QUESTÃO 14-05
AUTOR DA QUESTÃO: Gustavo Costalonga Drumond.
O diagnóstico diferencial inclui displasia fibrosa, osteossarcoma central de baixo grau, sarcoma miofibroblástico de baixo grau, tumores mioepiteliais, tumores de células dendríticas foliculares e sarcoma sinovial. Exclui-se displasia fibrosa mostrando a ausência de mutações no *GNAS*; exclui-se osteossarcoma central de baixo grau mostrando a ausência de amplificação *MDM2*.
REFERÊNCIA: Suurmeijer AJH, Cleton-Jansen AM. Desmoplastic fibroma of bone. In: WHO Classification of Tumours Editorial Board. Soft tissue and bone tumours. 5th Edition. Lyon: International Agency for Research on Cancer; 2020. p. 422-423.

COMENTÁRIO SOBRE A QUESTÃO 15-05
AUTOR DA QUESTÃO: Gustavo Costalonga Drumond.
O fibroma desmoplástico apresenta comportamento localmente agressivo sem capacidade de metástase. Relatos anteriores indicam que curetagem simples e enxerto ósseo resultaram em taxa de recorrência de até 40%. A ressecção ampla é o modo de tratamento preferencial, embora recidivas também tenham sido relatadas com essa modalidade de tratamento.
REFERÊNCIA: Czerniak B. Dorfman and Czerniak's bone tumors. 2nd Edition. Philadelphia: Elsevier Saunders; 2016. p. 617-691.

COMENTÁRIO SOBRE A QUESTÃO 16-05
AUTOR DA QUESTÃO: Gustavo Costalonga Drumond.
Tem sido relatada rara associação de fibroma desmoplástico com outras lesões, como displasia fibrosa ou melorreostose.
REFERÊNCIA: Czerniak B. Dorfman and Czerniak's bone tumors. 2nd Edition. Philadelphia: Elsevier Saunders; 2016. p. 617-691.

COMENTÁRIO SOBRE A QUESTÃO 17-05
AUTOR DA QUESTÃO: Gustavo Costalonga Drumond.
Histiocitoma fibroso maligno (sarcoma indiferenciado), osteossarcoma fibroblástico e fibroma desmoplástico ósseo são os diagnósticos diferenciais mais frequentemente considerados no caso do fibrossarcoma ósseo.
REFERÊNCIA: Czerniak B. Dorfman and Czerniak's bone tumors. 2nd Edition. Philadelphia: Elsevier Saunders; 2016. p. 617-691.

COMENTÁRIO SOBRE A QUESTÃO 18-05

AUTOR DA QUESTÃO: Gustavo Costalonga Drumond.

O fibrossarcoma ósseo envolve mais frequentemente as porções metafisárias dos ossos tubulares longos. Semelhante ao osteossarcoma convencional, cerca de 50% dos casos ocorrem nas metáfises distal do fêmur e proximal da tíbia, mas todos os ossos do esqueleto podem ser afetados. Raramente é diagnosticado na primeira década de vida e é amplamente distribuído da segunda à sétima décadas com curva em forma de sino. O pico de incidência ocorre na quinta década de vida. Não há clara predileção por sexo, mas os pacientes do sexo masculino parecem ser ligeiramente mais afetados do que os pacientes do sexo feminino.

REFERÊNCIA: Czerniak B. Dorfman and Czerniak's bone tumors. 2nd Edition. Philadelphia: Elsevier Saunders; 2016. p. 617-691.

COMENTÁRIO SOBRE A QUESTÃO 19-05

AUTOR DA QUESTÃO: Gustavo Costalonga Drumond.

No fibrossarcoma ósseo, as lesões são puramente líticas e apresentam padrão de crescimento destrutivo com bordas irregulares mal definidas. Padrões de destruição óssea como roído de traça ou permeativo podem estar presentes. Características de ruptura cortical precoce, às vezes multifocal, e extensão para os tecidos moles estão presentes. Elevação periosteal com triângulo de CODMAN e outras reações periosteais também podem estar presentes.

REFERÊNCIA: Czerniak B. Dorfman and Czerniak's bone tumors. 2nd Edition. Philadelphia: Elsevier Saunders; 2016. p. 617-691.

COMENTÁRIO SOBRE A QUESTÃO 20-05

AUTOR DA QUESTÃO: Gustavo Costalonga Drumond.

O fibrossarcoma ósseo é uma neoplasia maligna de células fusiformes do osso composta por células tumorais fibroblásticas relativamente monomórficas com produção variável de colágeno e arquitetura fascicular (comumente espinha de peixe). Dado que essas características fibro sarcomatosas podem ser observadas em uma grande variedade de tumores ósseos, a grande maioria dos tumores anteriormente considerados como residentes nesta categoria provavelmente estão mais bem posicionados em outras categorias, como leiomiossarcoma, sarcoma sinovial monofásico e tumor fibroso solitário. Assim, o fibrossarcoma é um diagnóstico de exclusão. A presença de diferenciação osteoide e cartilaginosa exclui o diagnóstico de fibrossarcoma.

REFERÊNCIA: Dei Tos AP, Czerniak B, Inwards CY. Fibrosarcoma of bone. In: WHO Classification of Tumours Editorial Board. Soft tissue and bone tumours. 5th Edition. Lyon: International Agency for Research on Cancer; 2020. p. 424-425.

COMENTÁRIO SOBRE A QUESTÃO 21-05

AUTOR DA QUESTÃO: Gustavo Costalonga Drumond.

Semelhante ao histiocitoma fibroso maligno (sarcoma indiferenciado), houve melhora da taxa de sobrevida em cinco anos, de 37% na década de 1970 para 54% na última década. As taxas de sobrevida a longo prazo para pacientes com fibrossarcoma exclusivamente de baixo grau são mais otimistas; estima-se que quase 80% deles estejam vivos após 10 anos. Há uma tendência ao tratamento de tumores de baixo grau por excisão radical (procedimento de salvamento de membros) ou amputação. O tratamento dos fibrossarcomas de alto grau não difere do tratamento do histiocitoma fibroso maligno (sarcoma indiferenciado).

REFERÊNCIA: Czerniak B. Dorfman and Czerniak's bone tumors. 2nd Edition. Philadelphia: Elsevier Saunders; 2016. p. 617-691.

COMENTÁRIO SOBRE A QUESTÃO 22-05

AUTOR DA QUESTÃO: Fábio Fernando Elói Pinto.

O fibroma desmoplástico é um tumor ósseo localmente agressivo extremamente raro, composto por células fusiformes com mínima atipia celular e produção de colágeno em abundância, com histologia que remete à fibromatose do tipo desmoide. Alguns tumores são encontrados incidentalmente em pacientes assintomáticos. No entanto, a maioria dos pacientes tem uma história de longa data de dor ou deformidade óssea. Em cerca de 10% dos casos, uma fratura patológica é o sintoma de apresentação. Representa <0,1% de todos os tumores ósseos primários. O fibroma desmoplástico é um tumor lentamente progressivo e localmente agressivo, que pode recidivar após curetagem ou excisão intralesional.

REFERÊNCIA: Suurmeijer AJH, Cleton-Jansen AM. Desmoplastic fibroma of bone. In: WHO Classification of Tumours Editorial Board. Soft tissue and bone tumours. 5th Edition. Lyon: International Agency for Research on Cancer; 2020. p. 422-423.

COMENTÁRIO SOBRE A QUESTÃO 23-05
AUTOR DA QUESTÃO: Fábio Fernando Elói Pinto.

Por tratar-se de tumores que evoluem lentamente, pouco dolorosos, pela escassa sintomatologia com que se manifestam, usualmente os pacientes procuram tratamento tardiamente, meses ou anos após o início do tumor, em virtude do progressivo aumento da dor e do volume do tumor e, dependendo do local, pela dificuldade à movimentação. O tratamento é exclusivamente cirúrgico. A ressecção deve ser em monobloco com maior margem possível de tecidos normais a fim de se evitar ou reduzir a possibilidade de recidiva. Em alguns casos. Apesar da ampla extirpação do tumor, houve recidiva.

REFERÊNCIA: Próspero JD. Tumores ósseos. São Paulo: ROCA; 2001. p. 135-166.

COMENTÁRIO SOBRE A QUESTÃO 24-05
AUTOR DA QUESTÃO: Fábio Fernando Elói Pinto.

Por tratar-se de neoplasia de crescimento lento, traduzido ao exame radiográfico pela esclerose reacional, indicativa de adaptação do osso ao tumor, permite ao radiologista a suspeita de processos pseudoneoplásicos, como o fibroma não ossificante, a osteofibrodisplasia, a displasia fibrosa, o cisto ósseo aneurismático e a miosite ossificante justaóssea. Permite suspeitar também de neoplasias benignas como fibroistiocitoma benigno, o tumor gigantocelular, o fibroma condromixoide e mesmo de neoplasias de baixo malignidade como o osteossarcoma central bem diferenciado, o adamantinoma de ossos longos e o osteossarcoma parostal.

REFERÊNCIA: Próspero JD. Tumores ósseos. São Paulo: ROCA; 2001. p. 135-166.

COMENTÁRIO SOBRE A QUESTÃO 25-05
AUTOR DA QUESTÃO: Fábio Fernando Elói Pinto.

Os fibromas desmoplásticos são lesões localmente agressivas, sem capacidade de produzir metástases. Radiograficamente se apresentam como lesões líticas, com bordos bem definidos, com destruição do córtex ósseo e extensão para os tecidos moles. Na imunoistoquímica revelam diferenciação miofibroblástica e a maioria destes tumores mostra pelo menos positividade focal para marcadores de músculo liso, como a actina de mús-culo liso (SMA).

REFERÊNCIA: Czerniak B. Dorfman and Czerniak's bone tumors. 2nd Edition. Philadelphia: Elsevier Saunders; 2016. p. 617-691.

COMENTÁRIO SOBRE A QUESTÃO 26-05
AUTOR DA QUESTÃO: Fábio Fernando Elói Pinto.

O fibrossarcoma ósseo é uma neoplasia maligna de células fusiformes que apresenta diferenciação miofibroblástica. Distingue-se do fibroistiocitoma maligno (sarcoma pleomórfico indiferenciado) e do osteossarcoma fibroblástico pela ausência de produção osteoide e por suas características células fusiformes miofibroblásticas uniformes. Com os novos achados da patologia e da genética não se tem realizado o diagnóstico deste tipo de tumor na atualidade. São tumores tipicamente associados ao fibroistiocitoma maligno (sarcoma pleomórfico indiferenciado).

REFERÊNCIA: Czerniak B. Dorfman and Czerniak's bone tumors. 2nd Edition. Philadelphia: Elsevier Saunders; 2016. p. 617-691.

COMENTÁRIO SOBRE A QUESTÃO 27-05
AUTOR DA QUESTÃO: Fábio Fernando Elói Pinto.

Os fibrossarcomas com lesões puramente fusiformes com características globais de baixo grau são considerados menos agressivas do que o fibroistiocitoma maligno (sarcoma indiferenciado), mas, em comparação com a fibromatose, eles têm potencial metastático definido. As taxas de sobrevida em longo prazo para pacientes exclusivamente com fibrossarcoma de baixo grau são otimistas; estima-se que cerca de 80% deles estejam vivos após 10 anos. Há uma tendência ao tratamento de tumores de baixo grau por excisão radical (procedimento de salvamento de membros) ou amputação. O tratamento dos fibrossarcomas de alto grau não difere do histiocitoma fibroso maligno (sarcoma indiferenciado).

REFERÊNCIA: Czerniak B. Dorfman and Czerniak's bone tumors. 2nd Edition. Philadelphia: Elsevier Saunders; 2016. p. 617-691.

COMENTÁRIO SOBRE A QUESTÃO 28-05
AUTOR DA QUESTÃO: Fábio Fernando Elói Pinto.

Em crianças e adolescentes, predomina na metáfise proximal da tíbia e distal do fêmur, com lesão de aspecto osteolítico, permeativa, de limites imprecisos e, com baixo grau de diferenciação histológica, persiste central durante algum tempo ou, nas formas mais malignas, ultrapassa a cortical, formando triangulo de CODMAN, por vezes com grande volume. No adulto, a principal localização é também na tíbia e no fêmur, apresentando aspecto permeativo, difuso pelo osso, com limites imprecisos. Quando tem grandes proporções, é difícil caracterizar se é originário dos tecidos moles, do periósteo ou do osso.

REFERÊNCIA: Próspero JD. Tumores ósseos. São Paulo: ROCA; 2001. p. 135-166.

COMENTÁRIO SOBRE A QUESTÃO 29-05
AUTOR DA QUESTÃO: Fábio Fernando Elói Pinto.

Nos casos de fibrossarcoma em metáfises de ossos longos, nas primeira e segunda décadas da vida, o aspecto radiográfico é indistinguível do osteossarcoma. Em faixas etárias mais avançadas, pelo caráter permeativo da lesão, o fibrossarcoma tem sempre seu lugar nos diagnósticos diferenciais ao lado do fibroistiocitoma maligno (sarcoma indiferenciado), lipossarcoma e mesmo osteossarcoma. O fibrossarcoma é radiologicamente indistinguível do osteossarcoma e do fibroma desmoplástico. Em certos casos, devem ser lembradas também metástases de carcinoma.

REFERÊNCIA: Próspero JD. Tumores ósseos. São Paulo: ROCA; 2001. p. 135-166.

COMENTÁRIO SOBRE A QUESTÃO 30-05
AUTOR DA QUESTÃO: Alex Guedes.

Microscopicamente é neoplasia que apresenta os mesmos caracteres das demais fibromatoses. É constituído por densa proliferação de miofibroblastos entremeados por fibras colágenas longas, em feixes entrelaçados. A celularidade varia com o campo examinado e as figuras de mitose são raras, sempre típicas. Em certas áreas, a neoplasia hialiniza, pela fusão e condensação das fibras colágenas, em outras, pode apresentar aspecto mixoide. O aspecto histológico imita a estrutura dos tendões, aponeuroses e ligamentos e por isso é designado desmoide.

REFERÊNCIA: Próspero JD. Tumores ósseos. São Paulo: ROCA; 2001. p. 135-166.

COMENTÁRIO SOBRE A QUESTÃO 31-05
AUTOR DA QUESTÃO: Fábio Fernando Elói Pinto.

São tumores expansivos de crescimento lento, o que permite adaptação progressiva à neoplasia e, por este motivo, as imagens de osteólise alternam-se com áreas de esclerose reacional. Pelo crescimento progressivo, capacidade de invasão dos tecidos vizinhos e facilidade com que recidivam, discute-se se o fibroma desmoplástico não seria uma forma de fibrossarcoma de baixa malignidade.

REFERÊNCIA: Próspero JD. Tumores ósseos. São Paulo: ROCA; 2001. p. 135-166.

COMENTÁRIO SOBRE A QUESTÃO 32-05
AUTOR DA QUESTÃO: Alex Guedes.

Pelo acentuado caráter invasivo que apresenta, o fibroma desmoplástico não tem limites em seu crescimento e substitui a estrutura óssea, ultrapassa a cortical e tende a invadir os tecidos moles adjacentes. A tomografia computadorizada e a ressonância nuclear magnética permitem verificar com precisão os limites externos do tumor. Quando o crescimento é periosteal, o tumor faz saliência na superfície óssea, e pode atingir grandes proporções. Se situado no espaço interósseo do antebraço, o tumor invade ambos os ossos, com esclerose cortical, de modo a formar espículas irregulares.

REFERÊNCIA: Próspero JD. Tumores ósseos. São Paulo: ROCA; 2001. p. 135-166.

COMENTÁRIO SOBRE A QUESTÃO 33-05
AUTOR DA QUESTÃO: Alex Guedes.

Dor, edema local e fratura são as principais manifestações que levam o doente a procurar tratamento.

REFERÊNCIA: Próspero JD. Tumores ósseos. São Paulo: ROCA; 2001. p. 135-166.

COMENTÁRIO SOBRE A QUESTÃO 34-05
AUTOR DA QUESTÃO: Alex Guedes.

Qualquer idade pode ser acometida e não existem diferenças de frequência quanto ao sexo e a cor da pele. Localiza-se em qualquer osso, embora tenha predileção estatística pelo terço distal do fêmur e proximal da tíbia.

REFERÊNCIA: Próspero JD. Tumores ósseos. São Paulo: ROCA; 2001. p. 135-166.

COMENTÁRIO SOBRE A QUESTÃO 35-05
AUTOR DA QUESTÃO: Alex Guedes.

Depois do estadiamento do tumor e perante o grau histológico de malignidade, estará ou não indicada quimioterapia pré-operatória. A cirurgia poderá ser segmentar ou radical, na dependência do volume e de demais fatores. O fibrossarcoma bem diferenciado tem evolução relativamente boa com metástases tardias, com sobrevida de 10 anos ou mais em 80% dos casos. Os mais indiferenciados evoluem como o osteossarcoma e são precocemente metastatizantes para o pulmão.

REFERÊNCIA: Próspero JD. Tumores ósseos. São Paulo: ROCA; 2001. p. 135-166.

COMENTÁRIO SOBRE A QUESTÃO 36-05
AUTOR DA QUESTÃO: Alex Guedes.

O tumor afeta principalmente adolescentes e adultos jovens, com distribuição quase igual entre os sexos.

REFERÊNCIA: Suurmeijer AJH, Cleton-Jansen AM. Desmoplastic fibroma of bone. In: WHO Classification of Tumours Editorial Board. Soft tissue and bone tumours. 5th Edition. Lyon: International Agency for Research on Cancer; 2020. p. 422-423.

COMENTÁRIO SOBRE A QUESTÃO 37-05
AUTOR DA QUESTÃO: Alex Guedes.

O fibroma desmoplástico pode envolver qualquer osso, mas é mais frequentemente encontrado na mandíbula, seguido pelos ossos longos (fêmur, rádio, tíbia) e ossos pélvicos.

REFERÊNCIA: Suurmeijer AJH, Cleton-Jansen AM. Desmoplastic fibroma of bone. In: WHO Classification of Tumours Editorial Board. Soft tissue and bone tumours. 5th Edition. Lyon: International Agency for Research on Cancer; 2020. p. 422-423.

COMENTÁRIO SOBRE A QUESTÃO 38-05
AUTOR DA QUESTÃO: Alex Guedes.

Alguns tumores são encontrados incidentalmente em pacientes assintomáticos. No entanto, a maioria dos pacientes tem uma história de longa data de dor ou deformidade óssea. Em cerca de 10% dos casos, uma fratura patológica é o sintoma de apresentação.

REFERÊNCIA: Suurmeijer AJH, Cleton-Jansen AM. Desmoplastic fibroma of bone. In: WHO Classification of Tumours Editorial Board. Soft tissue and bone tumours. 5th Edition. Lyon: International Agency for Research on Cancer; 2020. p. 422-423.

COMENTÁRIO SOBRE A QUESTÃO 39-05
AUTOR DA QUESTÃO: Alex Guedes.
O fibroma desmoplástico representa < 0,1% de todos os tumores ósseos primários.
REFERÊNCIA: Suurmeijer AJH, Cleton-Jansen AM. Desmoplastic fibroma of bone. In: WHO Classification of Tumours Editorial Board. Soft tissue and bone tumours. 5th Edition. Lyon: International Agency for Research on Cancer; 2020. p. 422-423.

COMENTÁRIO SOBRE A QUESTÃO 40-05
AUTOR DA QUESTÃO: Alex Guedes.
Radiograficamente, o fibroma desmoplástico constitui lesão bem definida, lobulada, radiotransparente, que pode expandir o osso hospedeiro. Trabeculação intralesional está frequentemente presente. Lesões maiores podem destruir a cortical óssea e se estender para os tecidos moles circundantes, o que é bem apreciado pela RM. O fibroma desmoplástico apresenta baixo sinal em T1 e T2 e pode mostrar captação aumentada com cin-tilografia óssea ou PET FDG.
REFERÊNCIA: Suurmeijer AJH, Cleton-Jansen AM. Desmoplastic fibroma of bone. In: WHO Classification of Tumours Editorial Board. Soft tissue and bone tumours. 5th Edition. Lyon: International Agency for Research on Cancer; 2020. p. 422-423.

COMENTÁRIO SOBRE A QUESTÃO 41-05
AUTOR DA QUESTÃO: Alex Guedes.
O prognóstico é baseado na presença ou ausência de metástases, no tamanho e localização do tumor (como eles se relacionam com a capacidade do cirurgião de remover o tumor com margens amplas), o grau do tumor e a resposta histológica à quimioterapia pré-operatória (determinada por porcentagem de necrose). Relatos tam-bém mostraram que a idade avançada está associada a um pior prognóstico; no entanto, isso pode ser causado parcialmente pela incapacidade de muitos pacientes mais velhos de tolerar a quimioterapia. Não foi demonstrada diferença no prognóstico entre pacientes com tumores primários e pacientes com tumores que surgem em uma condição predisponente. Em geral, a taxa de sobrevida em cinco anos para pacientes com tumores de alto grau das extremidades sem metástases na apresentação é de aproximadamente 65%.
REFERÊNCIA: Heck Jr. RK, Toy PC. Malignant tumors of bone. In: Azar FM, Beaty JH. Campbell's operative orthopaedics. 14th Edition. Philadelphia: Elsevier; 2021. p. 1009-1048e7.

COMENTÁRIO SOBRE A QUESTÃO 42-05
AUTOR DA QUESTÃO: Alex Guedes.
Triângulo de CODMAN e neoformação óssea periosteal podem estar presentes. A lesão localiza-se mais frequentemente na metáfise. Em pacientes esqueleticamente imaturos, a placa de crescimento forma uma barreira de extensão para a epífise, que pode ser penetrada em lesões mais avançadas. Em pacientes esqueleticamente maduros, o tumor frequentemente se estende para a epífise.
REFERÊNCIA: Czerniak B. Dorfman and Czerniak's bone tumors. 2nd Edition. Philadelphia: Elsevier Saunders; 2016. p. 617-691.

COMENTÁRIO SOBRE A QUESTÃO 43-05
AUTOR DA QUESTÃO: Alex Guedes.
O fibrossarcoma tem aparência carnosa e fibrosa com bordas irregulares indistintas e focos de tecido mole castanho a cinzento. Focos com aparência mais mixoide, necrose ou hemorragia podem estar presentes.
REFERÊNCIA: Czerniak B. Dorfman and Czerniak's bone tumors. 2nd Edition. Philadelphia: Elsevier Saunders; 2016. p. 617-691.

COMENTÁRIO SOBRE A QUESTÃO 44-05
AUTOR DA QUESTÃO: Fábio Fernando Elói Pinto.

A fibromatose de tecidos moles tem características microscópicas que se sobrepõem ao fibroma desmoplástico e pode ser difícil de distinguir nos casos em que a lesão de tecidos moles invade o osso com profundidade suficiente para produzir defeitos visíveis na radiografia. fibrossarcoma ósseo de baixo grau raramente é tão bem diferenciado que não apresenta, em amostras adequadas de biópsia, alguma irregularidade nuclear e hiper cromatismo, bem como um grau de atividade mitótica não presente no fibroma desmoplástico. A displasia fibrosa às vezes é confundida com fibroma desmoplástico quando a amostra não contém evidência histológica de osteoide ou finas trabéculas de osso esponjoso.

REFERÊNCIA: Czerniak B. Dorfman and Czerniak's bone tumors. 2nd Edition. Philadelphia: Elsevier Saunders; 2016. p. 617-691.

COMENTÁRIO SOBRE A QUESTÃO 45-05
AUTOR DA QUESTÃO: Alex Guedes.

Os tumores tipicamente variam em tamanho de 3 a 10 cm, mas tumores de até 20 cm têm sido relatados. São lesões sólidas, fibrosas, branco-acinzentadas, que lembram lesões desmoides de tecidos moles.

REFERÊNCIA: Czerniak B. Dorfman and Czerniak's bone tumors. 2nd Edition. Philadelphia: Elsevier Saunders; 2016. p. 617-691.

COMENTÁRIO SOBRE A QUESTÃO 46-05
AUTOR DA QUESTÃO: Alex Guedes.

Neoplasia localmente agressiva, sem potencial para desenvolvimento de metástases (fibroma desmoplástico ósseo). Ao diagnóstico, quase todos os tumores de origem central já romperam a cortical, apresentando componente extraósseo (fibrossarcoma ósseo). Metastatiza primariamente por via hematogênica, produzindo depósitos secundários mais comumente no pulmão, mas também em vários locais, incluindo outros ossos (fibrossarcoma ósseo). Tendência marcante para destruição óssea irregular, deixando cristas ósseas intactas e produzindo aparência pseudo trabecular (fibroma desmoplástico ósseo).

REFERÊNCIA: Unni KK, Inwards CY. Dahlin's bone tumors: general aspects and data on 10,165 cases. 6th Edition. Philadelphia: Lippincott Williams & Wilkins; 2010. p. 169-178.

COMENTÁRIO SOBRE A QUESTÃO 47-05
AUTOR DA QUESTÃO: Alex Guedes.

O fibrossarcoma ósseo é uma neoplasia maligna rara. Desde o estabelecimento do histiocitoma fibroso maligno (sarcoma indiferenciado) como entidade distinta, a frequência do diagnóstico de fibrossarcoma tem diminuído. Essencialmente, o termo fibrossarcoma de baixo grau refere-se a lesões previamente ou tradicional-mente classificadas como fibrossarcoma de grau 1 ou 2. O diagnóstico diferencial clínico e radiográfico desse tipo tumoral inclui fibroma desmoplástico, histiocitoma fibroso maligno (sarcoma pleomórfico indiferenciado) e osteossarcoma fibroblástico.

REFERÊNCIA: Lewis VO, Guadagnolo A, Rhines LD, Patel S. Rare bone sarcomas. In: Lin PP, Patel S. Bone sarcoma. New York: Springer; 2013. p. 132-152.

COMENTÁRIO SOBRE A QUESTÃO 48-05
AUTOR DA QUESTÃO: Alex Guedes.

Fibroma desmoplástico ósseo: Na angiografia e na TC, o tumor assume apenas moderadamente o contraste, e parece relativamente "frio" na varredura isotópica.

Fibrossarcoma ósseo: na TC, densidade homogênea, massa compacta de tecidos moles com margens mal definidas e realce pobre após administração de contraste; na RM, sinal não homogêneo, menor ou isointenso como o do músculo em T1, 90% acentuado, realce periférico no gadolínio, áreas escuras em fundo de intensidade intermediária ou alta em T2.

REFERÊNCIAS:

(1) Campanacci L. Desmoid fibroma. In: Picci P, Manfrini M, Donati DM, Gambarotti M, Righi A, Vanel D, Dei Tos AP. Diagnosis of musculoskeletal tumors and tumor-like conditions – Clinical, radiological and histological correlations – The Rizzoli case archive. 2nd Edition. Cham: Springer Nature; 2020. p. 61-63.

(2) Picci P, Dei Tos AP, Gambarotti M, Righi A. Fibroblastic/myofibroblastic tumors. In: Picci P, Manfrini M, Donati DM, Gambarotti M, Righi A, Vanel D, Dei Tos AP. Diagnosis of musculoskeletal tumors and tumor-like conditions – Clinical, radiological and histological correlations – The Rizzoli case archive. 2nd Edition. Cham: Springer Nature; 2020. p. 241-272.

COMENTÁRIO SOBRE A QUESTÃO 49-05

AUTOR DA QUESTÃO: Alex Guedes.

O fibrossarcoma ósseo constitui tumor puramente osteolítico com limites mal definidos, interrupção do córtex e presença de massa nos tecidos moles. A reação periosteal é escassa ou ausente. Tumores de baixo grau podem apresentar limites mais bem definidos. As calcificações são excepcionais. O osso pode ser erodido ou decorticado com mínima reação periosteal.

REFERÊNCIA: Picci P, Dei Tos AP, Gambarotti M, Righi A. Fibroblastic/myofibroblastic tumors. In: Picci P, Manfrini M, Donati DM, Gambarotti M, Righi A, Vanel D, Dei Tos AP. Diagnosis of musculoskeletal tumors and tumor-like conditions – Clinical, radiological and histological correlations – The Rizzoli case archive. 2nd Edition. Cham: Springer Nature; 2020. p. 241-272.

COMENTÁRIO SOBRE A QUESTÃO 50-05

AUTOR DA QUESTÃO: Alex Guedes.

Quando as margens cirúrgicas são inadequadas, a recidiva local ocorre em 50% dos casos. Metástases pulmonares ocorrem em 60% dos casos. A sobrevida em dez anos é de 60% para tumores de baixo grau e 30% para tumores de alto grau. Estudos recentes têm demonstrado que a quimioterapia adjuvante é útil para um melhor prognóstico.

REFERÊNCIA: Picci P, Dei Tos AP, Gambarotti M, Righi A. Fibroblastic/myofibroblastic tumors. In: Picci P, Manfrini M, Donati DM, Gambarotti M, Righi A, Vanel D, Dei Tos AP. Diagnosis of musculoskeletal tumors and tumor-like conditions – Clinical, radiological and histological correlations – The Rizzoli case archive. 2nd Edition. Cham: Springer Nature; 2020. p. 241-272.

Tumores vasculares do osso

Furtado EF | Guedes A | Meohas W | Reggiani R Pinheiro CA | Pinheiro RCS

Benignos	
9120/0	Hemangioma NE
Intermediários (localmente agressivos)	
9125/0	Hemangioma epitelioide
Malignos	
9133/3	Hemangioendotelioma epitelioide NE
9120/3	Angiossarcoma

Os códigos numéricos pertencem à Classificação Internacional de Doenças para Oncologia, terceira edição, segunda revisão (CID-O-3.2). Os comportamentos são codificados como /0 para tumores benignos; e /3 para tumores malignos, sítio primário; e /6 para tumores malignos no sítio metastático. Essa classificação é modificada em relação à classificação anterior da OMS, levando em consideração as mudanças na compreensão dessas lesões. NE = Não Especificado.

Fonte: Traduzido a partir de Bovée JVMG, Flanagan AM, Lazar AJ, Nielsen GP, Yoshida A. Bone tumours. In: WHO Classification of Tumours Editorial Board. Soft tissue and bone tumours. 5th Edition. Lyon: International Agency for Research on Cancer; 2020. p. 338.

QUESTÃO 01-06. O hemangioma ósseo é mais frequente no(a)
a) segmento proximal do fêmur.
b) falange proximal (quirodáctilo).
c) corpo vertebral.
d) segmento proximal da tíbia.

QUESTÃO 02-06. Sobre o hemangioendotelioma epitelioide, é **INCORRETO** afirmar que
a) é raro.
b) a prevalência para todos os órgãos é de 5 casos por milhão de indivíduos.

c) a faixa etária é ampla (primeira a oitava décadas de vida).
d) a verdadeira incidência é desconhecida.

QUESTÃO 03-06. Qual a distribuição do hemangioendotelioma epitelioide quanto ao gênero?
a) Homens e mulheres são acometidos igualmente.
b) Predomínio masculino (2:1).
c) Predomínio feminino (2:1).
d) Predomínio masculino (3:1).

QUESTÃO 04-06. Qual o aspecto radiográfico do hemangioma ósseo?
a) Sal e pimenta
b) Vertebra plana de CALVÉ.
c) Renda irlandesa ou em filigrana.
d) Marmorizado.

QUESTÃO 05-06. Qual desses marcadores imunoistoquímicos melhor caracteriza tumores de origem vascular?
a) CD31.
b) FLI1.
c) CD99.
d) S100.

QUESTÃO 06-06. Qual agente viral está fortemente relacionado ao desenvolvimento de sarcoma de KAPOSI e angiomatose bacilar?
a) EBV.
b) HTLV-1.
c) HPV.
d) HIV.

QUESTÃO 07-06. A doença de GORHAM, também conhecida como doença do "osso fantasma" caracteriza-se por
a) angiomatose agressiva com osteólise maciça, representada por hemangiomas, linfangiomas ou uma combinação destes; é esporádica e mais comum em crianças e adultos jovens.
b) condição rara, caracterizada pela associação de malformações venosas cutâneas com discondroplasia.
c) proliferação e acúmulo de células do sistema mononuclear fagocitário; inclui monócitos/macrófagos, células dendríticas dérmicas/intersticiais e células de LANGERHANS.
d) vasculite sistêmica e aguda de etiologia desconhecida, mais frequente no sexo masculino; 80% dos casos em crianças com menos de cinco anos, rara após os oito anos.

QUESTÃO 08-06. O _____ é uma neoplasia vascular endotelial única, bem diferenciada, com células endoteliais de aparência epitelioide e tendência a apresentação multifocal.
a) Angiossarcoma.
b) Angioleiomioma.
c) Hemangiopericitoma.
d) Hemangioendotelioma epitelioide.

QUESTÃO 09-06. Sobre o angiossarcoma, é **INCORRETO** afirmar que
a) é um tumor extremamente raro; dados indicam que representam menos de 2% dos sarcomas ósseos primários.

b) é um tumor maligno de grau intermediário a alto composto por células endoteliais atípicas com características vasoformativas.
c) sua apresentação radiográfica é específica; as lesões se apresentam como massa lítica destrutiva com bordas irregulares.
d) a imunoistoquímica mostra reatividade para marcadores endoteliais (antígenos relacionados ao fator VIII, CD31, CD34 e ERG).

QUESTÃO 10-06. Sobre o hemangioma ósseo, é **INCORRETO** afirmar que
a) localiza-se mais frequentemente no calvário ou na coluna (80% dos casos).
b) geralmente apresenta crescimento lento e é assintomático.
c) o tratamento mais indicado para lesões vertebrais é a irradiação em altas doses.
d) lesões altamente sintomáticas podem ser tratadas com curetagem e enxertia óssea, tais como aquelas com comprometimento mecânico, particularmente na coluna.

QUESTÃO 11-06. Sobre o tratamento do hemangioma ósseo, é **INCORRETO** afirmar que
a) usualmente consiste em observação.
b) escleroterapia ou injeções de álcool têm sido tentadas para lesões sintomáticas, registrando resultados promissores.
c) radioterapia em baixa dose pode ser utilizada nas lesões sintomáticas da coluna.
d) curetagem com enxertia óssea é usualmente reservada para lesões que acometem o calvário.

QUESTÃO 12-06. Sobre o hemangioma ósseo, é **INCORRETO** afirmar que
a) ao exame físico, o paciente apresenta massa palpável e pulsátil.
b) algumas lesões podem ter aparência agressiva, sendo denominadas de hemangioma agressivo.
c) pode exibir sangramento significativo durante a curetagem, devendo ser considerada preparação adequada com embolização pré-operatória ou outros métodos de controle de perda sanguínea.
d) na coluna, lesões maiores podem causar fraturas compressivas ou compressão medular.

QUESTÃO 13-06. Sobre o angiossarcoma ósseo, é **INCORRETO** afirmar que
a) o tratamento cirúrgico depende da origem única ou multicêntrica do tumor.
b) a ressecção cirúrgica deve ser realizada com margens amplas.
c) a radioterapia como tratamento isolado pode ser útil no caso de lesões multicêntricas de baixo grau.
d) a quimioterapia mostrou-se eficiente no tratamento deste tumor.

QUESTÃO 14-06. Sobre os hemangiomas ósseos, **PODEMOS** afirmar que
a) quando ocorrem na coluna vertebral, frequentemente associam-se a quadro álgico.
b) são tumores benignos caracterizados pela formação de vasos linfáticos.
c) o corpo vertebral é o sítio mais frequentemente acometido.
d) o diagnóstico ocorre por volta dos 13 anos.

QUESTÃO 15-06. Em relação ao hemangioma ósseo, é **CORRETO** afirmar que
a) é um tumor benigno no osso composto por canais vasculares de pequeno ou grande calibre, podendo ser subdivididos em capilares e cavernosos.
b) o termo angiomatose está erroneamente empregado quando se refere a hemangiomas em uma grande região ou simultâneos em múltiplas localizações.
c) a síndrome de GORHAM-STOUT é uma doença hereditária autossômica recessiva, caracterizada por angiomatose difusa, com osteólise maciça.
d) os hemangiomas ocorrem exclusivamente na infância.

QUESTÃO 16-06. Em relação aos hemangiomas, é **INCORRETO** afirmar que
a) é um tumor comum.
b) tumores sintomáticos clinicamente significativos são relativamente comuns.
c) o pico de incidência ocorre na quinta década.
d) hemangiomas capilares e cavernosos são compostos por vasos de paredes finas cheios de sangue, revestidos por uma camada de células endoteliais planas e citologicamente banais.

QUESTÃO 17-06. Com relação à apresentação clínica dos hemangiomas ósseos **NÃO PODEMOS** afirmar que
a) a grande maioria dos hemangiomas ósseos são achados radiográficos incidentais.
b) tumores vertebrais podem ser sintomáticos quando apresentam maior tamanho, podendo causar compressão medular, dor e sintomas neurológicos associados a fraturas patológicas.
c) a síndrome de GORHAM-STOUT frequentemente envolve ossos contíguos.
d) tumores que ocorrem em sítios que não a coluna, não costumam ser dolorosos.

QUESTÃO 18-06. A propósito da avaliação por imagens dos hemangiomas ósseos, **PODEMOS** afirmar que
a) na seção transversal da tomografia, observa-se lesão insuflativa.
b) o corpo vertebral acometido apresenta aspecto em "grades de prisão".
c) na ressonância magnética apresentam baixo sinal em T1.
d) nas radiografias têm aparência radiopaca, mal delimitada, associada a presença de triângulo de CODMAN.

QUESTÃO 19-06. Assinale (V) verdadeiro ou (F) falso) para as assertivas de I a IV. Em seguida, assinale a alternativa que apresenta a sequência **CORRETA** com relação aos hemangiomas ósseos:

1. São descobertos incidentalmente, na maioria dos casos.
2. Os hemangiomas cranianos são especialmente conhecidos por produzirem sintomas que podem levar o paciente a procurar tratamento médico, entretanto não são tão prevalentes quanto os situados na coluna.
3. Os hemangiomas vertebrais podem ocorrer em qualquer lugar, mas são mais encontrados nos corpos vertebrais cervicais.
4. Às vezes, podem se estender para os elementos posteriores, levando a sintomas compressivos.

a) V, F, V, V.
b) V, V, F, V.
c) V, V, V, F.
d) V, F, F, V.

QUESTÃO 20-06. Em relação aos hemangiomas, **PODEMOS** afirmar que
a) são sempre assintomáticos, sendo diagnosticados de forma incidental.
b) podem provocar dor por compressão neurológica, com possível indicação cirúrgica.
c) tumores situados na coluna, quando presentes, são mais sintomáticos que os cranianos.
d) tumores situados na coluna vertebral são mais frequentes nos elementos posteriores.

QUESTÃO 21-06. A propósito dos hemangiomas, é **INCORRETO** afirmar que
a) ocasionalmente, hemangiomas de tecidos moles ou cutâneos fornecem evidências, indicando a natureza da doença óssea.
b) o exame físico é de extrema importância no diagnóstico do hemangioma intraósseo.
c) na ressonância magnética, o componente extraósseo não apresenta realce nas imagens ponderadas em T1.
d) no crânio, os hemangiomas produzem zona de rarefação bem circunscrita que pode ter aparência em "favo de mel", sendo frequentemente associada à expansão para os tecidos moles.

QUESTÃO 22-06. Sobre o tratamento do hemangioendotelioma epitelioide, é **FALSO** afirmar que
a) lesões localizadas têm indicação de ressecção com margens marginais.
b) lesões múltiplas com evolução agressiva em um mesmo membro são mais bem tratadas mediante amputação.
c) devido à raridade da lesão, não há evidências de que a radioterapia ou algum esquema de quimioterapia seja efetivo.
d) o tratamento é unicamente cirúrgico na maioria dos casos.

QUESTÃO 23-06. A propósito do hemangioma epitelioide (HE), **NÃO É POSSÍVEL** afirmar que
a) a translocação cromossômica recorrente t(1; 3)(p36; q25) que resulta na fusão *WWTR1-CAMTA1*, presente no hemangioendotelioma epitelioide (EHE), auxilia no diagnóstico diferencial com o HE.
b) é facilmente distinguível do EHE.
c) o seu diagnóstico é discutível, particularmente quando surge no esqueleto; além das características sobrepostas a outras neoplasias vasculares malignas, pode apresentar comportamento agressivo, incluindo apresentação multifocal e envolvimento linfonodal.
d) a presença de peculiar estroma condromixoide ou densamente esclerótico no EHE e a presença, pelo menos focalmente, de vasos maduros com formação de luz aberta na HE são as únicas características histológicas distintivas consistentes entre essas duas entidades.

QUESTÃO 24-06. Sobre o hemangiopericitoma ósseo, é **INCORRETO** afirmar que
a) apresenta-se sob forma de lesões osteolíticas na região metafisária dos ossos longos.
b) pode crescer, porém reação periosteal e esclerose reativa são raras.
c) o diagnóstico diferencial radiográfico com tumores ósseos benignos inclui tumor de células gigantes ósseo, cisto ósseo aneurismático, fibroma condromixoide e displasia fibrosa.
d) achados radiográficos específicos facilitam o seu diagnóstico.

QUESTÃO 25-06. É **FALSO** afirmar que
a) o angiossarcoma ósseo possui prognóstico ruim, com sobrevida muito pobre; ~33% dos pacientes sobrevivem 5 anos.
b) a ressecção cirúrgica ampla é frequentemente factível, prevenindo a disseminação sistêmica.
c) quimioterapia e radioterapia podem ser úteis.
d) a abordagem multidisciplinar é mandatória, e a cirurgia deve ser planejada e coordenada de acordo com o momento da quimioterapia, permitindo radioterapia mais eficaz.

QUESTÃO 26-06. Sobre os hemangioendoteliomas **PODEMOS** afirmar que
a) são tumores benignos que envolvem os ossos e tecidos moles.
b) são tumores malignos comumente encontrados em crianças.
c) são tumores que fazem diagnóstico diferencial com metástases ósseas.
d) quando surgem nos ossos, têm aspecto blástico.

QUESTÃO 27-06. Sobre os hemangioendoteliomas **NÃO PODEMOS** afirmar que
a) ocorrem mais comumente nos ossos do tarso.
b) predominam no gênero masculino (~2:1).
c) representam <1% de todos os tumores primários ósseos.
d) apresentam atividade biológica intermediária, entre o hemangioma e o angiossarcoma convencional.

QUESTÃO 28-06. Sobre o hemangioendotelioma, é **CORRETO** afirmar que
a) quando envolve tecido ósseo, constitui epônimo do angiossarcoma.
b) o subtipo epitelioide se refere ao hemangioendotelioma de origem cutânea.

c) é frequente a ocorrência de hemangioendoteliomas multifocais.
d) o diagnóstico definitivo é comumente realizado através de avaliação radiológica.

QUESTÃO 29-06. sobre os hemangiopericitomas **PODEMOS** afirmar que
a) são tumores malignos de alto grau.
b) são tumores que envolvem exclusivamente os ossos da mão e preponderantes em idosos.
c) como são lesões benignas, a ressecção intralesional é a primeira escolha para seu tratamento.
d) constitui raro tumor de origem vascular, que pode acometer ossos e tecidos moles.

QUESTÃO 30-06. sobre os hemangiopericitomas **PODEMOS** afirmar que
a) tumores de alto grau estão associados a altas taxas de recorrência.
b) tumores de baixo grau têm baixa propensão à disseminação metastática.
c) lesões malignas de baixo grau são passíveis de curetagem e enxertia óssea.
d) o tratamento do hemangiopericitoma inclui quimioterapia neoadjuvante, seguida por cirurgia e quimio-terapia adjuvante.

QUESTÃO 31-06. Sobre o angiossarcoma ósseo, é **CORRETO** afirmar que
a) constitui raro tumor que pode envolver o osso, sem predileção por idade.
b) possui distribuição etária bimodal (acomete adolescentes e idosos).
c) possui origem no tecido adiposo perivascular.
d) lesões únicas têm aspecto patognomônico em "favo de mel".

QUESTÃO 32-06. Sobre o angiossarcoma ósseo, é **INCORRETO** afirmar que
a) pode estar associado ao infarto ósseo.
b) ~50% dos casos são multifocais.
c) dor e aumento de volume local são achados comuns à apresentação.
d) é mais comum nos ossos longos (60%) e esqueleto axial (principalmente coluna).

QUESTÃO 33-06. Sobre o angiossarcoma, é **INCORRETO** afirmar que
a) apresenta aspecto específico à tomografia computadorizada.
b) ocasionalmente, pode apresentar-se com fratura patológica.
c) lesão multicêntrica agrupada com aparência de "buraco no buraco" sugere neoplasia vascular.
d) angiografias apontam para áreas densas e bem circunscritas de coloração com veias de drenagem precoce e *shunting*.

QUESTÃO 34-06. Sobre o angiossarcoma, é **INCORRETO** afirmar que
a) apresenta recorrência local frequente e metástases à distância (pulmão, ossos e linfonodos).
b) portadores de tumores de alto grau apresentam ~50% de sobrevida global.
c) pode ocorrer em sítio previamente irradiado.
d) à ressonância magnética, pode observar-se vasos serpiginosos com alto (baixo sinal em todas as sequências) ou baixo fluxo (T2 alto), mais frequentemente na periferia, achado altamente sugestivo de lesão vascular.

QUESTÃO 35-06. Sobre os hemangiomas ósseos, é **CORRETO** afirmar que
a) a maioria ocorre de forma multicêntrica.
b) a osteólise maciça, conhecida por doença de GORHAM, pode ser uma forma de hemangiomatose.
c) são tumores dos vasos, que envolvem músculos estriados e lisos, e quando estão presentes nos ossos, são denominados de tumor glômico.
d) têm melhor prognóstico quando associados a hemangiomas viscerais.

QUESTÃO 36-06. Sobre os hemangiomas, é **CORRETO** afirmar que
   a) como são lesões ósseas benignas, não produzem dor e não tem a capacidade de deformar o esqueleto.
   b) por serem tumores vasculares, os hemangiomas das vértebras apresentaram sinal diminuído nas imagens ponderadas em T1 E T2.
   c) tem distribuição por todo o esqueleto, sendo que aproximadamente 50% envolvem os ossos do crânio e a coluna vertebral.
   d) os hemangiomas nas vértebras caracteristicamente não causam rarefação óssea, com aparência grosseira em "favo de mel".

QUESTÃO 37-06. Sobre os angiossarcomas e hemangiopericitomas, **PODEMOS AFIRMAR** que
   a) a diferenciação entre angiossarcoma e hemangioma é simples e fácil, clinicamente, radiologicamente e pela anatomia patológica. uma vez que são tumores malignos e benignos, respectivamente.
   b) a maioria dos angiossarcomas produz uma lesão puramente lesão osteolítica. ocasionalmente, pode apresentar lesão mista (lise e esclerose óssea).
   c) o carcinoma metastático não faz parte do diagnóstico diferencial com tumores vasculares.
   d) o angiossarcoma e o hemangiopericitoma são altamente vascularizados, diferentemente das metástases de rim. isto já torna fácil o diagnóstico diferencial radiologicamente.

QUESTÃO 38-06. Em relação aos tumores ósseos, e em especial aos hemangiomas, **PODEMOS AFIRMAR** que
   a) o denominador comum dos tumores vasculares consiste na sua diferenciação endotelial com capacidade variável de formar vasos maduros ou imaturos.
   b) o tratamento mais indicado, após o diagnóstico, é a ressecção intralesional, prevenindo assim o desenvolvimento de fraturas patológicas.
   c) diferentemente dos tumores adiposos, os hemangiomas não contêm gordura em seu interior.
   d) o hemangioma epitelioide ósseo é classificado como tumor vascular benigno.

QUESTÃO 39-06. Em relação ao hemangioma epitelioide ósseo, é **CORRETO** afirmar que
   a) caracteristicamente se apresenta de forma multinodal.
   b) à ressonância magnética apresenta-se frequentemente com sinal homogêneo, diferenciando-se dos demais tumores vasculares por não apresentar aspecto em "favo de mel" ou "cacho de uva".
   c) tem como tratamento a embolização.
   d) é classificado como tumor vascular intermediário e localmente agressivo.

QUESTÃO 40-06. Quanto ao hemangioendotelioma epitelioide, é **CORRETO** afirmar que
   a) constitui lesão lítica, bem definida, sem capacidade para erodir e invadir a cortical.
   b) apresenta etiologia traumática, evoluindo mediante inoculação direta de células epiteliais.
   c) o tratamento de escolha é a ressecção intralesional.
   d) é um tumor maligno de baixo grau, capaz de crescimento local agressivo, recidiva ou ambos, e de metástases à distância.

QUESTÃO 41-06. Quanto ao hemangioendotelioma epitelioide, é **INCORRETO** afirmar que
   a) os sítios mais frequentes são os membros inferiores, outros locais de envolvimento incluem coluna, pelve e arcos costais.
   b) a variante "agressiva" ou "maligna" deste tumor mostra padrão de crescimento sólido significativo, mimetizando o angiossarcoma.
   c) a variante "agressiva" ou "maligna" apresenta pior prognóstico.
   d) apresenta diferenciação endotelial.

QUESTÃO 42-06. Em relação aos angiossarcomas, **PODEMOS AFIRMAR** que
a) ocorrem preferencialmente na segunda e terceira décadas de vida.
b) são tumores raros e de baixo grau histológico.
c) podem ser secundários à irradiação local prévia.
d) geralmente se apresentam como tumores multifocais.

QUESTÃO 43-06. Em relação aos angiossarcomas, é **CORRETO** afirmar que
a) o diagnóstico diferencial inclui mieloma múltiplo, metástases ósseas de carcinoma e linfomas ósseos.
b) o diagnóstico diferencial anátomo patológico entre metástase de carcinoma e angiossarcoma não apresenta dificuldades, devido à origem distinta destes tumores.
c) são tumores ósseos de alta incidência, principalmente em adultos jovens.
d) histologicamente são bem distintos dos hemangiomas, devido a sua agressividade.

QUESTÃO 44-06. Quanto ao hemangioma epitelioide ósseo, é **CORRETO** afirmar que
a) acomete principalmente o crânio e a coluna vertebral.
b) quando envolve os ossos longos de pacientes adultos, o local mais afetado é a epífise.
c) devido a suas características, não provocam erosão da cortical e invasão dos tecidos moles.
d) o tratamento geralmente consiste em ressecção intralesional e, menos frequentemente, excisão marginal em bloco; a radioterapia tem sido utilizada no tratamento de tumores situados em locais inacessíveis.

QUESTÃO 45-06. Em relação aos hemangioendoteliomas epitelióides, é **CORRETO** afirmar
a) o fato de ser multifocal em um único osso exclui a possibilidade de tratar-se de hemangioendotelioma epitelioide.
b) o diagnóstico diferencial histológico deve incluir, além dos demais tumores vasculares, as metástases ósseas de carcinoma.
c) constitui neoplasia maligna de alto grau histológico.
d) tem predileção por ossos planos.

QUESTÃO 46-06. Em relação aos angiossarcomas, pode-se afirmar que
a) pode ser secundário à radioterapia prévia local ou infarto ósseo.
b) é um tumor de origem genética, onde a perda da expressão do cromossomo p16 também está associada a melhor prognóstico.
c) é um sarcoma ósseo frequente, com prevalência superior à do condrossarcoma.
d) o tratamento padrão ouro é com radioablação, com utilização de ponteira de radiofrequência.

QUESTÃO 47-06. A propósito da epidemiologia do hemangioendotelioma epitelioide, é **INCORRETO** afirmar que:
a) afeta igualmente os sexos.
b) tem maior incidência em negros do que em pessoas de outras raças.
c) tem pico de frequência na segunda e terceira décadas de vida.
d) ocorre na maioria das faixas etárias.

QUESTÃO 48-06. A propósito da distribuição topográfica do hemangioendotelioma epitelioide, é **INCORRETO** afirmar que
a) frequentemente se manifesta com doença multifocal.
b) ~10% dos pacientes que apresentam tumor solitário evoluem para doença multifocal.
c) 33-50% dos pacientes apresentam lesões solitárias.
d) o tumor é mais frequente nos ossos tubulares longos e curtos das extremidades, pelve e coluna vertebral.

QUESTÃO 49-06. A propósito da apresentação clínica do hemangioendotelioma epitelioide, é **INCORRETO** afirmar que
a) os pacientes costumam ser assintomáticos.
b) pode ocorrer aumento de volume local.
c) além das lesões esqueléticas, alguns pacientes também têm tumores nos tecidos moles.
d) fígado e pulmão podem ser afetados.

QUESTÃO 50-06. A propósito da apresentação do hemangioendotelioma epitelioide aos exames de imagem, é **CORRETO** afirmar que
a) as margens são bem definidas, e o osso adjacente é frequentemente osteolítico.
b) os tumores são predominantemente escleróticos, com maior dimensão entre 10 e 20 cm.
c) apresenta padrão repetitivo aos exames de imagem.
d) a extensão e o padrão de destruição óssea induzida pelo tumor são mais bem visualizados na tomografia computadorizada e na ressonância magnética.

Gabarito

QUESTÃO	a	b	c	d
01-06			■	
02-06		■		
03-06	■			
04-06			■	
05-06	■			
06-06				■
07-06	■			
08-06				■
09-06			■	
10-06			■	
11-06				■
12-06	■			
13-06				■
14-06			■	
15-06	■			
16-06		■		
17-06				■
18-06		■		
19-06		■		
20-06		■		
21-06		■		
22-06	■			
23-06		■		
24-06				■
25-06		■		

QUESTÃO	a	b	c	d
26-06			■	
27-06	■			
28-06				■
29-06				■
30-06				■
31-06	■			
32-06			■	
33-06	■			
34-06		■		
35-06		■		
36-06			■	
37-06		■		
38-06		■		
39-06				■
40-06				■
41-06			■	
42-06				■
43-06	■			
44-06				■
45-06			■	
46-06	■			
47-06			■	
48-06			■	
49-06	■			
50-06				■

Capítulo 6 – Respostas comentadas

COMENTÁRIO SOBRE A QUESTÃO 01-06
AUTOR DA QUESTÃO: Rafael de Castro e Silva Pinheiro.
Hemangioma ósseo é uma neoplasia benigna incomum e mais frequente é encontrado nos corpos vertebrais, seguido dos ossos craniofaciais e, na sequência, pelos ossos longos.
REFERÊNCIA: Hameed M, Bloem JL, Righi A. Haemangioma of bone. In: WHO Classification of Tumours Editorial Board. Soft tissue and bone tumours. 5th Edition. Lyon: International Agency for Research on Cancer; 2020. p. 426-427.

COMENTÁRIO SOBRE AS QUESTÕES 02-06 e 03-06
AUTOR DA QUESTÃO: Alex Guedes.
O hemangioendotelioma epitelioide é raro, e a verdadeira incidência é desconhecida. A prevalência para todos os órgãos é de <1 caso por milhão de indivíduos. A faixa etária é ampla (primeira a oitava décadas de vida), com a maioria dos pacientes diagnosticados entre a segunda e a terceira décadas de vida. Os sexos são igualmente afetados, embora alguns estudos tenham relatado uma predominância do sexo masculino.
REFERÊNCIA: Bovée JVMG, Rosenberg AE. Epithelioid haemangioma of bone. In: WHO Classification of Tumours Editorial Board. Soft tissue and bone tumours. 5th Edition. Lyon: International Agency for Research on Cancer; 2020. p. 428-430.

COMENTÁRIO SOBRE A QUESTÃO 04-06
AUTOR DA QUESTÃO: Rafael de Castro e Silva Pinheiro.
As radiografias podem mostrar área de trabeculado grosseiro com canais vasculares alargados, por vezes denominada como renda irlandesa ou filigrana, entre eles.
REFERÊNCIA: Abraham JA. Benign radiolucent lesions. In: Biermann JS, Siegel GW. Orthopaedic Knowledge Update®: Musculoskeletal Tumors. 4th Edition. Philadelphia: Wolters Kluwer; 2021. p. 99-109.

COMENTÁRIO SOBRE A QUESTÃO 05-06
AUTOR DA QUESTÃO: Walter Meohas.
A molécula de adesão plaquetário-endotelial (CD31) é um membro da família das imunoglobulinas e representa uma proteína transmembrana das células endoteliais. Também é expressa por megacariócitos e plaquetas e pode ser detectada em alguns plasmócitos. Assim como o CD34, é expresso por praticamente todos os tumores vasculares benignos e por uma alta porcentagem de lesões vasculares malignas (aproximadamente 80%).
REFERÊNCIA: Czerniak B. Dorfman and Czerniak's Bone Tumors. 2nd Edition. Philadelphia: Elsevier; 2016. p. 1-56.

COMENTÁRIO SOBRE A QUESTÃO 06-06
AUTOR DA QUESTÃO: Walter Meohas.
Os tumores vasculares malignos do osso ocorrem menos frequentemente que os hemangiomas. Seu comportamento varia desde tumores indolentes de baixo grau, como hemangioendotelioma epitelioide, até angiossarcomas letais de alto grau ou hemangiopericitomas. A classificação das lesões vasculares malignas ainda está em estado de fluxo, e controvérsias permanecem sobre o potencial biológico desses tumores atualmente designados como tumores endoteliais de baixo grau ou limítrofes. A situação tem se agravado ainda mais com a pandemia do vírus da imunodeficiência humana (HIV) e suas lesões vasculares ósseas associadas, como a angiomatose bacilar e o sarcoma de KAPOSI.
REFERÊNCIA: Czerniak B. Dorfman and Czerniak's Bone Tumors. 2nd Edition. Philadelphia: Elsevier; 2016. p. 903-989.

COMENTÁRIO SOBRE A QUESTÃO 07-06
AUTOR DA QUESTÃO: Walter Meohas.

Osteólise maciça, também referida como desaparecimento ou doença óssea fantasma. O pico de incidência de idade e os locais mais frequentes de acometimento esquelético são mostrados. A doença geralmente afeta crianças ou adultos jovens. É esporádico, sem evidência de transmissão hereditária e não tem predileção por sexo. Geralmente, envolve as áreas do ombro e quadril e começa nos ossos do tronco, podendo envolver separadamente vários ossos na mesma região. No esqueleto apendicular, os segmentos proximais dos ossos das extremidades – úmero proximal e fêmur – são tipicamente envolvidas. Microscopicamente, as alterações vasculares na doença de GORHAM representam hemangiomas, linfangiomas ou uma combinação.

REFERÊNCIA: Czerniak B. Dorfman and Czerniak's Bone Tumors. 2nd Edition. Philadelphia: Elsevier; 2016. p. 903-989.

COMENTÁRIO SOBRE A QUESTÃO 08-06
AUTOR DA QUESTÃO: Walter Meohas.

O hemangioendotelioma epitelioide é uma neoplasia vascular endotelial única, bem diferenciada, com apa-rência epitelioide de suas células endoteliais e tendência a ser multifocal.

REFERÊNCIA: Czerniak B. Dorfman and Czerniak's Bone Tumors. 2nd Edition. Philadelphia: Elsevier; 2016. p. 903-989.

COMENTÁRIO SOBRE A QUESTÃO 09-06
AUTOR DA QUESTÃO: Walter Meohas.

O angiossarcoma é um tumor maligno de grau intermediário a alto composto por células endoteliais atípicas com características vasoformativas. É um tumor extremamente raro; menos de 2% dos sarcomas ósseos primários foram classificados como angiossarcomas. Geralmente ocorrem em ossos tubulares longos. Como tumores vasculares de baixo grau, eles podem ser multicêntricos, envolvendo vários ossos da extremidade inferior. Mais tipicamente, o angiossarcoma se apresenta como lesão solitária. Angiossarcomas ósseos foram observados como malignidades secundárias em infartos ósseos, displasia fibrosa e após exposição a irradiação externa. A apresentação radiográfica não é específica. Uma lesão solitária se apresenta como massa lítica destrutiva com bordas irregulares. Lesões de alto grau exibem características de destruição cortical e extensão para tecidos moles. A natureza vascular da lesão pode ser suspeitada nas radiografias se houver envolvimento multicêntrico sincrônico de vários ossos de uma extremidade ou de uma região anatômica. O tumor é composto por células endoteliais atípicas e exibe características vasoformativas. Em um caso típico, a diferenciação vascular é fácil de reconhecer. Os vasos geralmente produzem um sistema anastomosante de canais irregulares revestidos por células endoteliais rechonchudas. Tumores de alto grau exibem atipia nuclear proeminente e atividade mitótica rápida com figuras mitóticas atípicas. Há tendência acentuada para o brotamento intraluminal das células endoteliais. Grandes áreas sólidas de células endoteliais que mimetizam neoplasia epitelial podem estar presentes. A diferenciação de células fusiformes com características pleomórficas também pode ser proeminente. Os angiossarcomas bem diferenciados de grau intermediário podem ter canais vasculares mais desenvolvidos e exibir atipias menos pronunciadas das células endoteliais. Imunoistoquimicamente, as células que exibem características vasoformativas geralmente mostram reatividade para marcadores endoteliais (antígenos relacionados ao fator VIII, CD31, CD34 e ERG).

REFERÊNCIA: Czerniak B. Dorfman and Czerniak's Bone Tumors. 2nd Edition. Philadelphia: Elsevier; 2016. p. 903-989.

COMENTÁRIO SOBRE AS QUESTÕES 01-06, 11-06 e 12-06
AUTOR DA QUESTÃO 10-06: Walter Meohas.
AUTOR DAS QUESTÕES 11-06 e 12-06: Alex Guedes.

O hemangioma ósseo é mais comumente observado no calvário ou na coluna (80% dos casos) como achado incidental. Outras áreas também foram descritas, embora com incidência bem menor. As lesões são usualmente assintomáticas e podem crescer muito vagarosamente através do tempo; elas não exibem crescimento rápido. Em alguns pacientes, entretanto, estas lesões podem ter aparência agressiva, sendo denominadas de hemangioma agressivo. Nos casos sintomáticos, o paciente pode informar dor leve ou edema. Na coluna, lesões maiores podem causar fraturas compressivas ou compressão medular. O tratamento usualmente consiste em observação. Escleroterapia ou injeções de álcool têm sido tentadas para lesões sintomáticas, e registros recentes demonstram resultados promissores. Radioterapia em baixa dose pode ser utilizada nas lesões sintomáticas da coluna. Curetagem com enxertia óssea é usualmente reservada para lesões altamente sintomáticas, tais como aquelas com comprometimento mecânico, particularmente na coluna. Estas lesões podem exibir sangramento significativo com curetagem devem ser considerada preparação adequada com embolização pré-operatória ou outros métodos de controle de perda sanguínea.

REFERÊNCIA: Abraham JA. Benign radiolucent lesions. In: Biermann JS, Siegel GW. Orthopaedic Knowledge Update®: Musculoskeletal Tumors. 4th Edition. Philadelphia: Wolters Kluwer; 2021. p. 99-109.

COMENTÁRIO SOBRE A QUESTÃO 13-06

AUTOR DA QUESTÃO: Roberto Reggiani.

O tratamento cirúrgico depende da origem única ou multicêntrica do tumor. A ressecção cirúrgica deve ser realizada com margens amplas. O tratamento com radioterapia pós-operatória deve ser indicado, embora os resultados, devido à raridade da lesão, não sejam evidentes. Não há esquemas de quimioterapia que tenham se mostrado eficientes para essa lesão. No entanto, devem-se tentar todas as formas de tratamento neste tipo altamente maligno de tumor vascular, com o objetivo de controlar a recidiva local e evitar a disseminação da doença, com consequente comprometimento da sobrevida do paciente. A radioterapia como tratamento isolado pode ser útil no caso de lesões multicêntricas de baixo grau.

REFERÊNCIA: Jesus-Garcia Filho R. Diagnóstico e tratamento de tumores ósseos. 2a Edição. Rio de Janeiro: Elsevier; 2013. p. 287-292.

COMENTÁRIO SOBRE A QUESTÃO 14-06

AUTORA DA QUESTÃO: Carla Aparecida Pinheiro.

Hemangiomas são tumores benignos formados por vasos sanguíneos semelhantes a capilares de pequeno ou grande calibre. São tumores raros, com incidência em torno de 1% dos casos tumores ósseos primários; em uma série de autópsias foram encontrados hemangiomas vertebrais em pelo menos 10% de cadáveres como achados ocasionais. Cerca de 70% dos casos são diagnosticados em pacientes entre 30 e 60 anos. O local mais frequente é o corpo vertebral, seguidos pelos ossos craniofaciais, arcos costais e diáfise e metáfise dos ossos longos. A origem medular é a mais frequente, mas 45% dos casos são periosteais (33%) ou intracorticais (12%). Frequentemente são assintomáticos, às vezes se associam a dor quando ocorre fratura patológica.

REFERÊNCIA: Righi A. Vascular tumors. In: Picci P, Manfrini M, Donati DM, Gambarotti M, Righi A, Vanel D, Dei Tos AP. Diagnosis of musculoskeletal tumors and tumor-like conditions: clinical, radiological and histological correlations – The Rizzoli Case Archive. 2nd Edition. Cham: Springer Nature Switzerland; 2020. p. 299-315.

COMENTÁRIO SOBRE A QUESTÃO 15-06, 16-06 e 17-06

AUTOR DA QUESTÃO 15-06: Esdras Fernandes Furtado.
AUTOR DA QUESTÃO 16-06: Alex Guedes.
AUTORA DA QUESTÃO 17-06: Carla Aparecida Pinheiro.

O hemangioma ósseo é um tumor benigno no osso composto por canais vasculares de pequeno ou grande calibre. Quando os hemangiomas envolvem uma grande região localizada ou estão espalhados por todo o esqueleto, isso é conhecido como angiomatose. A maioria dos hemangiomas, especialmente aqueles que surgem na coluna vertebral, são achados radiográficos incidentais. No entanto, grandes tumores vertebrais podem causar compressão medular, dor e sintomas neurológicos. Os tumores sintomáticos que ocorrem em outros lugares são dolorosos e podem causar uma fratura patológica. A síndrome de GORHAM-STOUT, uma doença rara não hereditária, é caracterizada por angiomatose difusa com osteólise maciça, frequentemente envolvendo ossos contíguos. Hemangiomas são lesões comuns; estudos de autópsia os identificaram nas vértebras de aproximadamente 10% da população adulta. No entanto, tumores sintomáticos clinicamente significativos são incomuns e representam <1% dos tumores ossos primários. Os hemangiomas podem ocorrer em qualquer idade, mas a maioria é diagnosticada durante a meia-idade ou no final da meia-idade, com pico de incidência na quinta década de vida. Os hemangiomas têm características histológicas variáveis. Os hemangiomas capilares e cavernosos são compostos por vasos de paredes finas cheios de sangue revestidos por uma única camada de células endoteliais planas e citologicamente banais. Os vasos permeiam a medula e circundam as trabéculas pré-existentes. Na angiomatose, um componente linfangiomatoso pode ser observado.

REFERÊNCIA: Hammed M, Bloem JL, Righi A. Haemangioma of bone. In: WHO Classification of Tumours Editorial Board. Soft tissue and bone tumours. 5th Edition. Lyon: International Agency for Research on Cancer; 2020. p. 426-427.

COMENTÁRIO SOBRE A QUESTÃO 18-06

AUTORA DA QUESTÃO: Carla Aparecida Pinheiro.

Na avaliação radiográfica da coluna, o hemangioma apresenta formação de trabéculas espaçadas e orientadas verticalmente, dando a aparência clássica de "grades de prisão". Na seção transversal da tomografia essas trabéculas se apresentam como se fossem "bolinhas" sem sinais de lesão cortical ou lesão infiltrativa. Na ressonância magnética, as lesões geralmente são hiperintensas nas imagens ponderadas em T1 e T2.

REFERÊNCIAS:

(1) Hameed M Bloem JL Righi A. Haemangioma of bone. In: WHO Classification of Tumours Editorial Board. Soft tissue and bone tumours. 5th Edition. Lyon: International Agency for Research on Cancer; 2020. p. 426-427.

(2) Heck Jr. RK, Toy PC. Benign bone tumors and nonneoplastic conditions simulating bone tumors. In: Azar FM, Beaty JH. Campbell's operative orthopaedics. 14th Edition. Philadelphia: Elsevier; 2021. p. 957-985e3.

COMENTÁRIO QUESTÕES 19-06 e 20-06

AUTORA DA QUESTÃO 19-06: Carla Aparecida Pinheiro.

AUTOR DA QUESTÃO 20-06: Esdras Fernandes Furtado.

Embora os hemangiomas sejam descobertos mais incidentalmente, às vezes eles podem causar sintomas produtores de compressão nervosa, como dor local ou radicular. Os hemangiomas no crânio são especialmente conhecidos por produzir sintomas que podem levar o paciente a procurar tratamento médico. Embora os hemangiomas cranianos sejam comumente sintomáticos, eles não são tão prevalentes quanto os hemangiomas vertebrais. Os hemangiomas vertebrais podem ocorrer em qualquer lugar, mas são encontrados mais nos corpos vertebrais torácicos e lombares. Embora os hemangiomas vertebrais frequentemente exibam comportamentos benignos e indolentes, às vezes eles podem se estender para o elemento posterior, levando a sintomas compressivos. Apenas hemangiomas sintomáticos requerem tratamento.

REFERÊNCIA: Suhardja AS, Verbeke S, Bloem JL. Angiomatous Neoplasms of the Skeletal System. In: Davies AM, Sundaram M, James SLJ. Imaging of Bone Tumors and Tumor-Like Lesions: Techniques and Applications. Berlin Heidelberg: Springer-Verlag; 2009. p. 365-373.

COMENTÁRIO SOBRE A QUESTÃO 21-06

AUTORA DA QUESTÃO: Carla Aparecida Pinheiro. O exame físico geralmente não contribui com nenhuma informação específica. Ocasionalmente, hemangiomas de tecidos moles ou cutâneos fornecem evidências, indicando a natureza da doença óssea. No entanto, esses hemangiomas não ósseos também fazem parte da síndrome de MAFFUCCI, que inclui condromatose do esqueleto. Ao se avaliar as imagens de ressonância magnética dos hemangiomas intraósseos, o componente extraósseo não apresenta realce nas imagens ponderadas em T1. No crânio, os hemangiomas produzem zona de rarefação bem circunscrita que pode ter aparência em "favo de mel", sendo frequentemente associada à ex-pansão para os tecidos moles. Esta zona pode apresentar estrias ósseas irradiando para fora do centro da lesão, dando origem a aparência em "raios-do-sol". Na maioria dos ossos longos, entretanto, a aparência é inespecífica.

REFERÊNCIA: Unni KK, Inwards CY. Dahlin's bone tumours: general aspects and data on 10,165 cases. 6th Edition. Philadelphia: Lippincott Williams & Wilkins; 2010. p. 262-271.

COMENTÁRIO SOBRE A QUESTÃO 22-06
    AUTOR DA QUESTÃO: Roberto Reggiani.
    As lesões localizadas devem ser tratadas cirurgicamente, com ressecção com margens amplas. As lesões múltiplas em um mesmo membro, que apresentam evolução agressiva, são melhor tratadas com a amputação do membro. Devido a raridade da lesão, não há evidências de que a radioterapia ou algum esquema de quimioterapia seja efetivo nesse tumor. Devido a isso, o tratamento é unicamente cirúrgico na maioria dos casos.
    REFERÊNCIA: Jesus-Garcia Filho R. Diagnóstico e tratamento de tumores ósseos. 2a Edição. Rio de Janeiro: Elsevier; 2013. p. 287-292.

COMENTÁRIO SOBRE A QUESTÃO 23-06
    AUTOR DA QUESTÃO: Roberto Reggiani.
    A controvérsia em torno do diagnóstico de hemangioma epitelioide (HE), particularmente quando surge em localização esquelética, decorre não apenas de suas características sobrepostas com outras neoplasias vasculares malignas, mas também de suas características clínicas um tanto agressivas, incluindo apresentação multifocal e eventual envolvimento linfonodal. Especificamente, a distinção do hemangioendotelioma epitelioide (EHE) tem sido controversa. A presença de peculiar estroma condromixoide ou densamente esclerótico no EEE e a presença, pelo menos focalmente, de vasos maduros com formação de luz aberta na HE são as únicas características histológicas distintivas consistentes entre essas duas entidades. A translocação cromossômica recorrente t(1; 3) (p36; q25), que resulta na fusão *WWTR1-CAMTA1*, recentemente identificada no EHE de vários sítios anatômicos, mas não na HE ou em outras neoplasias vasculares epitelioides, sugere patogêneses distintas.
    REFERÊNCIA: Errani C, Zhang L, Panicek DM, Healey JH, Antonescu CR. Epithelioid hemangioma of bone and soft tissue: a reappraisal of a controversial entity. Clin Orthop Relat Res. 2012;470(5):1498-1506.

COMENTÁRIO SOBRE A QUESTÃO 24-06
    AUTOR DA QUESTÃO: Roberto Reggiani.
    Os achados radiográficos dos hemangiopericitomas são inespecíficos. Os tumores aparecem como lesões osteolíticas originadas nas regiões metafisárias dos ossos longos. Eles podem expandir o osso, porém reação periosteal e esclerose reativa são raras. O diagnóstico diferencial radiológico dos tumores de aparência mais benigna inclui tumor de células gigantes, cisto ósseo aneurismático, fibroma condromixoide e displasia fibrosa, enquanto o dos tumores de aparência mais maligna inclui metástase, fibrossarcoma, plasmocitoma e angiossarcoma. Em geral, o diagnóstico radiológico é feito por exclusão.
    REFERÊNCIA: Lewis VO, Guadagnolo A, Rhines LD, Patel S. Rare bone sarcomas. In: Lin PP, Patel S. Bone Sarcoma. New York: Springer; 2013. p. 132-138.

COMENTÁRIO SOBRE A QUESTÃO 25-06
    AUTOR DA QUESTÃO: Roberto Reggiani.
    O angiossarcoma ósseo apresenta sobrevida muito pobre: a sobrevida em 1 ano é de 55% e a sobrevida em 5 anos é de 33%. A ressecção cirúrgica ampla é raramente factível devido ao rápido comportamento infiltrativo e provavelmente incapaz de prevenir a disseminação sistêmica. Os progressos da quimioterapia e radioterapia podem ser úteis. Nessa perspectiva, a abordagem multidisciplinar é mandatória, e a cirurgia deve ser planejada e coordenada de acordo com o momento da quimioterapia, permitindo radioterapia mais eficaz.
    REFERÊNCIA: Righi A. Vascular tumors. In: Picci P, Manfrini M, Donati DM, Gambarotti M, Righi A, Vanel D, Dei Tos AP. Diagnosis of musculoskeletal tumors and tumor-like conditions: clinical, radiological and histological correlations – The Rizzoli Case Archive. 2nd Edition. Cham: Springer Nature Switzerland; 2020. p. 299-315.

COMENTÁRIO SOBRE AS QUESTÕES 26-06 e 27-06
    AUTOR DA QUESTÃO 26-06: Esdras Fernandes Furtado.
    AUTOR DA QUESTÃO 27-06: Alex Guedes.

O hemangioendotelioma tornou-se um termo genérico para tumores vasculares que têm atividade biológica entre o hemangioma e o angiossarcoma convencional. Existem vários subtipos, sendo o hemangioendotelioma epitelioide o mais comum. Ainda assim, esses tumores são bastante raros, representando menos de 1% de todos os tumores primários ósseos. Eles ocorrem mais comumente na segunda e terceira décadas de vida. Uma predominância masculina distinta (proporção homem-mulher, aproximadamente 2:1). O hemangioendotelioma epitelioide foi classificado como uma lesão de grau intermediário. Esses tumores podem ser localmente agressivos e tendem a se repetir localmente, mas têm uma baixa taxa de metástase. Eles ocorrem mais comumente no calvário, no esqueleto axial e nos ossos longos dos membros inferiores, com a tíbia e o fêmur mais frequentemente envolvidos. Mais de 50% dos casos são multifocais, e o envolvimento esquelético homolateral é comumente observado. As lesões também podem envolver o pulmão, fígado e baço e, como tal, recomenda-se que os pacientes com esse diagnóstico sejam avaliados minuciosamente com TC de tórax, abdome e pelve e cintilografia óssea. Se forem observadas lesões multifocais na cintilografia óssea, também deve ser obtida uma radiografia esquelética.

REFERÊNCIA: Lewis VO, Guadagnolo A, Rhines LD, Patel S. Rare bone sarcomas. In: Lin PP, Patel S. Bone Sarcoma. New York: Springer; 2013. p. 131-152.

COMENTÁRIO SOBRE A QUESTÃO 28-06

AUTOR DA QUESTÃO: Esdras Fernandes Furtado.

Hemangioendotelioma tornou-se termo genérico para tumores vasculares que têm atividade biológica entre o hemangioma e o angiossarcoma convencional. Existem vários subtipos, sendo o hemangioendotelioma epitelioide o mais comum. Mais de 50% dos casos são multifocais, e envolvimento esquelético homolateral é comumente observado. O diagnóstico definitivo de hemangioendotelioma epitelioide é muitas vezes difícil de ser feito com base apenas nos achados radiológicos. Portanto, um diagnóstico final requer análise histopatológica.

REFERÊNCIA: Lewis VO, Guadagnolo A, Rhines LD, Patel S. Rare bone sarcomas. In: Lin PP, Patel S. Bone Sarcoma. New York: Springer; 2013. p. 131-152.

COMENTÁRIO SOBRE AS QUESTÕES 29-06 e 30-06

AUTOR DA QUESTÃO 29-06: Esdras Fernandes Furtado.
AUTOR DA QUESTÃO 30-06: Alex Guedes.

O hemangiopericitoma é um raro tumor de origem vascular que ocorre mais comumente nos tecidos moles. O hemangiopericitoma ósseo primário é muito raro. Representa 0,08% dos tumores ósseos primários e 0,1% dos tumores ósseos vasculares primários. Esses tumores foram relatados em pacientes entre 12 aos 90 anos, com pico de incidência na 4.ª e 5.ª décadas. O hemangiopericitoma ósseo pode ocorrer em qualquer localização; os locais mais comuns são a região sacrilíaca, o fêmur e o osso temporal. Hemangiopericitomas ósseos malignos de alto grau estão associados a altas taxas de recorrência e desenvolvimento de doença metastática, enquanto lesões de baixo grau têm baixa propensão à metástase e, portanto, alta taxa de sobrevida. O tratamento definitivo para o hemangiopericitoma ósseo é principalmente cirúrgico. Lesões malignas de baixo grau são passíveis de curetagem e enxerto ósseo, enquanto lesões de alto grau são tratadas com ressecção ampla.

REFERÊNCIA: Lewis VO, Guadagnolo A, Rhines LD, Patel S. Rare bone sarcomas. In: Lin PP, Patel S. Bone Sarcoma. New York: Springer; 2013. p. 131-152.

COMENTÁRIO SOBRE AS QUESTÕES 31-06, 32-06, 33-06 e 34-06

AUTOR DA QUESTÃO 31-06: Esdras Fernandes Furtado.
AUTOR DAS QUESTÕES 32-06, 33-06 e 34-06: Alex Guedes.

O angiossarcoma é muito raro no osso (muito menos comum do que nos tecidos moles). Possui distribuição quase igual da segunda à oitava década; tem distribuição igual entre os gêneros (1M:1F). Possui origem em vasos sanguíneos neoplásicos com células malignas de revestimento endotelial. Quanto à localização, é mais comum nos ossos longos (60%) e esqueleto axial (principalmente coluna). Aproximadamente 1/3 são multifocais. Os sintomas clínicos são dor e aumento de volume local; ocasionalmente fratura patológica. Quanto às características de imagem, estas são inespecíficas; não é possível distinguir como benigno ou maligno. Pode apresentar-se como uma ou mais lesões líticas de tamanhos variados nas extremidades ósseas ou próximas a elas, muitas vezes agressivas, com tumor nos tecidos moles. Lesão multicêntrica agrupada com aparência de "favo de mel" ou "buraco no buraco" sugere neoplasia vascular; lesões menores e de menor grau tendem a ser mais bem definidas, possuindo bordas escleróticas. O angiossarcoma pode estar associado ao infarto ósseo ou sítio previamente irradiado. A pesquisa esquelética é recomendada, dada a alta incidência de lesões multifocais e o risco de fratura patológica. Angiografias apontam para áreas densas e bem circunscritas de coloração com veias de drenagem precoce e *shunting*. O aspecto à TC é inespecífico. À ressonância magnética, observa-se lesão infiltrativa inespecífica; ao contrário do hemangioma, nenhum componente gorduroso; pode haver proeminentes vasos serpiginosos com alto (baixo sinal em todas as sequências) ou baixo fluxo (T2 alto), mais frequentemente na periferia, achado altamente sugestivo de lesão vascular. À cintilografia óssea observa-se atividade aumentada. O angiossarcoma é um tumor maligno agressivo, com recorrência local frequente e metástases à distância (pulmão, ossos e linfonodos); ~20% de sobrevida global quando de alto grau. O tratamento recomendado inclui ressecção cirúrgica, radioterapia e quimioterapia adjuvante.

REFERÊNCIA: Wu JS, Hochman MG. Bone Tumors. New York, NY: Springer; 2012. p. 155-194.

COMENTÁRIO SOBRE A QUESTÃO 35-06

AUTOR DA QUESTÃO: Esdras Fernandes Furtado.

Hemangiomas são tumores vasculares benignos. O tumor glômico pode causar erosão óssea ou até mesmo surgir dentro dele, este é um tumor ósseo vascular benigno, distinto do hemangioma, demonstrando que há uma gama de aspectos tumorais decorrentes de proliferações vasculares no osso. A maioria dos hemangiomas ósseos genuínos são lesões solitárias. Contudo, os hemangiomas podem afetar dois ou mais ossos de uma única extremidade, por vezes envolvendo também os tecidos moles sobrejacentes e ocasionalmente produzindo malformações e disfunções graves. A hemangiomatose esquelética difusa é uma doença rara em que as lesões mais comumente ocorrem na coluna, costelas, pelve, crânio e ombro. Quando essa hemangiomatose afeta órgãos viscerais e ossos, o prognóstico é ruim; caso contrário, o processo ósseo tende a se estabilizar, com graus variáveis de alterações líticas e escleróticas. A doença óssea desaparecida ou fantasma, também chamada de osteólise maciça ou doença de GORHAM, pode ser uma forma de hemangioma ósseo.

REFERÊNCIA: Unni KK, Inwards CY. Dahlin's bone tumours: general aspects and data on 10,165 cases. 6th Edition. Philadelphia: Lippincott Williams & Wilkins; 2010. p. 262-271.

COMENTÁRIO SOBRE A QUESTÃO 36-06

AUTOR DA QUESTÃO: Esdras Fernandes Furtado.

Aproximadamente metade dos hemangiomas está localizada no crânio ou nas vértebras. Muitos dos hemangiomas são assintomáticos e descobertos durante estudo radiográfico por outros motivos. Hemangiomas que expandem o osso e produzem osso novo podem causar aumento de volume visível. A dor local às vezes é uma característica. Pode haver fraturas, incluindo fraturas por compressão de vértebras. Pacientes com osteólise maciça apresentam dor e incapacidade proporcionais ao grau de envolvimento ósseo. Os hemangiomas nas vértebras caracteristicamente causam rarefação, com estrias verticais exageradas ou aparência grosseira em "favo de mel". Ao contrário da maioria das neoplasias ósseas, os hemangiomas vertebrais apresentam sinal aumentado nas imagens ponderadas em T1 e T2.

REFERÊNCIA: Unni KK, Inwards CY. Dahlin's bone tumours: general aspects and data on 10,165 cases. 6th Edition. Philadelphia: Lippincott Williams & Wilkins; 2010. p. 262-271.

COMENTÁRIO SOBRE A QUESTÃO 37-06

AUTOR DA QUESTÃO: Esdras Fernandes Furtado.

O carcinoma metastático, especialmente o carcinoma de células renais ósseo, pode ser muito vascularizado e seus agregados de células roliças imitam os de alguns angiossarcomas. A multifocalidade, especialmente numa porção limitada do esqueleto pode ocorrer em até um terço dos pacientes. O angiossarcoma pode afetar qualquer parte do esqueleto. A maioria dos angiossarcomas produz lesão puramente osteolítica. Ocasionalmente, pode apresentar mistura de lise e esclerose. Alguns tumores de baixo grau apresentavam áreas de lise bem delimitadas, com ou sem lesão esclerótica. O carcinoma metastático costuma estar incluído no diagnóstico diferencial com tumores vasculares, principalmente quando ocorrem em idosos e nos casos em que as lesões são multicêntricas. O hipernefroma metastático pode ser extremamente vascularizado.

REFERÊNCIA: Unni KK, Inwards CY. Dahlin's bone tumours: general aspects and data on 10,165 cases. 6th Edition. Philadelphia: Lippincott Williams & Wilkins; 2010. p. 272-285.

COMENTÁRIO SOBRE A QUESTÃO 38-06
AUTOR DA QUESTÃO: Esdras Fernandes Furtado.

O denominador comum dos tumores vasculares consiste na sua diferenciação endotelial com capacidade variável de formar vasos maduros ou imaturos. Os hemangiomas apresentam excelente prognóstico e baixa taxa de recorrência local. A maioria dos pacientes com hemangiomas não necessita de tratamento. Lesões que causam sintomas são tratadas com excisão intralesional. O hemangioma epitelioide ósseo é classificado como um tumor vascular intermediário e localmente agressivo, mas raramente metastatiza.

REFERÊNCIA: Righi A. Vascular tumors. In: Picci P, Manfrini M, Donati DM, Gambarotti M, Righi A, Vanel D, Dei Tos AP. Diagnosis of musculoskeletal tumors and tumor-like conditions: clinical, radiological and histological correlations – The Rizzoli Case Archive. 2nd Edition. Cham: Springer Nature Switzerland; 2020. p. 299-315.

COMENTÁRIO SOBRE A QUESTÃO 39-06
AUTOR DA QUESTÃO: Esdras Fernandes Furtado.

O hemangioma epitelioide ósseo é classificado como tumor vascular intermediário e localmente agressivo, mas raramente metastatiza. O envolvimento ósseo multifocal ocorre em aproximadamente 20% dos casos. No osso, uma massa lítica bem definida, às vezes expansiva e septada, pode erodir a cortical e estender-se para os tecidos moles. Na tomografia computadorizada, um padrão de "favo de mel" pode ser visível. À ressonância magnética, é hipo ou isointenso nas imagens ponderadas em T1 e hiperintensos nas imagens ponderadas em T2. A lesão geralmente aparece como "cacho de uva", ocasionalmente com padrão serpiginoso ou tubular. O hemangioma epitelioide ósseo é uma lesão localmente agressiva e o tratamento geralmente consiste em curetagem e, menos frequentemente, excisão marginal em bloco do tumor.

REFERÊNCIA: Righi A. Vascular tumors. In: Picci P, Manfrini M, Donati DM, Gambarotti M, Righi A, Vanel D, Dei Tos AP. Diagnosis of musculoskeletal tumors and tumor-like conditions: clinical, radiological and histological correlations – The Rizzoli Case Archive. 2nd Edition. Cham: Springer Nature Switzerland; 2020. p. 299-315.

COMENTÁRIO SOBRE AS QUESTÕES 40-06 e 41-06
AUTOR DA QUESTÃO 40-06: Esdras Fernandes Furtado.
AUTOR DA QUESTÃO 41-06: Alex Guedes.

O hemangioendotelioma epitelioide é um tumor maligno que apresenta diferenciação endotelial e pode ocorrer em uma variedade de locais anatômicos, incluindo tecidos moles e ossos. O hemangioendotelioma epitelioide é raro e a verdadeira incidência é desconhecida. A idade de ocorrência é regularmente distribuída entre 10 e 80 anos, com a maioria dos pacientes diagnosticados durante a segunda e terceira décadas de vida. Os sexos são igualmente afetados, embora algumas séries tenham relatado predominância masculina no tumor ósseo e feminina no tumor de tecidos moles. A localização mais frequente do hemangioendotelioma epitelioide ósseo e de tecidos moles são os membros inferiores. Sobre o tumor ósseo, a coluna, a pelve e as costelas são outros locais de envolvimento. Focos síncronos separados estão presentes em diferentes localizações anatômicas em mais de 50% dos casos. Dor localizada e edema são os sintomas mais frequentes dos tumores ósseos. O hemangioendotelioma ósseo epitelioide radiológico, como os demais tumores vasculares ósseos, apresenta-se como uma lesão lítica, sem demarcação nítida e podendo ser expansivo e corroer o córtex. O hemangioendotelioma epitelioide geralmente consiste em células epitelioides, com citoplasma eosinofílico abundante, às vezes com vacuolização intracitoplasmática (as chamadas células da bolha). As células são organizadas em cordões ou fios curtos e caracteristicamente estão embutidas no estroma hialinizado ou mixoide. O tumor tem padrão de crescimento infiltrativo. Embora o hemangioendotelioma epitelioide geralmente mostre morfologia de baixo grau, um pequeno subconjunto de casos é de grau citologicamente mais alto e pode mostrar padrão de crescimento sólido significativo mimetizando angiossarcoma, e é chamado de variante "agressiva" ou "maligna" do hemangioendotelioma epitelioide. A ressecção ampla é o tratamento de escolha. Embora menos agressivo clinicamente que o angiossarcoma, o hemangioendotelioma epitelioide está associado à metástase em 20 a 30% dos casos, e 10 a 15% dos pacientes morrem de doença. Os locais preferidos para metástase são os pulmões seguidos pelo esqueleto, mas ainda não está claro se essas metástases esqueléticas devem ser consideradas metástases verdadeiras ou disseminação regional multifocal. A variante "agressiva" ou "maligna" do hemangioendotelioma epitelioide de tecidos moles é tipicamente associada a uma evolução clínica mais agressiva. Por outro lado, no hemangioendotelioma epitelioide ósseo primário, essa variante "agressiva" ou "maligna" não parece prever o prognóstico.

REFERÊNCIA: Righi A. Vascular tumors. In: Picci P, Manfrini M, Donati DM, Gambarotti M, Righi A, Vanel D, Dei Tos AP. Diagnosis of musculoskeletal tumors and tumor-like conditions: clinical, radiological and histological correlations – The Rizzoli Case Archive. 2nd Edition. Cham: Springer Nature Switzerland; 2020. p. 299-315.

COMENTÁRIO SOBRE A QUESTÃO 42-06

AUTOR DA QUESTÃO: Esdras Fernandes Furtado.

O angiossarcoma ósseo é um tumor vascular maligno de alto grau. Os angiossarcomas ósseos primários são raros e representam menos de 2% dos tumores ósseos malignos. Aproximadamente 4% de todos os angiossarcomas surgem principalmente nos ossos e ocorrem predominantemente na sétima década, com predominância no sexo masculino. A maioria se desenvolve como lesões cutâneas, particularmente em pacientes que sofrem de edema linfático ou após radiação para uma doença maligna anterior. Raramente as lesões são multifocais.

REFERÊNCIA: Righi A. Vascular tumors. In: Picci P, Manfrini M, Donati DM, Gambarotti M, Righi A, Vanel D, Dei Tos AP. Diagnosis of musculoskeletal tumors and tumor-like conditions: clinical, radiological and histological correlations – The Rizzoli Case Archive. 2nd Edition. Cham: Springer Nature Switzerland; 2020. p. 299-315.

COMENTÁRIO SOBRE A QUESTÃO 43-06

AUTOR DA QUESTÃO: Esdras Fernandes Furtado.

O diagnóstico diferencial mais desafiador para angiossarcomas são carcinomas metastáticos, mielomas múltiplos e linfomas. Embora os mielomas múltiplos possam ser facilmente reconhecidos na amostra patológica, os angiossarcomas e os carcinomas metastáticos podem ter aparência semelhante ao microscópio. isso ocorre porque ambos os tumores têm tendência a produzir queratina. Pode ser necessária coloração com marcadores moleculares específicos para tecido vascular para estabelecer um diagnóstico. Tem prevalência relativamente baixa.

REFERÊNCIA: Suhardja AS, Verbeke S, Bloem JL. Angiomatous Neoplasms of the Skeletal System. In: Davies AM, Sundaram M, James SLJ. Imaging of Bone Tumors and Tumor-Like Lesions: Techniques and Applications. Berlin Heidelberg: Springer-Verlag; 2009. p. 365-373.

COMENTÁRIO SOBRE A QUESTÃO 44-06

AUTOR DA QUESTÃO: Esdras Fernandes Furtado.

O hemangioma epitelioide ósseo é uma neoplasia vascular localmente agressiva que surge no osso, composta por células que apresentam morfologia epitelioide e diferenciação endotelial. Os tumores envolvem mais comumente ossos tubulares longos, com preferência para metáfise ou diáfise dos ossos tubulares longos e se manifesta como uma massa septada lítica bem definida, às vezes expansiva, que pode erodir a cortical e se estender para os tecidos moles. Em pacientes pediátricos, o envolvimento epifisário é comum. Eles podem insuflar o osso, erodir a cortical e invadir os tecidos moles. O hemangioma epitelioide é uma lesão localmente agressiva e o tratamento geralmente consiste em curetagem e, menos frequentemente, excisão marginal em bloco. A radioterapia tem sido usada para tumores em locais inacessíveis.

REFERÊNCIA: Bovée JVMG, Rosenberg AE. Epithelioid haemangioma of bone. In: WHO Classification of Tumours Editorial Board. Soft tissue and bone tumours. 5th Edition. Lyon: International Agency for Research on Cancer; 2020. p. 428-430.

COMENTÁRIO SOBRE A QUESTÃO 45-06
AUTOR DA QUESTÃO: Esdras Fernandes Furtado.

Neoplasia maligna de grau intermediário. O esqueleto pode ser o único órgão envolvido, ou apresentar doença multiorgânica (fígado, pulmão, tecidos moles). Qualquer osso pode ser afetado; 50-60% dos casos surgem em ossos tubulares longos. 50-64% são multifocais dentro de um único osso ou envolvendo ossos separados; no entanto, eles tendem a se agrupar em uma região anatômica. O hemangioendotelioma epitelioide ósseo, especialmente quando multifocal e positivo para queratina, pode ser facilmente diagnosticado erroneamente como carcinoma metastático. A ressecção ampla é o tratamento de escolha. O envolvimento de dois ou mais ossos está associado a um pior prognóstico. Um estudo não encontrou correlação entre parâmetros histológicos e prognóstico.

REFERÊNCIA: Bovée JVMG, Antonescu CR, Rosenberg AE. Epithelioid haemangioendothelioma of bone. In: WHO Classification of Tumours Editorial Board. Soft tissue and bone tumours. 5th Edition. Lyon: International Agency for Research on Cancer; 2020. p. 431-433.

COMENTÁRIO SOBRE A QUESTÃO 46-06
AUTOR DA QUESTÃO: Esdras Fernandes Furtado.

O angiossarcoma ósseo é uma neoplasia óssea maligna de alto grau histológico, apresenta ampla distribuição esquelética com envolvimento preferencial de ossos tubulares longos e curtos (74%). Apresenta como um tumor osteolítico único ou multifocal regionalmente, com uma margem bem ou mal definida e um padrão geográfico de destruição. A maioria das lesões apresenta destruição cortical, enquanto a reação periosteal geralmente está ausente. É raro, representando menos de 1% dos tumores ósseos malignos. Apresenta ampla faixa etária de acometimento, mas geralmente ocorre em indivíduos mais velhos e é um pouco mais no sexo masculino. Um pequeno número de casos está associado a radioterapia prévia ou infarto ósseo. Os pacientes geralmente são tratados com cirurgia, radioterapia e/ou quimioterapia. O comportamento biológico de cada caso é imprevisível, embora como grupo os angiossarcomas ósseos sejam de alto grau e clinicamente extremamente agressivos. A perda da expressão de p16 também está associada a um prognóstico muito pior.

REFERÊNCIA: Nielsen GP, Bovée JVMG. Angiosarcoma of bone. In: WHO Classification of Tumours Editorial Board. Soft tissue and bone tumours. 5th Edition. Lyon: International Agency for Research on Cancer; 2020. p. 434-436.

COMENTÁRIO SOBRE AS QUESTÕES 47-06, 48-06, 49-06 e 50-06
AUTOR DAS QUESTÕES: Alex Guedes.

O hemangioendotelioma epitelioide ocorre na maioria das faixas etárias, com pico de frequência na segunda e terceira décadas de vida. O tumor afeta igualmente ambos os sexos e tem maior incidência em brancos do que em pessoas de outras raças. Como outros tumores vasculares ósseos, o hemangioendotelioma epitelioide frequentemente se manifesta com doença multifocal; 33% a 50% dos pacientes têm múltiplas lesões em um único osso ou múltiplos ossos separados. Aproximadamente 10% dos pacientes que apresentam tumor solitário evoluem para doença multifocal. O tumor surge mais frequentemente nos ossos tubulares longos e curtos das extremidades, pelve e coluna vertebral. Os pacientes geralmente apresentam dor localizada, que pode estar associada ao aumento de volume. Além das lesões esqueléticas, alguns pacientes também apresentam carga tumoral concomitante nos tecidos moles, fígado e pulmão. O hemangioendotelioma epitelioide tende a ter aparência variável nos exames de imagem. Os tumores são frequentemente redondos ou alongados e predominantemente líticos, variando em tamanho de 1 a 5 cm na maior dimensão. As margens podem ser bem delimitadas ou mal definidas, e o osso adjacente é frequentemente esclerótico. A extensão e o padrão de destruição óssea induzida pelo tumor são mais bem visualizados na tomografia computadorizada e na ressonância magnética.

REFERÊNCIA: Yu W, Selvarajan S, Rosenberg AE. Vascular tumors of bone. In: Deyrup AT, Siegal GP. Practical orthopedic pathology: A diagnostic approach. Philadelphia: Elsevier Health Sciences; 2015. p. 187-203.

7
Tumores ricos em células gigantes osteoclásticas

**Guedes A | Caiero MT | Rebolledo DCS | Camargo AFF | Drumond GC
Sargentini SC | Pinto FFE | Jesus-Garcia R | Ranzani G | Hanasilo CEH**

Benignos	
9260/0	Cisto ósseo aneurismático
8830/0	Fibroma não ossificante
Intermediários (localmente agressivos, raramente metastatizantes)	
9250/1	Tumor de células gigantes ósseo NE
Malignos	
9250/3	Tumor de células gigantes ósseo maligno

Os códigos numéricos pertencem à Classificação Internacional de Doenças para Oncologia, terceira edição, segunda revisão (CID-O-3.2). Os comportamentos são codificados como /0 para tumores benignos; /1 para comportamento não especificado, limítrofe ou incerto; e /3 para tumores malignos, sítio primário. Essa classificação é modificada em relação à classificação anterior da OMS, levando em consideração as mudanças na compreensão dessas lesões. NE = Não Especificado.

Fonte: Traduzido a partir de Bovée JVMG, Flanagan AM, Lazar AJ, Nielsen GP, Yoshida A. Bone tumours. In: WHO Classification of Tumours Editorial Board. Soft tissue and bone tumours. 5th Edition. Lyon: International Agency for Research on Cancer; 2020. p. 338.

QUESTÃO 01-07. Sobre o tumor de células gigantes ósseo, é **CORRETO** afirmar que
a) tem sido identificado e relatado em quase todos os ossos do esqueleto apendicular e axial.
b) os sítios mais acometidos, em ordem de frequência, são os segmentos proximal da tíbia, distal do rádio e proximal do úmero.
c) tem predileção pela região diafisária dos ossos longos.
d) apresenta *skip metastases* (tumores descontínuos) em 3-5% dos casos.

QUESTÃO 02-07. Quanto à epidemiologia do tumor de células gigantes ósseo, **PODEMOS** afirmar que
   a)   representa 5% dos tumores ósseos primários e 20% de todos os tumores ósseos benignos na América do Norte.
   b)   na Ásia, é responsável por 3-10% de todos os tumores ósseos primários.
   c)   tem preponderância ligeiramente maior em homens.
   d)   é comum em pacientes esqueleticamente imaturos.

QUESTÃO 03-07. O diagnóstico diferencial do tumor de células gigantes ósseo que acomete pacientes esqueleticamente imaturos inclui
   a)   o osteossarcoma convencional.
   b)   o condrossarcoma convencional.
   c)   a variante sólida do cisto ósseo aneurismático.
   d)   o osteoma osteoide.

QUESTÃO 04-07. O sítio mais frequentemente acometido pelo tumor de células gigantes ósseo é o
   a)   segmento distal da tíbia.
   b)   segmento proximal do úmero.
   c)   segmento distal do fêmur.
   d)   segmento distal do rádio.

QUESTÃO 05-07. A propósito do tumor de células gigantes ósseo que acomete pacientes esqueleticamente imaturos, **NÃO É POSSÍVEL** afirmar que
   a)   é incomum.
   b)   a variante sólida do cisto ósseo aneurismático faz parte do diagnóstico diferencial.
   c)   ocorre mais frequentemente no segmento proximal do úmero.
   d)   o osteossarcoma rico em células gigantes faz parte do diagnóstico diferencial.

QUESTÃO 06-07. Qual faixa etária é mais acometida pelo tumor de células gigantes ósseo?
   a)   1.ª e 2.ª décadas.
   b)   2.ª e 3.ª décadas.
   c)   3.ª e 4.ª décadas.
   d)   4.ª e 5.ª décadas.

QUESTÃO 07-07. A propósito da epidemiologia do tumor de células gigantes ósseo, **PODEMOS** afirmar que
   a)   os sítios mais comumente acometidos são o segmento proximal do fêmur e o segmento distal da tíbia.
   b)   é ligeiramente mais frequente no sexo masculino.
   c)   na Ásia, corresponde a 13-20% de todos os tumores ósseos primários.
   d)   representa 10-20% dos tumores ósseos identificados nas biópsias, sendo menor na população

QUESTÃO 08-07. A taxa de metástase pulmonar no tumor de células gigantes ósseo é de
   a)   0,5-1%.
   b)   3-5%.
   c)   10-15%.
   d)   0%; tumores benignos não apresentam metástases pulmonares.

QUESTÃO 09-07. Sobre o tumor de células gigantes ósseo, é **CORRETO** afirmar que
   a)   é incomum em pacientes esqueleticamente imaturos.
   b)   os sítios mais acometidos, em ordem de frequência, são os segmentos proximal da tíbia, distal do rádio e proximal do úmero.

c) tem predileção pela região diafisária dos ossos longos.
d) tem pico de incidência nas duas primeiras décadas de vida, com leve predominância do sexo masculino.

QUESTÃO 10-07. Constitui complicação associada ao uso do denosumab como adjuvante no tratamento do tumor de células gigantes ósseo:
a) Osteoporose.
b) Hipercalcemia.
c) Fratura típica.
d) Osteonecrose de mandíbula.

QUESTÃO 11-07. Qual das alternativas abaixo **NÃO** se refere à ação do denosumab no tratamento do tumor de células gigantes ósseo (TCGO)?
a) Bloqueia a osteólise, inibindo a ativação mediada pelo RANKL de osteoclastos multinucleados ou células gigantes.
b) Estabiliza o TCGO.
c) Alivia a dor do paciente.
d) Inibe a formação óssea dentro e na margem da lesão.

QUESTÃO 12-07. A análise histológica de espécimes de tumor de células gigantes ósseo após uso de denosumab neoadjuvante **NÃO** demonstra
a) que as células gigantes são efetivamente eliminadas.
b) o predomínio de osteoclastos multinucleados nas amostras.
c) que as células do estroma neoplásico ficam quiescentes durante a exposição à droga.
d) que as células do estroma neoplásico sobrevivem após a exposição à droga.

QUESTÃO 13-07. A terapia com denosumab permanece controversa, **EXCETO**
a) quanto à duração ideal da terapia.
b) a propósito do efeito estabilizador da lesão.
c) quanto ao momento da cirurgia.
d) pela preocupação de que a esclerose e a neoformação óssea resultante do tratamento tornem a cirurgia intralesional mais desafiadora e propensa à recidiva local.

QUESTÃO 14-07. Dentre as alternativas abaixo, qual não constitui efeito adverso potencial do uso sistêmico do denosumab?
a) Artralgia.
b) Osteonecrose da mandíbula.
c) Osteoporose.
d) Fraturas de fêmur atípicas.

QUESTÃO 15-07. Quanto ao uso do denosumab no tratamento do TCG, **PODEMOS** afirmar que
a) o denosumab é um inibidor do RANKL.
b) é utilizado como terapia adjuvante.
c) o denosumab estimula a proliferação dos osteoblastos.
d) o efeito radiográfico após o uso do denosumab é pequeno.

QUESTÃO 16-07. Em qual segmento ósseo existe maior chance de recidiva do tumor de células gigantes ósseo após o seu tratamento?
a) Proximal da tíbia.
b) Distal da tíbia.

c) Distal do rádio.
d) Pelve.

QUESTÃO 17-07. Quais das alternativas abaixo **NÃO** representa fator de risco para recidiva do tumor de células gigantes ósseo?
a) Idade (diminuição do risco com o aumento da idade).
b) Estratégia de tratamento cirúrgico (diminuição do risco com ressecção ampla).
c) Localização (o segmento distal do rádio foi identificado como particularmente propenso).
d) Gênero (pior no feminino).

QUESTÃO 18-07. A propósito da recidiva do tumor de células gigantes ósseo, **NÃO É POSSÍVEL** afirmar que
a) possui taxa de ~10-30%.
b) a interpretação do aumento da radioluscência nas radiografias simples pode constituir desafio ao diferenciar a incorporação do preenchimento da lacuna (enxerto ósseo) e recidiva local.
c) ocorre exclusivamente no osso.
d) o risco de recorrência é maior nos primeiros 24 meses após o tratamento.

QUESTÃO 19-07. A propósito do tratamento das recidivas de tumor de células gigantes ósseo, **NÃO É POSSÍVEL** afirmar que
a) recorrências locais de cirurgia intralesional podem ser tratadas com sucesso com a repetição deste procedimento.
b) pode ser utilizada ressecção em bloco.
c) radioterapia não constitui estratégia alternativa para tratar a recorrência local.
d) tratamento sistêmico com difosfonato ou denosumab pode ser realizado isoladamente ou como terapia adjuvante.

QUESTÃO 20-07. O tumor de células gigantes ósseo (TCGO) apresenta comportamento variável e pode ser mais agressivo em determinadas localizações. Dentre as localizações onde se comporta de forma mais agressiva estão os segmentos distal do rádio e proximal do fêmur e os ossos do carpo. O segmento ósseo mais acometido por fraturas patológicas pelo TCGO é
a) o distal do fêmur.
b) o proximal da tíbia.
c) o distal do rádio.
d) o proximal do fêmur.

QUESTÃO 21-07. A fratura patológica, no tumor de células gigantes ósseo,
a) ocorre em 5-12% dos casos, mais frequentemente no segmento distal do fêmur.
b) ocorre em 20-30% dos casos, mais frequentemente no segmento proximal da tíbia.
c) ocorre em 12-20% dos casos, mais frequentemente no segmento proximal da tíbia.
d) ocorre em 5-12% dos casos, mais frequentemente no segmento distal do rádio.

QUESTÃO 22-07. Os locais mais comuns de acometimento pelo cisto ósseo aneurismático são o(a)
a) segmento proximal do úmero, o segmento proximal do fêmur e a pelve.
b) segmento proximal do úmero, o segmento distal do fêmur e o segmento proximal da tíbia.
c) segmento proximal do fêmur, o segmento distal da tíbia e a coluna.
d) pelve, os ossos do carpo e a coluna.

QUESTÃO 23-07. Sobre o cisto ósseo aneurismático **NÃO É POSSÍVEL** afirmar que
a) geralmente acomete pacientes <30 anos, com mediana de idade de 13 anos.

b) há discreta predominância do sexo masculino (1,16:1).
c) geralmente se localiza nas metáfises dos ossos longos.
d) em 15-20% dos pacientes ocorre no ílio, sacro e coluna vertebral.

QUESTÃO 24-07. Sobre o cisto ósseo aneurismático, **NÃO É POSSÍVEL** afirmar que
a) é uma neoplasia cística óssea.
b) a dor geralmente é intensa e associada limitação funcional significativa.
c) fratura patológica pode ocorrer, podendo levar à exacerbação da dor.
d) lesões vertebrais podem causar radiculopatia, colapso vertebral, escoliose e déficits neurológicos.

QUESTÃO 25-07. Sobre o cisto ósseo aneurismático **É POSSÍVEL** afirmar que
a) as lesões da coluna vertebral geralmente estão localizadas nos elementos posteriores e podem se estender para o corpo vertebral.
b) os pacientes geralmente apresentam dor intensa e limitação funcional significativa.
c) lesões na coluna vertebral geralmente são assintomáticas e diagnosticadas ao acaso.
d) em 40% dos pacientes ocorre no ílio, sacro e coluna vertebral.

QUESTÃO 26-07. Sobre o cisto ósseo aneurismático **NÃO É POSSÍVEL** afirmar que
a) pode se desenvolver como lesão secundária dentro de outra lesão óssea em ~30% dos casos.
b) costuma surgir como tumor secundário ao cisto ósseo simples.
c) nos casos secundários, não é identificada translocação específica.
d) osteoblastoma, condroblastoma, tumor de células gigantes ósseo e displasia fibrosa são exemplos de tumores em que o cisto ósseo aneurismático pode ocorrer secundariamente.

QUESTÃO 27-07. Sobre a epidemiologia do cisto ósseo aneurismático **PODEMOS** afirmar
a) mediana de idade de acometimento é de 13 anos.
b) costuma ocorrer na região epifisária de ossos longos, sendo mais comum nos segmentos proximais da tíbia e do fêmur e distal do úmero.
c) em até metade dos casos, acometem o ilíaco e o sacro, com melhor prognóstico.
d) quando acomete a coluna, geralmente ocorre no corpo vertebral.

QUESTÃO 28-07. Qual destas lesões malignas faz diagnóstico diferencial com o cisto ósseo aneurismático?
a) Linfoma.
b) Tumor de EWING.
c) Metástase de carcinoma renal.
d) Osteossarcoma telangiectásico.

QUESTÃO 29-07. Quanto ao cisto ósseo aneurismático (COA), **NÃO É POSSÍVEL** afirmar que
a) a exposição à irradiação ionizante pode levar à degeneração sarcomatosa.
b) raros casos de metástases de COA foram descritos e confirmados pela presença da mutação no gene *USP6*.
c) testes genéticos e rastreamento de metástases constituem parte da rotina de avaliação do COA.
d) o osteossarcoma telangiectásico difere do coa por demonstrar células pleomórficas, figuras mitóticas atípicas e osteoide maligno cercado por osteoblastos em um padrão reticular, com células de aparência maligna infiltrando toda a lesão.

QUESTÃO 30-07. Quais características histológicas estão presentes no cisto ósseo aneurismático?
a) Células gigantes, mitoses ausentes, presença de atipias, necrose exuberante.
b) Células pequenas, mitoses ausentes, presença de atipias, necrose exuberante.

c) Células gigantes, numerosas mitoses, ausência de atipias, ausência de necrose.
d) Células pequenas, numerosas mitoses, ausência de atipias, ausência de necrose.

QUESTÃO 31-07. Quais destes tumores são ricos em osteoclastos?
a) Cisto ósseo simples, tumor de células gigantes ósseo, displasia fibrosa.
b) Tumor de células gigantes ósseo, fibroma desmoplásico, displasia fibrosa.
c) Fibroma desmoplásico, displasia fibrosa, tumor de células gigantes ósseo.
d) Tumor de células gigantes ósseo, cisto ósseo aneurismático, fibroma não ossificante.

QUESTÃO 32-07. A propósito da avaliação do cisto ósseo aneurismático através de exames de imagem, **PODEMOS** afirmar que
a) nas radiografias simples, se apresentam como lesões metafisárias cêntricas, radioluscentes e delimitadas por fina camada de osso compacto.
b) uma das características que o diferenciam do cisto ósseo simples é que o primeiro geralmente apresenta diâmetro menor que o da metáfise do osso afetado.
c) pode ser multiloculado, preenchido por fluído e/ou sangue e apresentar reação periosteal e neoformação óssea na junção do cisto com o osso hospedeiro normal.
d) na cintilografia óssea, caracteristicamente, há aumento de captação central e ausência/ diminuição de captação periférica.

QUESTÃO 33-07. Ainda a respeito da avaliação do cisto ósseo aneurismático através de exames de imagem, **NÃO É POSSÍVEL** afirmar que
a) ressonância magnética ou tomografia computadorizada demonstram câmaras multiloculadas, preenchidas por líquido ou sangue.
b) níveis líquidos constituem aspecto característico, porém não diagnóstico.
c) a lesão pode se estender do osso para os tecidos adjacentes.
d) é possível apreciar o sinal da "folha caída" nas radiografias e na tomografia computadorizada.

QUESTÃO 34-07. Sobre os fibromas não ossificantes (FNO) **PODEMOS** afirmar que
a) 50% ocorrem em indivíduos menores de 20 anos.
b) podem ser encontrado em 30 a 40% das crianças e podem ser bilaterais.
c) ocorrem na proporção de 1,6 mulheres para 1 homem.
d) são as lesões benignas mais comuns nas diáfises dos ossos longos do esqueleto imaturo.

QUESTÃO 35-07. Sobre a epidemiologia do fibroma não ossificante, **PODEMOS** afirmar que
a) costuma ser sintomático.
b) são mais comuns nas metáfises dos ossos longos de indivíduos esqueleticamente maduros.
c) a maioria dos casos ocorre no segmento proximal do fêmur, segmento distal da tíbia e segmento proximal do úmero.
d) é observado em 30-40% das crianças e pode ocorrer bilateralmente.

QUESTÃO 36-07. Quanto à avaliação do tumor de células gigantes ósseo (TCGO) mediante exames de imagem, **PODEMOS** afirmar que
a) ao exame radiográfico convencional, onstitui lesão metaepifisária com margem esclerótica reacional em 80-85% dos casos.
b) não ultrapassa os limites da metáfise, sendo raro ocorrer invasão epifisária e destruição articular.
c) a tomografia computadorizada é o melhor exame para avaliar a extensão medular do tumor.
d) na ressonância magnética, o sinal é baixo/intermediário e homogêneo em T1 e heterogêneo (áreas de baixo e alto sinal) em T2.

QUESTÃO 37-07. Ainda quanto à avaliação por imagens do tumor de células gigantes ósseo (TCGO), A tomografia computadorizada **NÃO** costuma ser utilizada para
   a) avaliar erosões corticais ou esclerose ao redor da interface tumor-osso.
   b) avaliar a matriz intralesional.
   c) avaliar envolvimento articular.
   d) avaliar lesões nos tecidos moles.

QUESTÃO 38-07. Ainda quanto à avaliação por imagens do tumor de células gigantes ósseo (TCGO), **NÃO PODEMOS** afirmar que
   a) a presença de borda esclerótica espessa ajuda a diferenciá-lo de lesões mais indolentes.
   b) a ausência de matriz significativa ou padrão de mineralização dentro do tumor ajuda a excluir tumores cartilaginosos e outras lesões produtoras de matriz.
   c) uma borda esclerótica fina é frequentemente vista na TC, o que ajuda a distinguir o TCGO de lesões malignas.
   d) ocasionalmente, o TCGO aparece multiloculado à TC ou RM, geralmente devido a cristas ósseas e restos trabeculares da reabsorção ósseas por osteoclastos.

QUESTÃO 39-07. Ainda quanto à avaliação por imagens do tumor de células gigantes ósseo (TCGO), **NÃO PODEMOS** afirmar que
   a) a cintilografia óssea é útil para detectar outros locais de doença esquelética, especialmente no raro TCGO multicêntrico.
   b) radiografias ou TC de tórax são indicadas para avaliar metástases pulmonares.
   c) a tomografia por emissão de pósitrons (PET)/tomografia computadorizada (CT) é utilizada exclusivamente no estadiamento por imagens do TCGO.
   d) a PET-CT auxilia na avaliação da transformação maligna de um TCGO.

QUESTÃO 40-07. Paciente, feminina, 42 anos, com queixa de dor progressiva e aumento de volume no punho esquerdo. Nega comorbidades. Realizada radiografia no PS, sendo detectada lesão radiolúcida metafisário-epifisária no segmento distal do rádio, sem esclerose reacional. Qual sua principal hipótese diagnóstica?
   a) Osteossarcoma.
   b) Condroblastoma.
   c) Tumor de células gigantes ósseo.
   d) Cisto ósseo aneurismático.

QUESTÃO 41-07. Quanto ao tratamento do tumor de células gigantes ósseo, geralmente,
   a) a ressecção em bloco é reservada para os ossos descartáveis (por exemplo, fíbula) ou casos não passíveis de curetagem.
   b) a curetagem intralesional estendida mediante uso de broca de alta-rotação isolada não costuma diminuir a recorrência local.
   c) a curetagem intralesional estendida determina recorrência local de 25-65%.
   d) a duração ideal da terapia e o momento da cirurgia com denosumab estão bem estabelecidos.

QUESTÃO 42-07. A modalidade de ressecção mais empregada no tratamento do tumor de células gigantes ósseo atualmente é a
   a) curetagem intralesional.
   b) curetagem intralesional estendida
   c) ressecção marginal.
   d) ressecção ampla.

QUESTÃO 43-07. A propósito do tratamento do tumor de células gigantes ósseo,
a) curetagem agressiva e remoção de rebarbas resulta em taxa de recidiva de ~20%.
b) não é recomendado o uso de brocas de alta velocidade nas ressecções intralesionais.
c) a ressecção em bloco resulta em maior taxa de recorrência, entretanto com resultados funcionais superiores.
d) não há indicação para o uso de antirreabsortivos como o denosumab.

QUESTÃO 44-07. Sobre a histologia do tumor de células gigantes ósseo, **NÃO** podemos afirmar que
a) é composto por três tipos celulares: monócitos precursores, células gigantes multinucleadas semelhantes a osteoclastos e células estromais neoplásicas fibroblastos.
b) a presença de células gigantes por si só permite o diagnóstico.
c) as células gigantes estão intercaladas entre os precursores mononucleares e as células estromais.
d) a atividade mitótica pode ser abundante, e não é incomum ver escassa produção de osteoide.

QUESTÃO 45-07. O ____ constitui diagnóstico diferencial importante do cisto ósseo aneurismático.
a) tumor de células gigantes ósseo.
b) cisto ósseo simples.
c) osteossarcoma telangiectásico.
d) displasia fibrosa.

QUESTÃO 46-07. A propósito da diferenciação entre o osteossarcoma telangiectásico (OST) e o cisto ósseo aneurismático (COA), é **CORRETO** afirmar que
a) o OST apresenta células pleomórficas e figuras mitóticas atípicas.
b) possuem aparência radiográfica distinta.
c) o COA apresenta osteoide maligno com padrão reticular.
d) a apresentação clínica permite diferenciá-los.

QUESTÃO 47-07. Quanto às características radiográficas do tumor de células gigantes ósseo, é **CORRETO** afirmar que
a) se apresenta como lesão lítica, central, que afeta a metáfise e a epífise dos ossos longos.
b) na coluna vertebral, costuma afetar os elementos posteriores das vértebras.
c) no sacro, a lesão costuma ser central.
d) não é comum apresentar reação periosteal.

QUESTÃO 48-07. Nos casos em que acomete a coluna, o tumor de células gigantes ósseo afeta preferencialmente
a) o corpo vertebral.
b) as lâminas.
c) os pedículos.
d) o disco intervertebral.

QUESTÃO 49-07. Ainda quanto às características radiográficas do tumor de células gigantes ósseo é **INCORRETO** afirmar que
a) trabeculação é comum, variando de fina a grossa, representando sulcagem endosteal.
b) apresenta estreita zona de transição, bordas bem definidas, não escleróticas, sem mineralização da matriz.
c) a presença de reação periosteal pode indicar fratura.
d) frequentemente há extensão do tumor para os tecidos moles.

QUESTÃO 50-07. Quanto ao tumor de células gigantes ósseo que acomete o esqueleto axial é **CORRETO** afirmar que:
a) acomete mais comumente o sacro e os corpos vertebrais.
b) as lesões vertebrais apresentam padrão blástico, associado a deformidade (lordose).

c) na coluna vertebral, costuma afetar os elementos posteriores das vértebras.
d) no sacro, a lesão costuma ser central.

QUESTÃO 51-07. NÃO constitui característica radiográfica do tumor de células gigantes ósseo que acomete o sacro:
a) Má visualização ao exame radiográfico convencional.
b) Localização excêntrica.
c) Acomete os segmentos sacrais proximais, frequentemente envolvendo a articulação sacrilíaca.
d) Padrão blástico.

QUESTÃO 52-07. Quais as localizações mais comuns do fibroma não ossificante?
a) Segmento proximal do fêmur e do úmero.
b) Ao redor do joelho e do quadril.
c) Ao redor do joelho e do tornozelo.
d) Mãos e pés.

QUESTÃO 53-07. As células neoplásicas do tumor de células gigantes ósseo são:
a) Macrófagos
b) Células gigantes multinucleadas.
c) Células estromais mononucleares.
d) Células plasmocitárias.

QUESTÃO 54-07. Radiograficamente, o fibroma não ossificante
a) apresenta-se como lesão bem definida, em geral radioluscente, lobulada, cêntrica, com bordas escleróticas e alinhadas ao eixo longo do osso.
b) apresenta-se como lesão bem definida, em geral radioluscente, lobulada, excêntrica, com bordas escleróticas e alinhadas ao eixo longo do osso.
c) apresenta-se como lesão mal definida, em geral radioluscente, lobulada, excêntrica, com bordas irregulares e alinhadas ao eixo longo do osso.
d) apresenta-se como lesão bem definida, em geral radioluscente, lobulada, excêntrica, com bordas escleróticas e perpendiculares ao eixo longo do osso.

QUESTÃO 55-07. A incidência estimada do fibroma não ossificante em crianças é de
a) 1%.
b) 5 a 10%.
c) 10 a 20%.
d) 30 a 40%.

QUESTÃO 56-07. Constituem patologias associadas à presença de múltiplos fibromas não ossificantes:
a) Neurofibromatose tipo II, síndrome de JAFFE-CAMPANACCI e síndrome oculoectodérmica.
b) Neurofibromatose tipo I, síndrome de CAMURATTI-ENGELMANN e síndrome de MAZABRAUD.
c) Neurofibromatose tipo I, síndrome de JAFFE-CAMPANACCI e síndrome oculoectodérmica.
d) Neurofibromatose tipo II, síndrome de JAFFE-CAMPANACCI e síndrome de MAZABRAUD.

QUESTÃO 57-07. O tratamento cirúrgico do fibroma não ossificante está indicado
a) em qualquer lesão nos ossos de carga, como fêmur e tíbia.
b) em casos de acometimento ≥25% do diâmetro ósseo.
c) em casos de acometimento ≥50% do diâmetro ósseo.
d) em casos de acometimento ≥75% do diâmetro ósseo.

QUESTÃO 58-07. Qual a translocação encontrada no cisto ósseo aneurismático?
a) *USP6*.
b) Cromossomo 11-22.
c) Cromossomo X-18.
d) Kit-2.

QUESTÃO 59-07. Qual o tratamento mais utilizado do cisto ósseo aneurismático?
a) Curetagem.
b) Curetagem e enxertia.
c) Curetagem e cimento ortopédico.
d) Ressecção do osso acometido.

QUESTÃO 60-07. Quanto à epidemiologia do cisto ósseo aneurismático, **PODEMOS** afirmar que
a) ocorre mais frequentemente no sexo masculino, nas duas primeiras décadas de vida.
b) ocorre mais frequentemente no sexo feminino, na segunda década de vida.
c) ocorre mais frequentemente na segunda década de vida e os sexos são igualmente afetados.
d) ocorre mais frequentemente no sexo masculino, na primeira década de vida.

QUESTÃO 61-07. O tumor de células gigantes ósseo é raro
a) no segmento distal do fêmur.
b) no sacro.
c) no segmento distal do rádio.
d) na pelve.

QUESTÃO 62-07. Assinale a alternativa **INCORRETA** sobre o tumor de células gigantes ósseo que acomete o esqueleto axial e o crânio:
a) Costuma afetar o corpo vertebral e poupar os elementos posteriores da vértebra.
b) Costuma afetar os elementos posteriores da vértebra e poupar o corpo vertebral.
c) É mais comum no sacro.
d) Tumores situados no sacro podem atravessar a articulação sacrilíaca, envolvendo a pelve.

QUESTÃO 63-07. Assinale a sequência decrescente de frequência de localização do tumor de células gigantes ósseo:
a) Segmento distal do fêmur; segmento distal do rádio; segmento proximal da tíbia; e, sacro.
b) Segmento distal do rádio; segmento proximal da tíbia; segmento distal do fêmur; e, sacro.
c) Segmento proximal da tíbia; segmento distal do fêmur; segmento distal do rádio; e, sacro.
d) Segmento distal do fêmur; segmento proximal da tíbia; segmento distal do rádio; e, sacro.

QUESTÃO 64-07. Assinale qual dos sítios abaixo é mais frequentemente envolvido pelo tumor de células gigantes ósseo:
a) Tarso.
b) Falanges.
c) Metatarsos.
d) Maxila.

QUESTÃO 65-07. Assinale a alternativa **INCORRETA** sobre o tumor de células gigantes ósseo (TCGO):
a) Casos raros de TCGO craniano se associam mais frequentemente ao envolvimento concomitante do osso pela doença de PAGET.
b) A multicentricidade ou a ocorrência sincrônica de TCGO em diferentes ossos é extremamente rara.

c) A ocorrência metacrônica ou sequencial do TCGO em diferentes ossos é anedótica.
d) A ocorrência multicêntrica do TCGO está associada à localização na mão ou no pé.

QUESTÃO 66-07. Um paciente do sexo masculino, de 37 anos, chegou à consulta com uma lesão lítica no segmento distal do fêmur. A radiografia de tórax apresenta múltiplos nódulos pulmonares. Diante destes achados, o diagnóstico mais provável é:
a) Cisto ósseo aneurismático.
b) Osteoblastoma.
c) Fibroma não ossificante.
d) Tumor de células gigantes ósseo.

QUESTÃO 67-07. Maior taxa de recidiva do cisto ósseo aneurismático **NÃO** costuma ser atribuída a(ao)
a) presença de fise fechada.
b) idade mais jovem.
c) localização justafisária.
d) sexo feminino.

QUESTÃO 68-07. Quanto ao tratamento cirúrgico do cisto ósseo aneurismático, **NÃO PODEMOS** afirmar que
a) a excisão intralesional com enxerto ósseo é considerada o padrão entre os vários métodos de tratamento praticados.
b) a curetagem da lesão, com ou sem enxerto ósseo, tem sido associada a altas e, às vezes, inaceitáveis taxas de recidiva (18-59%).
c) a cirurgia com margem ampla ou radical é indicada em ~50% dos casos.
d) a curetagem com broca de alta rotação (curetagem estendida) é considerada adequada e mais viável forma de adjuvância local, mas apresenta taxa de recidiva de ~15%.

QUESTÃO 69-07. A etiopatogenia das lesões líticas observadas nos tumores ósseos ricos em células gigantes deve-se à
a) ação do RANK-L nas células neoplásicas.
b) ação do RANK nos osteoclastos.
c) ação da osteoprotegerina nas células neoclássicas.
d) ação do RANK-L nos osteoclastos.

QUESTÃO 70-07. O cisto ósseo aneurismático contém rearranjos citogenéticos do gene *USP6*
a) em 10% dos casos.
b) em 40% dos casos.
c) em 70% dos casos.
d) em 99% dos casos.

QUESTÃO 71-07. Lesões similares ao cisto ósseo aneurismático mais comumente se associam a outras neoplasias ósseas, dentre elas, o(a)
a) osteoma osteoide.
b) osteoblastoma.
c) displasia osteofibrosa.
d) osteocondroma.

QUESTÃO 72-07. A propósito da disseminação metastática do tumor de células gigantes ósseo:
a) Ocorre principalmente nos ossos, em 4% dos casos.
b) Ocorre principalmente no pulmão, em 3-5% dos casos.

c) O intervalo médio entre a disseminação metastática e a recorrência local é de seis meses.
d) A maior parte das metástases pulmonares apresenta crescimento rápido e progressivo.

QUESTÃO 73-07. O cisto ósseo aneurismático é considerado
a) uma lesão pseudotumoral de comportamento benigno agressivo. Seu tratamento é sempre cirúrgico, consistindo na ressecção da lesão com técnicas de curetagem + enxerto ou cimento ou ressecção e substituição por próteses ou enxertos estruturais.
b) um tumor benigno agressivo com grande componente de células gigantes e deve ser tratado da mesma forma que o tumor de células gigantes ósseo genuíno, com curetagem e cimentação.
c) um tumor benigno com alterações genéticas específicas, que consistem em translocações e rearranjos citogenéticos. O melhor tratamento é a ressecção completa com reconstrução, utilizando enxerto ósseo ou cimento. A cirurgia com tumor residual tem grande chance de recidiva local.
d) uma variante do tumor de células gigantes ósseo e deve ser tratado da mesma forma, com denosumab aplicado no pré-operatório.

QUESTÃO 74-07. Constitui síndrome que cursa com associação entre fibromas não ossificantes, manchas cutâneas do tipo "café-com-leite", *déficit* cognitivo, dentre outras anormalidades:
a) MAZABRAUD.
b) JAFFE-CAMPANACCI.
c) MCCUNE-ALBRIGHT.
d) HUNTINGTON.

QUESTÃO 75-07. Tumores ósseos podem se relacionar a doenças ou síndromes, como
a) fibroma não ossificante/doença de VON RECKLINGHAUSEN.
b) neurofibromas/síndrome de MAZABRAUD.
c) neurofibromas/síndrome de MCCUNE-ALBRIGHT.
d) fibroma não ossificante/doença de JAFFE-CAMPANACCI.

QUESTÃO 76-07. Com relação ao fibroma não ossificante, é **CORRETO** afirmar que
a) apresenta pico de incidência na 3.ª década da vida.
b) acomete principalmente a diáfise dos ossos longos.
c) raramente podem ter apresentação múltipla exibindo padrão simétrico de distribuição, situando-se principalmente nas metáfises dos ossos longos dos membros inferiores.
d) acomete principalmente o segmento distal da tíbia, apresentando maior risco de fratura patológica, em virtude da exposição ao trauma local.

QUESTÃO 77-07. Ao exame radiográfico convencional, o fibroma não ossificante **NÃO** costuma apresentar
a) localização diafisária.
b) padrão osteolítico.
c) posicionamento excêntrico.
d) margens escleróticas.

QUESTÃO 78-07. **NÃO** constitui característica anatomopatológica do fibroma não ossificante:
a) Alta positividade para CD68.
b) Presença de células gigantes em seu estroma.
c) Associação com cisto ósseo aneurismático.
d) Estroma fibroblástico paucicelular.

a) constitui lesão óssea benigna, ativa, classificada como B3 na classificação de ENNEKING *et al.*
b) frequentemente é sintomático, levado o paciente a procurar atendimento médico.
c) é caracterizado pela substituição da área de osso cortical por proliferação fibrosa.
d) Trata-se de lesão pseudotumoral que cresce rapidamente e comprime as estruturas neurovasculares nas proximidades.

QUESTÃO 80-07. A síndrome de JAFFE-CAMPANACCI é uma síndrome rara,
a) caracterizada pela presença de displasia fibrosa e mixomas intramusculares.
b) caracterizada pela presença de múltiplos osteomas, polipose intestinal e tumores desmoides.
c) caracterizada pela presença de displasia fibrosa, múltiplos osteomas e cisto de inclusão epidérmica.
d) caracterizada pela presença de múltiplos defeitos fibrosos corticais, associados a manchas cutâneas "café-com-leite", retardo mental e anomalia do esqueleto.

QUESTÃO 81-07. O fibroma não ossificante apresenta-se como
a) lesão metafisária que acomete os ossos longos dos membros inferiores de crianças, com padrão radiográfico diverso, frequentemente demandando biópsia para confirmação diagnóstica.
b) lesão metafisária que acomete os ossos longos dos membros inferiores de crianças, osteolítica, constituída histologicamente por fibroblastos e histiócitos.
c) tecido ósseo de estrutura compacta, densamente mineralizado e matriz óssea com linhas de cimento irregulares e aumentadas em número pela aposição óssea desordenada.
d) lesão de natureza mesenquimal ativa que deve ser tratada com curetagem e enxertia logo que diagnosticada.

QUESTÃO 82-07. _____NÃO constitui indicação cirúrgica para o fibroma não ossificante.
a) Fratura patológica sem desvio.
b) Dor.
c) Iminência de fratura.
d) Febre.

QUESTÃO 83-07. Assinale a alternativa **INCORRETA**
a) Fibroma não ossificante (FNO) e defeito fibroso cortical (DFC) são semelhantes histologicamente, diferindo pelo tamanho da lesão.
b) Os ossos longos são acometidos na grande maioria dos casos.
c) Apesar de histologicamente semelhante ao FNO e DFC, o sarcoma pleomórfico indiferenciado ósseo primário recebe esta denominação devido à sua localização não usual.
d) Na síndrome de JAFFE-CAMPANACCI, a criança apresenta múltiplos FNO.

QUESTÃO 84-07. A alta taxa de recorrência após o tratamento cirúrgico do tumor de células gigantes ósseo **NÃO** é atribuída
a) às margens de excisão inadequadas.
b) à ressecção ampla da lesão.
c) à proximidade do tumor com a articulação do punho.
d) à demanda pela preservação da função.

QUESTÃO 85-07. A propósito da recidiva tumoral pós-operatória do tumor de células gigantes ósseo que acomete o segmento distal do rádio, assinale a alternativa **INCORRETA**
a) A recorrência do TCGO geralmente ocorre após 5 anos.
b) A recorrência local pode ocorrer tardiamente, mesmo até duas décadas.
c) A presença de cisto ósseo aneurismático secundário pode aumentar a taxa de recorrência.
d) A presença de fratura patológica ao diagnóstico não aumenta o risco de recorrência local, nem impede a curetagem como opção de tratamento.

QUESTÃO 86-07. Assinale a alternativa **CORRETA** a propósito da recidiva local após o tratamento cirúrgico do tumor de células gigantes ósseo (TCGO) do segmento distal do rádio:
a) Lesões de grau 3 (ENNEKING/CAMPANACCI) tratadas mediante curetagem intralesional apresentam menor índice de recidiva.
b) Lesões de grau 3 (ENNEKING/CAMPANACCI) tratadas mediante ressecção em bloco apresentam maior índice de recidiva.
c) Lesões de grau 3 (ENNEKING/CAMPANACCI) tratadas mediante ressecção em bloco apresentam menor índice de recidiva.
d) Lesões de grau 3 (ENNEKING/CAMPANACCI) tratadas mediante ressecção radical apresentam maior índice de recidiva.

QUESTÃO 87-07. A propósito do tumor de células gigantes ósseo (TCGO) que acomete o segmento distal do rádio, assinale a alternativa **INCORRETA**:
a) Apesar de benigno, o TCGO apresenta risco relativamente alto de recorrência local.
b) A taxa de recorrência é alta, independentemente da opção de tratamento cirúrgico escolhida.
c) A opção de tratamento com menor índice de recidiva é a ressecção radical.
d) Tumores situados no segmento distal do rádio apresentam maior risco de recorrência do que em outros sítios, alcançando 35% dos casos em um estudo.

QUESTÃO 88-07. A propósito dos achados associados à recidiva local no tumor de células gigantes ósseo (TCGO), é **INCORRETO** afirmar que
a) quando a recorrência ocorre, os pacientes geralmente apresentam dor e aumento de volume no punho.
b) as radiografias mostram esclerose ao redor do sítio cirúrgico.
c) ocasionalmente, os pacientes podem apresentar massas nos tecidos moles ao redor do punho ou novas lesões ósseas.
d) o TCGO geralmente não sofre degeneração sarcomatosa.

QUESTÃO 89-07. Quanto ao cisto ósseo aneurismático, é **CORRETO** afirmar que
a) a lesão é composta por tecido hemorrágico com espaços cavernosos coalescentes, sem separação por estroma celular.
b) a cintilografia óssea mostra lesão com pouca captação central, com halo de tecido hipercaptante ao redor de lesão.
c) a recorrência é maior em indivíduos >15 anos com cistos centrais, e podem ser tratadas da mesma forma que a lesão original.
d) as lesões vertebrais perfazem ~40% dos casos, ocorrendo mais nos elementos posteriores das vértebras, apesar de poderem se estender para o corpo vertebral.

QUESTÃO 90-07. Uma mulher de 19 anos apresenta dor contínua no tornozelo após lesão esportiva. As radiografias mostram lesão ovoide, multiloculada, mista, localizada excentricamente na metáfise tibial distal, adjacente à cortical posterior. A lesão possui borda esclerótica, expande ligeiramente o osso e afina o córtex sobrejacente. Não há reação periosteal.
O diagnóstico mais provável é:
a) Displasia fibrosa monostótica.
b) Fibroma não ossificante.
c) Cisto ósseo aneurismático.
d) Nenhuma das respostas anteriores.

QUESTÃO 91-07. Constituem pontos chave no diagnóstico do fibroma não ossificante, **EXCETO**
a) achado incidental comum em 30% dos indivíduos normais nas primeiras duas décadas.
b) lesão clássica "não me toque" – o exame de imagem geralmente é diagnóstico.

c) a maioria (55%) ocorre ao redor do joelho.
d) ocorre na epífise de ossos longos.

QUESTÃO 92-07. Com relação ao cisto ósseo aneurismático, **PODEMOS** afirmar que
a) fatores como idade jovem, localização periarticular, curetagem inicial incompleta, fises abertas e alto estágio de ENNEKING foram considerados preditores de recorrência.
b) níveis líquidos constituem característica diagnóstica.
c) os locais mais comuns de acometimento são os segmentos proximal do úmero, distal do fêmur e distal da tíbia.
d) histologicamente é caracterizado pela presença de macrófagos carregados com hemossiderina e células inflamatórias, sendo incomum que apresente células gigantes multinucleadas.

QUESTÃO 93-07. A propósito do tumor de células gigantes ósseo maligno, é **INCORRETO** afirmar que
a) é raro.
b) a transformação sarcomatosa pode resultar em osteossarcoma, fibrossarcoma ou sarcoma pleomórfico indiferenciado.
c) pode ser considerado primário, secundário ou terciário.
d) suas estimativas da frequência têm sido confundidas pela falta de consenso na definição e no diagnóstico.

QUESTÃO 94-07. O tumor de células gigantes ósseo maligno pode ser confundido com outros tumores malignos, **EXCETO**
a) angiossarcoma.
b) fibrossarcoma.
c) condrossarcoma.
d) sarcoma de EWING.

QUESTÃO 95-07. A propósito das metástases pulmonares de tumor de células gigantes ósseo (TCGO) benigno e maligno, é **INCORRETO** afirmar que
a) são mais comuns no TCGO maligno.
b) tendem a ser indolentes no TCGO benigno.
c) podem ser tratadas com cirurgia no TCGO benigno.
d) metástases pulmonares no TCGO maligno são frequentemente fatais.

QUESTÃO 96-07. A propósito do tumor de células gigantes ósseo (TCGO) maligno primário ou secundário, é **INCORRETO** afirmar que
a) o TCGO maligno primário encontra-se presente no primeiro diagnóstico de um TCGO convencional.
b) o TCGO maligno secundário possui, como etiologia exclusiva, a radioterapia adjuvante.
c) o TCGO maligno primário corresponde à área ou nódulo de células mononucleares altamente pleomórficas presentes no interior de um TCGO convencional.
d) o TCGO maligno secundário ocorre no local do TCGO previamente tratado, sendo este evidente ou não.

QUESTÃO 97-07. A propósito do tumor de células gigantes ósseo (TCGO) maligno primário, é **INCORRETO** afirmar que
a) é muito raro.
b) o diagnóstico diferencial inclui sarcomas ricos em células gigantes e o TCGO benigno.
c) a justaposição de tecido benigno e maligno e a coleta de amostras não abrangentes dos tumores pode levar ao diagnóstico errôneo de TCGO benigno.
d) exames de imagem detalhados confirmam a presença de tecido maligno, possibilitando o início do tratamento adequado.

QUESTÃO 98-07. A propósito do diagnóstico do tumor de células gigantes ósseo (TCGO) maligno primário, é **INCORRETO** afirmar que
   a) pode ser detectado apenas retrospectivamente quando os espécimes são reavaliados.
   b) múltiplas biópsias devem ser analisadas antes de excluir malignidade primária para evitar o diagnóstico equivocado de malignidade secundária.
   c) erros na amostragem de tumores maiores, devido à ausência de sarcoma coexistente em biópsias, têm sido bem documentados.
   d) sua análise histológica não costuma ser complicada.

QUESTÃO 99-07. Ainda a propósito do tumor de células gigantes ósseo (TCGO) maligno primário, é **INCORRETO** afirmar que
   a) o diagnóstico radiográfico é complicado pela falta de características malignas específicas; características agressivas podem ser vistas em lesões benignas.
   b) o diagnóstico diferencial do TCGO maligno primário inclui sarcomas ricos em células gigantes e o TCGO benigno.
   c) tomografia computadorizada e ressonância magnética fornecem sinais específicos.
   d) características agressivas também podem ser vistas no TCGO benigno.

QUESTÃO 100-07. A propósito do tumor de células gigantes ósseo (TCGO) maligno secundário, é **INCORRETO** afirmar que
   a) geralmente se apresenta como tumor osteolítico agressivo.
   b) costuma cursar com destruição cortical e extensão para os tecidos moles.
   c) acredita-se que tumores radioinduzidos ou pós-cirurgia possuam etiologias similares.
   d) tomografia computadorizada e ressonância magnética não fornecem sinais específicos.

Gabarito

QUESTÃO	a	b	c	d	QUESTÃO	a	b	c	d	QUESTÃO	a	b	c	d	QUESTÃO	a	b	c	d
01-07		■			26-07			■		51-07				■	76-07			■	
02-07	■				27-07	■				52-07			■		77-07	■			
03-07			■		28-07				■	53-07				■	78-07				■
04-07			■		29-07			■		54-07		■			79-07			■	
05-07		■			30-07		■			55-07				■	80-07			■	
06-07			■		31-07			■		56-07			■		81-07		■		
07-07			■		32-07			■		57-07		■			82-07			■	
08-07		■			33-07				■	58-07	■				83-07			■	
09-07		■			34-07		■			59-07			■		84-07		■		
10-07				■	35-07		■			60-07			■		85-07	■			
11-07			■		36-07			■		61-07				■	86-07			■	
12-07		■			37-07			■		62-07			■		87-07			■	
13-07			■		38-07				■	63-07				■	88-07		■		
14-07			■		39-07		■			64-07	■				89-07		■		
15-07	■				40-07		■			65-07				■	90-07			■	
16-07			■		41-07	■				66-07				■	91-07				■
17-07				■	42-07		■			67-07	■				92-07	■			
18-07			■		43-07	■				68-07		■			93-07			■	
19-07			■		44-07	■				69-07				■	94-07				■
20-07	■				45-07			■		70-07			■		95-07	■			
21-07		■			46-07	■				71-07		■			96-07		■		
22-07		■			47-07				■	72-07			■		97-07				■
23-07		■			48-07		■			73-07		■			98-07				■
24-07		■			49-07	■				74-07		■			99-07			■	
25-07	■				50-07	■				75-07				■	100-07			■	

Capítulo 7 – Respostas comentadas

COMENTÁRIO SOBRE AS QUESTÕES 01-07, 02-07, 03-07, 04-07, 05-07, 06-07, 07-07, 08/07 e 09/07
   AUTOR DAS QUESTÕES 01-07, 02-07, 03-07, 04-07 e 05-07: Alex Guedes.
   AUTOR DA QUESTÃO 06-07: Daniel César Seguel Rebolledo.
   AUTOR DAS QUESTÕES 07-07 e 08-07: Marcelo Tadeu Caiero.
   AUTOR DA QUESTÃO 09-07: Carlos Eduardo Hideo Hanasilo.

O tumor de células gigantes ósseo (TCGO) representa 5% dos tumores ósseos primários e 20% de todos os tumores ósseos benignos na América do Norte. Na Ásia, onde a incidência relatada de TCGO é maior, ela é responsável por 13-20% de todos os tumores ósseos primários. O TCGO tem uma preponderância ligeiramente maior entre mulheres. O pico de incidência ocorre entre a terceira e a quarta décadas de vida. O TCGO tem sido identificado e relatado em quase todos os ossos do esqueleto apendicular e axial, com predileção pela região metaepifisária dos ossos longos. A localização mais comum da TCGO é ao redor do joelho, com a incidência mais frequente no segmento distal do fêmur, seguido pelo segmento proximal da tíbia e segmento distal do rádio. Observou-se que o TCGO benigno metastatiza para os pulmões em 3-5% dos casos. O TCGO em pacientes esqueleticamente imaturos é incomum, e outras considerações diagnósticas nessa população de pacientes devem incluir variante sólida de cisto ósseo aneurismático ou osteossarcoma rico em células gigantes.

REFERÊNCIA: Greenberg DD. Giant cell tumor of bone. In: Biermann JS, Siegel GW. Orthopaedic Knowledge Update®: Musculoskeletal Tumors. 4th Edition. Philadelphia: Wolters Kluwer; 2021. p. 151-166.

COMENTÁRIO SOBRE AS QUESTÕES 10-07, 11-07, 12-07, 13-07, 14-07 e 15-07
   AUTOR DA QUESTÃO 10-07: Daniel César Seguel Rebolledo.
   AUTOR DAS QUESTÕES 11-07, 12-07, 13-07 e 14-07: Alex Guedes.
   AUTOR DA QUESTÃO 15-07: Marcelo Tadeu Caiero.

O denosumab, um anticorpo monoclonal humano, inibe a osteólise, bloqueando a ativação mediada pelo RANKL de osteoclastos multinucleados ou células gigantes. A terapia com denosumab tem demonstrado consistentemente a capacidade de estabilizar o tumor de células gigantes ósseo (TCGO) e aliviar a dor do paciente e leva à formação óssea dentro e na margem da lesão. A análise histológica de espécimes de TCGO após denosumab neoadjuvante revela que as células gigantes são efetivamente eliminadas (inibindo a osteoclastogênese), enquanto as células do estroma neoplásico ficam quiescentes durante a exposição à droga, mas sobrevivem. No entanto, a duração ideal da terapia e o momento da cirurgia permanecem controversos. Além disso, existe a preocupação de que a esclerose e a nova formação óssea resultante do tratamento com denosumab tornem a cirurgia intralesional mais desafiadora e propensa à recidiva local, apesar dos relatos de cirurgias menos agressivas e de preservação articular com denosumabe neoadjuvante. Até o momento, as evidências sobre o efeito do denosumab na recorrência local no TCGO permanecem abertas à interpretação. O denosumab, administrado sistemicamente, têm vários efeitos adversos potenciais, incluindo artralgia, osteonecrose da mandíbula e fraturas atípicas de fêmur. Mais preocupantes são os casos de transformação sarcomatosa do TCGO durante ou após a terapia com denosumab. Embora hipóteses potenciais para essa conversão maligna tenham sido propostas, uma associação causal não está comprovada.

REFERÊNCIA: Greenberg DD. Giant cell tumor of bone. In: Biermann JS, Siegel GW. Orthopaedic Knowledge Update®: Musculoskeletal Tumors. 4th Edition. Philadelphia: Wolters Kluwer; 2021. p. 151-166.

COMENTÁRIO SOBRE AS QUESTÕES 16-07, 17-07, 18-07 e 19-07
   AUTOR DA QUESTÃO 16-07: Daniel César Seguel Rebolledo.
   AUTOR DAS QUESTÕES 17-07, 18-07 e 19-07: Alex Guedes.

A recorrência após o tratamento do tumor de células gigantes ósseo pode ser antecipada a uma taxa de aproximadamente 10% a 30%, dadas as modalidades de tratamento modernas. O risco de recorrência é maior nos primeiros 24 meses após o tratamento e pode ocorrer tanto no osso quanto nos tecidos moles ao redor do sítio primário da doença. A vigilância por meio de radiografias simples, TC ou RNM deve ser realizada, bem como imagens de tórax intervaladas. A interpretação do aumento da lucência nas radiografias simples pode ser um desafio ao diferenciar entre incorporação de preenchimento da lacuna (se presente, e não polimetilmetacrilato) e recidiva local. A ressonância magnética pode facilitar essa distinção. Os fatores de risco para recidiva local incluem idade (diminuição do risco com o aumento da idade), estratégia de tratamento cirúrgico (diminuição do risco com ressecção ampla) e localização (o segmento distal do rádio foi identificado como particularmente propenso). Muitas recorrências locais no contexto de uma cirurgia intralesional inicial podem ser tratadas com sucesso com a repetição da cirurgia intralesional. Ressecção em bloco, radioterapia ou tratamento sistêmico com difosfonato ou denosumab (isoladamente ou como terapia adjuvante) são estratégias alternativas para tratar a recorrência local.

REFERÊNCIA: Greenberg DD. Giant cell tumor of bone. In: Biermann JS, Siegel GW. Orthopaedic Knowledge Update®: Musculoskeletal Tumors. 4th Edition. Philadelphia: Wolters Kluwer; 2021. p. 151-166.

COMENTÁRIO SOBRE AS QUESTÕES 20-07 e 21-07

AUTOR DA QUESTÃO: Daniel César Seguel Rebolledo.
AUTOR DA QUESTÃO: Marcelo Tadeu Caiero.

O tumor de células gigantes ósseo se apresenta com dor, edema e, ocasionalmente, movimento articular restrito. A duração dos sintomas ocorre normalmente de semanas a meses. Os tumores podem ser descobertos incidentalmente e ocasionalmente durante a gravidez. patológica ocorre em 5-12% dos pacientes, mais frequentemente no segmento distal do fêmur. Lesões vertebrais e sacrais levam a dor de início insidioso e, frequentemente, *déficit* neurológico.

REFERÊNCIA: Flanagan AM, Larousserie F, O'Donnell PG, Yoshida A. Giant cell tumour of bone. In: WHO Classification of Tumours Editorial Board. Soft tissue and bone tumours. 5th Edition. Lyon: International Agency for Research on Cancer; 2020. p. 440-446.

COMENTÁRIO SOBRE AS QUESTÕES 22-07, 23-07, 24-07, 25-07, 26-07 e 27-07

AUTOR DA QUESTÃO 22-07: Daniel César Seguel Rebolledo.
AUTOR DAS QUESTÕES 23-07, 24-07, 25-07 e 26-07: Alex Guedes.
AUTOR DA QUESTÃO 27-07: Marcelo Tadeu Caiero.

O cisto ósseo aneurismático (COA) é uma neoplasia cística óssea que geralmente acomete pacientes com menos de 30 anos, com mediana de idade de 13 anos e discreta predominância do sexo feminino (razão homem: mulher de 1:1,16). Essas lesões são geralmente encontradas nas metáfises dos ossos longos, mais comumente no segmento proximal do úmero, distal do fêmur e proximal da tíbia. O COA também ocorre em locais como ílio, sacro e coluna vertebral em 15% a 20% dos pacientes, podendo apresentar dificuldade de acesso anatômico para o tratamento. As lesões da coluna vertebral geralmente estão localizadas nos elementos posteriores e podem se estender para o corpo vertebral. A apresentação clínica geralmente é de dor leve a moderada, podendo estar associada a edema. Lesões na coluna vertebral podem causar radiculopatia, colapso vertebral, escoliose e *déficits* neurológicos. A fratura patológica pode ocorrer como resultado de um COA e pode causar exacerbação da dor. O COA também pode se desenvolver como lesão secundária dentro de outra lesão óssea em aproximadamente 30% dos casos. Osteoblastoma, condroblastoma, tumor de células gigantes ósseo, displasia fibrosa ou outra lesão óssea podem constituir a lesão primária. Nesses casos secundários, não é identificada uma translocação específica.

REFERÊNCIA: Abraham JA. Benign radiolucent lesions. In: Biermann JS, Siegel GW. Orthopaedic Knowledge Update®: Musculoskeletal Tumors. 4th Edition. Philadelphia: Wolters Kluwer; 2021. p. 99-109.

COMENTÁRIO SOBRE AS QUESTÕES 28-07 e 29-07

AUTOR DA QUESTÃO 28-07: Daniel César Seguel Rebolledo.
AUTOR DA QUESTÃO 29-07: Alex Guedes.

Um importante diagnóstico diferencial a ser considerado em todos os pacientes com cisto ósseo aneurismático (COA) é o osteossarcoma telangiectásico. Esta variante do osteossarcoma pode ter aparência radiográfica e apresentação clínica semelhantes ao COA. Ao exame microscópico, entretanto, esses tumores malignos demonstram células pleomórficas e figuras mitóticas atípicas, características de malignidade. Observa-se osteoide maligno com padrão reticular, cercado por osteoblastos, com células de aparência maligna infiltrando toda a lesão. Devido ao tratamento e prognóstico radicalmente diferentes desse tumor potencialmente letal, o diagnóstico deve ser considerado e descartado na avaliação do COA. A exposição à irradiação ionizante também pode levar à degeneração sarcomatosa dos COA. Além disso, raros casos de metástases de COA foram descritos e confirmados com a presença de mutação no gene *USP6* em metástases pulmonares. O teste genético para COA e o rastreamento de metástases de COA não constituem rotina neste momento.

REFERÊNCIA: Abraham JA. Benign radiolucent lesions. In: Biermann JS, Siegel GW. Orthopaedic Knowledge Update®: Musculoskeletal Tumors. 4th Edition. Philadelphia: Wolters Kluwer; 2021. p. 99-109.

COMENTÁRIO SOBRE A QUESTÃO 30-07

AUTOR DA QUESTÃO: Daniel César Seguel Rebolledo.

O cisto ósseo aneurismático (COA) constitui lesão bem circunscrita, contendo lacunas císticas preenchidas por sangue e separadas por septos fibrosos. Os septos fibrosos são compostos por proliferação celular moderadamente densa de fibroblastos brandos, com células gigantes dispersas, multinucleadas, do tipo osteoclasto e osso tecido reativo arredondado por osteoblastos. O tecido ósseo frequentemente segue os contornos dos septos fibrosos. Em cerca de um terço dos casos, o osso é basofílico e tem sido denominado osso azul, embora sua presença não seja diagnóstica. As mitoses estão comumente presentes e podem ser numerosas; no entanto, formas atípicas estão ausentes. A necrose é rara, a menos que tenha havido fratura patológica. O subtipo sólido de COA possui os mesmos componentes; o que antes era considerado lesão de células gigantes de ossos curtos tem morfologia idêntica ao subtipo sólido do COA.

REFERÊNCIA: Agaram NP, Bredella MA. Aneurysmal bone cyst. In: WHO Classification of Tumours Editorial Board. Soft tissue and bone tumours. 5th Edition. Lyon: International Agency for Research on Cancer; 2020. p. 437-439.

COMENTÁRIO SOBRE A QUESTÃO 31-07

AUTOR DA QUESTÃO: Daniel César Seguel Rebolledo.

Além do tumor de células gigantes ósseo, o cisto ósseo aneurismático e fibroma não ossificante apresentam células gigantes no exame anatomopatológico.

REFERÊNCIA: Bovée JVMG, Flanagan AM, Lazar AJ, Nielsen GP, Yoshida A. WHO classification of bone tumours. In: WHO Classification of Tumours Editorial Board. Soft tissue and bone tumours. 5th Edition. Lyon: International Agency for Research on Cancer; 2020. p. 338.

COMENTÁRIO SOBRE AS QUESTÕES 32-07 e 33-07

AUTOR DA QUESTÃO 32-07: Marcelo Tadeu Caiero.
AUTOR DA QUESTÃO 33-07: Alex Guedes.

Nas radiografias simples, O cisto ósseo aneurismático (COA) apresenta-se como lesão excêntrica, radiolucente, metafisária e delimitada por fina camada de osso. Mesmo nas lesões mais extensas, uma fina borda óssea, ou um segmento de borda, pode ser observada na periferia do cisto. A largura do cisto pode ser maior que a da metáfise afetada; esta característica distingue o cisto ósseo aneurismático do cisto ósseo simples, que não expande além do diâmetro da fise adjacente. O COA pode ter múltiplas câmaras separadas por septos ósseos. Ressonância magnética ou tomografia computadorizada demonstram câmaras multiloculadas, preenchidas por líquido ou sangue; níveis líquidos constituem aspecto característico, porém não diagnóstico. Reação periosteal e neoformação óssea podem ser observadas na junção do cisto com o osso hospedeiro normal. A lesão pode se estender do osso para os tecidos adjacentes. A cintilografia óssea pode apresentar captação na região da lesão, e pode apresentar área de captação diminuída centralmente.

REFERÊNCIA: Abraham JA. Benign radiolucent lesions. In: Biermann JS, Siegel GW. Orthopaedic Knowledge Update®: Musculoskeletal Tumors. 4th Edition. Philadelphia: Wolters Kluwer; 2021. p. 99-109.

COMENTÁRIO SOBRE AS QUESTÕES 34-07 e 35-07

AUTOR DA QUESTÃO: Marcelo Tadeu Caiero.

O fibroma não ossificante (FNO) é uma lesão fibrosa benigna mais encontrada na metáfise de pacientes esqueleticamente imaturos e, ocasionalmente, em adultos jovens. Essas lesões geralmente têm localização excêntrica e são mais vistas no segmento distal do fêmur, proximal da tíbia, distal da tíbia e proximal da fíbula. FNOs são mais comumente descobertos como achado incidental. Geralmente são assintomáticos, a menos que associados a uma fratura patológica. Oitenta por cento dos fibromas não ossificantes (FNO) ocorrem em indivíduos com menos de 20 anos. As lesões encontradas em pacientes mais velhos frequentemente estão regressão. Essas lesões ocorrem mais comumente no sexo masculino, na proporção de 1,6 para 1. Os FNO são vistos em 30% a 40% das crianças e podem ocorrer bilateralmente.

REFERÊNCIA: Parrish WM. Benign fibrous lesions and Langerhans cells histiocytosis. In: Biermann JS, Siegel GW. Orthopaedic Knowledge Update®: Musculoskeletal Tumors. 4th Edition. Philadelphia: Wolters Kluwer; 2021. p. 141-150.

COMENTÁRIO SOBRE AS QUESTÕES 36-07, 37-07, 38-07, 39-07 e 40-07

AUTOR DA QUESTÃO 36-07: Marcelo Tadeu Caiero.
AUTOR DAS QUESTÕES 37-07, 38-07 e 39-07: Alex Guedes.
AUTOR DA QUESTÃO 40-07: André Ferrari de França Camargo.

O tumor de células gigantes ósseo (TCGO) é tipicamente descrita como lesão radiolúcida metafisário-epifisária, mais comumente sem esclerose (80-85%). A lesão pode ser bastante grande e englobar a metáfise e epífise adjacente ao osso subcondral. Erosão cortical e elevação periosteal com expansão do córtex também podem ser observadas. A ressonância magnética (RM) ponderada em T1 demonstra sinal baixo a intermediário, homogêneo na maioria das lesões. As sequências T2 apresentam heterogeneidade porque a hemossiderina produz um sinal mais baixo e o alto conteúdo de água, um sinal alto. As imagens com realce pelo gadolínio confirmam lesão sólida com realce por toda parte. A RM detalha a substituição medular pela lesão, principalmente no que se refere à extensão para a superfície articular da articulação adjacente. A RM também pode revelar qualquer extensão ou heterogeneidade extraóssea de tecidos moles, sugerindo um processo potencialmente mais agressivo. A TC também pode ser usada em casos selecionados para avaliar erosões corticais ou esclerose ao redor da interface tumor-osso, matriz intralesional, envolvimento articular ou fratura. Uma borda esclerótica fina é frequentemente vista na TC, o que ajuda a distinguir TCGO de lesões malignas. Enquanto isso, a ausência de uma borda esclerótica espessa ajuda a diferenciar essa lesão de lesões mais indolentes. A ausência de qualquer matriz significativa ou padrão de mineralização dentro do tumor ajuda a excluir tumores cartilaginosos e outras lesões produtoras de matriz. Ocasionalmente, o TCGO aparecerá multiloculado na TC (ou RM), geralmente devido a cristas ósseas e restos trabeculares abandonados de áreas ósseas removidas pela reabsorção de osteoclastos. A cintilografia óssea é útil para detectar outros locais de doença esquelética, especialmente no raro TCGO multicêntrico. Uma radiografia ou TC de tórax é indicada para avaliar metástases pulmonares. A tomografia por emissão de pósitrons (PET)/tomografia computadorizada é uma modalidade de imagem em evolução para lesões ósseas. Os exames de PET 2-deoxi-2-[18F]fluoro-D-glicose (18FDG-PET) têm sido usados com sucesso para avaliar o efeito do tratamento com denosumab em pacientes com TCGO – os exames de PET apresentam papel potencial no auxílio à avaliação da transformação maligna de um tumor de células gigantes ósseo.

REFERÊNCIA: Greenberg DD. Giant cell tumor of bone. In: Biermann JS, Siegel GW. Orthopaedic Knowledge Update®: Musculoskeletal Tumors. 4th Edition. Philadelphia: Wolters Kluwer; 2021. p. 151-166.

COMENTÁRIO SOBRE AS QUESTÕES 41-07, 42-07 e 43-07

AUTOR DAS QUESTÕES 41-07 e 42-07: Marcelo Tadeu Caiero.
AUTOR DA QUESTÃO 43-07: André Ferrari de França Camargo.

O manejo do tumor de células gigantes ósseo (TCGO) evoluiu consideravelmente nas últimas décadas, mas ainda existem controvérsias quanto ao tratamento ideal. As opções variam desde curetagem intralesional com ou sem adjuvante até ressecção em bloco. Historicamente, o tratamento consiste na curetagem simples da lesão cavitária. Este método proporcionou resultados subótimos, com altas taxas de recidiva local na ordem de 25-65%; portanto, a agressividade do tratamento local tem aumentado. Demonstrou-se que a ressecção em bloco ampla resulta em menor taxa de recorrência, mas em resultados funcionais inferiores. Como tal, a ressecção da TCGO é geralmente reservada para ossos descartáveis (por exemplo, fíbula) ou casos não passíveis de curetagem. A curetagem intralesional estendida, que envolve o uso de uma broca de alta velocidade para remover o tumor além da área de curetagem, é atualmente o tratamento cirúrgico mais realizado para a TCGO. Com esse adjunto mecânico adicionado, parece haver melhora na recidiva local, com séries recentes relatando taxas em torno de 20% com curetagem agressiva e remoção de rebarbas com broca de alta velocidade. A terapia com denosumab tem demonstrado consistentemente a capacidade de estabilizar o TCGO, aliviar a dor do paciente e levar à formação óssea dentro e nas margens da lesão. No entanto, a duração ideal da terapia e o momento da cirurgia permanecem controversos.

REFERÊNCIA: Greenberg DD. Giant cell tumor of bone. In: Biermann JS, Siegel GW. Orthopaedic Knowledge Update®: Musculoskeletal Tumors. 4th Edition. Philadelphia: Wolters Kluwer; 2021. p. 151-166.

COMENTÁRIO SOBRE A QUESTÃO 44-07

AUTOR DA QUESTÃO: Marcelo Tadeu Caiero.

O tumor de células gigantes ósseo é composto por três tipos celulares: monócitos precursores, células gigantes multinucleadas semelhantes a osteoclastos e células estromais neoplásicas. As células gigantes estão intercaladas entre os precursores mononucleares e as células estromais. Os núcleos das células gigantes, quando comparados com as células estromais, são muito semelhantes em tamanho e aparência; tanto as células estromais quanto os núcleos das células gigantes assumem formas redondas, ovoides e até poligonais. A atividade mitótica pode ser abundante, e não é incomum ver escassa produção de osteoide. A presença de células gigantes por si só não torna o diagnóstico singular.

REFERÊNCIA: Greenberg DD. Giant cell tumor of bone. In: Biermann JS, Siegel GW. Orthopaedic Knowledge Update®: Musculoskeletal Tumors. 4th Edition. Philadelphia: Wolters Kluwer; 2021. p. 151-166.

COMENTÁRIO SOBRE AS QUESTÕES 45-07 e 46-07

AUTOR DA QUESTÃO 45-07: Marcelo Tadeu Caiero.
AUTOR DA QUESTÃO 46-07: Alex Guedes.

Um importante diagnóstico diferencial a ser considerado em todos os pacientes com cisto ósseo aneurismático (COA) é o osteossarcoma telangiectásico. Esta variante do osteossarcoma pode ter aparência radiográfica e apresentação clínica semelhantes ao COA. Ao exame microscópico, entretanto, esses tumores malignos demonstram células pleomórficas e figuras mitóticas atípicas características de malignidade. É observado osteoide maligno com padrão reticular, cercado por osteoblastos, com células de aparência maligna infiltrando toda a lesão. Devido ao tratamento e prognóstico radicalmente diferentes desse tumor potencialmente letal, o diagnóstico deve ser considerado e descartado na avaliação do COA.

REFERÊNCIA: Agaram NP, Bredella MA. Aneurysmal bone cyst. In: WHO Classification of Tumours Editorial Board. Soft tissue and bone tumours. 5th Edition. Lyon: International Agency for Research on Cancer; 2020. p. 437-439.

COMENTÁRIO SOBRE AS QUESTÕES 47-07, 48-07, 49-07, 50-07 e 51-07

AUTOR DAS QUESTÕES 47-07 e 48-07: Marcelo Tadeu Caiero.
AUTOR DAS QUESTÕES 49-07, 50-07 e 51-07: Alex Guedes.

Quando surge nos ossos longos, o tumor de células gigantes ósseo é tipicamente lítico e excêntrico e se estende até a cartilagem articular. Trabeculação é comum, variando de fina a grossa, e representa a sulcagem endosteal. A lesão apresenta uma estreita zona de transição, com borda bem definida, não esclerótica e sem mineralização da matriz. É incomum que haja uma reação periosteal, e seu presença pode indicar uma fratura. Menos comumente, o tumor está centralmente localizado e mostra margem mal definida ou esclerose marginal completa. A cortical sobrejacente pode ser normal, afilado em um grau variável ou rompido pelo tumor contido em periósteo atenuado; a extensão para os tecidos moles é a exceção. Os tumores de células gigantes ósseos que acometem o esqueleto axial surgem mais comumente no sacro e nos corpos vertebrais. No sacro, é frequentemente mal visualizado nas radiografias devido à localização, situando-se tipicamente de forma excêntrica nos segmentos sacrais proximais, causando destruição lítica e frequentemente envolvendo a articulação sacrilíaca. As lesões vertebrais causam destruição lítica e cifose.

REFERÊNCIA: Flanagan AM, Larousserie F, O'Donnell PG, Yoshida A. Giant Cell Tumour of Bone. In: WHO Classification of Tumours Editorial Board. Soft tissue and bone tumours. 5th Edition. Lyon: International Agency for Research on Cancer; 2020. p. 440-446.

COMENTÁRIO SOBRE A QUESTÃO 52-07
AUTOR DA QUESTÃO: Marcelo Tadeu Caiero.

O fibroma não ossificante geralmente localiza-se inicialmente na metáfise e depois desloca-se em direção à diáfise. Inicia-se intracorticalmente/subperiostealmente. A maioria das lesões localiza-se ao redor do joelho e tornozelo. É rara no segmento proximal do fêmur e no membro superior, e excepcional no tronco, mão e pé. Duas ou três lesões podem aparecer no mesmo ou em ambos os membros inferiores (por exemplo, segmento distal do fêmur e segmento proximal da tíbia).

REFERÊNCIA: Campanacci L. Histiocytic Fibroma. In: Picci P, Manfrini M, Donati DM, Gambarotti M, Righi A, Vanel D, Dei Tos AP. Diagnosis of musculoskeletal tumors and tumor-like conditions: clinical, radiological and histological correlations – The Rizzoli Case Archive. 2nd Edition. Cham: Springer Nature Switzerland; 2020. p. 47-50.

COMENTÁRIO SOBRE A QUESTÃO 53-07
AUTOR DA QUESTÃO: Marcelo Tadeu Caiero.

O tumor ósseo de células gigantes é uma neoplasia localmente agressiva e raramente metastatizante, composta por células estromais mononucleares neoplásicas com aparência monótona e misturada a macrófagos e células gigantes semelhantes a osteoclastos. Um pequeno subconjunto de casos é maligno.

REFERÊNCIA: Flanagan AM, Larousserie F, O'Donnell PG, Yoshida A. Giant Cell Tumour of Bone. In: WHO Classification of Tumours Editorial Board. Soft tissue and bone tumours. 5th Edition. Lyon: International Agency for Research on Cancer; 2020. p. 440-446.

COMENTÁRIO SOBRE A QUESTÃO 54-07
AUTOR DA QUESTÃO: Marcelo Tadeu Caiero.

As características do fibroma não ossificante (FNO) às radiografias simples são geralmente patognomônicas, demonstrando lesão bem definida, lobulada, centrada no osso cortical, com bordas escleróticas e recorte endosteal. Os tumores estão alinhados ao longo eixo do osso afetado. As lesões são muitas vezes excêntricas e geralmente têm aparência radiotransparente. Imageamento transversal geralmente não é necessário; no entanto, a tomografia computadorizada confirma aparência bem demarcada e puramente lítica; A ressonância magnética mostra intensidade de sinal com baixa ponderação em T2 e heterogênea.

REFERÊNCIA: Baumhoer D, Rogozhin DV. Non-ossifying fibroma. In: WHO Classification of Tumours Editorial Board. Soft tissue and bone tumours. 5th Edition. Lyon: International Agency for Research on Cancer; 2020. p. 447-448.

COMENTÁRIO SOBRE A QUESTÃO 55-07
AUTOR DA QUESTÃO: Marcelo Tadeu Caiero.

A incidência do fibroma não ossificante (FNO) é desconhecida, pois a maioria das lesões não demandará atendimento clínico pela ausência de sintomas específicos. No entanto, estima-se que aproximadamente 30-40% das crianças têm um ou mais FNOs ocultos, tornando-o o tumor ósseo mais frequente. Estudos radiográficos mostraram que 54% dos meninos e 22% das meninas apresentam FNO aos 4 anos.

REFERÊNCIA: Baumhoer D, Rogozhin DV. Non-ossifying fibroma. In: WHO Classification of Tumours Editorial Board. Soft tissue and bone tumours. 5th Edition. Lyon: International Agency for Research on Cancer; 2020. p. 447-448.

COMENTÁRIO SOBRE A QUESTÃO 56-07
AUTOR DA QUESTÃO: Marcelo Tadeu Caiero.

Múltiplos fibromas não ossificantes podem ocorrer espontaneamente, mas podem estar associados a à neurofibromatose tipo I, síndrome de JAFFE-CAMPANACCI e à rara síndrome oculoectodérmica.

REFERÊNCIA: Baumhoer D, Rogozhin DV. Non-ossifying fibroma. In: WHO Classification of Tumours Editorial Board. Soft tissue and bone tumours. 5th Edition. Lyon: International Agency for Research on Cancer; 2020. p. 447-448.

COMENTÁRIO SOBRE A QUESTÃO 57-07
AUTOR DA QUESTÃO: Marcelo Tadeu Caiero.

Lesões assintomáticas detectadas incidentalmente não requerem confirmação mediante biópsia em casos com imagens típicas. O tratamento não é necessário se houver estabilidade biomecânica do osso envolvido. Quando ≥ 50% do diâmetro ósseo é afetado, ou em caso de fratura patológica, a lesão pode ser curetada. Recidivas locais são raras; transformação maligna não foi relatada.

REFERÊNCIA: Baumhoer D, Rogozhin DV. Non-ossifying fibroma. In: WHO Classification of Tumours Editorial Board. Soft tissue and bone tumours. 5th Edition. Lyon: International Agency for Research on Cancer; 2020. p. 447-448.

COMENTÁRIO SOBRE A QUESTÃO 58-07
AUTOR DA QUESTÃO: Marcelo Tadeu Caiero.

O cisto ósseo aneurismático (COA) pode ser visto como lesão primária ou como componente secundário de outra lesão óssea. Antes considerado potencialmente uma lesão reativa secundária a distúrbio circulatório local, sabe-se agora que o COA é resultado da translocação *USP6* (também conhecida como *TRE17*) levando à sua suprarregulação. Acredita-se que a indução da metaloproteinase da matriz 9 (MMP-9) em resposta à presença da proteína de fusão protease ubiquitina-específica (USP) regulada seja responsável pela patogênese do COA.

REFERÊNCIA: Abraham JA. Benign radiolucent lesions. In: Biermann JS, Siegel GW. Orthopaedic Knowledge Update®: Musculoskeletal Tumors. 4th Edition. Philadelphia: Wolters Kluwer; 2021. p. 99-109.

COMENTÁRIO SOBRE A QUESTÃO 59-07
AUTOR DA QUESTÃO: Marcelo Tadeu Caiero.

O principal tratamento do cisto ósseo aneurismático é a curetagem com enxerto ósseo. Como acontece com todos os tumores ósseos, o tratamento cirúrgico não deve prosseguir até que a confirmação histológica tenha sido completada. A taxa de recidiva local é alta, com estudos de curetagem e enxerto ósseo demonstrando até 31% de recidiva.

REFERÊNCIA: Abraham JA. Benign radiolucent lesions. In: Biermann JS, Siegel GW. Orthopaedic Knowledge Update®: Musculoskeletal Tumors. 4th Edition. Philadelphia: Wolters Kluwer; 2021. p. 99-109.

COMENTÁRIO SOBRE A QUESTÃO 60-07
AUTOR DA QUESTÃO: Marcelo Tadeu Caiero.

O cisto ósseo aneurismático afeta todos os grupos etários, porém é mais comum nas duas primeiras décadas de vida (80%). Os sexos são igualmente afetados. A incidência anual estimada é de 0,15 casos por milhão.

REFERÊNCIA: Agaram NP, Bredella MA. Aneurysmal bone cyst. In: WHO Classification of Tumours Editorial Board. Soft tissue and bone tumours. 5th Edition. Lyon: International Agency for Research on Cancer; 2020. p. 437-439.

COMENTÁRIO SOBRE AS QUESTÕES 61-07, 62-07, 63-07, 64-07 e 65-07

AUTOR DA QUESTÃO 61-07: Sylvio Cesar Sargentini.
AUTOR DAS QUESTÕES 62-07, 63-07, 64-07 e 65-07: Alex Guedes.

As localizações mais frequentes do tumor de células gigantes ósseo (TCGO), em ordem decrescente, são o segmento distal do fêmur, o segmento proximal da tíbia, o segmento distal do rádio e o sacro. Metade dos casos surge na região do joelho. Outros locais frequentes incluem a cabeça da fíbula, o fêmur proximal e o úmero proximal. Observa-se comprometimento da coluna. A lesão é tipicamente encontrada no corpo vertebral e geralmente poupa os elementos posteriores. Também é excêntrico, o que é útil para diferenciá-lo do cordoma (isso é especialmente verdadeiro para a localização sacral). O TCGO pélvico é raro. O TCGO ilíaco ou sacral pode atravessar a articulação sacrilíaca, envolvendo o osso adjacente. O tarso é outro sítio importante para o TCGO, mas falanges, metatarsos, metacarpos e maxila raramente estão envolvidos. Casos raros de TCGO craniano têm sido relatados e estão mais frequentemente associados ao envolvimento concomitante do osso pela doença de Paget. É interessante que múltiplos focos de TCGO podem ser vistos dentro do osso nesses casos. Além dessa associação, sabe-se que a multicentricidade ou a ocorrência sincrônica de TCGO em diferentes ossos ocorre, mas é extremamente rara. A ocorrência metacrônica ou sequencial de TCGO em diferentes ossos é anedótica, mas associada à localização na mão ou no pé quando o TCGO envolve a porção metafiso diafisária de um osso longo.

REFERÊNCIA: Turcotte RE. Giant cell tumor of bone. Orthop Clin North Am. 2006;37(1):35-51.

COMENTÁRIO SOBRE A QUESTÃO 66-07

AUTOR DA QUESTÃO: Sylvio Cesar Sargentini.

Metástases de tumor benigno de células gigantes ocorrem em 0-7% das grandes séries. A grande preponderância das metástases é para o pulmão, embora tenham sido descritas metástases para cérebro, rins, adrenais, trato gastrointestinal, outros ossos e pele.

REFERÊNCIA: Kay RM, Eckardt JJ, Seeger LL, Mirra JM, Hak DJ. Pulmonary metastasis of benign giant cell tumor of bone. Six histologically confirmed cases, including one of spontaneous regression. Clin Orthop Relat Res. 1994;(302):219-230.

COMENTÁRIO SOBRE AS QUESTÕES 67-07 e 68-07

AUTOR DA QUESTÃO 67-07: Sylvio Cesar Sargentini.
AUTOR DA QUESTÃO 68-07: Alex Guedes.

A excisão intralesional com enxerto ósseo é considerada o padrão entre os vários métodos de tratamento praticados esporadicamente ou circunstancialmente. A curetagem da lesão, com ou sem enxerto ósseo, tem sido associada a altas e, às vezes, inaceitáveis taxas de recidiva de 18% a 59%. Vários adjuvantes têm estado em voga para reduzir as taxas de recidiva do método de curetagem exclusiva. A curetagem com broca de alta rotação (curetagem estendida) é considerada adequada e mais viável, mas ainda apresenta taxa de recidiva aproximada de 15%. Alguns autores sugerem que idade mais jovem, localização justafisária do cisto e sexo feminino estão associados a taxas aumentadas de recorrência.

REFERÊNCIA: Varshney MK, Rastogi S, Khan SA, Trikha V. Is sclerotherapy better than intralesional excision for treating aneurysmal bone cysts? Clin Orthop Relat Res. 2010;468(6):1649-1659.

COMENTÁRIO SOBRE A QUESTÃO 69-07

AUTOR DA QUESTÃO: Sylvio Cesar Sargentini.

Os precursores dos osteoclastos, chamados pré-osteoclastos, expressam receptores de superfície denominados RANK (receptor ativador do fator nuclear kappa B). O RANK é ativado pelo RANKL (ligante RANK), molécula presente na superfície celular dos osteoblastos. A ativação de RANK por RANKL promove a maturação dos pré-osteoclastos em osteoclastos.

REFERÊNCIA: Lacey DL, Boyle WJ, Simonet WS, Kostenuik PJ, Dougall WC, Sullivan JK, et al. Bench to bedside: elucidation of the OPG-RANK-RANKL pathway and the development of denosumab. Nat Rev Drug Discov. 2012;11(5):401-419.

COMENTÁRIO SOBRE A QUESTÃO 70-07
AUTOR DA QUESTÃO: Marcelo Tadeu Caiero.

O cisto ósseo aneurismático (COA) contém rearranjos citogenéticos do gene *USP6* na banda cromossômica 17p13.2. A translocação mais comum, t(16; 17) (q22; p13), leva à fusão de *CDH11* com *USP6*, com supra regulação resultante da transcrição de *USP6*. Os rearranjos *USP6* são encontrados em aproximadamente 70% dos COA, mas não em lesões similares ao COA observadas em outros tumores.

REFERÊNCIA: Agaram NP, Bredella MA. Aneurysmal bone cyst. In: WHO Classification of Tumours Editorial Board. Soft tissue and bone tumours. 5th Edition. Lyon: International Agency for Research on Cancer; 2020. p. 437-439.

COMENTÁRIO SOBRE A QUESTÃO 71-07
AUTOR DA QUESTÃO: Marcelo Tadeu Caiero.

Lesões semelhantes a cisto ósseo aneurismático (COA) podem ser observadas em associação a outros tumores ósseos benignos e malignos que sofreram alteração cística hemorrágica. O termo "cisto ósseo aneurismático secundário" foi utilizado anteriormente para essas descrever estas lesões, mas não é mais aceitável. A maioria das alterações do tipo COA se desenvolve em associação com neoplasias benignas, mais comumente tumor ósseo de células gigantes, osteoblastoma, condroblastoma e displasia fibrosa. No entanto, alterações semelhantes ao COA também podem complicar os sarcomas, especialmente o osteossarcoma.

REFERÊNCIA: Agaram NP, Bredella MA. Aneurysmal bone cyst. In: WHO Classification of Tumours Editorial Board. Soft tissue and bone tumours. 5th Edition. Lyon: International Agency for Research on Cancer; 2020. p. 437-439.

COMENTÁRIO SOBRE A QUESTÃO 72-07
AUTOR DA QUESTÃO: Marcelo Tadeu Caiero.

Entre 15% e 50% dos tumores convencionais de células gigantes recorrem localmente após a curetagem e geralmente em dois anos. Entre 3% e 7% dos pacientes desenvolvem doença pulmonar metastática com características histológicas de tumor convencional de células gigantes. Os preditores de doença metastática incluem recidiva local, mas também possivelmente manipulação cirúrgica. A invasão vascular é comumente observada nos casos que se metastatizam no pulmão. O intervalo médio entre a metástase e a recorrência local é de 15 meses e a maioria ocorre dentro de 36 meses, mas metástases tardias (até 10 anos) foram descritas. As metástases pulmonares têm crescimento lento e acredita-se que representem implantes pulmonares resultantes de embolização de crescimentos intravasculares de tumor de células gigantes ósseo. Alguns implantes pulmonares convencionais podem regredir espontaneamente. Um pequeno número exibe aumento progressivo e leva à morte do paciente como resultado da redução do volume pulmonar.

REFERÊNCIA: Flanagan AM, Larousserie F, O'Donnell PG, Yoshida A. Giant cell tumour of bone. In: WHO Classification of Tumours Editorial Board. Soft tissue and bone tumours. 5th Edition. Lyon: International Agency for Research on Cancer; 2020. p. 440-446.

COMENTÁRIO SOBRE A QUESTÃO 73-07
AUTOR DA QUESTÃO: Reynaldo Jesus-Garcia.

Na última revisão da OMS, o cisto ósseo aneurismático passou a ser considerado um tumor benigno rico em células gigantes e não mais uma lesão pseudotumoral. Apresenta alterações genéticas específicas que consistem em translocações e rearranjos citogenéticos. Devido a isso há necessidade da remoção de todo tecido alterado. A utilização de denosumab deve ser apenas neoadjuvante.

REFERÊNCIA: Agaram NP, Bredella MA. Aneurysmal bone cyst. In: WHO Classification of Tumours Editorial Board. Soft tissue and bone tumours. 5th Edition. Lyon: International Agency for Research on Cancer; 2020. p. 437-439.

COMENTÁRIO SOBRE AS QUESTÕES 74-07 e 75-07
AUTOR DAS QUESTÕES: Gustavo Costalonga Drumond.

A síndrome de JAFFE-CAMPANACCI é uma desordem congênita incomum na qual fibromas não ossificantes multifocais do osso estão associados à pigmentação café com leite, várias anomalias não esqueléticas e retardo mental. As anomalias não esqueléticas dessa síndrome são hipogonadismo, criptorquidia, anomalias oculares e malformações cardiovasculares, incluindo insuficiência mitral e estenose aórtica. Em alguns casos, puberdade precoce e cifoescoliose foram relatadas.

REFERÊNCIA: Czerniak B. Dorfman and Czerniak's Bone Tumors. 2nd Edition. Philadelphia: Elsevier; 2016. p. 617-691.

COMENTÁRIO SOBRE A QUESTÃO 77-07
AUTOR DA QUESTÃO: Gustavo Costalonga Drumond.

O pico de incidência ocorre na segunda década de vida. A metáfise femoral distal é o sítio mais comum. A segunda localização mais frequente é a metáfise tibial proximal, seguida pela metáfise tibial distal. O fibroma não ossificante ocorre menos comumente no membro superior, onde pode ser encontrado no úmero proximal e rádio distal. Ocasionalmente, as lesões podem ser multifocais, envolvendo simultaneamente vários sítios metafisários simétricos, mais frequentemente nos ossos longos do membro inferior. A lesão é metafisária, mas também pode envolver a diáfise.

REFERÊNCIA: Czerniak B. Dorfman and Czerniak's Bone Tumors. 2nd Edition. Philadelphia: Elsevier; 2016. p. 617-691.

COMENTÁRIO SOBRE A QUESTÃO 77-07
AUTOR DA QUESTÃO: Gustavo Costalonga Drumond.

O defeito fibroso metafisário produz uma lesão lítica excêntrica de base cortical com margens escleróticas distintas e frequentemente recortadas. O córtex que recobre a lesão é geralmente minimamente ou moderadamente expandido e marcadamente afinado, mas intacto. Não há mineralização da matriz, mas, em pacientes mais velhos, evidências de esclerose óssea podem acompanhar a cicatrização da lesão.

REFERÊNCIA: Czerniak B. Dorfman and Czerniak's Bone Tumors. 2nd Edition. Philadelphia: Elsevier; 2016. p. 617-691.

COMENTÁRIO SOBRE A QUESTÃO 78-07
AUTOR DA QUESTÃO: Gustavo Costalonga Drumond.

O fibroma não ossificante é composto por tecido estromal fibroblástico, geralmente com alta celularidade, com padrão estoriforme proeminente. Nesse estroma, há poucas células gigantes multinucleadas e focos de reação xantomatosa com histiócitos presentes. A formação de cisto ósseo aneurismático secundário pode levar a rápido aumento e a uma expansão para os tecidos moles. O fibroma não ossificante apresenta forte positividade para CD68.

REFERÊNCIA: Czerniak B. Dorfman and Czerniak's Bone Tumors. 2nd Edition. Philadelphia: Elsevier; 2016. p. 617-691.

COMENTÁRIO SOBRE A QUESTÃO 79-07
AUTOR DA QUESTÃO: Fábio Fernando Elói Pinto.

O defeito fibroso cortical é uma lesão óssea benigna não-neoplásica, caracterizado pela substituição da área de osso cortical por proliferação fibrosa. Não apresenta sintomas e sinais clínicos e na grande maioria das vezes é diagnosticado em exame de imagem realizado por qualquer motivo. Sendo assim, é classificado com lesão latente, B1 da classificação de ENNEKING et al.

REFERÊNCIA: Próspero JD. Tumores Ósseos. São Paulo: Roca; 2001. p. 135-166.

COMENTÁRIO SOBRE A QUESTÃO 80-07
AUTOR DA QUESTÃO: Fábio Fernando Elói Pinto.

A síndrome de JAFFE–CAMPANACCI é uma síndrome rara, que cursa com múltiplos defeitos fibrosos corticais associados a manchas cutâneas "café-com-leite", retardo mental e anomalia do esqueleto, de natureza congênita.

REFERÊNCIA: Próspero JD. Tumores Ósseos. São Paulo: Roca; 2001. p. 135-166.

COMENTÁRIO SOBRE A QUESTÃO 81-07
AUTOR DA QUESTÃO: Fábio Fernando Elói Pinto.

O fibroma não ossificante é uma lesão óssea metafisária, latente, que se localiza principalmente nos ossos longos dos membros inferiores da criança, constituída de fibroblastos e histiócitos, cujo aspecto radiográfico é típico e o diagnóstico na maioria dos casos dispensa biópsia, devendo apenas ser observado.

REFERÊNCIA: Drumond JMN. Lesões pseudotumorais. In: Camargo OP. Clínica Ortopédica – Tumores do Sistema Músculoesquelético. Rio de Janeiro: MEDSI; 2002. p. 701-713.

COMENTÁRIO SOBRE A QUESTÃO 82-07
AUTOR DA QUESTÃO: Fábio Fernando Elói Pinto.

O tratamento cirúrgico do fibroma não ossificante está indicado em três eventualidades: quando é doloroso, quando há risco iminente de fratura ou quando ocorrer uma fratura patológica com desvio. As fraturas patológicas sem desvios podem ser tratadas apenas com imobilização.

REFERÊNCIA: Drumond JMN. Lesões pseudotumorais. In: Camargo OP. Clínica Ortopédica – Tumores do Sistema Músculoesquelético. Rio de Janeiro: MEDSI; 2002. p. 701-713.

COMENTÁRIO SOBRE A QUESTÃO 83-07
AUTOR DA QUESTÃO: Godofredo Ranzani.

O fibroma não ossificante (FNO) tem localização excêntrica, invadindo o canal medular; assintomático na maioria, afetando 30 a 40% das crianças. O defeito fibroso cortical (DFC) tem geralmente de 1 a 3 cm no seu maior diâmetro; localizado na cortical óssea, não invadindo o canal medular. A maioria das lesões ocorrem nos ossos ao redor dos joelhos, podendo ser bilaterais. Estudos ao microscópio eletrônico revelaram igual histologia do FNO, DFC e fibroistiocitoma benigno. Apesar da neurofibromatose poder estar associada ao FNO e poder apresentar manchas "café-com-leite", chamamos de síndrome de JAFFE-CAMPANACCI aqueles casos nos quais a criança apresenta múltiplos FNO sem o comportamento apresentado pela neurofibromatose.

REFERÊNCIA: Davies AM. Sundaram M. James SLJ. Imaging of Bone Tumors and Tumor-Like Lesions: Techniques and Applications. New York: Springer; 2009. p. 307-319.

COMENTÁRIO SOBRE AS QUESTÕES 84-07, 85-07, 86-07, 87-07 e 88-07
AUTOR DAS QUESTÕES: Alex Guedes.

Apesar de sua categorização benigna, sabe-se que o tumor de células gigantes ósseo (TCGO) tem um risco relativamente alto de recorrência local, independentemente da opção de tratamento cirúrgico escolhida. Historicamente, as localizações do membro superior e do rádio distal são relatadas como tendo um risco maior de recorrência do que outros locais, com 35% dos TCGO do antebraço distal tratados cirurgicamente mostrando recorrência em uma série precoce. Acredita-se que a alta taxa de recorrência em tumores do rádio distal esteja frequentemente relacionada a margens de excisão inadequadas devido à proximidade com a articulação do punho e a um objetivo de preservação da função. Uma recente revisão sistemática e metanálise relatou que, particularmente em lesões de grau 3, a curetagem intralesional, comparada com a ressecção em bloco no tratamento da TCGO do rádio distal, aumentou a taxa de recidiva local. A recorrência do TCGO geralmente ocorre dentro de 1 a 2 anos, mas pode ser significativamente retardada, mesmo até duas décadas. A presença de um COA secundário pode aumentar a taxa de recorrência. A fratura patológica presente ao diagnóstico não aumenta o risco de recorrência local nem impede a curetagem como opção de tratamento. Quando a recorrência ocorre, os pacientes geralmente se apresentam novamente com dor e aumento de volume no punho. As radiografias mostrarão novas áreas de lucência ao redor do sítio de curetagem e preenchimento prévios. Ocasionalmente, os pacientes podem apresentar novas massas de tecidos moles ao redor do punho ou novas lesões ósseas. Embora a taxa de recorrência local seja alta, o TCGO geralmente não sofre degeneração sarcomatosa como a observada em outras lesões benignas, como encondroma ou osteocondroma.

REFERÊNCIA: Hess MC, Kafchinski L, Ransom E. Giant Cell Tumor of the Distal Radius: A Review. Orthop Clin North Am. 2023;54(1):75-88.

COMENTÁRIO SOBRE A QUESTÃO 89-07

AUTOR DA QUESTÃO: André Ferrari de França Camargo.

A cintilografia óssea pode apresentar captação na região da lesão, podendo apresentar área de captação diminuída centralmente. As demais alternativas estão incorretas.

REFERÊNCIA: Abraham JA. Benign radiolucent lesions. In: Biermann JS, Siegel GW. Orthopaedic Knowledge Update®: Musculoskeletal Tumors. 4th Edition. Philadelphia: Wolters Kluwer; 2021. p. 99-109.

COMENTÁRIO SOBRE A QUESTÃO 90-07

AUTOR DA QUESTÃO: Alex Guedes.

A localização (cortical metafisária, intramedular, excêntrica e adjacente à cortical) e a aparência são altamente sugestivas de fibroma não ossificante (FNO). A displasia fibrosa (DF) pode ter aparência semelhante e ocorrer na metáfise, mas geralmente se localiza centralmente e favorece a diáfise. Tanto o FNO quanto a DF monostótica são geralmente achados incidentais e assintomáticos. O cisto ósseo aneurismático (COA) também está localizado excentricamente, mas é mais expansivo e, ao contrário do FNO, geralmente demonstra níveis de fluido na ressonância magnética. Os COAs geralmente se apresentam com dor e aumento de volume, enquanto os FNOs geralmente são assintomáticos, a menos que haja fratura patológica.

REFERÊNCIA: Bone Tumors: A Practical Guide to Imaging. Wu JS, Hochman MG. Bone Tumors: A Practical Guide to Imaging. New York, NY: Springer; 2012. p. 152-153.

COMENTÁRIO SOBRE A QUESTÃO 91-07

AUTOR DA QUESTÃO: Alex Guedes. Pontos chave:

Achado incidental comum – observado em 30% dos indivíduos normais nas primeiras duas décadas.

Lesão clássica "não me toque" – a imagem geralmente é diagnóstica.

A maioria (55%) ocorre ao redor do joelho, menos comum na tíbia e fíbula distais, rara na extremidade superior.

Ocorre na metáfise de ossos longos; geralmente posterior e medial.

Migra para a diáfise à medida que o osso se alonga.

Assintomático, exceto para lesões grandes, onde podem ocorrer fraturas por estresse e patológicas.

Fratura mais provável em lesões >3 cm, >50% de diâmetro e em ossos com sustentação de peso.

Sem tratamento, a menos que características clínicas ou radiológicas atípicas ou risco de fratura patológica.

REFERÊNCIA: Bone Tumors: A Practical Guide to Imaging. Wu JS, Hochman MG. Bone Tumors: A Practical Guide to Imaging. New York, NY: Springer; 2012. p. 152-153.

COMENTÁRIO SOBRE A QUESTÃO 92-07

AUTOR DA QUESTÃO: André Ferrari de França Camargo.

Fatores como idade jovem, localização periarticular, curetagem inicial incompleta, fises abertas e alto estágio de ENNEKING foram considerados preditores de recorrência. Essas lesões são geralmente encontradas nas metáfises dos ossos longos, mais comumente no úmero proximal, fêmur distal e tíbia proximal. A RM ou a TC mostram câmaras multiloculadas cheias de líquido ou de sangue, e os níveis líquidos constituem característica comum, mas não diagnóstica. Na avaliação histológica, encontra-se um revestimento fibroso fino que geralmente é hemorrágico. Um estroma fibrohistiocítico está presente, juntamente com células inflamatórias crônicas, células gigantes dispersas e macrófagos carregados de hemossiderina. Não há revestimento endotelial.

REFERÊNCIA: Abraham JA. Benign radiolucent lesions. In: Biermann JS, Siegel GW. Orthopaedic Knowledge Update®: Musculoskeletal Tumors. 4th Edition. Philadelphia: Wolters Kluwer; 2021. p. 99-109.

COMENTÁRIO SOBRE A QUESTÃO 93-07
AUTOR DA QUESTÃO: Alex Guedes.

O tumor de células gigantes ósseo (TCGO) raramente sofre transformação sarcomatosa, que pode ser para osteossarcoma, fibrossarcoma ou sarcoma pleomórfico indiferenciado. O TCGO pode ser considerado como maligno primário ou secundário. As estimativas da frequência de TCGO maligno têm sido confundidas pela falta de consenso na definição e diagnóstico, de modo que a terminologia tem sido usada de forma inconsistente na literatura.

REFERÊNCIA: Palmerini E, Picci P, Reichardt P, Downey G. Malignancy in Giant Cell Tumor of Bone: A Review of the Literature. Technol Cancer Res Treat. 2019;18:1533033819840000.

COMENTÁRIO SOBRE A QUESTÃO 94-07
AUTOR DA QUESTÃO: Alex Guedes.

O osteossarcoma rico em células gigantes é caracterizado pela abundância de células gigantes semelhantes a osteoclastos e falta de osteoide tumoral, e pode ser diagnosticado erroneamente como tumor de células gigantes ósseo (TCGO); além disso, assim como o TCGO, também ocorre nas epífises. Bertoni e colaboradores sugeriram que a importância clínica de diferenciar TCGO maligno primário do osteossarcoma rico em células gigantes pode ser limitada, mas a necessidade de diferenciar ambas as doenças de TCGO benigno é complicada pela sutileza da evidência patológica de malignidade. O TCGO maligno também é confundido com outros tumores contendo células gigantes, como angiossarcoma, fibrossarcoma e condrossarcoma.

REFERÊNCIA: Palmerini E, Picci P, Reichardt P, Downey G. Malignancy in Giant Cell Tumor of Bone: A Review of the Literature. Technol Cancer Res Treat. 2019;18:1533033819840000.

COMENTÁRIO SOBRE A QUESTÃO 95-07
AUTOR DA QUESTÃO: Alex Guedes.

Um problema com a definição de tumor de células gigantes ósseo (TCGO) maligno é a ocorrência de metástases no TCGO benigno; as metástases pulmonares são as mais comuns. Enquanto as metástases pulmonares do TCGO tendem a ser indolentes e podem ser tratadas com cirurgia, as metástases pulmonares sarcomatosas são frequentemente fatais.

REFERÊNCIA: Palmerini E, Picci P, Reichardt P, Downey G. Malignancy in Giant Cell Tumor of Bone: A Review of the Literature. Technol Cancer Res Treat. 2019;18:1533033819840000.

COMENTÁRIO SOBRE AS QUESTÕES 96-07 e 97-07
AUTOR DAS QUESTÕES: Alex Guedes.

Os tumores de células gigantes ósseos (TCGOs) malignos primários são evidentes no primeiro diagnóstico e correspondem a área ou nódulo de células mononucleares altamente pleomórficas presentes no interior de um TCGO convencional. Os TCGOs de malignidade secundária ocorrem no local do TCGO previamente tratado, e o TCGO preexistente pode ou não ser evidente. A maioria dos TCGOs malignos é secundária à radioterapia, mas pode se seguir a cirurgia sem radioterapia adjuvante. O TCGO maligno primário é muito raro; diagnósticos diferenciais incluem sarcomas ricos em células gigantes (por exemplo, osteossarcoma, sarcoma pleomórfico indiferenciado e leiomiossarcoma) e TCGO benigno. Um exame histológico detalhado é necessário para confirmar o tecido maligno e iniciar o tratamento adequado. A justaposição de tecido benigno e maligno no TCGO maligno primário e a falha em coletar amostras abrangentes dos tumores pode levar ao diagnóstico errôneo de TCGO benigno. Se o tecido maligno for detectado durante a amostragem posterior, o TCGO maligno primário pode ser diagnosticado erroneamente como malignidade secundária. As características radiológicas do TCGO maligno primário são semelhantes às do tumor benigno, dificultando o diagnóstico por imagem convencional.

REFERÊNCIA: Palmerini E, Picci P, Reichardt P, Downey G. Malignancy in Giant Cell Tumor of Bone: A Review of the Literature. Technol Cancer Res Treat. 2019;18:1533033819840000.

COMENTÁRIO SOBRE AS QUESTÕES 98-07, 99-07 e 100-07

AUTOR DA QUESTÃO: Alex Guedes.

As análises histológicas são complicadas porque o sarcoma de alto grau do TCGO maligno primário geralmente existe ao lado do TCGO histologicamente benigno. Erros na amostragem de tumores maiores devido à ausência de sarcoma coexistente em biópsias têm sido bem documentados. A malignidade primária pode ser detectada apenas retrospectivamente quando os espécimes são reavaliados. Portanto, múltiplas biópsias devem ser analisadas antes de excluir malignidade primária para evitar diagnósticos equivocados de malignidade secundária posteriormente; casos de malignidade secundária com latências curtas podem indicar malignidade primária perdida. Há também a necessidade de padronizar os critérios diagnósticos para o TCGO maligno. A radiologia complementa a avaliação patológica no diagnóstico do TCGO. Bertoni e colaboradores relataram que os casos malignos primários (e certos casos malignos secundários) eram impossíveis de distinguir das lesões benignas em filmes simples, e os dados de tomografia computadorizada (TC)/ressonância magnética (RM) eram frequentemente indisponíveis. Domovitov e Healey observaram que o diagnóstico radiográfico era complicado pela falta de características malignas específicas; Características agressivas podem ser vistas em lesões benignas. Além disso, esses autores relataram que a TC/RM também não forneceu sinais específicos. Aos exames de imagem, o TCGO maligno secundário geralmente se apresenta como tumor osteolítico agressivo com destruição cortical e extensão para os tecidos moles. Acredita-se que a malignidade secundária induzida por radioterapia e pós-cirurgia tenham etiologias diferentes, mas não pode ser distinguida pela apresentação radiográfica e histológica.

REFERÊNCIA: Palmerini E, Picci P, Reichardt P, Downey G. Malignancy in Giant Cell Tumor of Bone: A Review of the Literature. Technol Cancer Res Treat. 2019;18:1533033819840000.

8

Tumores da notocorda

Seba MBRO | Cardoso RF | Guedes A | Toller EA | Santos PA
Meohas W | Carvalho GS | Kanaan D | Carneiro ARN

Benignos	
9370/0	Tumor da notocorda benigno
Malignos	
9370/3	Cordoma NE Cordoma condroide
9370/3 9372/3	Cordoma pobremente diferenciado Cordoma desdiferenciado

Os códigos numéricos pertencem à Classificação Internacional de Doenças para Oncologia, terceira edição, segunda revisão (CID-O-3.2). Os comportamentos são codificados como /0 para tumores benignos; e /3 para tumores malignos, sítio primário. NE = Não Especificado.

Fonte: Traduzido a partir de Bovée JVMG, Flanagan AM, Lazar AJ, Nielsen GP, Yoshida A. Bone tumours. In: WHO Classification of Tumours Editorial Board. Soft tissue and bone tumours. 5th Edition. Lyon: International Agency for Research on Cancer; 2020. p. 338.

QUESTÃO 01-08. Entre os tumores malignos primários do osso, o cordoma corresponde a cerca de
   a) 1-4%.
   b) 10-20%.
   c) 30-40%.
   d) 40-50%.

QUESTÃO 02-08. O cordoma acomete mais frequentemente
   a) homens brancos.
   b) homens negros.
   c) mulheres brancas.
   d) mulheres negras.

QUESTÃO 03-08. O cordoma é um tumor maligno com grau de malignidade
a) baixa e alta.
b) baixa e intermediária.
c) intermediária e alta.
d) indeterminada.

QUESTÃO 04-08. Os cordomas costumam acometer a região
a) lombar e esfeno occipital.
b) cervical e sacrococcígea.
c) torácica e sacrococcígea.
d) sacrococcígea e esfeno occipital.

QUESTÃO 05-08. O tumor maligno primário mais comum da coluna é o
a) cordoma.
b) osteossarcoma.
c) condrossarcoma.
d) mieloma múltiplo.

QUESTÃO 06-08. O remanescente benigno da notocorda constitui diagnóstico diferencial do cordoma, definido
a) na anamnese.
b) durante o exame físico.
c) nos exames de imagem.
d) no exame histopatológico.

QUESTÃO 07-08. Assinale a alternativa **CORRETA** a propósito da localização do cordoma condroide e o cordoma condrossarcoma-*símile*:
a) O cordoma condroide ocorre predominantemente em ossos longos, enquanto o condrossarcoma-símile afeta principalmente a coluna vertebral.
b) O cordoma condroide é frequentemente encontrado na coluna, especialmente na região sacrococcígea, enquanto o cordoma condrossarcoma-*símile* tende a ocorrer nos ossos longos e áreas periféricas.
c) Ambos, cordoma condroide e o cordoma condrossarcoma-*símile*, se localizam no crânio.
d) Tanto o cordoma condroide quanto o cordoma condrossarcoma-símile são tipicamente encontrados nos tecidos moles.

QUESTÃO 08-08. Qual é a abordagem preferencial frente ao tumor da notocorda benigno?
a) Cirurgia.
b) Radioterapia.
c) Quimioterapia.
d) Não cirúrgica, exceto nas grandes lesões com extensão extraóssea associada ao comprometimento dos tecidos moles.

QUESTÃO 09-08. O sistema WEINSTEIN-BORIANI-BIAGINI aborda o estadiamento e manejo dos tumores
a) do pé.
b) da mão.
c) da coluna.
d) com acrometástase.

QUESTÃO 10-08. O tratamento do cordoma desdiferenciado apresenta desafios significativos devido às características únicas desse tumor. Analise as seguintes afirmações e escolha a opção **CORRETA**:
a) A radioterapia é frequentemente evitada no tratamento do cordoma desdiferenciado devido à sua baixa resposta a essa modalidade terapêutica.

b) A cirurgia é geralmente simples, pois o tumor não invade estruturas adjacentes.
c) O tumor é altamente letal, com quase nenhum sobrevivente 1 a 2 anos após o diagnóstico; metástases generalizadas são a regra, não havendo benefício significativo da quimioterapia ou radioterapia.
d) A quimioterapia é a principal abordagem terapêutica, uma vez que o cordoma desdiferenciado responde bem a agentes quimioterápicos convencionais.

QUESTÃO 11-08. No sistema de WEINSTEIN-BORIANI-BIAGINI a coluna é dividida em
a) 10 zonas radiantes e 4 camadas concêntricas.
b) 5 zonas radiantes e 5 camadas concêntricas.
c) 10 zonas radiantes e 5 camadas concêntricas.
d) 12 zonas radiantes e 5 camadas concêntricas.

QUESTÃO 12-08. O sistema WEINSTEIN-BORIANI-BIAGINI **NÃO**
a) facilita o planejamento cirúrgico.
b) permite selecionar a localização ideal para as osteotomias vertebrais.
c) facilita a comunicação.
d) define o protocolo quimioterápico a ser instituído.

QUESTÃO 13-08. A propósito da abordagem cirúrgica utilizada nas sacrectomias altas e totais **NÃO É POSSÍVEL** afirmar que
a) deve ser realizada em estágios, iniciando com via anterior e finalizando com abordagem posterior.
b) a abordagem transperitoneal permite proteger o reto, os troncos lombossacrais e os vasos ilíacos internos, em antecipação às osteotomias criadas na abordagem posterior.
c) a abordagem posterior proporciona fonte de cobertura de tecidos moles.
d) a abordagem transperitoneal é necessária para liberar os aspectos mais superiores do reto, mobilizar os troncos lombossacrais e dividir os vasos ilíacos internos.

QUESTÃO 14-08. O acesso descrito por TOMITA et al. permite a ressecção em bloco de vértebras _____, por acesso posterior.
a) sacrais.
b) lombares.
c) cervicais.
d) torácicas.

QUESTÃO 15-08. A abordagem de KRASKE constitui acesso _____ que permite criar um plano entre o aspecto posterior do reto e o aspecto ventral do sacro e do tumor, permitindo a ressecção em bloco do tumor.
a) posterior.
b) anterior.
c) cervical.
d) torácica.

QUESTÃO 16-08. Qual é a característica histológica que diferencia os tumores benignos das células da notocorda dos cordomas?
a) Presença de nucléolos proeminentes.
b) Presença de figuras mitóticas.
c) Ausência de matriz mixoide intercelular.
d) Nenhuma das respostas anteriores.

QUESTÃO 17-08. As células fisalíforas, com vacúolos citoplasmáticos contendo muco, encontradas em uma avaliação anatomopatológica são patognomônicas do:
a) cordoma.
b) condrossarcoma.
c) mieloma múltiplo.
d) tumor de células gigantes ósseo.

QUESTÃO 18-08. As células da notocorda apresentam algumas características de cartilagem e células epiteliais. Qual dos marcadores imunoistoquímicos abaixo **NÃO** costuma expressar no tecido da notocorda?
a) Podoplanina (D2-40).
b) Antígeno de membrana epitelial (EMA).
c) Braquiúria.
d) Proteína S-100.

QUESTÃO 19-08. Nas radiografias, o cordoma apresenta-se como
a) lesão lítica situada na linha média, com margens pouco definidas.
b) lesão lítica situada na linha média, com margens bem definidas.
c) lesão esclerótica situada na linha média, com margens pouco definidas.
d) lesão esclerótica situada na linha média, com margens bem definidas.

QUESTÃO 20-08. O quadro álgico associado ao cordoma é geralmente
a) agudo.
b) insidioso e progressivo.
c) sem padrão definido.
d) agudo e progressivo.

QUESTÃO 21-08. A propósito da imagiologia do tumor benigno de células da notocorda (TBCN), **NÃO É POSSÍVEL** afirmar que
a) o tumor pode crescer até um tamanho significativo, substituindo praticamente toda a medula óssea de um corpo vertebral.
b) na ressonância magnética, as lesões são muito claras, bem definidas e demarcadas da medula óssea adjacente normal.
c) radiograficamente, as lesões apresentam aspecto osteolítico.
d) a cintilografia com tecnécio, incluindo SPECT, é invariavelmente negativa.

QUESTÃO 22-08. No diagnóstico dos tumores benignos da notocorda, o método de imagem com maior sensibilidade é
a) a cintilografia óssea.
b) a radiografia comum.
c) a ressonância magnética.
d) a tomografia computadorizada.

QUESTÃO 23-08. Na ressonância magnética, o cordoma convencional apresenta
a) hipersinal em T1 e hipersinal em T2.
b) hipersinal em T1 e hipossinal em T2.
c) hipossinal em T1 e hipossinal em T2.
d) hipossinal em T1 e hipersinal em T2.

QUESTÃO 24-08. Qual é o método de escolha para obter o diagnóstico histológico de tumor ósseo primário na coluna vertebral?
   a) Aspiração com agulha fina (PAAF).
   b) Biópsia com trefina, guiada por CT.
   c) Biópsia com trefina, guiada por ultrassom.
   d) Biópsias trans viscerais.

QUESTÃO 25-08. O realce pelo meio de contraste
   a) é comum nos tumores benignos de células da notocorda (TBCNs) e raro nos cordomas.
   b) encontra-se presente nos TBCNs e ausente nos cordomas.
   c) encontra-se ausente nos TBCNs e presente, em algum grau, nos cordomas.
   d) é comum nos tumores benignos da notocorda e comum nos cordomas.

QUESTÃO 26-08. O achado de tecido cordoide na biópsia
   a) define o diagnóstico de cordoma.
   b) é um achado sem significado patológico.
   c) define o diagnóstico de tumor benigno da notocorda.
   d) não permite distinguir de forma definitiva entre tumor benigno de células da notocorda e cordoma.

QUESTÃO 27-08. O cordoma pobremente diferenciado
   a) é a variante mais frequente do cordoma.
   b) surge em idosos.
   c) é mais frequente no gênero feminino (2:1).
   d) é mais frequente entre 50-70 anos.

QUESTÃO 28-08. Os tumores da notocorda são localizados mais frequentemente
   a) no mediastino.
   b) no esqueleto axial.
   c) na região cervical.
   d) nos ossos longos.

QUESTÃO 29-08. O envolvimento das raízes sacrais pelo cordoma é mais bem avaliado no plano
   a) axial.
   b) coronal.
   c) sagital.
   d) oblíquo.

QUESTÃO 30-08. A _____ **NÃO** constitui sintoma/sinal esperado no cordoma sacral.
   a) parestesia e paresia.
   b) incontinência urinária.
   c) incontinência fecal.
   d) hematúria.

QUESTÃO 31-08. Os sintomas mais frequentes no cordoma sacral são
   a) dor, constipação, fraqueza e edema.
   b) incontinência, dormência, edema e fraqueza.
   c) dor, fraqueza, edema e constipação.
   d) dor, incontinência, fraqueza e dormência.

QUESTÃO 32-08. Em qual sítio anatômico é mais comum encontrar cordomas pobremente diferenciados?
 a) Base do crânio (*clivus*).
 b) Ossos longos.
 c) Região sacrococcígea.
 d) Coluna cervical.

QUESTÃO 33-08. Histologicamente, cordomas apresentam células _____, que têm citoplasma abundante, múltiplos vacúolos intracitoplasmáticos e um núcleo pequeno e redondo, conferindo à célula a aparência clara de "bolha de sabão".
 a) fusiformes.
 b) gigantes.
 c) foliculares.
 d) fisalíforas.

QUESTÃO 34-08. Na tomografia computadorizada dos tumores da notocorda,
 a) os tumores benignos são predominantemente escleróticos e os cordomas predominantemente líticos.
 b) os tumores benignos são predominantemente líticos e os cordomas predominantemente escleróticos.
 c) tanto os benignos quanto os malignos são predominantemente escleróticos.
 d) tanto os benignos quanto os malignos são predominantemente líticos.

QUESTÃO 35-08. A propósito da imagiologia do cordoma é **INCORRETO** afirmar que
 a) nas radiografias, a lesão osteolítica associada à destruição óssea geralmente é evidente.
 b) os contornos ósseos e linhas dos forames sacrais desaparecem.
 c) a tomografia computadorizada evidencia tumor ósseo destrutivo com formação de tumor extraósseo.
 d) a ressonância magnética revela alto sinal homogêneo em T1-WI, heterogeneamente baixo sinal em T2-WI, sem realce marginal em T1-WI com gadolínio.

QUESTÃO 36-08. O cordoma que apresenta epicentro no corpo vertebral do sacro, costuma expandir-se _____ ao saco dural.
 a) posteriormente.
 b) anteriormente.
 c) cranialmente.
 d) caudalmente.

QUESTÃO 37-08. Sobre a avaliação dos cordomas clássicos com tomografia computadorizada, **NÃO É POSSÍVEL** afirmar que
 a) demonstra a osteosclerose, principalmente na periferia da lesão destrutiva.
 b) a destruição óssea é geralmente restrita.
 c) há expansão óssea variável e quase invariavelmente uma grande massa extraóssea lobulada.
 d) dentro do tumor, calcificação e fragmentos ósseos residuais podem estar presentes.

QUESTÃO 38-08. A faixa etária mais frequentemente acometida pelo cordoma é compreendida entre
 a) a primeira e a segunda décadas.
 b) a segunda e a terceira décadas.
 c) a quarta e quinta décadas.
 d) a quinta e sexta décadas.

QUESTÃO 39-08. O cordoma é menos frequente em
 a) caucasianos.
 b) asiáticos.

c) negros.
d) indígenas.

QUESTÃO 40-08. Nas radiografias simples, o cordoma apresenta tipicamente aspecto
a) lítico, sem calcificações.
b) lítico, com calcificações.
c) esclerótico, sem calcificação.
d) esclerótico, com calcificações.

QUESTÃO 41-08. Quais são os achados histopatológicos distintivos do cordoma pobremente diferenciado em comparação com outras lesões ósseas?
a) Proliferação vascular abundante.
b) Ausência de atipias celulares.
c) Células pequenas uniformes.
d) Cordões celulares eosinofílicos.

QUESTÃO 42-08. Imagem característica do cordoma na ressonância magnética:
a) Hipersinal em T1, lesão não lobulada.
b) Hipersinal em T1, lesão lobulada.
c) Hipersinal em T2, lesão não lobulada.
d) Hipersinal em T2, lesão lobulada.

QUESTÃO 43-08. O principal diagnóstico diferencial do cordoma é o(a)
a) metástase de carcinoma.
b) osteossarcoma convencional.
c) condrossarcoma convencional.
d) fibroma condromixoide.

QUESTÃO 44-08. O principal método de tratamento do cordoma é o
a) cirúrgico.
b) expectante.
c) radioterápico.
d) quimioterápico.

QUESTÃO 45-08. O percentual de portadores de cordoma que cursa com disseminação metastática é de
a) 25%.
b) 10%.
c) 20%.
d) 30%.

QUESTÃO 46-08. O cordoma desdiferenciado ocorre mais frequentemente nas regiões
a) sacrococcígea e esfeno occipital.
b) sacrococcígea e dorsal.
c) sacrococcígea e lombar.
d) dorsal e esfeno occipital.

QUESTÃO 47-08. A sobrevida média do cordoma desdiferenciado é de
a) 1 a 2 anos.
b) 3 a 4 anos.

c) 4 a 5 anos.
d) 5 a 6 anos.

QUESTÃO 48-08. Dentre as alternativas abaixo, qual a melhor definição do cordoma convencional?
a) Tumor benigno com diferenciação notocordal.
b) Neoplasia pouco diferenciada com diferenciação notocordal, geralmente surge no esqueleto axial, sendo caracterizada pela perda da expressão do gene *SMARCB1*.
c) Tumor maligno de aparência bifásica (cordoma convencional e sarcoma de alto grau).
d) Tumor maligno com fenótipo que recapitula a notocorda e geralmente surge nos ossos do esqueleto axial.

QUESTÃO 49-08. Qual a diferença observada no comportamento biológico do cordoma desdiferenciado na comparação com o cordoma pobremente diferenciado?
a) Baixo potencial metastático.
b) Comportamento benigno.
c) Alto potencial metastático.
d) Comportamento inativo.

QUESTÃO 50-08. Qual é a localização mais frequente do cordoma pobremente diferenciado?
a) *Clivus*.
b) Coluna torácica.
c) Coluna cervical.
d) Região sacrococcígea.

Gabarito

QUESTÃO	a	b	c	d
01-08	■			
02-08	■			
03-08		■		
04-08				■
05-08	■			
06-08				■
07-08		■		
08-08		■		
09-08			■	
10-08			■	
11-08				■
12-08				■
13-08			■	
14-08			■	
15-08	■			
16-08			■	
17-08	■			
18-08	■			
19-08	■			
20-08		■		
21-08			■	
22-08			■	
23-08				■
24-08		■		
25-08			■	

QUESTÃO	a	b	c	d
26-08				■
27-08			■	
28-08		■		
29-08		■		
30-08				■
31-08			■	
32-08	■			
33-08				■
34-08				■
35-08			■	
36-08		■		
37-08			■	
38-08				■
39-08			■	
40-08		■		
41-08				■
42-08				■
43-08			■	
44-08	■			
45-08	■			
46-08	■			
47-08	■			
48-08				■
49-08			■	
50-08				■

Capítulo 8 – Respostas comentadas

COMENTÁRIO SOBRE A QUESTÃO 01-08
AUTOR DA QUESTÃO: Marcelo Bragança dos Reis Oliveira Seba.
O cordoma é um tumor maligno raro, oriundo da transformação maligna do remanescente da notocorda e corresponde a cerca de 1 a 4% dos tumores malignos primários do osso.
REFERÊNCIA: Lewis VO, Guadagnolo A, Rhines LD, Patel S. Chordoma. In: Lin PP, Patel S. Bone Sarcoma. New York: Springer; 2013. p. 132-138.

COMENTÁRIO SOBRE A QUESTÃO 02-08
AUTOR DA QUESTÃO: Marcelo Bragança dos Reis Oliveira Seba.
O cordoma é um tumor maligno raro oriundo da transformação maligna do remanescente da notocorda e acomete principalmente homens brancos.
REFERÊNCIA: Lewis VO, Guadagnolo A, Rhines LD, Patel S. Chordoma. In: Lin PP, Patel S. Bone Sarcoma. New York: Springer; 2013. p. 132-138.

COMENTÁRIO SOBRE A QUESTÃO 03-08
AUTOR DA QUESTÃO: Marcelo Bragança dos Reis Oliveira Seba.
O cordoma é um tumor maligno com grau de malignidade baixa e intermediária que representa 1-4% dos tumores malignos primários do osso.
REFERÊNCIA: Lewis VO, Guadagnolo A, Rhines LD, Patel S. Chordoma. In: Lin PP, Patel S. Bone Sarcoma. New York: Springer; 2013. p. 132-138.

COMENTÁRIO SOBRE A QUESTÃO 04-08
AUTOR DA QUESTÃO: Marcelo Bragança dos Reis Oliveira Seba.
Os cordomas mais comumente atingem as extremidades da coluna, portanto a região sacrococcígea e esfeno occipital.
REFERÊNCIA: Lewis VO, Guadagnolo A, Rhines LD, Patel S. Chordoma. In: Lin PP, Patel S. Bone Sarcoma. New York: Springer; 2013. p. 132-138.

COMENTÁRIO SOBRE A QUESTÃO 05-08
AUTOR DA QUESTÃO: Marcelo Bragança dos Reis Oliveira Seba.
Apesar de representar menos de 5% dos tumores ósseos primários malignos, o cordoma, é o tumor maligno primário mais comum da coluna.
REFERÊNCIA: Lewis VO, Guadagnolo A, Rhines LD, Patel S. Chordoma. In: Lin PP, Patel S. Bone Sarcoma. New York: Springer; 2013. p. 132-138.

COMENTÁRIO SOBRE A QUESTÃO 06-08
AUTOR DA QUESTÃO: Marcelo Bragança dos Reis Oliveira Seba.
Os cordomas devem ser diferenciados do remanescente benigno da notocorda, que são lesões intraósseas que possuem a mesma distribuição anatômica do cordoma, porém no exame histopatológico possuem baixa atividade mitótica.
REFERÊNCIA: Lewis VO, Guadagnolo A, Rhines LD, Patel S. Chordoma. In: Lin PP, Patel S. Bone Sarcoma. New York: Springer; 2013. p. 132-138.

COMENTÁRIO SOBRE A QUESTÃO 07-08

AUTOR DA QUESTÃO: Álvaro Rogério Novaes Carneiro.

O cordoma condroide possui tendência significativa a ocorrer na coluna vertebral, especialmente na região sacrococcígea. Em contraste, o cordoma condrossarcoma-*símile* é mais frequentemente observado nos ossos longos e áreas periféricas do esqueleto. Essa distinção é fundamental para o diagnóstico e tratamento preciso dessas condições.

REFERÊNCIA: Righi A. Notochordal differentiation. In: Picci P, Manfrini M, Donati DM, Gambarotti M, Righi A, Vanel D, Dei Tos AP. Diagnosis of musculoskeletal tumors and tumor-like conditions: clinical, radiological and histological correlations – The Rizzoli Case Archive. 2nd Edition. Cham: Springer Nature Switzerland; 2020. p. 331-338.

COMENTÁRIO SOBRE A QUESTÃO 08-08

AUTOR DA QUESTÃO: Eduardo Areas Toller.

O tratamento preferencial para os tumores benignos das células da notocorda é não cirúrgico, a menos que as lesões sejam grandes, tenham extensão extraóssea e comprometam tecidos moles. A cirurgia é reservada para esses casos específicos.

REFERÊNCIA: Yao ML, Patel VK, Parnes GJ, Slasky SE. Know your notochord: a pictorial review of notochord remnants. Neurographics. 2020; 10(1):19-25.

COMENTÁRIO SOBRE A QUESTÃO 09-08

AUTOR DA QUESTÃO: Walter Meohas.

O Sistema de WEINSTEIN-BORIANI-BIAGINI é um sistema de estadiamento e manejo dos tumores da coluna.

REFERÊNCIA: Lewis VO, Guadagnolo A, Rhines LD, Patel S. Chordoma. In: Lin PP, Patel S. Bone Sarcoma. New York: Springer; 2013. p. 132-138.

COMENTÁRIO SOBRE A QUESTÃO 10-08

AUTOR DA QUESTÃO: Álvaro Rogério Novaes Carneiro.

A desdiferenciação pode ocorrer em cordomas primários ou recorrentes. O comportamento do cordoma desdiferenciado é semelhante ao do condrossarcoma desdiferenciado – o tumor é altamente letal, com quase nenhum sobrevivente 1 a 2 anos após o diagnóstico. Após o diagnóstico, as metástases generalizadas são a regra e os pacientes não parecem beneficiar significativamente da quimioterapia ou radioterapia. Contudo, em alguns casos, foi relatada uma resposta transitória a protocolos agressivos de quimioterapia. A relação entre a irradiação e a transformação do cordoma convencional em sarcoma de alto grau tem sido postulada. Esta observação sublinha a rápida progressão do cordoma desdiferenciado e a dificuldade em alcançar a sobrevida a curto prazo após o diagnóstico. Isso destaca a necessidade de diagnóstico precoce e intervenções terapêuticas mais eficazes para melhorar as perspectivas de tratamento.

REFERÊNCIA: Czerniak B. Dorfman and Czerniak's Bone Tumors. 2nd Edition. Philadelphia: Elsevier; 2016. p. 1174-1216.

COMENTÁRIO SOBRE AS QUESTÕES 11-08 e 12-08

AUTOR DA QUESTÃO: Walter Meohas.

O sistema WEINSTEIN-BORIANI-BIAGINI (WBB) foi originalmente descrito para o estadiamento de tumores da coluna vertebral. Neste sistema, a coluna vertebral é dividida em 12 zonas radiantes e 5 camadas concêntricas. Ao sobrepor a geometria do tumor ao diagrama WBB, pode-se selecionar a localização ideal para as osteotomias vertebrais. O uso deste sistema não apenas auxilia no planejamento cirúrgico, mas também facilita a comunicação.

REFERÊNCIA: Lewis VO, Guadagnolo A, Rhines LD, Patel S. Chordoma. In: Lin PP, Patel S. Bone Sarcoma. New York: Springer; 2013. p. 132-138.

COMENTÁRIO SOBRE A QUESTÃO 13-08
AUTOR DA QUESTÃO: Alex Guedes.

Para sacrectomias altas e totais, utilizamos abordagem em estágios, começando com uma abordagem anterior. Essa abordagem transperitoneal é necessária para liberar os aspectos mais superiores do reto, mobilizar os troncos lombossacrais e dividir os vasos ilíacos internos para que essas estruturas possam ser protegidas em antecipação às osteotomias criadas no procedimento posterior do segundo estágio. O outro benefício da abordagem anterior é fornecer uma fonte de cobertura de tecidos moles.

REFERÊNCIA: Lewis VO, Guadagnolo A, Rhines LD, Patel S. Chordoma. In: Lin PP, Patel S. Bone Sarcoma. New York: Springer; 2013. p. 132-138.

COMENTÁRIO SOBRE A QUESTÃO 14-08
AUTOR DA QUESTÃO: Walter Meohas.

Na coluna torácica, onde as raízes nervosas são dispensáveis, TOMITA et al. (1997) descreveram uma abordagem pela qual a vértebra pode ser removida em bloco inteiramente a partir de uma abordagem posterior.

REFERÊNCIA: Lewis VO, Guadagnolo A, Rhines LD, Patel S. Chordoma. In: Lin PP, Patel S. Bone Sarcoma. New York: Springer; 2013. p. 132-138.

COMENTÁRIO SOBRE A QUESTÃO 15-08
AUTOR DA QUESTÃO: Walter Meohas.

As amputações sacrais baixas (S3 e abaixo) e médias (S2–S3) podem ser realizadas inteiramente a partir de uma abordagem posterior. A exposição dorsal é estendida inferiormente além da ponta do cóccix e, por meio de uma abordagem de KRASKE, os músculos elevadores do ânus podem ser retirados e um plano pode ser criado entre o aspecto posterior do reto e o aspecto ventral do sacro e do tumor. Essa estratégia permite que a face anterior do tumor seja palpada, e a amputação sacral pode ser guiada por esse *feedback* tátil. Com o reto protegido e a face superior do tumor identificada, as osteotomias e dissecção de tecidos moles necessárias para a ressecção em bloco pode ser realizada inteiramente a partir de uma abordagem posterior.

REFERÊNCIA: Lewis VO, Guadagnolo A, Rhines LD, Patel S. Chordoma. In: Lin PP, Patel S. Bone Sarcoma. New York: Springer; 2013. p. 132-138.

COMENTÁRIO SOBRE A QUESTÃO 16-08
AUTOR DA QUESTÃO: Eduardo Areas Toller.

A histologia dos tumores benignos das células da notocorda diferencia-se dos cordomas pela ausência de matriz mixoide intercelular, nucléolos proeminentes e figuras mitóticas.

REFERÊNCIA: Yamaguchi T, Suzuki S, Ishiiwa H, Shimizu K, Ueda Y. Benign notochordal cell tumors: A comparative histological study of benign notochordal cell tumors, classic chordomas, and notochordal vestiges of fetal intervertebral discs. Am J Surg Pathol. 2004;28(6):756-761.

COMENTÁRIO SOBRE A QUESTÃO 17-08
AUTOR DA QUESTÃO: Walter Meohas.

As células fisalíforas com vacúolos citoplasmáticos contendo muco encontradas em uma avaliação anatomopatológica, são patognomônicas do cordoma.

REFERÊNCIA: Lewis VO, Guadagnolo A, Rhines LD, Patel S. Chordoma. In: Lin PP, Patel S. Bone Sarcoma. New York: Springer; 2013. p. 132-138.

COMENTÁRIO SOBRE A QUESTÃO 18-08
AUTOR DA QUESTÃO: Alex Guedes.

Microscopicamente, o tecido da notocorda é um pouco semelhante à cartilagem imatura e é composto por células ovais com núcleos centrais e citoplasma vacuolizado embutidos em um estroma mixomatoso eosinofílico. As células fisalíforas características estão focalmente presentes. Imunoistoquimicamente, as células da notocorda têm algumas características de cartilagem e células epiteliais e são fortemente positivas para proteína S-100, queratina, antígeno de membrana epitelial (EMA) e braquiúria. A coexpressão da proteína S-100, marcadores epiteliais e braquiúria é uma marca registrada do tecido da notocorda e é retida no cordoma.

REFERÊNCIA: Czerniak B. Dorfman and Czerniak's Bone Tumors. 2nd Edition. Philadelphia: Elsevier; 2016. p. 1174-1216.

COMENTÁRIO SOBRE A QUESTÃO 19-08
AUTOR DA QUESTÃO: Daniel Kanaan.
Nas radiografias, o cordoma apresenta-se como lesão lítica na linha média e com margens pouco definidas.
REFERÊNCIA: Lewis VO, Guadagnolo A, Rhines LD, Patel S. Chordoma. In: Lin PP, Patel S. Bone Sarcoma. New York: Springer; 2013. p. 132-138.

COMENTÁRIO SOBRE A QUESTÃO 20-08
AUTOR DA QUESTÃO: Daniel Kanaan.
O sintoma mais comum do cordoma é a dor, que tende a ser insidiosa e progressiva.
REFERÊNCIA: Lewis VO, Guadagnolo A, Rhines LD, Patel S. Chordoma. In: Lin PP, Patel S. Bone Sarcoma. New York: Springer; 2013. p. 132-138.

COMENTÁRIO SOBRE A QUESTÃO 21-08
AUTOR DA QUESTÃO: Alex Guedes.
O TBCN pode ser muito pequeno e facilmente esquecido, mesmo na autópsia. Embora indolentes e predominantemente assintomáticas, as lesões podem crescer até um tamanho significativo, substituindo praticamente toda a medula óssea de um corpo vertebral. As características de imagem são consistentemente reproduzíveis com um espectro variacional estreito. No TBCN, as radiografias e a TC não identificam uma lesão distinta, mesmo quando grandes. Radiograficamente, o osso pode parecer normal ou exibir um grau variável de esclerose, o que raramente resulta em uma vértebra de marfim. Na ausência de lise trabecular (uma característica definidora da entidade), o TBCN não produz um efeito de ocupação de espaço detectável por TC, mas a maioria das lesões excita um grau de esclerose trabecular intralesional detectável por TC. Na ressonância magnética, as lesões são muito claras, bem definidas e demarcadas da medula óssea adjacente normal. Eles são facilmente vistos substituindo o espaço medular exibindo baixo sinal T1 por uma intensidade de sinal T2 muito alta, mas nenhuma evidência de qualquer realce após Gd-DTPA intravenoso. Não há evidência de qualquer ruptura cortical ou massa nos tecidos moles. A cintilografia com tecnécio, incluindo SPECT, é invariavelmente negativa quando realizada.
REFERÊNCIA: Cassar-Pullicino VN, Mangham DC. Notochordal Tumours. In: Davies AM, Sundaram M, James SLJ. Imaging of bone tumors and tumor-like lesions: techniques and applications. Heidelberg: Springer Berlin; 2009. p. 375-392.

COMENTÁRIO SOBRE A QUESTÃO 22-08
AUTOR DA QUESTÃO: Daniel Kanaan.
Na avaliação por imagem dos tumores da notocorda o método mais sensível é a ressonância magnética.
REFERÊNCIA: Cassar-Pullicino VN, Mangham DC. Notochordal Tumours. In: Davies AM, Sundaram M, James SLJ. Imaging of bone tumors and tumor-like lesions: techniques and applications. Heidelberg: Springer Berlin; 2009. p. 375-392.

COMENTÁRIO SOBRE A QUESTÃO 23-08
AUTOR DA QUESTÃO: Daniel Kanaan.
O cordoma se apresenta na ressonância magnética como formação expansiva hipointensa nas sequências ponderadas em T1 e hiperintensa nas sequências ponderadas em T2.

REFERÊNCIA: Cassar-Pullicino VN, Mangham DC. Notochordal Tumours. In: Davies AM, Sundaram M, James SLJ. Imaging of bone tumors and tumor-like lesions: techniques and applications. Heidelberg: Springer Berlin; 2009. p. 375-392.

COMENTÁRIO SOBRE A QUESTÃO 24-08
AUTOR DA QUESTÃO: Eduardo Areas Toller.

A biópsia por trefina guiada por TC é nosso método de escolha para obter o diagnóstico tecidual porque as amostras de aspiração por agulha fina (PAAF) não possuem os detalhes da cito arquitetura que são críticos para a precisão diagnóstica. Todos os esforços devem ser feitos para planejar a trajetória dessa biópsia de forma que o trajeto da biópsia possa ser posteriormente ressecado com o tumor. As biópsias trans viscerais, como a abordagem trans oral para tumores cervicais superiores ou a abordagem transretal para tumores sacrais, devem ser evitadas a todo custo. Essas vias de biópsia correm o risco de contaminar um compartimento anatômico adicional que, de outra forma, não precisaria ser ressecado.

REFERÊNCIA: Lewis VO, Guadagnolo A, Rhines LD, Patel S. Chordoma. In: Lin PP, Patel S. Bone Sarcoma. New York: Springer; 2013. p. 132-138.

COMENTÁRIO SOBRE A QUESTÃO 25-08
AUTOR DA QUESTÃO: Gustavo Sobral de Carvalho.

Nenhum realce na imagem ponderada em T1 com contraste foi significativamente observado nas TBCNs, parecendo refletir as características histopatológicas de uma rede vascular escassa. Por contraste, todos os cordomas mostraram algum grau de realce na ressonância magnética com contraste, e a histopatologia revelou uma proliferação de vasos em grau variável.

REFERÊNCIA: Nishiguchi T, Mochizuki K, Ohsawa M, Inoue T, Kageyama K, Suzuki A, Takami T, Miki Y. Differentiating benign notochordal cell tumors from chordomas: radiographic features on MRI, CT, and tomography. AJR Am J Roentgenol. 2011;196(3):644-650.

COMENTÁRIO SOBRE A QUESTÃO 26-08
AUTOR DA QUESTÃO: Gustavo Sobral de Carvalho.

A diferenciação entre o tumor benigno de células da notocorda (TBCN) e o cordoma é de valor clínico, pois a primeira condição é autolimitada e raramente requer cirurgia, enquanto a segunda apresenta comportamento agressivo e geralmente requer ressecção radical, incluindo radioterapia adjuvante. Os TBCNs geralmente acometem o esqueleto axial e apresentam distribuição semelhante aos cordomas. As formas e a densidade das estruturas ósseas entre os TBCNs e os cordomas são histopatologicamente diferentes devido ao TBN preservar as trabéculas em oposição à destruição com cordoma. Ocasionalmente, é difícil diferenciar essas duas lesões apenas pela histopatologia, e a correlação clínica e radiológica obviamente torna um diagnóstico patológico preciso nesses casos.

REFERÊNCIA: Nishiguchi T, Mochizuki K, Ohsawa M, Inoue T, Kageyama K, Suzuki A, Takami T, Miki Y. Differentiating benign notochordal cell tumors from chordomas: radiographic features on MRI, CT, and tomography. AJR Am J Roentgenol. 2011;196(3):644-650.

COMENTÁRIO SOBRE A QUESTÃO 27-08
AUTOR DA QUESTÃO: Alex Guedes.

Trata-se de um tipo raro de cordoma, com ~60 casos relatados na literatura de língua inglesa. Os tumores surgem tipicamente em crianças e, ocasionalmente, em adultos jovens; ocorre em indivíduos do gênero feminino ~2 vezes mais frequentemente do que no masculino. Na maior série até o momento (2020), a faixa etária foi de 1 a 29 anos (mediana: 11 anos).

REFERÊNCIA: Nielsen GP, Dickson BC, Tirabosco R. Poorly differentiated chordoma. In: WHO Classification of Tumours Editorial Board. Soft tissue and bone tumours. 5th Edition. Lyon: International Agency for Research on Cancer; 2020. p. 456-457.

COMENTÁRIO SOBRE A QUESTÃO 28-08
AUTOR DA QUESTÃO: Gustavo Sobral de Carvalho.
Os tumores originários de tecidos remanescentes da notocorda localizam-se no esqueleto axial.
REFERÊNCIA: Cassar-Pullicino VN, Mangham DC. Notochordal Tumours. In: Davies AM, Sundaram M, James SLJ. Imaging of bone tumors and tumor-like lesions: techniques and applications. Heidelberg: Springer Berlin; 2009. p. 375-392.

COMENTÁRIO SOBRE A QUESTÃO 29-08
AUTOR DA QUESTÃO: Gustavo Sobral de Carvalho.
Na avaliação por imagem do cordoma através de ressonância magnética, o comprometimento das raízes sacrais é melhor avaliado através do corte coronal.
REFERÊNCIA: Cassar-Pullicino VN, Mangham DC. Notochordal Tumours. In: Davies AM, Sundaram M, James SLJ. Imaging of bone tumors and tumor-like lesions: techniques and applications. Heidelberg: Springer Berlin; 2009. p. 375-392.

COMENTÁRIO SOBRE A QUESTÃO 31-08
AUTOR DA QUESTÃO: Gustavo Sobral de Carvalho.
A principal manifestação clínica do cordoma sacral é a dor, seguida por sintomas compressivos como parestesia, paresia e incontinência urinária e fecal.
REFERÊNCIA: Cassar-Pullicino VN, Mangham DC. Notochordal Tumours. In: Davies AM, Sundaram M, James SLJ. Imaging of bone tumors and tumor-like lesions: techniques and applications. Heidelberg: Springer Berlin; 2009. p. 375-392.

COMENTÁRIO SOBRE A QUESTÃO 32-08
AUTOR DA QUESTÃO: Álvaro Rogério Novaes Carneiro.
A localização mais comum é a base do crânio (*clivus*), seguida pela coluna cervical e raramente pela região sacrococcígea.
REFERÊNCIA: Nielsen GP, Dickson BC, Tirabosco R. Poorly differentiated chordoma. In: WHO Classification of Tumours Editorial Board. Soft tissue and bone tumours. 5th Edition. Lyon: International Agency for Research on Cancer; 2020. p. 456-457.

COMENTÁRIO SOBRE A QUESTÃO 33-08
AUTOR DA QUESTÃO: Eduardo Areas Toller.
Histologicamente, cordomas apresentam células fisalíforas, que têm citoplasma abundante, múltiplos vacúolos intracitoplasmáticos e um núcleo pequeno e redondo, conferindo à célula sua aparência clara de "bolha de sabão".
REFERÊNCIA: Lewis VO, Guadagnolo A, Rhines LD, Patel S. Chordoma. In: Lin PP, Patel S. Bone Sarcoma. New York: Springer; 2013. p. 132-138.

COMENTÁRIO SOBRE A QUESTÃO 34-08
AUTORA DA QUESTÃO: Patrícia Albuquerque dos Santos.
Os tumores benignos da notocorda são predominantemente escleróticos e os cordomas predominantemente líticos na tomografia computadorizada.
REFERÊNCIA: Nishiguchi T, Mochizuki K, Ohsawa M, Inoue T, Kageyama K, Suzuki A, Takami T, Miki Y. Differentiating benign notochordal cell tumors from chordomas: radiographic features on MRI, CT, and tomography. AJR Am J Roentgenol. 2011;196(3):644-650.

COMENTÁRIO SOBRE A QUESTÃO 35-08
AUTOR DA QUESTÃO: Alex Guedes.
Nas radiografias, a lesão osteolítica associada à destruição óssea geralmente é evidente. Os contornos ósseos e linhas dos forames sacrais desaparecem. Manchas radiopacas desbotadas de calcificações intratumorais são

frequentes. Os cordomas do corpo vertebral apresentam borda relativamente bem definida, com bordas escleróticas e calcificações. A tomografia computadorizada evidencia tumor ósseo destrutivo com formação de tumor extraósseo. No sacro, a massa extraóssea se projeta mais anteriormente do que posteriormente, com bordas bem definidas e infiltração da musculatura adjacente, deslocamento das vísceras ou do saco dural. A ressonância magnética revela baixo sinal homogêneo em T1-WI, heterogeneamente alto sinal em T2-WI, e realce marginal ou total em T1-WI com gadolínio.

REFERÊNCIA: Righi A. Notochordal differentiation. In: Picci P, Manfrini M, Donati DM, Gambarotti M, Righi A, Vanel D, Dei Tos AP. Diagnosis of musculoskeletal tumors and tumor-like conditions: clinical, radiological and histological correlations – The Rizzoli Case Archive. 2nd Edition. Cham: Springer Nature Switzerland; 2020. p. 331-338.

COMENTÁRIO SOBRE A QUESTÃO 36-08

AUTORA DA QUESTÃO: Patrícia Albuquerque dos Santos.

Cordoma da coluna vertebral e do sacro originam-se nos corpos vertebrais e produzem massas que crescem anteriormente ao saco dural.

REFERÊNCIA: Czerniak B. Dorfman and Czerniak's Bone Tumors. 2nd Edition. Philadelphia: Elsevier; 2016. p. 1174-1216.

COMENTÁRIO SOBRE A QUESTÃO 37-08

AUTORA DA QUESTÃO: Patrícia Albuquerque dos Santos.

A tomografia computadorizada (TC) demonstra a osteosclerose principalmente na periferia da lesão destrutiva. Como a apresentação desse tumor de crescimento lento é invariavelmente retardada, a destruição óssea é geralmente generalizada, com expansão óssea variável e quase invariavelmente uma grande massa extraóssea lobulada. Dentro do tumor, calcificação (90% na TC de lesões sacrais, 15% de lesões vertebrais) e fragmentos ósseos residuais podem estar presentes, enquanto o conteúdo mixoide gelatinoso é destacado como baixa atenuação na TC.

REFERÊNCIA: Cassar-Pullicino VN, Mangham DC. Notochordal Tumours. In: Davies AM, Sundaram M, James SLJ. Imaging of bone tumors and tumor-like lesions: techniques and applications. Heidelberg: Springer Berlin; 2009. p. 375-392.

COMENTÁRIO SOBRE A QUESTÃO 38-08

AUTORA DA QUESTÃO: Patrícia Albuquerque dos Santos.

A incidência específica por idade e a distribuição de frequência do cordoma mostram aumentos graduais e picos durante a quinta e a sexta décadas da vida.

REFERÊNCIA: Czerniak B. Dorfman and Czerniak's Bone Tumors. 2nd Edition. Philadelphia: Elsevier; 2016. p. 1174-1216.

COMENTÁRIO SOBRE A QUESTÃO 39-08

AUTORA DA QUESTÃO: Patrícia Albuquerque dos Santos.

Assim como o sarcoma de EWING, o cordoma muito raramente acomete negros.

REFERÊNCIA: Czerniak B. Dorfman and Czerniak's Bone Tumors. 2nd Edition. Philadelphia: Elsevier; 2016. p. 1174-1216.

COMENTÁRIO SOBRE A QUESTÃO 40-08

AUTORA DA QUESTÃO: Patrícia Albuquerque dos Santos.

Nas radiografias simples, o cordoma tipicamente se apresenta como lesão lítica e podem estar presentes opacidades dispersas e discretas que representam calcificações intralesionais.

REFERÊNCIA: Czerniak B. Dorfman and Czerniak's Bone Tumors. 2nd Edition. Philadelphia: Elsevier; 2016. p. 1174-1216.

COMENTÁRIO SOBRE A QUESTÃO 41-08
AUTOR DA QUESTÃO: Eduardo Areas Toller.
A presença de cordões celulares eosinofílicos é uma característica histopatológica distintiva do cordoma pobremente diferenciado.
REFERÊNCIA: Krishnan UK, Inwards CY. Dahlin's bone tumors: general aspects and data on 10,165 cases. 6th Edition. Philadelphia: Lippincott Williams & Wilkins; 2010. p. 248-261.

COMENTÁRIO SOBRE A QUESTÃO 42-08
AUTOR DA QUESTÃO: Rodrigo de Farias Cardoso.
A ressonância magnética, em particular, pode revelar a natureza lobulada da lesão, e as imagens ponderadas em T2 tipicamente mostram o aumento do sinal.
REFERÊNCIA: Czerniak B. Dorfman and Czerniak's Bone Tumors. 2nd Edition. Philadelphia: Elsevier; 2016. p. 1174-1216.

COMENTÁRIO SOBRE A QUESTÃO 43-08
AUTOR DA QUESTÃO: Rodrigo de Farias Cardoso.
O cordoma deve ser diferenciado do condrossarcoma. A presença de células fisalíforas e o arranjo trabecular ou em cordão, em conjunto com uma matriz mixoide, são típicos do cordoma. No entanto, o condrossarcoma convencional pode mostrar arranjo de células em forma de cordão e estroma mixoide.
REFERÊNCIA: Czerniak B. Dorfman and Czerniak's Bone Tumors. 2nd Edition. Philadelphia: Elsevier; 2016. p. 1174-1216.

COMENTÁRIO SOBRE A QUESTÃO 44-08
AUTOR DA QUESTÃO: Rodrigo de Farias Cardoso.
No tratamento do cordoma, a ressecção cirúrgica completa, se possível, é o método de escolha. **REFERÊNCIA:** Czerniak B. Dorfman and Czerniak's Bone Tumors. 2nd Edition. Philadelphia: Elsevier; 2016. p. 1174-1216.

COMENTÁRIO SOBRE A QUESTÃO 45-08
AUTOR DA QUESTÃO: Rodrigo de Farias Cardoso.
No cordoma, verdadeiras metástases à distância são relativamente raras e mais provavelmente ocorrem em menos de 10% dos pacientes.
REFERÊNCIA: Czerniak B. Dorfman and Czerniak's Bone Tumors. 2nd Edition. Philadelphia: Elsevier; 2016. p. 1174-1216.

COMENTÁRIO SOBRE A QUESTÃO 46-08
AUTOR DA QUESTÃO: Rodrigo de Farias Cardoso.
No cordoma desdiferenciado, a idade e os sítios anatômicos envolvidos são semelhantes aos do cordoma convencional.
REFERÊNCIA: Czerniak B. Dorfman and Czerniak's Bone Tumors. 2nd Edition. Philadelphia: Elsevier; 2016. p. 1174-1216.

COMENTÁRIO SOBRE A QUESTÃO 47-08
AUTOR DA QUESTÃO: Rodrigo de Farias Cardoso.
O cordoma desdiferenciado é altamente letal com quase nenhuma sobrevivência de 1 a 2 anos após o diagnóstico.
REFERÊNCIA: Czerniak B. Dorfman and Czerniak's Bone Tumors. 2nd Edition. Philadelphia: Elsevier; 2016. p. 1174-1216.

COMENTÁRIO SOBRE A QUESTÃO 48-08
AUTOR DA QUESTÃO: Álvaro Rogério Novaes Carneiro.
O cordoma convencional é um tumor maligno com fenótipo que recapitula a notocorda e que geralmente surge nos ossos do esqueleto axial. A alternativa "a" conceitua o tumor benigno de células da notocorda, a al-

ternativa "b" diz respeito ao conceito do cordoma pobremente diferenciado e a alternativa "c" define o cordoma desdiferenciado.

REFERÊNCIA: Tirabosco R, O'Donnell PG, Yamaguchi T. Conventional chordoma. In: WHO Classification of Tumours Editorial Board. Soft tissue and bone tumours. 5th Edition. Lyon: International Agency for Research on Cancer; 2020. p. 451-453.

COMENTÁRIO SOBRE A QUESTÃO 49-08

AUTOR DA QUESTÃO: Eduardo Areas Toller.

O cordoma desdiferenciado geralmente apresenta alto potencial metastático em comparação com o cordoma pobremente diferenciado.

REFERÊNCIA: Krishnan UK, Inwards CY. Dahlin's bone tumors: general aspects and data on 10,165 cases. 6th Edition. Philadelphia: Lippincott Williams & Wilkins; 2010. p. 248-261.

COMENTÁRIO SOBRE A QUESTÃO 50-08

AUTOR DA QUESTÃO: Alex Guedes.

A localização mais comum é a base do crânio (*clivus*), seguida pela coluna cervical e raramente a região sacrococcígea.

REFERÊNCIA: Nielsen GP, Dickson BC, Tirabosco R. Poorly differentiated chordoma. In: WHO Classification of Tumours Editorial Board. Soft tissue and bone tumours. 5th Edition. Lyon: International Agency for Research on Cancer; 2020. p. 456-457.

Outros tumores mesenquimais do osso

Guedes A | Baptista AM | Penna V | Pinheiro CA | Teixeira MJD
Drumond GC | Anzuatégui PR | Mello GJP | Barreto AP | Teixeira AVR
Pinto FFE | Seba MBRO | Buscharino B | Stellet ALS | Yonamine ES | Santos AR
Amato Neto DG | Ranzani G | Korukian M | Carvalho GS | Ambrósio AVA

Benignos	
8818/0	Hamartoma condromesenquimal da parede torácica Cisto ósseo simples Displasia fibrosa Displasia osteofibrosa
8850/0	Lipoma NE
8880/0	Hibernoma
Intermediários (localmente agressivos)	
9261/1	Adamantinoma semelhante à displasia osteofibrosa
8990/1	Mesenquimoma NE
Malignos	
9261/3	Adamantinoma dos ossos longos Adamantinoma desdiferenciado
8890/3	Leiomiossarcoma NE
8802/3	Sarcoma pleomórfico indiferenciado Metástases ósseas

Os códigos numéricos pertencem à Classificação Internacional de Doenças para Oncologia, terceira edição, segunda revisão (CID-O-3.2). Os comportamentos são codificados como /0 para tumores benignos; /1 para comportamento não especificado, limítrofe ou incerto; e /3 para tumores malignos, sítio primário. Essa classificação é modificada em relação à classificação anterior da OMS, levando em consideração as mudanças na compreensão dessas lesões. NE = Não Especificado.

Fonte: Traduzido a partir de Bovée JVMG, Flanagan AM, Lazar AJ, Nielsen GP, Yoshida A. Bone tumours. In: WHO Classification of Tumours Editorial Board. Soft tissue and bone tumours. 5th Edition. Lyon: International Agency for Research on Cancer; 2020. p. 338.

QUESTÃO 01-09. Com relação a displasia fibrosa, é **INCORRETO** afirmar que
a) existem duas formas de apresentação, a monostótica e a poliostótica, sendo a primeira mais prevalente que a segunda.
b) a forma poliostótica, em geral, manifesta-se de forma mais precoce que a forma monostótica.
c) a deformidade em "pescoço de cisne" é frequentemente relacionada ao arqueamento do fêmur provocado pela doença.
d) acomete principalmente crianças e adolescentes.

QUESTÃO 02-09. Constituem condições associadas à displasia fibrosa:
a) Displasia fibrosa poliostótica e deformidade em "cajado do pastor".
b) Síndrome de MAZABRAUD e síndrome de McCUNE-ALBRIGHT.
c) Deformidade em "cajado do pastor" e doença de OLLIER.
d) Síndrome de McCUNE-ALBRIGHT e deformidade em "cajado do pastor".

QUESTÃO 03-09. São achados radiográficos frequentes na displasia fibrosa, **EXCETO**
a) lesão lítica.
b) aspecto de "vidro fosco".
c) extensão para os tecidos moles.
d) áreas de degeneração cística.

QUESTÃO 04-09. A displasia fibrosa
a) constitui neoplasia fibro-óssea benigna, medular, que pode ser multifocal e caracteriza-se por osso distorcido, mal organizado e inadequadamente mineralizado.
b) constitui neoplasia maligna de baixo grau que pode ser monostótica ou poliostótica.
c) monostótica é duas vezes mais frequente que a forma poliostótica.
d) constitui neoplasia benigna agressiva, que acomete a cortical dos ossos longos, pode ser monostótica ou poliostótica, e é constituída por tecido ósseo maduro.

QUESTÃO 05-09. Sobre a displasia fibrosa, **PODEMOS** afirmar que
a) as imagens radiográficas frequentemente se apresentam com aspecto em vidro fosco.
b) é uma neoplasia maligna que pode ser monostótica ou poliostótica.
c) é uma neoplasia fibrosa benigna que ocorre apenas em crianças.
d) quando associada a endocrinopatias e manchas "café-com-leite", é chamada de síndrome de MAZABRAUD.

QUESTÃO 06-09. Principal sítio de acometimento e importante diagnóstico diferencial da displasia osteofibrosa são, respectivamente,
a) tíbia e fibrossarcoma.
b) tíbia e displasia fibrosa.
c) fêmur e adamantinoma.
d) fêmur e fibroma não ossificante.

QUESTÃO 07-09. _____: tumor ósseo raro que acomete principalmente pacientes na infância e adolescência, sem clara predileção por gênero, localizado na tíbia, na fíbula ou em ambas, concomitantemente.
a) Defeito fibroso cortical.
b) Fibroma não ossificante.
c) Displasia osteofibrosa.
d) Adamantinoma.

QUESTÃO 08-09. A displasia fibrosa (DF) e a displasia osteofibrosa (DOF) são importantes diagnósticos diferenciais, sobretudo pela semelhança que apresentam à microscopia. A propósito do diagnóstico diferencial entre estas condições, é **INCORRETO** afirmar que
   a) a DOF apresenta-se como lesão intracortical situada no segmento proximal da tíbia.
   b) a DF apresenta-se como lesão lítica intramedular, com aspecto de "vidro fosco".
   c) em alguns casos, a DOF pode progredir durante a primeira década, involuindo após a segunda.
   d) em geral, a DF acomete pacientes mais jovens que a DOF.

QUESTÃO 09-09. São achados habituais da displasia osteofibrosa, **EXCETO**
   a) expansão da cortical óssea associada a esclerose.
   b) presença de reação periosteal multilamelar.
   c) presença de ruptura cortical e invasão de tecidos moles.
   d) pode ocorrer a parada de progressão da lesão na segunda década de vida.

QUESTÃO 10-09. Assinale qual das alternativas apresenta a melhor correlação entre os grupos 1 e 2

Grupo 1
I. Displasia fibrosa.
II. Fibroma não ossificante.
III. Displasia osteofibrosa.
IV. Fibroma desmoplástico intraósseo.

Grupo 2
A. Tumor ósseo localmente agressivo que demanda, salvo exceções, tratamento cirúrgico.
B. Tumor ósseo presente na síndrome de MAZABRAUD.
C. Apresentação multicêntrica, lesões simétricas, localizadas principalmente nos membros inferiores.
D. Embora ocorra tipicamente durante as duas primeiras décadas de vida, alguns casos estão presentes ao nascimento.

   a) I – B, II – A, III – C, IV – D.
   b) I – B, II – C, III – D, IV – A.
   c) I – A, II – C, III – B, IV – D.
   d) I – B, II – C, III – D, IV – A.

QUESTÃO 11-09. Em relação a displasia fibrosa, assinale a alternativa **INCORRETA**
   a) pode estar associada às síndromes de McCUNE-ALBRIGHT, MAZABRAUD e ao raquitismo hipofosfatêmico.
   b) pode ser mono ou poliostótica e, em geral, constitui achado ocasional.
   c) pode ocasionar *coxa vara*, discrepância no comprimento dos membros e deformidades craniofaciais.
   d) a transformação maligna é muito rara, tanto na displasia fibrosa monostótica quanto na poliostótica.

QUESTÃO 12-09. Em relação as metástases ósseas de câncer de mama, assinale a alternativa **CORRETA**
   a) o câncer da mama é a segunda maior causa de metástase óssea.
   b) o segmento distal do fêmur e os segmentos proximais da tíbia e do úmero são os sítios mais frequentemente afetados.
   c) a hipercalcemia causada pelas lesões líticas ocorre na maioria das portadoras desta condição.
   d) uma metástase não é evidente ao exame radiográfico convencional até que 30-50% da massa óssea esteja comprometida.

QUESTÃO 13-09. A displasia osteofibrosa constitui rara lesão
a) intracortical, localizada exclusivamente no rádio e na ulna, às vezes em ambos, caracterizada pela for-mação de tecido osteoide denso, circundado por fibroblastos.
b) intracortical, localizada exclusivamente na tíbia e na fíbula, às vezes em ambos, caracterizada pela subs-tituição do osso normal por fibrose com traves osteoides, circundada por osteoblastos.
c) mesenquimal intracortical que, à microscopia, se assemelha ao fibroma condromixoide e acomete prin-cipalmente a diáfise do fêmur.
d) intramedular, localizada nos ossos longos, que acomete principalmente adolescentes e adultos jovens e apresenta formação de tecido fibroso circundado por osteoblastos.

QUESTÃO 14-09. O principal diagnóstico diferencial da displasia osteofibrosa é o
a) cordoma.
b) fibroma condromixoide.
c) adamantinoma de ossos longos.
d) tumor fibroso solitário.

QUESTÃO 15-09. Sobre a displasia osteofibrosa, **PODEMOS** afirmar que
a) apresenta translocação dos cromossomos 11 e 22.
b) apresenta trissomia dos cromossomos 7, 8 e 12.
c) métodos imunoistoquímicos evidenciam positividade para CD99.
d) todas as alternativas anteriores estão corretas.

QUESTÃO 16-09. Sobre a displasia fibrosa, **PODEMOS** afirmar que
a) tem leve predileção pelo gênero masculino.
b) nas radiografias, apresenta-se como lesão geográfica não agressiva, em "vidro fosco".
c) geralmente há extensão para os tecidos moles, associada a exuberante reação periosteal.
d) cerca de 10% dos casos sofrem transformação maligna.

QUESTÃO 17-09. São diagnósticos diferenciais de displasia fibrosa, **EXCETO**
a) cisto ósseo.
b) fibroma desmoplásico.
c) enostose.
d) adamantinoma de ossos longos.

QUESTÃO 18-09. Segundo a escala *Epidural Spinal Cord Compression* (ESCC), paciente que apresenta deformação medular com líquido cefalorraquidiano visível é classificado como
a) Grau 0.
b) Grau 1.
c) Grau 2.
d) Grau 3.

QUESTÃO 19-09. Paciente masculino, 72 anos, apresenta dorsalgia mecânica por metástase de câncer de próstata em T11. Na radiografia, a lesão é mista e provoca cifose segmentar, além de colapso do corpo <50% da altura. Na tomografia, observa-se comprometimento unilateral dos elementos posteriores. Segundo o *Spinal Instability Neoplastic Score* (SINS), o segmento vertebral acometido encontra-se
a) estável.
b) instável.
c) indeterminado.
d) faltam dados para responder.

QUESTÃO 20-09. A propósito do hamartoma condromesenquimal de parede torácica, é **CORRETO** afirmar que
a) trata-se de lesão benigna que surge, exclusivamente, a partir do canal medular das costelas.
b) apresenta composição mista: cartilagem hialina, osso esponjoso, células fusiformes e cistos preenchidos por conteúdo hemático.
c) nos estágios avançados, pode causar distúrbios ventilatórios, hipercifose e outras deformidades torácicas.
d) apresenta-se como lesão expansiva, com margens escleróticas e padrão de mineralização predominantemente osteoide (com eventuais focos de mineralização do tipo condral).

QUESTÃO 21-09. Assinale a asserção **INCORRETA** sobre o hamartoma condromesenquimal de parede torácica
a) apresenta incidência de 1:3000 entre os tumores ósseos primários e <1 caso por milhão de pessoas/ano na população geral, com ~100 casos reportados na literatura até o momento.
b) macroscopicamente, corresponde a tumor multilobulado, bem definido, com áreas sólidas de coloração acastanhada, entremeadas por cistos preenchidos por conteúdo hemático. O seu maior diâmetro é, em média, de 10-15 cm.
c) apesar de congênito, raramente é detectado ao nascimento e apresenta crescimento muito lento, sendo, portanto, na maioria dos casos, diagnosticado ao final da primeira infância.
d) trata-se de entidade que predomina no gênero masculino (2:1).

QUESTÃO 22-09. Sobre a displasia osteofibrosa, **NÃO** podemos afirmar que
a) corresponde a tumor osteofibroso benigno que afeta os ossos longos e surge, tipicamente, na cortical anterior do terço médio ou proximal da tíbia e/ou fíbula.
b) em 20% dos casos que acometem a tíbia há envolvimento simultâneo da fíbula ipsilateral.
c) corresponde a 0,2% de todos os tumores ósseos primários, surge na 1.ª e 2.ª décadas e, raramente, causa fratura patológica.
d) radiograficamente apresenta-se como lesão excêntrica, medular, que pode se associar à deformidade em antecurvato.

QUESTÃO 23-09. Sobre displasia osteofibrosa, **PODEMOS AFIRMAR** que
a) trata-se de tumor que geralmente acomete pacientes de meia-idade;
b) ocorre mais comumente no rádio e no úmero.
c) a maioria dos pacientes pode ser tratada conservadoramente.
d) os pacientes relatam dor, aumento de volume localizado e deformidade em arqueamento.

QUESTÃO 24-09. Sobre a displasia osteofibrosa, **NÃO** podemos afirmar que
a) representa ~2% dos tumores ósseos.
b) seu desenvolvimento ocorre geralmente durante a primeira e a segunda décadas de vida.
c) é rara após os 15 anos.
d) geralmente acomete o terço médio ou proximal da tíbia.

QUESTÃO 25-09. Sobre o cisto ósseo simples **PODEMOS AFIRMAR** que
a) trata-se da lesão benigna mais comum do esqueleto imaturo, mais frequentemente encontrada no segmentos proximais do fêmur e do úmero. No adulto, ocorre mais comumente no calcâneo e no segmento distal da tíbia.
b) apresenta-se como lesão lítica, metafisária, central e unicameral. Quando dista >1 cm da fise, é considerada lesão latente.
c) na eventualidade de fratura patológica, o conteúdo do cisto torna-se hemorrágico e podemos observar o sinal patognômico da "folha caída".

d) histologicamente apresenta-se como lesão de paredes finas compostas por células endoteliais. Pode apresentar esparsas células gigantes, mesenquimais, linfócitos e, raramente, material fibroso eosinofílico (denominado cemento).

QUESTÃO 26-09. Sobre o tratamento do cisto ósseo simples, é **INCORRETO** afirmar que
a) é expectante para lesões situadas nos membros superiores, mesmo na presença de fratura patológica, já que a maioria sofre regressão espontânea após a ocorrência deste evento.
b) lesões nos membros inferiores, mesmo assintomáticas, devem ser tratadas de forma mais agressiva (sobretudo as localizadas no segmento proximal do fêmur). Nesses casos, indica-se tratamento cirúrgico profilático, a depender da idade do paciente e do tamanho da lesão.
c) o tratamento pode ser realizado pelo método de SCAGLIETTI *et al.*, que consiste na punção da lesão sob controle de radioscopia com duas agulhas e infiltração de acetato de prednisolona na cavidade cística. A falha do tratamento é definida quando não há sinais de involução radiográfica do cisto em três meses, após pelo menos três infiltrações.
d) outra opção de tratamento (especialmente para lesões nos membros inferiores), corresponde à ressecção intralesional associada a preenchimento da cavidade (autoenxerto, aloenxerto ou substituto ósseo), com ou sem fixação profilática.

QUESTÃO 27-09. Sobre a displasia fibrosa, **NÃO PODEMOS** afirmar que
a) se trata de anomalia do desenvolvimento na qual a medula óssea e o osso esponjoso são substituídos por tecido fibroso e/ou osteofibroso. Pode ser monostótica ou poliostótica, sendo a segunda mais comumente associada com síndromes.
b) há distribuição igual entre os sexos, sendo a forma poliostótica a mais comum (70%) e diagnosticada, em média, aos 8 anos, frequentemente se apresentando com dor, deformidade e fratura patológica.
c) na forma poliostótica, pode haver associação com a síndrome de MAZABRAUD ou McCUNE-ALBRIGHT. Na primeira, há presença de mixomas nos tecidos moles. Na segunda, puberdade precoce e manchas "café-com-leite".
d) frequentemente é diagnosticada incidentalmente em exames de imagem; 70% dos pacientes apresentam dor no curso evolutivo; os ossos mais acometidos são, por ordem de frequência: fêmur, tíbia, pelve e ossos do pé.

QUESTÃO 28-09. Assinale a assertiva **CORRETA** sobre a displasia fibrosa:
a) Trata-se de lesão comumente localizada nas regiões metafisária e diafisária dos ossos longos, com aspecto de "vidro fosco" e padrão permeativo às radiografias simples.
b) A deformidade típica, em "cajado de pastor", é observada no colo femoral e corresponde ao valgismo acentuado deste.
c) À ressonância magnética observamos, caracteristicamente, baixo sinal em T2 e alto sinal em T1, com captação periférica do contraste.
d) A taxa de degeneração maligna é de 0,5–1% na forma monostótica, e de até 4% na forma poliostótica.

QUESTÃO 29-09. Sobre o adamantinoma, é **INCORRETO** afirmar que
a) trata-se de tumor maligno localmente agressivo e bifásico, de evolução rápida e sintomática, apresentando média de seis meses entre o início dos sintomas e o diagnóstico.
b) 85–90% dos casos envolvem o segmento proximal da tíbia (cortical anterior), associada a lesões multifocais; em 10% dos casos há acometimento sincrônico da fíbula ipsilateral.
c) corresponde a 0,4% de todos os tumores ósseos primários, acometendo predominantemente indivíduos do sexo masculino com idade, em média, de 25–35 anos.
d) ocasionalmente, pode ocorrer sobreposição morfológica e imunoistoquímica entre o adamantinoma e o sarcoma de EWING, denominado adamantinoma EWING-*símile*.

QUESTÃO 30-09. Sobre o adamantinoma. é **CORRETO** afirmar que
 a) é um tumor bifásico, mais frequente na região diafisária ou metafisária da tíbia.
 b) é um tumor localmente agressivo, mais frequente nas mãos e pés.
 c) é um tumor bifásico, localmente agressivo, que acomete principalmente os arcos costais.
 d) o principal sintoma é a dor e é mais frequente no ílio.

QUESTÃO 31-09. São fatores prognósticos que aumentam a recorrência (local e à distância) do adamantinoma, **EXCETO**
 a) ressecção intralesional ou marginal.
 b) crescimento extracompartimental.
 c) idade >20 anos ao diagnóstico.
 d) ausência de diferenciação escamosa do tumor.

QUESTÃO 32-09. Sobre a recorrência pós-operatória do adamantinoma, **NÃO PODEMOS** afirmar que
 a) os fatores de risco para recorrência são ressecção com margens amplas e extensão intraóssea.
 b) a recorrência está associada ao aumento na proporção de epitélio/estroma e comportamento mais agressivo.
 c) a taxa de recorrência do adamantinoma clássico após cirurgia não radical pode alcançar 90%.
 d) o adamantinoma displasia osteofibrosa-símile apresenta taxa de recorrência de ~20%.

QUESTÃO 33-09. Sobre a disseminação metastática do adamantinoma, **PODEMOS** afirmar que
 a) fatores de risco incluem ressecção com margens amplas e extensão intraóssea.
 b) está associada ao aumento na proporção de epitélio/estroma e comportamento mais agressivo.
 c) sexo feminino associado a idade avançada, longa duração dos sintomas, e diferenciação escamosa do tumor são fatores associados ao aumento da taxa de metástases.
 d) ocorre em 12-29% dos portadores de adamantinoma clássico.

QUESTÃO 34-09. Sobre o mesenquimoma fibrocartilaginoso ósseo, é **CORRETO** afirmar que
 a) trata-se de neoplasia fibrocartilaginosa localmente agressiva, composta por células fusiformes com poucas atipias citológicas e nódulos de cartilagem hialina contendo áreas que se assemelham à cartilagem fisária e trabéculas ósseas.
 b) ocorre mais frequentemente na epífise dos ossos longos (61%), seguida pelo ilíaco e púbis (18%), vértebras (15%), metatarso e costelas (3% cada).
 c) apresenta-se nas radiografias simples e tomografia computadorizada como lesão lítica, expansiva, com calcificações. Raramente ocorre afilamento e/ou destruição cortical com invasão dos tecidos moles.
 d) neoplasia muito rara, com <40 casos relatados na literatura, mais frequente em pacientes >55 anos, com discreta predileção pelo sexo masculino.

QUESTÃO 35-09. Sobre o prognóstico do mesenquimoma fibrocartilaginoso, **PODEMOS** afirmar que
 a) não existem relatos de disseminação metastática ou de óbitos relacionados a esta neoplasia.
 b) ressecção intralesional e marginal não estão associadas a maior taxa de recorrência local.
 c) sexo masculino é associado com menores taxas de recidiva.
 d) idade >30 anos ao diagnóstico está associado com maiores taxas de recidiva.

QUESTÃO 36-09. Assinale a assertiva **INCORRETA** a respeito do lipoma e do hibernoma que acometem ossos:
 a) Representam neoplasias benignas formadas por adipócitos brancos (lipoma) ou adipócitos marrons (hibernoma) que crescem no interior ou na superfície do osso.
 b) As localizações mais comuns são o calcâneo e as metáfises dos ossos longos (especialmente fêmur, tíbia e úmero).

c) A forma parosteal desenvolve-se na diáfise de ossos longos, especialmente do fêmur, rádio e úmero.
d) Hibernomas são mais frequentemente sintomáticos (70%) do que os lipomas.

QUESTÃO 37-09. A propósito do lipoma e do hibernoma, assinale a alternativa **CORRETA**:
a) O hibernoma geralmente afeta o esqueleto axial.
b) O lipoma intraósseo ocorre principalmente nos membros superiores (úmero).
c) Aproximadamente 30% envolvem o membro inferior.
d) O lipoma ósseo e o hibernoma são neoplasias malignas.

QUESTÃO 38-09. Sobre o lipoma ósseo, é **CORRETO** afirmar que
a) o acometimento multifocal é o mais comum.
b) tem o calcâneo como sítio frequente.
c) é um tumor ósseo benigno agressivo.
d) acomete mais indivíduos jovens.

QUESTÃO 39-09. Sobre os lipomas e hibernomas ósseos **PODE-SE** dizer que
a) <30% acometem os membros inferiores; apresentam sinal típico de tecido adiposo na ressonância magnética (alto sinal em T1 e baixo sinal em T2) e podem cursar com degeneração cística (especialmente no calcâneo).
b) hibernomas apresentam baixo sinal em T1, pouco realce pelo contraste e são hipercaptantes na cintilografia óssea.
c) lipomas ósseos representam <0,1% dos tumores ósseos primários e abrangem faixa etária ampla, que inclui desde a 2.ª até a 8.ª década de vida (média 50 anos), havendo discreta predileção pelo sexo feminino.
d) a forma parosteal corresponde a 25% dos casos.

QUESTÃO 40-09. Sobre o adamantinoma e o seu diagnóstico diferencial com a displasia osteofibrosa, **NÃO PODEMOS** afirmar que
a) apresentam predileção topográfica pela região metadiafisária anterior dos terços médio e proximal da tíbia.
b) em ambas as patologias há envolvimento sincrônico da fíbula proximal ipsilateral em 10-20% dos casos.
c) nas radiografias simples, apresentam-se como lesões líticas e multilobuladas (aspecto em bolha de sabão), geralmente na cortical anterior da tíbia, com eventual envolvimento da cavidade medular.
d) histopatologicamente, a displasia osteofibrosa apresenta predominância do componente celular epitelial, enquanto no adamantinoma predomina o componente mesenquimal.

QUESTÃO 41-09. Sobre o prognóstico do adamantinoma, é **CORRETO** afirmar que
a) metástases são raras e ocorrem tardiamente em ~10% dos pacientes.
b) quando realizada ressecção com margem ampla ou radical, as taxas de recorrência (local e à distância) são menores que 10%.
c) a sobrevida geral em 10 anos é estimada em 95%, mas pode chegar a 20% nos tumores de alto grau.
d) mesmo nos adamantinomas de alto grau, a quimioterapia e a radioterapia não apresentam papel relevante no tratamento, sendo a cirurgia o único tratamento preconizado.

QUESTÃO 42-09. Sobre as metástases ósseas, é **INCORRETO** afirmar que
a) o câncer de pulmão com metástase única corresponde à indicação clássica de ressecção de metástase óssea com margens amplas, com intuito curativo.
b) nos casos em que o sítio primário é conhecido, mama e próstata são as causas mais frequentes.
c) nos casos em que o sítio sítio primário é desconhecido, rim e pulmão são as causas mais frequentes.
d) são mais frequentes no esqueleto axial; no esqueleto apendicular, os segmentos proximais do fêmur e do úmero são os sítios mais comuns.

QUESTÃO 43-09. Na maioria dos carcinomas metastáticos para o osso, o tumor primário encontra-se
a) no rim e na tireoide.
b) no pulmão e na mama.
c) na mama e na próstata.
d) no pulmão e na próstata.

QUESTÃO 44-09. Assinale a sequência **CORRETA** dos sítios primários de metástases ósseas, de acordo com ordem decrescente de frequência:
a) Mama > pulmão > rim > tireoide > trato gastrointestinal.
b) Mama > trato gastrointestinal > pulmão > rim > tireoide.
c) Mama > pulmão > tireoide > rim > trato gastrointestinal.
d) Mama > tireoide > rim > pulmão > trato gastrointestinal.

QUESTÃO 45-09. Sobre o adamantinoma desdiferenciado, é **INCORRETO** afirmar que
a) apresenta curso clínico mais agressivo e maior taxa de recorrência local e à distância; os principais sítios de metástase, por ordem de frequência, são esqueleto, pulmão, fígado, cérebro e linfonodos.
b) histologicamente observa-se presença de células indiferenciadas e pleomórficas.
c) no adamantinoma desdiferenciado há positividade para queratina AE1/AE3 na imunoistoquímica.
d) apresenta como principal marca histopatológica a progressão do componente epitelial clássico para áreas de desdiferenciação e pleomorfismo celular, típicas dos sarcomas de alto grau.

QUESTÃO 46-09. Quanto ao adamantinoma desdiferenciado, é **INCORRETO** afirmar que
a) surge a partir de adamantinoma clássico pré-existente.
b) na histologia, o componente epitelial apresenta progressão sarcomatosa.
c) constitui subtipo histológico de alto grau.
d) o seu prognóstico se assemelha ao observado no subtipo clássico.

QUESTÃO 47-09. A propósito do leiomiossarcoma ósseo primário, é **INCORRETO** afirmar que
a) os pacientes geralmente relatam dor e, ocasionalmente, apresentam fratura patológica.
b) deve-se excluir a possibilidade de leiomiossarcoma de órgão sólido com metástase óssea, devido à raridade da lesão óssea primária.
c) o acometimento dos ossos craniofaciais é frequente.
d) as lesões não costumam apresentar sinais de agressividade biológica.

QUESTÃO 48-09. Assinale a assertiva **INCORRETA** sobre o leiomiossarcoma ósseo primário:
a) por definição, trata-se de neoplasia maligna primária óssea com diferenciação muscular lisa.
b) a maioria das lesões ocorre nos membros inferiores, em especial no joelho (fêmur distal e tíbia proximal). o acometimento dos ossos craniofaciais também é frequente.
c) os achados de exame de imagem são inespecíficos: lesão lítica, agressiva, de padrão permeativo, frequentemente se estendendo para os tecidos moles.
d) acomete indivíduos de todas as faixas etárias (6 a 87 anos), tendo pico na 3.ª década e discreta predominância do sexo feminino.

QUESTÃO 49-09. Sobre a etiologia e patogênese do leiomiossarcoma ósseo primário, é **INCORRETO** afirmar que
a) existe associação com exposição prévia à radiação.
b) infartos ósseos são fatores de risco para o seu desenvolvimento.
c) há associação comprovada com a nfecção pelo vírus EPSTEIN-BARR (EBV) em indivíduos imunocompetentes.
d) a RB1 fosforilada encontra-se ausente.

QUESTÃO 50-09. Sobre o leiomiossarcoma ósseo, é **INCORRETO** afirmar que
a) a positividade imunoistoquímica para ER ou PR em mulheres é fortemente sugestiva de neoplasia secundária com sítio primário uterino.
b) linfonodos constituem o principal sítio de metástase.
c) a sobrevida em 5 anos nos casos de alto grau é <50%.
d) dor mecânica é o sintoma clínico mais frequente; eventualmente há fratura patológica.

QUESTÃO 51-09. Assinale a alternativa **CORRETA** sobre o sarcoma pleomórfico indiferenciado do osso:
a) Trata-se de neoplasia maligna com ausência de qualquer diferenciação celular identificável, previamente denominada de fibroistiocitoma maligno.
b) Apresenta predileção pelos ossos tubulares longos, sendo mais frequente no segmento proximal do fêmur.
c) Quando acomete o esqueleto axial é mais frequente na coluna lombar.
d) Fraturas patológicas são raras; as queixas mais frequentes são aumento de volume e dor.

QUESTÃO 52-09. Sobre os sarcomas pleomórficos indeferenciados do osso **NÃO PODEMOS** afirmar que
a) o aspecto imagiológico é inespecífico; há extensa destruição óssea com extensão para os tecidos moles, contornos mal definidos e frequente e intensa reação periosteal.
b) corresponde a <2% das neoplasias ósseas malignas primárias.
c) apresenta predileção pelo sexo masculino, distribuição que abrange da 2.ª à 8.ª décadas da vida, com acometimento mais frequente >40 anos.
d) 28% são secundários a outras condições ou doenças ósseas, em especial: infartos ósseos, doença de PAGET e exposição prévia à radiação ionizante.

QUESTÃO 53-09. Quanto ao sarcoma pleomórfico indiferenciado do osso, é **INCORRETO** afirmar que
a) é extremamente raro (10–15%) em menores de 20 anos.
b) está frequentemente associado com doenças ósseas pré-existentes.
c) um diagnóstico diferencial relevante é o cisto ósseo aneurismático.
d) é comum envolver os ossos do joelho.

QUESTÃO 54-09. Sobre as metástases ósseas é **INCORRETO** afirmar que
a) existe predileção para o acometimento de áreas mais vascularizadas do esqueleto, incluindo a metáfise dos ossos longos e as vértebras.
b) metástases acrais são mais frequentemente associadas ao câncer de rim.
c) os sítios primários mais comuns são: pulmão, mama, próstata, rim, tireoide, pâncreas e fígado.
d) metástases em pacientes jovens são raras e mais frequentemente originadas de neoplasias malignas neurais, renais, de tecidos moles e ósseas, tais como neuroblastoma, rabdomiossarcoma, sarcoma de EWING e osteossarcoma.

QUESTÃO 55-09. Sobre as metástases ósseas é **CORRETO** afirmar que
a) os sítios primários mais frequentes são tireoides, pâncreas e fígado.
b) metástases em pacientes jovens são geralmente devidas a tumores de vias biliares.
c) as lesões metastáticas são os tumores ósseos mais comuns em pacientes idosos.
d) sarcoma de EWING e osteossarcoma não cursam com metástases ósseas.

QUESTÃO 56-09. Sobre metástases vertebrais, **NÃO É POSSÍVEL** afirmar que
a) instabilidade vertebral e compressão dos elementos neurais favorecem o tratamento cirúrgico.
b) dor está presente em 83-95% dos pacientes.
c) cirurgia de separação consiste na remoção total do tumor vertebral.
d) a radioterapia estereotáxica fracionada corpórea (SBRT) proporciona controle local durável e seguro, independente da histologia e tamanho do tumor.

QUESTÃO 57-09. Sobre o padrão radiográfico das metástases ósseas, assinale a alternativa **INCORRETA:**
   a) O padrão blástico é mais frequentemente observado quando a próstata ou a mama são os sítios primários.
   b) Nos casos em que o sítio primário é o rim ou a tireoide, o padrão mais frequente é lítico.
   c) Lesões distais ao cotovelo e joelho são mais frequentes quando o sítio primário é o rim.
   d) Metástases ósseas de câncer de pulmão podem apresentar padrão misto.

QUESTÃO 58-09. A propósito da displasia osteofibrosa, **PODEMOS** afirmar que
   a) pode ser chamada de tumor de CODMAN.
   b) quando ocorre fratura patológica, o tratamento é cirúrgico.
   c) faz diagnostico diferencial com adamantinoma e displasia fibrosa monostótica.
   d) pode causar aumento de volume e curvatura póstero-medial da tíbia.

QUESTÃO 59-09. Qual percentual de portadores de metástases ósseas têm sítio primário desconhecido no momento da apresentação?
   a) 3-4%.
   b) 10-15%.
   c) 2-3%.
   d) 7-8%.

QUESTÃO 60-09. Qual o percentual de portadoras de câncer de mama que apresentam metástases ósseas?
   a) 45%.
   b) 35%.
   c) 50%.
   d) 80%.

QUESTÃO 61-09. Dentre os tratamentos do câncer de próstata, qual notoriamente apresenta diminuição do risco de desenvolvimento de metástases ósseas no seguimento?
   a) Radioterapia.
   b) Quimioterapia.
   c) Castração.
   d) Prostatectomia.

QUESTÃO 62-09. Dentre os pacientes com metástases ósseas avaliados no programa *Surveillance, Epidemiology, and End Results* (SEER) do *National Cancer Institute* (NCI), qual de pior prognóstico?
   a) Tireoide.
   b) Fígado.
   c) Rim.
   d) Pâncreas.

QUESTÃO 63-09. Qual a característica das metástases ósseas de melanoma?
   a) São lesões líticas e agressivas.
   b) São lesões blásticas.
   c) São lesões mistas.
   d) São lesões líticas e indolentes.

QUESTÃO 64-09. Em relação às metástases ósseas, é **INCORRETO** afirmar que
   a) o tratamento das lesões assintomáticas de alto risco ou de pacientes oligometastáticos mediante cirurgia ou radioterapia deve ser considerada e discutida em grupos multidisciplinares.

b) lesões instáveis da diáfise femural tratadas mediante ressecção com substituição com endoprótese não convencional não devem receber radioterapia complementar, devido ao risco de osteonecrose.
c) as lesões osteoblásticas estão menos sujeitas a fraturas patológicas do que as osteolíticas.
d) o uso de bisfosfonatos em pacientes com metástases ósseas, em especial o ácido zoledrônico, reduz os eventos ósseos relacionados (fratura patológica, compressão medular, necessidade de cirurgia ou radioterapia).

QUESTÃO 65-09. Com relação à avaliação por imagens das metástases ósseas é **INCORRETO** afirmar que
a) lesões blásticas podem ocorrer nos carcinomas de próstata e mama.
b) lesões líticas, que representam a maioria dos casos, não induzem à formação de tecido específico e, muitas vezes, nem de tecido reacional.
c) reação periosteal pode estar ausente devido à natureza agressiva da lesão.
d) as lesões que afetam o osso são visíveis às radiografias quando acometem menos de 30% da massa óssea.

QUESTÃO 66-09. A propósito das fraturas patológicas com tumor primário de origem desconhecida, é **CORRETO** afirmar que
a) a cirurgia deve propiciar reconstrução que promova recuperação funcional imediata.
b) o uso de hastes intramedulares e de placas por técnicas minimamente invasivas não é recomendado, devendo ser evitada a utilização de cimento ósseo.
c) a curetagem do tumor, associada ao preenchimento com cimento ósseo na área da falha, diminui a possibilidade de contaminação local, além de demandar menor tempo cirúrgico, menor sangramento, diminuir o risco de infecção e permitir recuperação funcional rápida.
d) as hastes ou placas devem ser curtas, pois não é necessário proteger todo o osso acometido.

QUESTÃO 67-09. O osso constitui sítio comum de metástases em pacientes com câncer avançado. É **INCORRETO** afirmar que
a) as metástases ósseas podem ser classificadas, de acordo com a aparência à ressonância magnética, como osteolíticas ou osteoblásticas.
b) embora um componente lítico ou blástico possa parecer predominante, as lesões mistas possuem ambos; essas lesões ocorrem em muitos tipos de tumor, mas são especialmente frequentes no câncer de mama.
c) quando a reabsorção óssea mediada por osteoclastos predomina, há destruição óssea focal que resulta em lesões líticas que ocorrem em portadores de câncer de pulmão ou mieloma múltiplo.
d) as metástases ósseas caracterizadas por aumento da atividade osteoblástica, o osso afetado apresenta lesões osteoscleróticas densas.

QUESTÃO 68-09. Um dos objetivos do tratamento das metástases ósseas é prevenir a piora da qualidade de vida do paciente. Dentre as modalidades de tratamento, assinale a alternativa **INCORRETA**:
a) Radioterapia.
b) Quimioterapia.
c) Ozonioterapia.
d) Imunoterapia.

QUESTÃO 69-09. A propósito das intervenções cirúrgicas para tratamento de metástases ósseas, assinale a alternativa **INCORRETA**:
a) O objetivo da intervenção cirúrgica nas metástases ósseas é manter a funcionalidade e mobilidade do paciente, prevenir fraturas iminentes ou estabilizar fratura patológica.
b) No momento da fixação das fraturas patológicas da coluna, deve ser realizada descompressão da medula, melhorando a qualidade da vida e aliviando a dor dos pacientes.

c) A fixação cirúrgica da fratura patológica constitui emergência, devendo ser realizada, independentemente da condição clínica do paciente.
d) Além do tamanho da lesão, o grau de destruição e a presença ou ausência de fratura, deve-se levar em consideração o alto risco de sangramento, o prognóstico e as comorbidades do paciente e uma estimativa da provável eficácia dos tratamentos sistêmicos disponíveis.

QUESTÃO 70-09. Considerando a alta prevalência de metástases ósseas e substancial morbidade associada a esta condição, assinale a alternativa **INCORRETA**:
a) A morbidade esquelética é mais comum no contexto das metástases ósseas osteolíticas.
b) A prevalência de metástases ósseas é maior no câncer de mama.
c) Pacientes com mieloma múltiplo não costumam apresentar dor na coluna.
d) A distribuição preferencial das metástases ósseas no esqueleto axial altamente vascularizado, contendo medula vermelha, sugere que o fluxo sanguíneo lento nesses sítios pode auxiliar no implante de células tumorais metastáticas à superfície óssea endosteal.

QUESTÃO 71-09. A propósito das fraturas patológicas dos ossos longos, qual a alternativa **CORRETA**?
a) Nos segmentos proximais do fêmur ou do úmero, uma endoprótese cimentada de haste longa ou uma endoprótese modular são geralmente recomendadas para rápida mobilização do segmento afetado.
b) Hastes intramedulares não cimentadas constituem boa opção no tratamento de metástases osteolíticas situadas no fêmur, pois permitem suporte de peso total imediato.
c) Nos pacientes com longa expectativa de vida, hastes intramedulares com parafusos de bloqueio constituem o tratamento de escolha.
d) Placas e parafusos são utilizados com frequência no tratamento de lesões líticas nas situadas na diáfise do fêmur.

QUESTÃO 72-09. As metástases ósseas são as neoplasias malignas mais frequentes do esqueleto. Assinale a alternativa **INCORRETA**:
a) Na disseminação do tumor, as metástases ósseas são superadas apenas pelas metástases pulmonares.
b) Os sarcomas geram metástases ósseas com pouca frequência.
c) O sarcoma de EWING é o sarcoma que mais frequentemente gera metástases ósseas.
d) As metástases ósseas ocorrem frequentemente abaixo dos joelhos e cotovelos.

QUESTÃO 73-09. Constitui diagnóstico diferencial das metástases ósseas
a) a osteocondromatose múltipla.
b) o mieloma múltiplo.
c) a histiocitose de células de LANGERHANS.
d) o sarcoma de EWING.

QUESTÃO 74-09. A radioterapia pode ser empregada no tratamento das metástases ósseas.
Assinale a alternativa **INCORRETA**:
a) A radioterapia pode ser utilizada na redução da massa tumoral.
b) A redução da dor constitui um dos objetivos do uso da radioterapia.
c) A radioterapia é isenta de complicações.
d) A radioterapia pode ser utilizada após a fixação de fraturas patológicas.

QUESTÃO 75-09. Sobre as fraturas patológicas do fêmur é **INCORRETO** afirmar que
a) é importante estabilizar o máximo possível do fêmur para evitar futuras falhas peri-implante; no mínimo, recomenda-se que a ponta do dispositivo de fixação contorne determinada lesão em pelo menos uma vez o diâmetro do fêmur.

b) as metástases ósseas situadas no fêmur podem causar dor significativa, provavelmente por conta das altas tensões de sustentação de peso através da região proximal.
c) as fraturas patológicas do fêmur afetam gravemente a qualidade de vida do paciente e ameaçam seu nível de independência.
d) o fêmur é o osso longo mais comumente afetado por metástases.

QUESTÃO 76-09. Assinale a alternativa que representa a alternativa **CORRETA** a propósito das metástases ósseas:
a) Nas vértebras, o comprometimento sempre se inicia em um dos pedículos.
b) Na avaliação radiográfica da coluna, o aspecto típico "vértebra caolha" ("apagamento" de um dos pedículos) é mais bem apreciado nas incidências oblíquas.
c) O úmero é o osso longo mais acometido por metástases ósseas.
d) A maioria das metástases ósseas predomina na pelve, crânio e costelas, bem como nos segmentos proximais do fêmur e do úmero, em vez do esqueleto apendicular distal.

QUESTÃO 77-09. Com relação à avaliação radiográfica das metástases ósseas, assinale a alternativa **INCORRETA**:
a) As metástases ósseas de carcinoma brônquico, principalmente o adenocarcinoma e o de pequenas células, são osteolíticas.
b) As metástases ósseas de carcinoma espinocelular são osteoblásticas.
c) As metástases ósseas de carcinoma de próstata apresentam crescimento rápido e aspecto osteolítico.
d) As metástases ósseas que afetam a calota craniana podem assumir formas irregulares (aspecto geográfico).

QUESTÃO 78-09. A propósito dos procedimentos cirúrgicos realizados nas metástases ósseas, assinale a alternativa **CORRETA**:
a) O objetivo principal do tratamento é proporcionar boa qualidade de vida e, se possível, aumentar a sobrevida.
b) Muitas metástases ósseas evoluem para fraturas que pioram o quadro clínico geral dos pacientes, sendo sempre desnecessário o estudo anatomopatológico prévio à intervenção cirúrgica.
c) O tratamento cirúrgico não difere daquele empregado no tratamento de tumores ósseos malignos primários.
d) A estabilização da fratura ou a ressecção com substituição do segmento ósseo acometido melhoram os sintomas, porém diminuem a sobrevida.

QUESTÃO 79-09. Com relação ao diagnóstico diferencial das metástases ósseas, é **CORRETO** afirmar que
a) o mielograma e a eletroforese de proteínas são úteis na diferenciação entre as metástases ósseas de carcinoma e a osteíte fibrosa cística (tumor marrom do hiperparatireoidismo).
b) no adulto com lesões ósseas osteolíticas localizadas ou generalizadas, o diagnóstico diferencial deve incluir as metástases ósseas de carcinoma e o mieloma plasmocitário.
c) nas lesões blásticas, o diferencial será entre carcinoma de próstata e o mieloma plasmocitário.
d) as metástases ósseas de carcinoma de próstata tipicamente apresentam aspecto de "saca-bocado".

QUESTÃO 80-09. Qualquer carcinoma pode gerar metástases ósseas, mas estas ocorrem mais comumente quando o sítio primário é no(a)
a) mama.
b) pulmão.
c) fígado.
d) próstata.

QUESTÃO 81-09. Com relação ao aspecto radiográfico das lesões metastáticas, assinale a alternativa **INCORRETA**:
a) Metástases ósseas osteolíticas são tipicamente observadas no câncer de mama, no câncer de pulmão e no câncer renal.
b) Metástases ósseas osteoblásticas se associam, predominantemente, ao câncer de próstata.
c) Metástases ósseas osteoblásticas também podem ocorrer no câncer de mama.
d) Nas metástases ósseas osteolíticas, as células tumorais estimulam a formação e a ativação dos osteoblastos.

QUESTÃO 82-09. As indicações de cirurgia nas metástases da coluna vertebral **NÃO** dependem
a) dos sintomas.
b) dos achados de imagem e da extensão da doença.
c) dos valores da fosfatase alcalina sérica.
d) do prognóstico geral.

QUESTÃO 83-09. Com relação às metástases ósseas situadas na coluna vertebral, a intervenção cirúrgica imediata está indicada, **EXCETO**
a) no tratamento de dor incontrolável.
b) nos tumores de crescimento lento.
c) na compressão de raízes nervosas associada a sintomas neurológicos.
d) na síndrome da cauda equina.

QUESTÃO 84-09. O *Spinal Instability Neoplastic Score* (SINS) é um algoritmo que incorpora seis características clínicas para a avaliação da instabilidade que levam em consideração, **EXCETO**
a) localização pélvica.
b) dor.
c) alinhamento da coluna vertebral.
d) a presença de colapso do segmento vertebral.

QUESTÃO 85-09. Com relação a distribuição etária, o cisto ósseo simples ocorre
a) em pacientes >65 anos, principalmente nos segmentos proximais do úmero e do fêmur.
b) em pacientes na primeira década da vida, principalmente nos membros inferiores.
c) em pacientes na primeira e segunda décadas da vida, em todo o esqueleto.
d) em pacientes adultos, principalmente no úmero e no fêmur.

QUESTÃO 86-09. Com relação ao escore de MIRELS, é **CORRETO** afirmar que
a) não apresenta valor preditivo para fraturas patológicas.
b) são três as variáveis utilizadas: localização, tamanho e dor.
c) lesões mistas apresentam maior escore.
d) quanto maior a soma dos pontos, maior o risco para fratura.

QUESTÃO 87-09. Na avaliação das metástases ósseas, de acordo com o sistema de escore de MIRELS, para manejo de lesão lítica secundária a carcinoma pulmonar que acomete metade do diâmetro da diáfise do fêmur e provoque dor moderada, deve ser considerada a
a) observação.
b) radioterapia.
c) ressecção.
d) fixação.

QUESTÃO 88-09. Na avaliação das metástases ósseas, aplicando-se o sistema de escore de MIRELS para predição de fratura patológica, uma lesão mista que acomete mais de 2/3 do diâmetro da diáfise do úmero, provocando dor leve, são atribuídos
a) 7 pontos.
b) 8 pontos.
c) 9 pontos.
d) 10 pontos.

QUESTÃO 89-09. Segundo MIRELS, para uma lesão óssea metastática, lítica, moderadamente dolorosa, que acomete mais de 2/3 do diâmetro da diáfise umeral são atribuídos
a) 7 pontos.
b) 8 pontos.
c) 9 pontos.
d) 10 pontos.

QUESTÃO 90-09. De acordo com o sistema de escore de MIRELS, quais das variáveis abaixo determinam maior risco para fratura patológica, considerando o aspecto radiográfico e a localização, respectivamente?
a) Lesão lítica; úmero.
b) Lesão mista; úmero.
c) Lesão lítica; região pertrocantérica.
d) Lesão mista; região pertrocantérica.

QUESTÃO 91-09. Assinale a alternativa **CORRETA** sobre o tratamento das metástases ósseas:
a) Terapia de bloqueio hormonal é benéfica nos casos de câncer de mama, próstata e tireoide.
b) Metástases ósseas, em geral, são radiossensíveis. A principal exceção é constituída pelo câncer de pulmão.
c) Indicações clássicas de fixação profilática incluem: dor mecânica persistente após radioterapia, lesões com diâmetro >2.5 cm, destruição cortical >50% e fratura avulsão do pequeno trocânter.
d) De acordo com o escore de MIRELS, fixação profilática não está indicada quando pontuação menor ou igual a 8.

QUESTÃO 92-09. NÃO constitui exemplo de tumor radiossensível o
a) sarcoma de EWING.
b) osteossarcoma.
c) linfoma.
d) mieloma múltiplo

QUESTÃO 93-09. A sensibilidade à radioterapia das metástases ósseas de carcinoma é menor quando o sítio primário é no(a)
a) rim.
b) mama.
c) pulmão.
d) próstata.

QUESTÃO 94-09. Sobre o hamartoma (mesenquimoma) da parede torácica, é **CORRETO** afirmar que
a) constitui lesão maligna que requer tratamento com quimioterapia neoadjuvante.
b) é encontrado mais comumente em crianças, podendo até ser diagnosticados intra útero.
c) o tratamento sempre envolve ressecção cirúrgica da lesão.
d) a metástase mais comum ocorre por continuidade, afetando a pleura.

QUESTÃO 95-09. A propósito da clínica do hamartoma (mesenquimoma) da parede torácica, é **INCORRETO** afirmar que
   a) lactentes apresentam massa óbvia na parede torácica, cujo tamanho pode afetar a respiração.
   b) a lesão pode causar problemas mecânicos durante o parto.
   c) o prognóstico é ruim, e a lesão progride durante a infância.
   d) é importante não tratar excessivamente essas lesões.

QUESTÃO 96-09. A propósito dos achados de imagem do hamartoma (mesenquimoma) da parede torácica, é **INCORRETO** afirmar que
   a) as radiografias mostram massa extrapleural quase sempre mineralizada.
   b) um ou mais arcos costais no centro da lesão são destruídos.
   c) nitidamente há invasão da parede torácica, infiltração da pleura visceral e do pulmão.
   d) arcos costais na periferia da lesão aparecem deformados.

QUESTÃO 97-09. A propósito dos achados do exame anatomopatológico do hamartoma (mesenquimoma) da parede torácica, é **INCORRETO** afirmar que
   a) à macroscopia, existem áreas semelhantes a cistos e ilhas de cartilagem.
   b) as lesões apresentam ossificação intramembranosa.
   c) nitidamente há invasão da parede torácica, infiltração da pleura visceral e do pulmão.
   d) trabéculas ósseas com células fusiformes estão presentes.

QUESTÃO 98-09. Sobre o cisto ósseo simples, **PODEMOS** afirmar que
   a) o local mais comum de aparecimento é o segmento distal do fêmur.
   b) costuma ser mais comum em mulheres na terceira década de vida.
   c) o sinal da folha caída, visível apenas na ressonância magnética, é patognomônico.
   d) ~50% dos casos são descobertos após uma fratura patológica.

QUESTÃO 99-09. Sobre o cisto ósseo simples, **NÃO PODEMOS** afirmar que
   a) o segmento proximal do úmero é o sítio mais frequentemente acometido (50% dos casos).
   b) lesões nos ossos pélvicos e no calcâneo costumam ocorrer em pacientes mais jovens.
   c) o segmento proximal do fêmur é o segundo sítio mais frequentemente acometido (25% dos casos).
   d) ossos pélvicos e calcâneo são menos frequentemente envolvidos.

QUESTÃO 100-09. Paciente do sexo masculino, 8 anos, previamente assintomático e hígido, deu entrada no pronto socorro após queda de bicicleta. Apresenta dor no braço direito, com limitação da movimentação do ombro. A radiografia simples evidencia lesão óssea metadiafisária central, bem delimitada, com afilamento da cortical, sem reação periosteal e presença do sinal da "folha caída". A principal suspeita diagnóstica é
   a) cisto ósseo simples.
   b) osteossarcoma.
   c) displasia fibrosa.
   d) encondroma.

QUESTÃO 101-09. É **INCORRETO** afirmar, sobre a displasia fibrosa, que
   a) a forma monostótica é ~6 vezes mais comum que a forma poliostótica.
   b) tem transmissão hereditária autossômica dominante.
   c) a transformação maligna pode ocorrer em até 4% dos casos.
   d) o tratamento cirúrgico é reservado para os casos de fratura, deformidades ou lesões sintomáticas.

QUESTÃO 102-09. Qual das opções abaixo **NÃO** faz parte do diagnóstico diferencial da displasia osteofibrosa?
a) Osteomielite.
b) Displasia fibrosa.
c) Adamantinoma.
d) Mieloma múltiplo.

QUESTÃO 103-09. Sobre a displasia osteofibrosa **PODEMOS** afirmar que
a) geralmente se localiza na diáfise da tíbia, acometendo principalmente crianças.
b) o tratamento é preferencialmente cirúrgico, com ressecção do tipo intralesional.
c) o portador apresenta deformidade e dor intensa que melhora com uso de analgésicos.
d) histologicamente são visualizadas células pequenas, redondas e azuis.

QUESTÃO 104-09. A propósito da histopatologia do adamantinoma, **PODEMOS** afirmar que
a) há pequenas ilhas de células discretas a ilhas epiteliais proeminentes com pouco estroma interveniente.
b) apresenta calcificações em tela de galinheiro, que são patognomônicas desse tumor.
c) no campo de grande aumento é possível visualizar númeras células gigantes multinucleadas.
d) presença de citoplasma abundante e basófilo nas células tumorais com atipia.

QUESTÃO 105-09. Quais as principais características de apresentação que diferenciam a displasia fibrosa do adamantinoma?
a) Jovens; localização epifisária; presença de afilamento cortical; e, arqueamento anterior.
b) Idosos; opacidade em "vidro fosco"; presença de reação periosteal; e, arqueamento anterior.
c) Idosos; aparência em "bolha de sabão"; ausência de reação periosteal e, arqueamento póstero-lateral.
d) Jovens; opacidade em "vidro fosco"; ausência de reação periosteal; e, arqueamento anterior.

QUESTÃO 106-09. Quanto às características clínicas do adamantinoma, é **INCORRETO** afirmar que
a) constitui raro tumor ósseo maligno situado no esqueleto apendicular.
b) divide-se em adamantinoma clássico, semelhante à displasia osteofibrosa e adamantinoma desdiferenciado.
c) apresenta crescimento rápido e frequentemente causa metástases.
d) acomete mais comumente pacientes do sexo masculino (5:4).

QUESTÃO 107-09. Quanto ao manejo cirúrgico do adamantinoma, é **CORRETO** afirmar que
a) a margem intralesional é apropriada, na maioria dos casos.
b) não é necessário realizar a dissecção linfonodal locorregional no momento da ressecção do tumor primário.
c) a adjuvância local com radioterapia é frequentemente indicada.
d) o prognóstico é considerado excelente; os pacientes operados apresentam sobrevida acima de 90% em 5 anos.

QUESTÃO 108-09. O adamantinoma é mais frequentemente diagnosticado
a) no fêmur.
b) no úmero.
c) no rádio.
d) na tíbia.

QUESTÃO 109-09. A propósito do adamantinoma, é **INCORRETO** afirmar que
a) contém componentes epitelial e estromal (osteofibroso) variáveis.
b) representa <1% dos tumores ósseos primários.
c) apresenta-se mais frequentemente na sexta década da vida.
d) acomete os ossos tubulareslongos em ~97% dos casos.

QUESTÃO 110-09. A propósito do adamantinoma, é **INCORRETO** afirmar que
a) 80% a 85% ocorrem na diáfise tibial (ou, menos comumente, na metáfise).
b) 10% a 15% das lesões situadas na tíbia acometem concomitantemente a fíbula.
c) outros sítios afetados além da tíbia: fíbula isolada, úmero, ulna, fêmur, rádio, costelas, coluna vertebral e os pequenos ossos da mão e do pé.
d) costuma afetar o calvário.

QUESTÃO 111-09. Quanto à apresentação clínica do adamantinoma, é **INCORRETO** afirmar que
a) o tumor apresenta progressão lenta e curso indolente.
b) os sintomas incluem dor, aumento de volume, eritema, sensibilidade local e arqueamento.
c) Os pacientes podem apresentar incapacidade para suportar carga e claudicação.
d) até 15% dos pacientes relatarão trauma prévio na área de interesse.

QUESTÃO 112-09. Constitui complicação clínica associada ao adamantinoma:
a) Hipercalcemia paraneoplásica.
b) Insuficiência cardíaca.
c) Pirose.
d) Hepatite.

QUESTÃO 113-09. Ainda quanto ao manejo cirúrgico do adamantinoma, é **INCORRETO** afirmar que
a) o salvamento do membro com ressecção intercalar e reconstrução com transporte ósseo, enxerto livre vascularizado de fíbula, aloenxerto ou reconstrução endoprotética pode ser tentado.
b) mais raramente, o tratamento demanda amputação do membro, seguida do uso de prótese.
c) é recomendada cirurgia intralesional (curetagem e cimentação).
d) o tratamento visa a excisão completa da lesão, em um esforço para reduzir as chances de recorrência local.

QUESTÃO 114-09. Quanto à avaliação mediante imagens do adamantinoma, é **CORRETO** afirmar que
a) afeta comumente a metáfise dos ossos longos.
b) invasão da cortical e extensão para os tecidos moles constitui achado característico.
c) o fêmur é o osso mais acometido.
d) geralmente é excêntrico, osteolítico, com margens escleróticas bem definidas.

QUESTÃO 115-09. Ainda quanto à avaliação mediante imagens do adamantinoma, é **INCORRETO** afirmar que
a) ~16-23% dos casos apresentam fratura patológica concomitante.
b) há eventual recorte endosteal, além de afilamento e destruição cortical.
c) radioluscências sobrepostas podem dar às lesões a aparência de "roído de traça".
d) a massa pode ser expansiva com delineamento e septação variáveis.

QUESTÃO 116-09. Ainda quanto à avaliação mediante imagens do adamantinoma, é **CORRETO** afirmar que
a) geralmente é intracortical, invadindo os tecidos moles circundantes em ~15% dos casos.
b) fratura concomitante não costuma produzir reação periosteal.
c) as lesões aparecem em nódulos únicos.
d) as lesões apresentam realce heterogêneo e não costumam incluir o canal medular.

QUESTÃO 117-09. Quanto às características clínicas do mesenquimoma fibrocartilaginoso do osso, é **INCORRETO** afirmar que
a) trata-se de doença muito rara.
b) acomete pacientes esqueleticamente maduros.

c) o seu comportamento é incerto.
d) o prognóstico é geralmente bom.

QUESTÃO 118-09. Quanto às características patológicas do mesenquimoma fibrocartilaginoso do osso, é **CORRETO** afirmar que
a) assemelha-se a um sarcoma fusocelular de baixo grau.
b) nódulos de cartilagem estão presentes.
c) tem aparência semelhante à placa de crescimento.
d) todas acima estão corretas.

QUESTÃO 119-09. É **INCORRETO** afirmar, sobre o leiomiossarcoma ósseo primário, que
a) é mais comum no joelho, no segmento distal do fêmur e proximal da tíbia.
b) os estudos de imagem, tipicamente, demonstram lesão osteolítica intramedular que rompe a cortical e estende para os tecidos moles.
c) não é rara a associação com radioterapia prévia.
d) apresenta boa resposta ao tratamento quimio e radioterápico.

QUESTÃO 120-09. Quanto às características patológicas do leiomiossarcoma ósseo primário, é **INCORRETO** afirmar que
a) em muitos casos, é composto por longos fascículos de células fusiformes.
b) osteoide maligno geralmente está presente.
c) marcadores imunoistoquímicos são úteis no diagnóstico diferencial.
d) actina de músculo liso e actina músculo específica têm alta expressão imunoistoquímica.

QUESTÃO 121-09. Quanto às características patológicas do sarcoma pleomórfico indiferenciado do osso, é **INCORRETO** afirmar que
a) é típica a formação de osteoide maligno ou tecido cartilaginoso.
b) é composto por células marcadamente pleomórficas fusiformes, epitelioides ou poligonais.
c) na histologia, pode haver histiócitos e células inflamatórias entre as células neoplásicas.
d) não há marcador imunoistoquímico específico.

QUESTÃO 122-09. Em relação ao hamartoma condromesenquimal nasal, **PODEMOS** afirmar que
a) o envolvimento dos seios etmoidal e maxilar é bastante raro.
b) são mais frequentes após a quinta década de vida.
c) a apresentação do paciente e os sintomas comuns independem da localização e do tamanho do tumor.
d) distúrbios oculomotores e disfunção neurológica não constituem achados associados.

QUESTÃO 123-09. Em relação aos lipomas intraósseos, **PODEMOS** afirmar que
a) o calcâneo é o segundo local mais frequente.
b) são lesões muito dolorosas.
c) produzem lesão lítica agressiva com rotura da cortical óssea.
d) fraturas patológicas são frequentes.

QUESTÃO 124-09. Tumor maligno de tecidos moles constituído por duas ou mais linhas especializadas de diferenciação, isto é, dois ou mais tipos de elementos sarcomatosos. Essa é a definição do
a) mesenquimoma maligno.
b) osteossarcoma telangiectásico.
c) sarcoma indiferenciado.
d) condrossarcoma mesenquimal.

QUESTÃO 125-09. Em relação ao leiomiossarcoma ósseo primário, é **CORRETO** afirmar que
a) é um sarcoma ósseo frequente em crianças.
b) é definido pela OMS como tumor maligno com características distintas de células musculares lisas.
c) é mais frequente em homens.
d) a localização mais frequente é o fêmur.

QUESTÃO 126-09. Os bifosfonados utilizados no tratamento das metástases ósseas
a) aumentam a reabsorção óssea.
b) ativam os osteoblastos.
c) causam apoptose dos osteoclastos.
d) possuem pouca atuação nas metástases de carcinoma de mama.

QUESTÃO 127-09. Em relação ao denosumab, é **CORRETO** afirmar que
a) este medicamento possui o mesmo mecanismo de ação dos bifosfonatos, porém apresenta menor eficácia.
b) trata se de anticorpo monoclonal.
c) não deve ser usado no tratamento de metástases pulmonares.
d) atua na formação dos osteócitos.

QUESTÃO 128-09. Em relação ao ácido zoledrônico, é **CORRETO** afirmar que
a) atua estimulando os osteoblastos.
b) não tem efeito na dor óssea.
c) pode causar osteonecrose de mandíbula.
d) também é conhecido como pamidronato.

QUESTÃO 129-09. São componentes da síndrome de McCUNE-ALBRIGHT, **EXCETO**
a) manchas "café-com-leite".
b) puberdade precoce.
c) acromegalia.
d) nanismo.

QUESTÃO 130-09. São diagnósticos diferenciais de displasia fibrosa, **EXCETO**
a) encondroma.
b) adamantinoma.
c) cisto ósseo solitário.
d) condroblastoma.

QUESTÃO 131-09. Sobre a displasia fibrosa, **NÃO PODEMOS** afirmar que
a) constitui lesão benigna ativa, composta por tecido fibroso.
b) pode ser monostótica ou poliostótica.
c) não apresenta imagem típica à ressonância magnética.
d) costuma ser tratada cirurgicamente.

QUESTÃO 132-09. Sobre as metástases ósseas, qual das seguintes afirmativas é **FALSA**?
a) As metástases ósseas, além de traduzir pior prognóstico, podem evoluir com fratura patológica e piora da qualidade de vida e do tratamento do doente.
b) O sítio primário desconhecido sempre é diagnosticado no estadiamento imagiológico.
c) As metástases ósseas podem apresentar padrão osteolítico, osteoblástico ou misto.
d) Diante de lesão radiologicamente agressiva deve ser feito estadiamento local e sistêmico criterioso, não se poupando exames complementares como TC, RM e cintilografia.

QUESTÃO 133-09. Sobre o adamantinoma dos ossos longos, qual das seguintes afirmativas é **FALSA**?
a) Metástases podem ocorrer em 10-20% dos casos, mais frequentemente para os pulmões.
b) Raramente são detectadas metástases para linfonodos ou para outros ossos.
c) Esta neoplasia frequentemente é descrita em crianças ou em adolescentes.
d) O adamantinoma é uma rara neoplasia intraóssea, na maioria dos casos localizada na diáfise da tíbia.

QUESTÃO 134-09. Sobre o adamantinoma dos ossos longos, qual das seguintes afirmativas é **VERDADEIRA**?
a) As manifestações clínicas mais comuns são dor, aumento de volume e/ou deformidade progressiva no local acometido.
b) A ressecção ampla está associada a maior risco de recidiva e metástase.
c) Na maior parte dos casos, as metástases são precoces, porém com bom prognóstico.
d) Raramente é descrito em adultos.

QUESTÃO 135-09. São sítios primários comuns de metástases ósseas, **EXCETO** o(a)
a) pulmão.
b) próstata.
c) mama.
d) ovário.

QUESTÃO 136-09. Com relação ao aspecto radiográfico das lesões ósseas metastáticas, observe a correlação entre sítio primário e aspecto radiográfico, e assinale a alternativa **INCORRETA**:
a) Rim, aspecto lítico.
b) Pulmão, aspecto lítico.
c) Carcinoma neuroendócrino, aspecto lítico.
d) Próstata, aspecto blástico.

QUESTÃO 137-09. A propósito das metástases ósseas, **NÃO É POSSÍVEL** afirmar que
a) apresentam características histológicas semelhantes às das lesões primárias.
b) os tumores primários mais comuns são adenocarcinomas e carcinomas espinocelulares.
c) lesões osteoblásticas contêm osso reticular reativo abundante, devendo ser distinguidas do osteossarcoma.
d) hemorragia, fibrose e reações de células gigantes semelhantes a osteoclastos são infrequentes.

QUESTÃO 138-09. Ainda a propósito das metástases ósseas, **NÃO É POSSÍVEL** afirmar que
a) o prognóstico não é predominantemente definido pelo tumor primário.
b) o envolvimento do osso por metástases é o resultado da disseminação hematogênica a partir do sítio primário.
c) a mediana global de sobrevida dos portadores de lesões na coluna vertebral alcança 5,1 meses.
d) a imunoistoquímica deve ser utilizada para sugerir ou confirmar possível sítio primário.

QUESTÃO 139-09. A etiologia do cisto ósseo simples é incerta, não completamente esclarecida. Qual das alternativas abaixo **NÃO** faz parte do rol de teorias aventadas sobre a etiologia do cisto ósseo simples?
a) Desdiferenciação, partindo do cisto ósseo aneurismático.
b) Anormalidades vasculares intraósseas.
c) Alterações do metabolismo ósseo.
d) Hemorragia intramedular após traumatismo.

QUESTÃO 140-09. Sobre o adamantinoma, **PODEMOS** afirmar que
a) constitui neoplasia epitelial maligna de alto grau com forte predileção pelo fêmur.
b) existe provável relação histogenética entre o adamantinoma e o fibroma não ossificante.

c) não há diferença aparente entre a displasia osteofibrosa (DOF) e o adamantinoma diferenciado no que diz respeito ao exame anatomopatológico e à imunoistoquímica.

d) o adamantinoma clássico ocorre em um espectro etário mais amplo que a DOF e o adamantinoma diferenciado, e se comporta de forma maligna.

QUESTÃO 141-09. Sobre as metástases ósseas de carcinoma, **PODEMOS** afirmar que
a) a principal modalidade de tratamento é a radioterapia, cuja principal indicação é o alívio da dor e a manutenção da função.
b) a radioterapia não é efetiva no controle temporário da dor, assim como na diminuição ou controle local da destruição óssea.
c) pacientes com prognóstico "fechado", sem chances de quimio ou radioterapia adjuvante, não têm indicação de tratamento cirúrgico mesmo nos casos em que tenham condições clínicas para realizar a operação.
d) distribuição dos sítios primários de metástases em ordem decrescente de frequência: mama; tireoide; ovário; próstata; cólon; pulmão.

QUESTÃO 142-09. A propósito do cisto ósseo simples, é **INCORRETO** afirmar que
a) constitui 10% de todas as neoplasias ósseas primárias.
b) representa a causa mais frequente de fratura patológica em crianças.
c) ocorre mais comumente na segunda década de vida (cerca de 85%), com pico de incidência em torno dos 10 anos.
d) é duas a três vezes mais frequente no gênero masculino.

QUESTÃO 143-09. Em relação aos distúrbios do crescimento relacionados ao cisto ósseo simples, assinale a afirmativa **CORRETA**:
a) Têm tratamento fácil.
b) São extremamente comuns.
c) Mais de 10% dos pacientes experimentam detenção ou sobrecrescimento do osso afetado.
d) Ocorrem após fratura patológica ou complicação advinda do tratamento do COS ativo (curetagem).

QUESTÃO 144-09. Leia as afirmativas abaixo, a propósito das fraturas patológicas no cisto ósseo simples (COS). A seguir, assinale qual a alternativa **CORRETA**:
I. Fraturas patológicas constituem a principal complicação associada ao COS.
II. A recidiva tardia, após o tratamento inicial, é indicativa de atividade do COS.
III. A menor distância da placa de crescimento se associa a risco aumentado para fratura.
IV. A idade de apresentação mais precoce se associa a risco aumentado para fratura.

a) I, II e III estão corretas.
b) I, II e IV estão corretas.
c) I, III e IV estão corretas.
d) II, III e IV estão corretas.

QUESTÃO 145-09. Em relação ao prognóstico do cisto ósseo simples (COS), assinale a afirmativa **CORRETA**:
a) O COS ativo e o latente não tendem a recidivar após ressecção ampla.
b) Os resultados são mais satisfatórios para o COS situado nos segmentos proximais do úmero e fêmur do que em outras localizações.
c) O COS possui excelente prognóstico e reconhecido potencial para resolução espontânea, especialmente após a maturidade esquelética.
d) Os portadores de COS com idade >10 anos apresentam taxa de cura inferior (60%) à observada em pacientes mais jovens (90%), independentemente da modalidade de tratamento.

QUESTÃO 146-09. Leia as afirmativas abaixo sobre o papel da tomografia computadorizada (TC), ressonância magnética (RM) e do exame anatomopatológico na avaliação do cisto ósseo simples. A seguir, assinale qual a alternativa **CORRETA**
  I. A TC e a RM não proporcionam informações adicionais para o diagnóstico.
  II. A biopsia deve ser realizada de forma sistemática para o diagnóstico.
  III. A TC e a RM podem ser realizadas em conjunto com o exame radiográfico convencional para auxiliar no diagnóstico diferencial.
  IV. A TC e a RM podem ser realizadas em conjunto com o exame radiográfico convencional para auxiliar no planejamento operatório.

  a) I, II e III estão corretas.
  b) I, II e IV estão corretas.
  c) I, III e IV estão corretas.
  d) II, III e IV estão corretas.

QUESTÃO 147-09. Leia as afirmativas abaixo sobre o COS ativo. A seguir, assinale qual a alternativa **CORRETA**

  I. Distam a menos de 0,5cm da fise.
  II. Em geral, acometem pacientes mais velhos.
  III. Possuem maior potencial de crescimento e de subsequente fratura.
  IV. Apresentam maior taxa de falha no tratamento, independentemente do método empregado.

  a) I, II e III estão corretas.
  b) I, II e IV estão corretas.
  c) I, III e IV estão corretas.
  d) II, III e IV estão corretas.

QUESTÃO 148-09. A propósito da distribuição anatômica do leiomiossarcoma ósseo primário, assinale a afirmativa **CORRETA**
  a) costuma acometer a diáfise dos ossos longos.
  b) é mais frequentes no esqueleto axial.
  c) o segmento distal do fêmur e o segmento proximal da tíbia correspondem a 30% de todos os casos.
  d) o segmento proximal do úmero, além dos arcos costais, pelve, clavícula, falanges e rádio costumam ser acometidos.

QUESTÃO 149-09. A propósito da apresentação clínica do leiomiossarcoma ósseo primário, assinale a afirmativa **CORRETA**
  a) inicialmente há dor, edema e tumor palpável no local afetado, e, em 20-40% dos casos, fratura patológica.
  b) possui comportamento local indolente, sem potencial metastático.
  c) disseminação metastática é incomum.
  d) metástases suprarrenais, mediastinais, renais, linfáticas e cutâneas são mais frequentes.

QUESTÃO 150-09. A propósito do aspecto radiográfico do leiomiossarcoma ósseo primário, assinale a afirmativa **CORRETA**
  a) o diagnóstico diferencial radiográfico inclui osteocondroma, osteocondromatose múltipla e doença de TREVOR.
  b) frequentemente há reação periosteal em "raios-de-sol".
  c) apresenta-se como lesão osteolítica e agressiva, com recorte endosteal, padrão permeativo, margens pouco definidas e ausência de esclerose.
  d) não costuma ocorrer destruição da cortical e invasão dos tecidos moles.

Outros tumores mesenquimais do osso **273**

Gabarito

QUESTÃO	a	b	c	d
01-09			■	
02-09		■		
03-09			■	
04-09	■			
05-09	■			
06-09		■		
07-09			■	
08-09				■
09-09		■		
10-09		■		
11-09		■		
12-09				■
13-09		■		
14-09			■	
15-09		■		
16-09		■		
17-09			■	
18-09			■	
19-09			■	
20-09		■		
21-09			■	
22-09				■
23-09				
24-09	■			
25-09		■		

QUESTÃO	a	b	c	d
26-09	■			
27-09		■		
28-09				■
29-09	■			
30-09	■			
31-09			■	
32-09		■		
33-09				■
34-09	■			
35-09		■		
36-09				■
37-09		■		
38-09		■		
39-09		■		
40-09		■		
41-09		■		
42-09			■	
43-09			■	
44-09	■			
45-09	■			
46-09			■	
47-09			■	
48-09			■	
49-09			■	
50-09		■		

QUESTÃO	a	b	c	d
51-09	■			
52-09			■	
53-09			■	
54-09			■	
55-09			■	
56-09			■	
57-09		■		
58-09				■
59-09			■	
60-09		■		
61-09				■
62-09			■	
63-09		■		
64-09			■	
65-09	■			
66-09	■			
67-09			■	
68-09		■		
69-09			■	
70-09		■		
71-09		■		
72-09				■
73-09		■		
74-09		■		
75-09	■			

QUESTÃO	a	b	c	d
76-09				■
77-09		■		
78-09	■			
79-09		■		
80-09	■			
81-09				■
82-09		■		
83-09		■		
84-09		■		
85-09			■	
86-09			■	
87-09				■
88-09	■			
89-09				■
90-09				■
91-09		■		
92-09			■	
93-09			■	
94-09	■			
95-09		■		
96-09		■		
97-09			■	
98-09				■
99-09			■	
100-09	■			

QUESTÃO	a	b	c	d
101-09		■		
102-09				■
103-09	■			
104-09	■			
105-09			■	
106-09		■		
107-09				■
108-09				■
109-09				■
110-09				■
111-09				■
112-09		■		
113-09			■	
114-09				■
115-09			■	
116-09		■		
117-09			■	
118-09				■
119-09				■
120-09		■		
121-09		■		
122-09		■		
123-09		■		
124-09		■		
125-09		■		

QUESTÃO	a	b	c	d
126-09				■
127-09		■		
128-09				■
129-09				■
130-09				■
131-09				■
132-09		■		
133-09				■
134-09	■			
135-09		■		
136-09		■		
137-09				■
138-09	■			
139-09			■	
140-09			■	
141-09	■			
142-09			■	
143-09				■
144-09			■	
145-09			■	
146-09			■	
147-09			■	
148-09				■
149-09		■		
150-09			■	

Capítulo 9 – Respostas comentadas

COMENTÁRIO SOBRE AS QUESTÕES 01-09, 02-09, 03-09, 04-09 e 05-09
   AUTOR DAS QUESTÕES 01-09, 02-09 e 03-09: Gustavo Costalonga Drumond.
   AUTOR DA QUESTÃO 04-09: Fábio Fernando Elói Pinto.
   AUTORA DA QUESTÃO 05-09: Bruna Buscharino.
   A displasia fibrosa é uma neoplasia benigna, medular, fibro-óssea, que pode ser multifocal e caracteriza-se por osso distorcido, mal organizado e inadequadamente mineralizado. Pode ser monostótica ou poliostótica; neste último caso, pode ser confinada a uma extremidade ou a um lado do corpo, ou pode ser difusa. A forma monostótica é 6-10 vezes mais comum que a forma poliostótica. A displasia fibrosa se apresenta na infância ou adolescência, porém a forma monostótica pode permanecer assintomática até a idade adulta. A forma poliostótica geralmente se manifesta mais cedo na vida do que a forma monostótica. A lesão é muitas vezes assintomática, mas dor e fraturas podem acontecer antes do diagnóstico. As lesões ósseas são geralmente assintomáticas e as radiografias mostram lesão de baixa agressividade com aspecto de vidro fosco. Quando a displasia fibrosa está associada a endocrinopatias e manchas "café-com-leite" na pele é chamada de síndrome de McCUNE-ALBRIGTH. A síndrome de MAZABRAUD é a associação da displasia fibrosa com mixomas intramusculares.
   REFERÊNCIA: Siegal GP, Bloem JL, Cates JMM, Hameed M. Fibrous dysplasia. In: WHO Classification of Tumours Editorial Board. Soft tissue and bone tumours. 5th Edition. Lyon: International Agency for Research on Cancer; 2020. p. 472-474.

COMENTÁRIO SOBRE AS QUESTÕES 06-09 e 07-09
   AUTOR DA QUESTÃO: Gustavo Costalonga Drumond.
   A displasia osteofibrosa é uma lesão rara, correspondendo a menos de 1% de todos os tumores ósseos. Embora ocorra tipicamente durante as duas primeiras décadas de vida, alguns casos estão presentes ao nascimento. Não há clara predileção por sexo. Todos os casos relatados foram localizados na tíbia, fíbula ou em ambos os sítios. O envolvimento sincrônico unilateral da tíbia e fíbula é típico.
   REFERÊNCIA: Czerniak B. Dorfman and Czerniak's Bone Tumors. 2nd Edition. Philadelphia: Elsevier; 2016. p. 1142-1173.

COMENTÁRIO SOBRE A QUESTÃO 08-09
   AUTOR DA QUESTÃO: Gustavo Costalonga Drumond.
   A displasia osteofibrosa é uma lesão intracortical que ocorre em crianças, enquanto a displasia fibrosa tende a estar mais centrada na cavidade medular e frequentemente é diagnosticada pela primeira vez em adultos. Durante a segunda década de vida, pelo menos algumas dessas lesões ficam estacionadas e desenvolvem esclerose gradual, mas as deformidades podem persistir.
   REFERÊNCIA: Czerniak B. Dorfman and Czerniak's Bone Tumors. 2nd Edition. Philadelphia: Elsevier; 2016. p. 1142-1173.

COMENTÁRIO SOBRE A QUESTÃO 09-09
   AUTOR DA QUESTÃO: Gustavo Costalonga Drumond.
   Em geral, nitidamente é observada expansão cortical com esclerose. Ocasionalmente, a lesão pode consistir de um único foco maior de tecido fibroso cercado por uma expansão da cortical esclerótica. Ruptura cortical e invasão dos tecidos moles normalmente não estão presentes. Durante a segunda década de vida, pelo menos algumas dessas lesões ficam estacionadas e desenvolvem esclerose gradual, mas as deformidades podem persistir.
   REFERÊNCIA: Czerniak B. Dorfman and Czerniak's Bone Tumors. 2nd Edition. Philadelphia: Elsevier; 2016. p. 1142-1173.

COMENTÁRIO SOBRE A QUESTÃO 10-09
AUTOR DA QUESTÃO: Gustavo Costalonga Drumond.

Em 1967, MAZABRAUD e colaboradores descreveram a associação de displasia fibrosa com mixomas de tecidos moles. Ocasionalmente, os fibromas não ossificantes podem ser multifocais, envolvendo simultaneamente vários sítios metafisários simétricos, mais frequentemente nos ossos longos da extremidade inferior. Embora a displasia osteofibrosa ocorra tipicamente durante as duas primeiras décadas de vida, alguns casos estão presentes ao nascimento. O fibroma desmoplásico apresenta comportamento localmente agressivo, sem capacidade de metástase. Resultados prévios indicam que a curetagem simples, associada à enxertia óssea, resultou em taxa de recorrência de até 40%. A ressecção ampla é o modo de tratamento preferível, embora recorrências também tenham sido relatadas com esse modo de tratamento.

REFERÊNCIA: Czerniak B. Dorfman and Czerniak's Bone Tumors. 2nd Edition. Philadelphia: Elsevier; 2016. P. 1142-1173.

COMENTÁRIO SOBRE A QUESTÃO 11-09
AUTOR DA QUESTÃO: Godofredo Ranzani.

Displasia fibrosa é uma patologia óssea benigna na qual a medula e o osso esponjoso são substituídos por tecido fibroso anormal. Pode apresentar envolvimento de um ou mais ossos do esqueleto, sendo neste último caso, geralmente, unilaterais. Quando poliostótica, pode estar associada às síndromes de McCUNE-ALBRIGHT e MAZABRAUD. Em geral, constitui achado ocasional em radiografias realizadas por algum outro motivo, mas também pode ser descoberta quando ocorre fratura patológica ou alterações no eixo ou comprimento dos ossos longos.

REFERÊNCIA: Wu JS, Hochman MG. Bone Tumors. New York, NY: Springer; 2012. P. 135-153.

COMENTÁRIO SOBRE A QUESTÃO 12-09
AUTOR DA QUESTÃO: Godofredo Ranzani.

A causa mais comum de metástases para o osso é o câncer da mama. Os locais mais comuns de metástases da mama são o esqueleto axial e costelas. A hipercalcemia causada pelas lesões líticas ocorre em apenas 30% dos casos de pacientes com câncer de mama. Em estudo correlacionando autópsia e radiografias de lesões ósseas suspeitas, foi evidenciado que, para que seja visível às radiografias, uma lesão metastática teria que comprometer 30 a 50% da massa óssea.

REFERÊNCIAS:
(1) Wu JS, Hochman MG. Bone Tumors. New York, NY: Springer; 2012. p. 195-217.
(2) Greenspan A, Jundt G, Remagen W. Differential diagnosis in orthopaedic oncology. 2nd Edition. Philadelphia: Lippincott Williams & Wilkins; 2007. p. 459-480.

COMENTÁRIO SOBRE A QUESTÃO 13-09
AUTOR DA QUESTÃO: Fábio Fernando Elói Pinto.

A displasia osteofibrosa é uma rara lesão intracortical, de localização exclusiva na tíbia e na fíbula, às vezes em ambos, caracterizada por substituição por fibrose com traves osteoides, circundada por osteoblastos. Incide em crianças, descrita desde em recém-nascidos até a segunda década de vida.

REFERÊNCIA: Próspero JD. Tumores Ósseos. São Paulo: Roca; 2001. p. 135-166.

COMENTÁRIO SOBRE A QUESTÃO 14-09
AUTOR DA QUESTÃO: Fábio Fernando Elói Pinto.

O principal diagnóstico diferencial da displasia osteofibrosa é o adamantinoma dos ossos longos.

REFERÊNCIA: Próspero JD. Tumores Ósseos. São Paulo: Roca; 2001. p. 135-166.

COMENTÁRIO SOBRE A QUESTÃO 15-09
AUTOR DA QUESTÃO: Fábio Fernando Elói Pinto.

A displasia osteofibrosa pode presentar aberrações cromossômicas tais como trissomia dos cromossomos 7, 8 e 12. Na imunoistoquímica, observa-se positividade para vimentina e, ocasionalmente, para S100.

REFERÊNCIA: Nielsen GP, Hogendoorn PCW. Osteofibrous dysplasia. In: WHO Classification of Tumours Editorial Board. Soft tissue and bone tumours. 5th Edition. Lyon: International Agency for Research on Cancer; 2020. p. 460-462.

COMENTÁRIO SOBRE A QUESTÃO 16-09
AUTOR DA QUESTÃO: Fábio Fernando Elói Pinto.

A displasia fibrosa se inicia na infância, entre os 5 e 20 anos, tem leve predileção pelo sexo feminino e as radiografias geralmente mostram lesão geográfica não agressiva com matriz de vidro fosco. Geralmente, não há extensão para os tecidos moles, nem reação periosteal. A transformação maligna para osteossarcoma, fibrossarcoma ou condrossarcoma pode ocorrer em menos de 1% dos casos.

REFERÊNCIA: Drumond JMN. Lesões pseudotumorais. In: Camargo OP. Clínica Ortopédica – Tumores do Sistema Músculoesquelético. Rio de Janeiro: MEDSI; 2002. p. 701-713.

COMENTÁRIO SOBRE A QUESTÃO 17-09
AUTOR DA QUESTÃO: Fábio Fernando Elói Pinto.

Lesões solitárias de displasia fibrosa podem assemelhar-se a cisto ósseo, fibroma desmoplásico, condrossarcoma central e adamantinoma dos ossos longos. Microscopicamente, os principais diagnósticos diferenciais são o fibroma desmoplásico, o adamantinoma dos ossos longos e a displasia osteofibrosa.

REFERÊNCIA: Próspero JD. Tumores Ósseos. São Paulo: Roca; 2001. p. 135-166.

COMENTÁRIO SOBRE A QUESTÃO 18-09
AUTOR DA QUESTÃO: Pedro Reggiani Anzuatégui.

A escala *Epidural Spinal Cord Compression* (ESCC) classifica o grau de compressão medular metastática, através da ressonância magnética e hierarquiza os pacientes em quatro níveis. No grau zero, a doença metastática está restrita ao corpo vertebral, não há doença epidural. No grau 1A, o tumor está no espaço epidural, mas não toca o saco dural. No grau 1B, a doença toca o saco dural, mas não toca a medula espinhal. No grau 1C, o tumor toca a medula espinhal. No grau 2, a medula espinhal está deformada, mas o líquido cefalorraquidiano está visível. No grau 3, a medula espinhal está deformada e o líquido cefalorraquidiano não está visível. Esta escala é muito útil no manejo da doença metastática vertebral, os graus 2 e 3 comumente são propensos a tratamento cirúrgico.

REFERÊNCIA: Sciubba DM, Pennington Z, Colman MW, Goodwin CR, Laufer I, Patt JC *et al*; NASS Spine Oncology Committee. Spinal metastases 2021: a review of the current state of the art and future directions. Spine J. 2021;21(9):1414-1429.

COMENTÁRIO SOBRE A QUESTÃO 19-09
AUTOR DA QUESTÃO: Pedro Reggiani Anzuatégui.

O SINS, proposto por FISHER *et al.* (2010), sugere três grupos de pacientes segundo a estabilidade da coluna vertebral acometida por metástase óssea, a saber: estável, potencialmente instável (indeterminado) e instável. O paciente pode pontuar de 0 (zero) a 18, conforme seis características clínicas diferentes **(Tabela 01-09)**: 0-6 (estável), 7-12 (indeterminado) e 13-18 (instável). Nesta questão, o escore SINS foi de 12 (indeterminado).

Tabela 01-09. Escala de Instabilidade Espinhal Neoplásica (SINS)

Elemento do SINS	Escore
Localização	
Juncional (occipito-C2, C7-T2, T11-L1, L5-S1)	3
Coluna móvel (C3-C6, L2-L4)	2
Semirrígida (T3-T10)	1
Rígida (S2-S5)	0
Melhora da dor com o decúbito, dor aos movimentos ou carga da coluna vertebral, ou ambos	
Sim	3
Não (dor ocasional, mas não mecânica)	1
Lesão indolor	0
Lesão óssea	
Osteolítica	2
Mista	1
Osteoblástica	0
Alinhamento radiográfico da coluna vertebral	
Subluxação/translação	4
Deformidade *de novo* (cifose/escoliose)	2
Alinhamento normal	0
Colapso do corpo vertebral	
Colapso >50%	3
Colapso <50%	2
Sem colapso, com >50% do corpo vertebral envolvido	1
Nenhuma das opções acima	0

Envolvimento póstero-lateral dos elementos vertebrais (fratura ou substituição por tumor da faceta, pedículo, ou articulação costovertebral)	
Bilateral	3
Unilateral	1
Nenhuma das opções acima	0
O escore total é calculado a partir dos parâmetros descritos sendo inferidos os seguintes resultados:	
Escore 0-6: estável	
Escore 7-12: potencialmente instável (indeterminado)	
Escore 13-18: instável	
Um SINS de 7-18 justifica a consulta cirúrgica para avaliar a instabilidade antes de prosseguir com qualquer planejamento de radioterapia.	

REFERÊNCIA: Sciubba DM, Pennington Z, Colman MW, Goodwin CR, Laufer I, Patt JC *et al*.; NASS Spine Oncology Committee. Spinal metastases 2021: a review of the current state of the art and future directions. Spine J. 2021;21(9):1414-1429.

COMENTÁRIO SOBRE A QUESTÃO 20-09

AUTOR DA QUESTÃO: André Mathias Baptista.

Por definição, o hamartoma condromesenquimal de parede torácica é uma lesão benigna que surge dos arcos costais (superfície ou canal medular) de composição mista (cartilagem hialina, osso esponjoso, células fusiformes e cistos preenchidos por conteúdo hemático). Geralmente constitui tumor solitário, mas pode envolver outros arcos costais durante seu crescimento. Raramente é bilateral ou multicêntrico. Lesões grandes podem causar distúrbios ventilatórios (por alterar a expansibilidade da parede torácica), escoliose e deformidades grosseiras da parede torácica. Na radiografia e tomografia computadorizada apresenta-se como lesão com margens bem definidas e escleróticas, áreas císticas com níveis líquidos e padrão de mineralização predominantemente condral (embora possa apresentar focos de calcificação osteoides ou mistos). Na ressonância magnética, apresenta componentes sólido e cístico com sinal heterogêneo em T1 e T2.

REFERÊNCIA: Fritchie KJ, Gambarotti M. Chondromesenchymal hamartoma of chest wall. In: WHO Classification of Tumours Editorial Board. Soft tissue and bone tumours. 5th Edition. Lyon: International Agency for Research on Cancer; 2020. p. 458-459.

COMENTÁRIO SOBRE A QUESTÃO 21-09

AUTOR DA QUESTÃO: André Mathias Baptista.

A incidência do hamartoma condromesenquimal de parede torácica relatada na literatura é de apenas 1 caso para cada 3000 de tumores ósseos primários, ou seja, menos de 1 caso para 1 milhão de pessoas por ano na população geral. Existem pouco mais de 100 casos relatados na literatura até o momento. A maioria dos tumores é congênita e são notados já ao nascimento (no mais tardar, antes do fim do primeiro ano de vida). O diagnóstico tardio, em crianças maiores, é extremamente raro. Há predileção pelo sexo masculino, numa proporção de 2:1.

REFERÊNCIA: Fritchie KJ, Gambarotti M. Chondromesenchymal hamartoma of chest wall. In: WHO Classification of Tumours Editorial Board. Soft tissue and bone tumours. 5th Edition. Lyon: International Agency for Research on Cancer; 2020. p. 458-459.

COMENTÁRIO SOBRE AS QUESTÕES 22-09, 23-09 e 24-09

AUTOR DA QUESTÃO 22-09: André Mathias Baptista.
AUTOR DAS QUESTÕES 23-09 e 24-09: Adonai Pinheiro Barreto.

A displasia osteofibrosa é um tumor benigno osteofibroso dos ossos longos que surge tipicamente na cortical anterior da tíbia e/ou fíbula durante a infância. Geralmente se localiza no terço médio ou proximal da tíbia (nestes casos, 20% apresentam lesão na fíbula ipsilateral). Raramente envolve outros ossos longos (já relatados na literatura: ulna, rádio e úmero), embora a documentação desses relatos não seja convincentemente diagnóstica para DOF. Os pacientes relatam dor, edema localizado e deformidade em arqueamento que raramente causa uma fratura patológica. O tumor também pode ser descoberto incidentalmente em raios-X feitos por outros motivos. As lesões são tipicamente intracorticais, centrais, localmente agressivas com insuflação e destruição da cortical em um padrão de inúmeras lesões líticas paralelas à diáfise com aspecto de bolhas. Pode haver esclerose perilesional. O principal dignóstico diferencial imaginológico é o adamantinoma. Pode causar deformidade em antecurvato da tíbia, mas raramente leva a fratura patológica. Entidade rara, correspondendo apenas a 0,2% de todos os tumores primários, tipicamente surge na 1.ª e 2.ª décadas, mais precocemente que os pacientes com adamantinoma. A DOF é rara após os 15 anos.

REFERÊNCIA: Nielsen GP, Hogendoorn PCW. Osteofibrous dysplasia. In: WHO Classification of Tumours Editorial Board. Soft tissue and bone tumours. 5th Edition. Lyon: International Agency for Research on Cancer; 2020. p. 460-462.

COMENTÁRIO SOBRE A QUESTÃO 25-09

AUTOR DA QUESTÃO: André Mathias Baptista.

Cistos ósseos simples correspondem às lesões benignas mais comuns do esqueleto imaturo, sendo encontradas principalmente nos segmentos proximal do úmero e proximal do fêmur (por ordem de frequência). No adulto são, geralmente, encontrados no calcâneo e no ilíaco. Radiograficamente, apresentam-se como lesões líticas, bem delimitadas, na região metafisária, unicameral, podendo possuir aspecto insuflativo, sem ruptura da cortical. Lesões ditas ativas distam até 2 cm da fise. Lesões latentes encontram-se >2 cm distantes da fise. Cistos mais antigos podem ser encontrados na região diafisária, apresentar bordos mais escleróticos e aparência multiloculada. O conteúdo do cisto geralmente é rico em proteínas e apresenta cor palha. Na eventualidade de uma fratura patológica, torna-se hemorrágico e pode apresentar o sinal patognômico da "folha caída" (presença de fino fragmento de cortical flutuanto no interior do conteúdo líquido do cisto, evidenciado através das radiografias simples). Histologicamente, apresenta-se como lesão com paredes finas, sem qualquer conteúdo celular endotelial ou epitelial. Pode apresentar células gigantes esparsas, células mesenquimais, linfócitos e, raramente, presença de conteúdo fibroso eosinofílico (cemento).

REFERÊNCIA: Abraham JA. Benign radiolucent lesions. In: Biermann JS, Siegel GW. Orthopaedic Knowledge Update®: Musculoskeletal Tumors. 4th Edition. Philadelphia: Wolters Kluwer; 2021. p. 99-109.

COMENTÁRIO SOBRE A QUESTÃO 26-09

AUTOR DA QUESTÃO: André Mathias Baptista.

O tratamento do COS ainda é controverso. Em linhas gerais, lesões assintomáticas, com baixo risco para fratura patológica (membros superiores, assintomáticas, fora de área de carga) admitem tratamento expectante. A presença de fratura patológica no membro superior é um indicativo que favorece o tratamento cirúrgico, uma vez que geralmente a consolidação da fratura não leva à involução completa do cisto. Lesões nos membros inferiores, especialmente no segmento proximal do fêmur, devem ser tratadas de maneira mais agressiva, dependendo da idade do paciente e tamanho da lesão. As opções de tratamento cirúrgico incluem o método de SCAGLIETTI *et al.* e a ressecção intralesional (curetagem) com preenchimento da cavidade e fixação profilática se necessário (indicação ortopédica de acordo com o osso que está sendo abordado). Considera-se falha do tratamento quando não são observados sinais de involução do cisto três meses após o procedimento, após três tentativas. Com relação ao preenchimento da cavidade após curetagem, os melhores resultados são obtidos com autoenxerto. Outras opções incluem aloenxerto, substitutos ósseos e cimento ósseo.

REFERÊNCIA: Abraham JA. Benign radiolucent lesions. In: Biermann JS, Siegel GW. Orthopaedic Knowledge Update®: Musculoskeletal Tumors. 4th Edition. Philadelphia: Wolters Kluwer; 2021. p. 99-109.

COMENTÁRIO SOBRE A QUESTÃO 27-09

AUTOR DA QUESTÃO: André Mathias Baptista.

A displasia fibrosa é definida como anomalia do desenvolvimento ósseo na qual há substituição da medula óssea e do osso esponjoso por tecido fibroso e/ou osteofibroso. Pode ser encontrada nas formas monostótica ou poliostótica. A forma monostótica é a mais comum (70%), diagnosticada geralmente antes dos 30 anos (infância e adolescência) e oligossintomática. A forma poliostótica é diagnosticada mais precocemente (média aos 8 anos), devido ao quadro de dor, deformidade e fratura patológica. Na forma poliostótica encontramos associação com a síndrome de MAZABRAUD (mixomas em tecidos moles) e McCUNE-ALBRIGHT (puberdade precoce e manchas "café-com-leite"). A maioria é diagnosticada como achado radiográfico incidental, 70% vão apresentar dor no curso evolutivo e os ossos mais frequentemente acometidos são: fêmur (91%), tíbia (81%), pelve (78%), ossos do pé (73%) e ossos do crânio (50%).

REFERÊNCIA: Parrish WM. Benign fibrous lesions and Langerhans cell histiocytosis. radiolucent lesions. In: Biermann JS, Siegel GW. Orthopaedic Knowledge Update®: Musculoskeletal Tumors. 4th Edition. Philadelphia: Wolters Kluwer; 2021. p. 141-150.

COMENTÁRIO SOBRE A QUESTÃO 28-09

AUTOR DA QUESTÃO: André Mathias Baptista.

Nas radiografias simples, a displasia fibrosa apresenta-se como lesão lítica, central, com contornos geográficos e escleróticos, aspecto de "vidro fosco" (despolido). No segmento proximal do fêmur pode causar deformidade em varo do colo femoral, denominada "cajado de pastor". Na ressonância magnética, observa-se baixo sinal em T1 com alto sinal em T2 e captação de contraste no interior da lesão. A taxa de degeneração sarcomatosa é de 0,5–1% na forma monostótica e de até 4% na forma poliostótica (sendo que a asssociação com McCUNE-ALBRIGHT apresenta o maior risco).

REFERÊNCIA: Parrish WM. Benign fibrous lesions and Langerhans cell histiocytosis. radiolucent lesions. In: Biermann JS, Siegel GW. Orthopaedic Knowledge Update®: Musculoskeletal Tumors. 4th Edition. Philadelphia: Wolters Kluwer; 2021. p. 141-150.

COMENTÁRIO SOBRE AS QUESTÕES 29-09 e 30-09

AUTOR DA QUESTÃO 29-09: André Mathias Baptista.

AUTORA DA QUESTÃO 30-09: Bruna Buscharino.

O adamantinoma é um tumor bifásico, localmente agressivo ou maligno, caracterizado por uma variedade de padrões morfológicos, com um componente epitelial variável dentro de um componente osteofibroso bran-do. O adamantinoma tipicamente se localiza na região metadiafisária proximal da tíbia em 85–90% dos casos. Ocorre envolvimento multifocal da tíbia. Em até 10% há lesão sincrônica na fíbula ipsilateral. Principais sintomas são dor e edema/abaulamento local. Os sintomas são insidiosos, de maneira que os sintomas podem persistir por >30 anos até que seja feito o diagnóstico. Responde por 0,4% de todos os tumores ósseos primários, mais comum em homens na faixa de 25–35 anos. Uma entidade rara é o adamantinoma EWING-símile, em que há sobreposição morfológica e imunoistoquímica de características de ambas as neoplasias (sem, no entanto, apresentar as fusões gênicas característica do sarcoma de EWING clássico).

REFERÊNCIA: Nielsen GP, Hogendoorn PCW. Adamantinoma of long bones. In: WHO Classification of Tumours Editorial Board. Soft tissue and bone tumours. 5th Edition. Lyon: International Agency for Research on Cancer; 2020. p. 463-466.

COMENTÁRIO SOBRE AS QUESTÕES 31-09, 32-09 e 33-09

AUTOR DA QUESTÃO: Alex Guedes.

Os fatores de risco para recorrência são cirurgia intralesional ou marginal e crescimento extracompartimental. No adamantinoma displasia osteofibrosa (DOF)-símile, as taxas de recorrência são de cerca de 20%. Os adamantinomas DOF-símile raramente podem metastatizar após a recorrência e subsequente progressão para adamantinoma clássico. No adamantinoma clássico, a taxa de recorrência após cirurgia não radical pode chegar a 90%. A recorrência está associada a um aumento na proporção de epitélio/estroma e a um comportamento mais agressivo. Além disso, sexo masculino, sexo feminino combinado com idade jovem, dor na apresentação, curta duração dos sintomas, idade jovem (<20 anos) e falta de diferenciação escamosa do tumor foram associados a taxas aumentadas de recorrência ou metástase. Os adamantinomas clássicos metastatizam em 12-29% dos pacientes, com taxas de mortalidade comparáveis. O tumor se espalha para os gânglios linfáticos regionais e os pulmões, e raramente para o esqueleto, fígado e cérebro. O adamantinoma desdiferenciado tem curso clínico agressivo.

REFERÊNCIA: Nielsen GP, Hogendoorn PCW. Adamantinoma of long bones. In: WHO Classification of Tumours Editorial Board. Soft tissue and bone tumours. 5th Edition. Lyon: International Agency for Research on Cancer; 2020. p. 463-466.

COMENTÁRIO SOBRE A QUESTÃO 34-09

AUTOR DA QUESTÃO: André Mathias Baptista.

O mesenquimoma fibrocartilaginoso é uma neoplasia localmente agressiva composta por células fusiformes com poucas atipias e nódulos de cartilagem hialina que se assemelham à cartilagem fisária e trabéculas ósseas. Ocorre mais frequentemente na metáfise dos ossos longos (61%), seguido por ilíaco e púbis (18%), vértebras (15%), metatarsos e costelas (3% cada). Nas radiografias e na tomografia computadorizada apresenta-se como lesão lítica, expansiva, com calcificações. Afilamento com ruptura cortical e extensão para os tecidos moles é frequente. Trata-se de neoplasia muito rara com <40 casos relatados na literatura. Tende a acometer pacientes mais jovens (<27 anos) com discreta predileção pelo sexo masculino.

REFERÊNCIA: Gambarotti M, Inwards CY. Fibrocartilaginous mesenchymoma. In: WHO Classification of Tumours Editorial Board. Soft tissue and bone tumours. 5th Edition. Lyon: International Agency for Research on Cancer; 2020. p. 470-471.

COMENTÁRIO SOBRE A QUESTÃO 35-09

AUTOR DA QUESTÃO: André Mathias Baptista.

Com relação aos fatores prognósticos do mesenquimoma fibrocartilaginoso, sabe-se que não há nenhum relato de metástase ou morte relacionada a esse tipo de neoplasia. Recorrência local é associada principalmente com ressecções intralesionais ou marginais sendo, portanto, mais indicado o tratamento com ressecção de margens amplas. Não há qualquer relação comprovada das taxas de recidiva com idade ou sexo.

REFERÊNCIA: Gambarotti M, Inwards CY. Fibrocartilaginous mesenchymoma. In: WHO Classification of Tumours Editorial Board. Soft tissue and bone tumours. 5th Edition. Lyon: International Agency for Research on Cancer; 2020. p. 470-471.

COMENTÁRIO QUESTÕES 36-09, 37-09 e 38-09
AUTOR DA QUESTÃO 36-09: André Mathias Baptista.
AUTORA DA QUESTÃO 37-09: Bruna Buscharino.
AUTOR DA QUESTÃO 38-09: Adonai Pinheiro Barreto.

Lipoma e hibernoma ósseo são neoplasias benignas compostas por adipócitos brancos (lipoma) ou adipócitos marrons (hibernoma) que surgem dentro ou na superfície do osso. Os lipomas geralmente surgem no calcâneo e na metáfise de ossos tubulares longos, especialmente fêmur, tíbia e úmero, e raramente no crânio, pelve, vértebras, sacro, mandíbula, maxila e costelas; aproximadamente 70% envolvem o membro inferior. O lipoma parosteal se desenvolve na diáfise de ossos tubulares longos, especialmente fêmur, rádio, úmero e tíbia. O hibernoma freqüentemente afeta o esqueleto axial. O lipoma pode ser assintomático (30%) ou produzir dor dolorosa (70%). O lipoma parosteal pode ser doloroso e pode produzir uma massa palpável. O hibernoma geralmente é assintomático e detectado durante a avaliação de um distúrbio não relacionado.

REFERÊNCIA: Rosenberg AE, Bloem JL, Sumathi VP. Lipoma and hibernoma of bone. In: WHO Classification of Tumours Editorial Board. Soft tissue and bone tumours. 5th Edition. Lyon: International Agency for Research on Cancer; 2020. p. 475-477.

COMENTÁRIO SOBRE A QUESTÃO 39-09
AUTOR DA QUESTÃO: André Mathias Baptista.

O lipoma é raro e representa <0,1% dos tumores ósseos primários. A faixa etária do paciente é do segunda a oitava décadas de vida (idade média: 50 anos). Os homens são afetados com mais frequência do que as mulheres (relação M:F: 1,3:1). O lipoma parosteal é responsável por 15% dos lipomas ósseos e se desenvolve durante a quinta a sexta décadas de vida. O hibernoma é muito raro, desenvolve-se em pacientes com idade entre 40 e 80 anos e apresenta predominância do sexo feminino. Os lipomas intraósseos ocorrem principalmente (71%) na extremidade inferior (calcâneo) e exibem baixa densidade em radiografias simples, alto sinal em T1 e baixo sinal em imagens com supressão de gordura sensíveis a líquidos. Calcificações na margem bem definida e dentro da lesão são vistas como de alta densidade nas radiografias e na TC, e mostram sinal vazio na ressonância magnética. A necrose gordurosa e a degeneração cística ocorrem com maior frequência no calcâneo e apresentam alto sinal nas sequências sensíveis a fluidos. Os lipomas parosteais exibem as mesmas características gordurosas nos exames de imagem, mas a lesão é superficial e em continuidade com o periósteo. A formação óssea pode ser observada no centro da lesão, na superfície do osso cortical. O osso cortical subjacente e a medula óssea não estão envolvidos. O hibernoma é caracterizado por uma combinação de características de imagem: alta captação de FDG na PET-CT, captação na cintilografia óssea, aparência esclerótica mal definida.

REFERÊNCIA: Rosenberg AE, Bloem JL, Sumathi VP. Lipoma and hibernoma of bone. In: WHO Classification of Tumours Editorial Board. Soft tissue and bone tumours. 5th Edition. Lyon: International Agency for Research on Cancer; 2020. p. 475-477.

COMENTÁRIO SOBRE A QUESTÃO 40-09
AUTOR DA QUESTÃO: André Mathias Baptista.

A diferenciação da displasia osteofibrosa (DOF) do adamantinoma pode ser difícil do ponto de vista imagiológico e topográfico. Ambas acometem preferencialmente a cortical anterior dos terços médio e proximal da tíbia, havendo concomitância com lesões no segmento proximal da fíbula em 10% (adamantinoma) a 20% (DOF) dos casos. Epidemiologicamente, a displasia osteofibrosa predomina antes dos 15 anos, enquanto o adamantinoma é mais prevalente na faixa etária compreendida entre 25 a 35 anos. Nas radiografias simples, ambas exibem o mesmo padrão lítico, multilobulado (aspecto em "bolha de sabão"), intracortical e com eventual extensão intramedular. Enquanto na displasia osteofibrosa observamos componente esclerótico mais proeminente, no adamantinoma há reação periosteal que pode ser confundida com a esclerose da displasia osteofibrosa. Histologicamente, a DOF apresenta componente celular mesenquimal (fibroblástico e osteoblástico) com pouca mitose e sem atipias. Já o adamantinoma é caracterizado por marcado componente celular epitelial em meio a estroma fibroso, exibindo poucas atipias e figuras de mitose (o que reflete o comportamento clínico indolente desta neoplasia maligna). Uma variante histológica do adamantinoma clássico é a DOF-*símile*, que apresenta componente celular mesenquimal extenso, com raros ninhos epiteliais com atipias.

REFERÊNCIAS:

(1) Nielsen GP, Hogendoorn PCW. Osteofibrous dysplasia. In: WHO Classification of Tumours Editorial Board. Soft tissue and bone tumours. 5th Edition. Lyon: International Agency for Research on Cancer; 2020. p. 460-462.

(2) Nielsen GP, Hogendoorn PCW. Adamantinoma of long bones. In: WHO Classification of Tumours Editorial Board. Soft tissue and bone tumours. 5th Edition. Lyon: International Agency for Research on Cancer; 2020. p. 463-466.

COMENTÁRIOS QUESTÃO 41-09

AUTOR DA QUESTÃO: André Mathias Baptista.

O tratamento do adamantinoma é individualizado e se apoia, sobretudo, na cirurgia com margens amplas. Nos raros casos de alto grau, a quimioterapia pode ser utilizada como adjuvância. Prognóstico depende, essencialmente, do grau do tumor. A sobrevida geral em 10 anos é estimada em 85%, mas nos casos de alto grau giram em torno de 20%. Metástases são raras e, frequentemente, se apresentam de forma tardia (com relatos de até 19 anos após o diagnóstico) em 30% dos casos. Pacientes submetidos a ressecção adequada com margens amplas ou radical têm taxa de recorrências (local e à distância) menores do que 10%.

REFERÊNCIA: Heck Jr. RK, Toy PC. Malignant tumors of bone. In: Azar FM, Beaty JH. Campbell's operative orthopaedics. 14th Edition. Philadelphia: Elsevier; 2021. p. 1009-1048e7.

COMENTÁRIO SOBRE AS QUESTÕES 42-09, 43-09 e 44-09

AUTOR DA QUESTÃO 42-09: André Mathias Baptista.
AUTOR DA QUESTÃO 43-09: Gustavo Sobral de Carvalho.
AUTOR DA QUESTÃO 44-09: Alex Guedes.

O carcinoma metastático é o tipo mais comum de tumor ósseo em pacientes idosos. Os sítios primários mais frequentes são pulmão, mama, próstata, rim, tireoide, pancreas e fígado. Outros tumores primários comuns são linfoma e melanoma. As metástases em pacientes jovens são muito menos frequentes e geralmente são decorrentes de tumores neurais, renais ou de tecidos moles e ósseos, como neuroblastoma, rabdomiossarcoma, sarcoma de EWING e osteossarcoma. As metástases ósseas de sítio primário desconhecido, por sua vez, são mais frequentemente causadas por câncer de pulmão e rim. Metástases ósseas são mais frequentes no esqueleto axial. Quando acometem o esqueleto apendicular, os segmento proximais do fêmur e do úmero são os sítios mais afetados. O prognóstico das metástases ainda é reservado, mas a sobrevida tem aumentado nas últimas décadas. A indicação clássica de ressecção de metástase óssea com margens amplas com intuito de cura (desde que, obviamente, o tumor primário tenha sido tratado adequadamente) é o do carcinoma renal com metástase óssea única.

REFERÊNCIA: Heck Jr. RK, Toy PC. Malignant tumors of bone. In: Azar FM, Beaty JH. Campbell's operative orthopaedics. 14th Edition. Philadelphia: Elsevier; 2021. p. 1009-1048e7.

COMENTÁRIO SOBRE AS QUESTÕES 45-09 e 46-09

AUTOR DA QUESTÃO 45-09: André Mathias Baptista.
AUTOR DA QUESTÃO 46-09: Glauco José Pauka Mello.

A variante desdiferenciada do adamantinoma é extremamente rara. Marcada por curso clínico agressivo, maior taxa de recorrência (local e à distância) e pior prognóstico, apresenta como principal marca histopatológica a progressão do componente epitelial clássico para áreas de desdiferenciação e pleomorfismo celular, típicas dos sarcomas de alto grau. Os principais sítios de metástase dos adamantinomas correspondem aos linfonodos e pulmão. Mais raramente podem metastatizar para esqueleto, fígado e cérebro.

REFERÊNCIA: Nielsen GP, Hogendoorn PCW. Adamantinoma of long bones. In: WHO Classification of Tumours Editorial Board. Soft tissue and bone tumours. 5th Edition. Lyon: International Agency for Research on Cancer; 2020. p. 463-466.

COMENTÁRIO SOBRE AS QUESTÕES 47-09 e 48-09
AUTOR DA QUESTÃO 47-09: Alex Guedes.
AUTOR DA QUESTÃO 48-09: André Mathias Baptista.

O leiomiossarcoma ósseo é, por definição, neoplasia óssea primária com diferenciação muscular lisa. Por ser rara e muito menos frequente do que a metástase óssea de leiomiossarcoma de órgãos sólidos, deve-se sempre investigar um possível sítio primário antes de firmar o diagnóstico da doença óssea primária. A maioria das lesões ocorre no membro inferior ao redor do joelho (metáfise distal do fêmur ou tibial proximal), seguido pelo esqueleto craniofacial. Os pacientes geralmente relatam dor e, ocasionalmente, apresentam fratura patológica. Não há recursos de imagem específicos. Radiograficamente, são lesões líticas, agressivas, com padrão de crescimento permeativo. A RM mostra extensão de tecidos moles e intensidades de sinal são inespecíficas. Há ampla distribuição etária (9-87 anos), com pico de incidência na quinta década de vida e discreto predomínio do sexo masculino.

REFERÊNCIA: McCarthy EF, Antonescu CR. Leiomyosarcoma of bone. In: WHO Classification of Tumours Editorial Board. Soft tissue and bone tumours. 5th Edition. Lyon: International Agency for Research on Cancer; 2020. p. 478-479.

COMENTÁRIO SOBRE A QUESTÃO 49-09
AUTOR DA QUESTÃO: André Mathias Baptista.

Apesar da maioria dos leiomiossarcomas ósseos primários surgir espontaneamente, há associação com exposição prévia à radiação ionizante, infartos ósseos e infecção por EBV (vírus EPSTEIN-BARR) em indivíduos imunocomprometidos. Patogenicamente há perda da diferenciação celular com ausência de RB1 fosforilada.

REFERÊNCIA: McCarthy EF, Antonescu CR. Leiomyosarcoma of bone. In: WHO Classification of Tumours Editorial Board. Soft tissue and bone tumours. 5th Edition. Lyon: International Agency for Research on Cancer; 2020. p. 478-479.

COMENTÁRIO SOBRE A QUESTÃO 50-09
AUTOR DA QUESTÃO: André Mathias Baptista.

A maioria dos leiomiossarcomas ósseos é diagnosticada no contexto de investigação de dor mecânica, eventualmente ocorrendo no contexto de fratura patológica. Na análise imunoistoquímica, a positividade para ER ou PR em mulheres é fortemente sugestiva de que se trata de metástase de neoplasia uterina. O prognóstico é definido sobretudo pelo grau histológico: tumores de alto grau apresentam altas taxas de metástase (sendo o pulmão o principal sítio), com sobrevida em 5 anos menor do que 50%.

REFERÊNCIA: McCarthy EF, Antonescu CR. Leiomyosarcoma of bone. In: WHO Classification of Tumours Editorial Board. Soft tissue and bone tumours. 5th Edition. Lyon: International Agency for Research on Cancer; 2020. p. 478-479.

COMENTÁRIO SOBRE A QUESTÃO 51-09
AUTOR DA QUESTÃO: André Mathias Baptista.

Por definição, o sarcoma pleomórfico indiferenciado do osso (previamente denominado fibroistiocitoma maligno ósseo ou fibrossarcoma pleomórfico ósseo) corresponde a neoplasia maligna na qual não é possível identificar diferenciação celular de qualquer linhagem. Mais frequente nos ossos tubulares longos, em especial ao redor do joelho. Os ossos mais acometidos, por ordem de frequência, são: fêmur, tíbia e úmero. Quando acomete o esqueleto axial, a pelve é o sítio mais frequentemente afetado, sendo extremamente raro o acometimento da coluna. Fratura patológica é frequente, visto que esta neoplasia acomete frequentemente ossos envolvidos com a sustentação de carga.

REFERÊNCIA: Inwards CY, Czerniak B, Dei Tos AP. Undifferentiated pleomorphic sarcoma. In: WHO Classification of Tumours Editorial Board. Soft tissue and bone tumours. 5th Edition. Lyon: International Agency for Research on Cancer; 2020. p. 480-482.

COMENTÁRIO SOBRE AS QUESTÕES 52-09 e 53-09
AUTOR DA QUESTÃO 52-09: André Mathias Baptista.
AUTOR DA QUESTÃO 53-09: Pedro Reggiani Anzuatégui.

Os sarcomas pleomórficos indiferenciados do osso exibem aspecto imagiológico inespecífico e altamente agressivo: destruição óssea extensa, contornos mal definidos, destruição cortical e extensão para tecidos moles. Não há matriz identificável e a presença de reação periosteal é infrequente. Epidemiologicamente, representa <2% de todas as neoplasias malignas ósseas primárias, tem predileção pelo sexo masculino, afeta indivíduos da 2.ª à 8.ª décadas de vida – em especial >40 anos, sendo extremamente raro (10-15%) em menores de 20 anos. 28% de todos os casos são secundários a outras condições ou doenças ósseas, em especial infartos ósseos, doença de PAGET óssea e exposição prévia à radiação ionizante.

REFERÊNCIA: Inwards CY, Czerniak B, Dei Tos AP. Undifferentiated pleomorphic sarcoma. In: WHO Classification of Tumours Editorial Board. Soft tissue and bone tumours. 5th Edition. Lyon: International Agency for Research on Cancer; 2020. p. 480-482.

COMENTÁRIO SOBRE AS QUESTÕES 54-09 e 55-09
AUTOR DA QUESTÃO 54-09: André Mathias Baptista.
AUTOR DA QUESTÃO 55-09: Alex Guedes.

Metástases ósseas podem ocorrer em qualquer sítio do esqueleto (axial e apendicular), mas são mais frequentes no fêmur, úmero e esqueleto axial. Existe predileção por áreas mais vascularizadas do osso (tais como metáfises dos ossos longos e vértebras). As lesões de carcinoma metastático constituem o tipo mais comum de tumor ósseo em pacientes idosos. Os sítios primários mais frequentes são pulmão, mama, próstata, rim, tireoides, pâncreas e fígado. Outros tumores primários comuns são linfoma e melanoma. Metástases em pacientes jovens são muito menos frequentes e geralmente são devidas a tumores neurais, renais ou de tecidos moles e ósseos, como neuroblastoma, rabdomiossarcoma, sarcoma de EWING e osteossarcoma. Metástases acrais são mais frequentemente causadas por câncer de pulmão.

REFERÊNCIA: Kalil RK, Bloem JL, Hornick JL, Righi A. Bone metastases. In: WHO Classification of Tumours Editorial Board. Soft tissue and bone tumours. 5th Edition. Lyon: International Agency for Research on Cancer; 2020. p. 483-485.

COMENTÁRIO SOBRE A QUESTÃO 56-09
AUTOR DA QUESTÃO: Pedro Reggiani Anzuatégui.

Dor (83-95% dos pacientes) com ou sem instabilidade subjacente e disfunção neurológica secundária à compressão metastática da medula espinhal peridural (CMMEP) são as principais indicações para intervenção. A cirurgia aberta tem sido um pilar para ambos e está associada a melhores resultados de qualidade de vida no CMMEP. No entanto, a cirurgia minimamente invasiva (por exemplo, cirurgia de separação) e as intervenções não operatórias (por exemplo, ablação por radiofrequência, radiocirurgia estereotáxica, cimentoplastia percutânea) estão ganhando interesse crescente, pois podem ter perfis de risco-benefício mais favoráveis. As duas principais indicações cirúrgicas na doença metastática da coluna vertebral são a instabilidade mecânica e a compressão dos elementos neurais. A radioterapia estereotáxica fracionada corpórea (SBRT) proporciona controle local durável e seguro, independente da histologia e tamanho do tumor, evitando a necessidade de extensa cirurgia citorredutora. No entanto, o pilar tumoral de órgãos vitais em risco (por exemplo, medula espinhal), pode impedir a dosimetria ideal de SBRT, aumentando a toxicidade da radiação e o risco de recorrência. A cirurgia de separação aborda essa limitação, criando intervalo suficiente entre o tumor e a medula espinhal. Ao extirpar o tumor epidural, uma separação de 2 a 3 milímetros entre o tumor e a medula espinhal é criada sem a necessidade de remover o tumor localizado no corpo vertebral ou sua extensão paraespinhal.

REFERÊNCIA: Sciubba DM, Pennington Z, Colman MW, Goodwin CR, Laufer I, Patt JC *et al.*; NASS Spine Oncology Committee. Spinal metastases 2021: a review of the current state of the art and future directions. Spine J. 2021;21(9):1414-1429.

COMENTÁRIO SOBRE A QUESTÃO 57-09
AUTOR DA QUESTÃO: André Mathias Baptista.

Metástases ósseas blásticas são mais frequentes nos casos de câncer de próstata e mama (muito embora o padrão mais frequente nas metástases de mama seja misto). Rim e tireoide produzem metástases puramente líticas, enquanto o pulmão pode produzir metástases mistas. A causa mais comum de metástases ósseas distais ao joelho e cotovelo é o câncer de pulmão.

REFERÊNCIA: Heck Jr. RK, Toy PC. Malignant tumors of bone. In: Azar FM, Beaty JH. Campbell's operative orthopaedics. 14th Edition. Philadelphia: Elsevier; 2021. p. 1009-1048e7.

COMENTÁRIO SOBRE A QUESTÃO 58-09
AUTOR DA QUESTÃO: Dante Galvaneze Amato Neto.

A displasia osteofibrosa, conhecida como doença de CAMPANACCI é uma lesão rara que acomete tíbia e fíbula, em pacientes na faixa etária compreendida entre as duas primeiras décadas da vida. O terço médio da tíbia é o local mais frequente, sendo a lesão usualmente diafisária, podendo se estender à metáfise. A tíbia se alarga e encurva anterolateralmente. Dor está ausente, a menos que haja fratura patológica. Nas radiografias, evidenciamos lesão osteolítica excêntrica com expansão até a cortical. As lesões devem ser diferenciadas do adamantinoma e da displasia fibrosa monostótica. A evolução desta doença é imprevisível. Algumas áreas de lesão podem regredir espontaneamente durante a infância. A progressão da doença se limita até a puberdade. A recidiva é alta com curetagem ou ressecção marginal durante a infância. Porém, a recidiva é baixa quando a ressecção ocorre no esqueleto maduro.

Fraturas patológicas podem ser tratadas de maneira não cirúrgica. Sendo a cirúrgica opção quando a deformidade precisa ser corrigida.

REFERÊNCIA: Heck Jr. RK, Toy PC. Benign/aggressive tumors of bone. In: Azar FM, Beaty JH. Campbell's operative orthopaedics. 14th Edition. Philadelphia: Elsevier; 2021. p. 986-1008e3.

COMENTÁRIO SOBRE A QUESTÃO 59-09
AUTOR DA QUESTÃO: Anderson Rodrigues dos Santos.

O esqueleto é um sítio metastático comum para vários carcinomas viscerais, linfoma e melanoma. Em pacientes com carcinoma cujo sítio primário é conhecido, a mama e a próstata são as neoplasias malignas que mais frequentemente metastatizam para os ossos. A doença metastática nesses pacientes geralmente ocorre tardiamente no processo da doença, muito depois do tumor primária ter sido identificado. No entanto, 3–4% dos pacientes com carcinoma metastático têm sítio primário desconhecido no momento da apresentação.

REFERÊNCIA: Rougraff BT, Cudahy TJ. Evaluation of the patient with carcinoma of unknown origin metastatic to bone. In: Randall RL. Metastatic Bone Disease: An Integrated Approach to Patient Care. New York: Springer; 2016. p.103-109.

COMENTÁRIO SOBRE A QUESTÃO 60-09
AUTOR DA QUESTÃO: Eduardo Sadao Yonamine.

O câncer de mama demonstra predileção particular pela propagação para os ossos, sendo que 35% das mulheres têm o osso como único sítio de doença metastático. Durante o curso clínico do câncer da mama metastático, 71% acabarão por desenvolver metástases ósseas.

REFERÊNCIA: Colonna S, Werner TL. Breast cancer bone metastases. In: Randall RL. Metastatic Bone Disease: An Integrated Approach to Patient Care. New York: Springer; 2016. p.45-54.

COMENTÁRIO SOBRE A QUESTÃO 61-09

AUTOR DA QUESTÃO: Dante Galvaneze Amato Neto.

~85% dos homens com câncer de próstata recém diagnosticados têm doença clinicamente localizada apenas na próstata. O ensaio *Prostate Cancer Intervention Versus Observation Trial* (PIVOT), que estudou população maioritariamente rastreada com PSA e randomizada para prostatectomia radical ou observação, relatou alguns desfechos de não mortalidade. Observou-se redução absoluta de 6% do risco de desenvolvimento de metástases ósseas no grupo da prostatectomia em relação ao grupo de observação. Notavelmente, esta mudança no desenvolvimento de metástases ósseas foi realizada quase exclusivamente nos primeiros 8 anos após o diagnóstico e tratamento.

REFERÊNCIA: Tward JD. Prostate cancer bone metastasis. In: Randall RL. Metastatic Bone Disease: An Integrated Approach to Patient Care. New York: Springer; 2016. p. 55-64.

COMENTÁRIO SOBRE A QUESTÃO 62-09

AUTOR DA QUESTÃO: Anderson Rodrigues dos Santos.

O carcinoma do pâncreas é conhecido pelo mau prognóstico. Está associado à menor taxa de sobrevivência em 5 anos (10%) de todos os tipos de câncer pesquisados no programa *Surveillance, Epidemiology, and End Results* (SEER) do *National Cancer Institute* (NCI). Parece que os cânceres que surgem no corpo e na cauda do pâncreas têm maior tendência de produzir metástases à distância em comparação com os que surgem na cabeça do pâncreas.

REFERÊNCIA: Reith JD. Metastatic tumors in bone. In: Czerniak B. Dorfman and Czerniak's Bone Tumors. 2nd Edition. Philadelphia: Elsevier; 2016. p. 1217-1258.

COMENTÁRIO SOBRE A QUESTÃO 63-09

AUTOR DA QUESTÃO: Eduardo Sadao Yonamine.

Radiograficamente, o melanoma metastático apresenta-se como uma lesão lítica com padrão agressivo de destruição óssea.

REFERÊNCIA: Reith JD. Metastatic tumors in bone. In: Czerniak B. Dorfman and Czerniak's Bone Tumors. 2nd Edition. Philadelphia: Elsevier; 2016. p. 1217-1258.

COMENTÁRIO SOBRE A QUESTÃO 64-09

AUTOR DA QUESTÃO: Alexandre Vasconcellos Alvim Ambrósio.

São considerados pacientes oligometastáticos aqueles com até cinco lesões, podendo ser sincrônicas ou metacrônicas. Diversos estudos investigaram o papel do tratamento local e das metástases (mesmo as assintomáticas) nesse cenário; encontraram ganho importante na sobrevida livre de progressão e até mesmo na sobrevida global. Outros grupos investigaram o papel do tratamento profilático das lesões com alto risco para fratura (definido pela localização e tamanho) com radioterapia e encontraram redução importante nos eventos ósseos, taxa de hospitalização e ganho na sobrevida global. A radioterapia adjuvante após a estabilização de uma metástase óssea com endoprótese reduz significativamente o risco de progressão local e deslocamento da prótese. Alguns riscos potenciais são o de infecção secundária e deiscência de sutura. Os relatos de osteorradionecrose nesse cenário são raros. As lesões puramente osteolíticas apresentam maior taxa de fratura que as puramente osteoblásticas, tendo algumas séries demonstrado um risco de 0% contra 48%. O uso de bifosfonatos, em especial do ácido zoledrônico, em pacientes com metástases ósseas, reduziu os eventos ósseos relacionados de 44% para 35% quando comparado com placebo.

REFERÊNCIAS:

(1) Palma DA, Olson R, Harrow S, Gaede S, Louie AV, Haasbeek C et al. Stereotactic Ablative Radiotherapy for the Comprehensive Treatment of Oligometastatic Cancers: Long-Term Results of the SABR-COMET Phase II Randomized Trial. J Clin Oncol. 2020;38(25):2830-2838.

(2) Gillespie EF, Yang JC, Mathis NJ, Marine CB, White C, Zhang Z et al. Prophylactic Radiation Therapy Versus Standard of Care for Patients With High-Risk Asymptomatic Bone Metastases: A Multicenter, Randomized Phase II Clinical Trial. J Clin Oncol. 2024;42(1):38-46.

(3) Drost L, Ganesh V, Wan BA, Raman S, Chan S, Christakis M et al. Efficacy of postoperative radiation treatment for bone metastases in the extremities. Radiother Oncol. 2017;124(1):45-48.

(4) Mirels H. Metastatic disease in long bones. A proposed scoring system for diagnosing impending pathologic fractures. Clin Orthop Relat Res. 1989;(249):256-264.

(5) Rosen LS, Gordon D, Tchekmedyian S, Yanagihara R, Hirsh V, Krzakowski M et al. Zoledronic acid versus placebo in the treatment of skeletal metastases in patients with lung cancer and other solid tumors: a phase III, double-blind, randomized trial--the Zoledronic Acid Lung Cancer and Other Solid Tumors Study Group. J Clin Oncol. 2003;21(16):3150-3157.

COMENTÁRIO SOBRE A QUESTÃO 65-09

AUTORA DA QUESTÃO: Carla Aparecida Pinheiro.

As lesões medulares serão visíveis às radiografias quando pelo menos 30 a 50% da massa óssea for substituído por tecido neoplásico.

REFERÊNCIA: Moura M. Treatment of Metastasis in the Appendicular Skeleton. Rev Bras Ortop (Sao Paulo). 2022;57(2):200-206.

COMENTÁRIO SOBRE A QUESTÃO 66-09

AUTORA DA QUESTÃO: Carla Aparecida Pinheiro.

A cirurgia deve prover uma reconstrução de recuperação funcional imediata. O uso de hastes intramedulares e de placas metafisárias ou diafisárias por técnicas minimamente invasivas são as recomendadas, em associação ou não com o uso de cimento ósseo. A curetagem do tumor de forma aberta, para o preenchimento com cimento ósseo na área da falha, tem a desvantagem da retirada em pedaços e da possibilidade de contaminação local, maior demora cirúrgica, sangramento com aumento de risco de infecção e a necessidade da radioterapia no pós-operatório, porém permite recuperação funcional rápida. No caso do uso do cimento ósseo em associação com a haste intramedular, este deve ser usado de maneira que seja de baixa viscosidade, com baixa pressurização, lavagem do canal com soro gelado (vasoconstrição do endósteo) e hidratação adequada do paciente antes de introduzí-lo. As hastes ou placas devem ser longas, com o intuito de proteger todo o osso acometido.

REFERÊNCIA: Moura M. Treatment of Metastasis in the Appendicular Skeleton. Rev Bras Ortop (Sao Paulo). 2022;57(2):200-206.

COMENTÁRIO SOBRE A QUESTÃO 67-09

AUTOR DA QUESTÃO: Valter Penna.

O osso é um local particularmente comum para metástases e afeta muitos pacientes com câncer avançado. As metástases ósseas podem ser classificadas como osteolíticas ou osteoblásticas, de acordo com a aparência radiográfica das lesões, com base na predominância de lise ou esclerose óssea.

REFERÊNCIA: Coleman RE, Croucher PI, Padhani AR, Clézardin P, Chow E, Fallon M et al. Bone metastases. Nat Rev Dis Primers. 2020;6(1):83.

COMENTÁRIO SOBRE A QUESTÃO 68-09

AUTORA DA QUESTÃO: Carla Aparecida Pinheiro.

Radioterapia estereotáxica fracionada corpórea (SBRT), terapia endócrina, quimioterapia, terapia biológica direcionada e imunoterapia, bem como como radioisótopos administrados sistemicamente constituem todas as modalidades de tratamento importantes que podem ser recomendadas.

REFERÊNCIA: Coleman RE, Croucher PI, Padhani AR, Clézardin P, Chow E, Fallon M et al. Bone metastases. Nat Rev Dis Primers. 2020;6(1):83.

COMENTÁRIO SOBRE A QUESTÃO 69-09

AUTOR DA QUESTÃO: Valter Penna.

O aspecto clínico de todo o paciente deve ser levado em consideração para realizar a fixação das fraturas.

REFERÊNCIA: Coleman RE, Croucher PI, Padhani AR, Clézardin P, Chow E, Fallon M et al. Bone metastases. Nat Rev Dis Primers. 2020;6(1):83.

COMENTÁRIO SOBRE A QUESTÃO 70-09
AUTORA DA QUESTÃO: Carla Aparecida Pinheiro.
75% dos pacientes com mieloma múltiplo se apresentam com dores nas costas devido às fraturas vertebrais.
REFERÊNCIA: Coleman RE, Croucher PI, Padhani AR, Clézardin P, Chow E, Fallon M et al. Bone metastases. Nat Rev Dis Primers. 2020;6(1):83.

COMENTÁRIO SOBRE A QUESTÃO 71-09
AUTOR DA QUESTÃO: Valter Penna.
Nos segmentos proximais do fêmur ou do úmero, uma endoprótese cimentada de haste longa ou uma endoprótese modular são geralmente recomendadas para rápida mobilização. Esta técnica tem um menor taxa de complicações do que o uso de haste intramedular. No entanto, em pacientes com baixa expectativa de vida as hastes intramedulares com parafusos de bloqueio são introduzidas por técnica minimamente invasiva e, se necessário, o uso de cimento ósseo pode ser preferido pois isso também permite carga imediata no membro. Na diáfise de um osso longo, o cirurgião pode implantar uma placa, haste intramedular ou prótese.
REFERÊNCIA: Coleman RE, Croucher PI, Padhani AR, Clézardin P, Chow E, Fallon M et al. Bone metastases. Nat Rev Dis Primers. 2020;6(1):83.

COMENTÁRIO SOBRE A QUESTÃO 72-09
AUTORA DA QUESTÃO: Carla Aparecida Pinheiro.
São raras as metástases ósseas abaixo dos joelhos e cotovelos.
REFERÊNCIA: David A, Birriel FC, Alimena L. Tumores ósseos malignos e lesões metastáticas. In: Hebert SK, Barros Filho TEP, Xavier R, Pardini Júnior AG. Ortopedia e Traumatologia: Princípios e Prática. 5.ª edição. Porto Alegre: Artmed; 2017. p. 815-829.

COMENTÁRIO SOBRE A QUESTÃO 73-09
AUTOR DA QUESTÃO: Valter Penna.
Os principais diagnósticos diferenciais são os sarcomas osteolíticos, o osteossarcoma, o mieloma, a doença de PAGET e o linfoma.
REFERÊNCIA: David A, Birriel FC, Alimena L. Tumores ósseos malignos e lesões metastáticas. In: Hebert SK, Barros Filho TEP, Xavier R, Pardini Júnior AG. Ortopedia e Traumatologia: Princípios e Prática. 5.ª edição. Porto Alegre: Artmed; 2017. p. 815-829.

COMENTÁRIO SOBRE A QUESTÃO 74-09
AUTORA DA QUESTÃO: Carla Aparecida Pinheiro.
A radioterapia não é isenta de complicações, podendo ocorrer necrose óssea, fraturas, radiculopatias e alterações circulatórias.
REFERÊNCIA: David A, Birriel FC, Alimena L. Tumores ósseos malignos e lesões metastáticas. In: Hebert SK, Barros Filho TEP, Xavier R, Pardini Júnior AG. Ortopedia e Traumatologia: Princípios e Prática. 5.ª edição. Porto Alegre: Artmed; 2017. p. 815-829.

COMENTÁRIO SOBRE A QUESTÃO 75-09
AUTOR DA QUESTÃO: Alex Guedes.
O fêmur é o osso longo mais comumente afetado por metástases. O terço proximal encontra-se acometido em 50% dos casos, sendo a região intertrocantérica responsável por 20% dos casos. A doença metastática para o fêmur pode causar dor significativa, provavelmente por causa das altas tensões de sustentação de peso através da região proximal. Sem a devida atenção cirúrgica, o paciente com fratura patológica do fêmur ficará confinado ao leito, situação que é médica e psicologicamente devastadora. Lesões dolorosas destrutivas no fêmur proximal devem ser estabilizadas profilaticamente sempre que possível, devido à alta incidência de fraturas subsequentes e à relativa facilidade da operação. O desenvolvimento de metástases ósseas é um processo contínuo, por isso

é importante estabilizar o máximo possível do fêmur para evitar falhas futuras peri-implantares. No mínimo, recomenda-se que a ponta do dispositivo de fixação escolhido contorne determinada lesão em pelo menos duas vezes o diâmetro do fêmur.
REFERÊNCIA: Rajani R, Quinn RH. Pathologic Fractures. In: Tornetta III P, Ricci WM, Ostrum RF, McQueen MM, McKee MD, Court-Brown CM. Rockwood and Green's Fractures in Adults. 9th Edition. Philadelphia: Wolters Kluwer; 2020. p. 1203-1247.

COMENTÁRIO SOBRE A QUESTÃO 76-09
AUTORA DA QUESTÃO: Carla Aparecida Pinheiro.
A maioria das metástases ósseas predomina no esqueleto axial; a coluna vertebral (87%), pelve (63%), crânio (35%) costelas (77%), bem como os úmeros e fêmures proximais (53%), em vez do esqueleto apendicular distal.
REFERÊNCIA: Próspero JD. Tumores Ósseos. São Paulo: Roca; 2001. p. 211-226.

COMENTÁRIO SOBRE A QUESTÃO 77-09
AUTOR DA QUESTÃO: Valter Penna.
Os tumores de próstata são de crescimento lento que por vezes demora a se manifestar e o tecido ósseo reage com osteogênese que é o substrato histológico da condensação radiográfica.
REFERÊNCIA: Próspero JD. Tumores Ósseos. São Paulo: Roca; 2001. p. 211-226.

COMENTÁRIO SOBRE A QUESTÃO 78-09
AUTORA DA QUESTÃO: Carla Aparecida Pinheiro.
Embora a cura possa ser conseguida em metástase óssea solitária, particularmente nas de origem renal e tireoidiana, é aceito que a doença metastática é na maioria das vezes incurável e que, cedo ou tarde, resultará em óbito do paciente. Portanto, o objetivo principal do tratamento é proporcionar boa qualidade de vida e, se possível, aumentar a sobrevida.
REFERÊNCIA: Próspero JD. Tumores Ósseos. São Paulo: Roca; 2001. p. 211-226.

COMENTÁRIO SOBRE A QUESTÃO 79-09
AUTOR DA QUESTÃO: Valter Penna.
No adulto com lesões ósseas osteolíticas localizadas ou generalizadas, os prováveis diagnósticos são metástase de carcinoma e mieloma plasmocitário.
REFERÊNCIA: Próspero JD. Tumores Ósseos. São Paulo: Roca; 2001. p. 211-226.

COMENTÁRIO SOBRE A QUESTÃO 80-09
AUTORA DA QUESTÃO: Carla Aparecida Pinheiro.
Mais comumente por ordem de frequência os primitivos de mama, brônquios, próstata, tireoide, útero, fígado e gastrointestinais.
REFERÊNCIA: Próspero JD. Tumores Ósseos. São Paulo: Roca; 2001. p. 211-226.

COMENTÁRIO SOBRE A QUESTÃO 81-09
AUTOR DA QUESTÃO: Valter Penna.
Na doença osteolítica, as células tumorais produzem fatores que estimulam a formação e ativação dos osteoclastos.
REFERÊNCIA: Coleman RE, Croucher PI, Padhani AR, Clézardin P, Chow E, Fallon M et al. Bone metastases. Nat Rev Dis Primers. 2020;6(1):83.

COMENTÁRIO SOBRE A QUESTÃO 82-09
AUTORA DA QUESTÃO: Carla Aparecida Pinheiro.
As indicações de cirurgia para metástases na coluna vertebral dependem dos sintomas, dos achados de imagem, da extensão da doença e do prognóstico geral.

REFERÊNCIA: Coleman RE, Croucher PI, Padhani AR, Clézardin P, Chow E, Fallon M *et al*. Bone metastases. Nat Rev Dis Primers. 2020;6(1):83.

COMENTÁRIO SOBRE A QUESTÃO 83-09
AUTOR DA QUESTÃO: Valter Penna.

A intervenção cirúrgica imediata deve ser considerada para compressão da medula espinhal ou da raiz nervosa da cauda equina com sintomas neurológicos ou dor incontrolável.

REFERÊNCIA: Coleman RE, Croucher PI, Padhani AR, Clézardin P, Chow E, Fallon M *et al*. Bone metastases. Nat Rev Dis Primers. 2020;6(1):83.

COMENTÁRIO SOBRE A QUESTÃO 84-09
AUTOR DA QUESTÃO: Valter Penna.

Os parâmetros avaliados pelo *Spinal Instability Neoplastic Score* (SINS) são: localização da lesão na coluna vertebral, dor, característica radiográfica da lesão óssea, alinhamento vertebral radiográfico, colapso do corpo vertebral e envolvimento dos elementos posteriores da vértebra **(Tabela 01-09)**.

REFERÊNCIA: Coleman RE, Croucher PI, Padhani AR, Clézardin P, Chow E, Fallon M *et al*. Bone metastases. Nat Rev Dis Primers. 2020;6(1):83.

COMENTÁRIO SOBRE A QUESTÃO 85-09
AUTORA DA QUESTÃO: Bruna Buscharino.

O cisto ósseo simples é muito comum na infância, cerca de 85% dos pacientes estão entre a primeira e segunda década de vida, com predominância do sexo masculino (2:1). Na infância, os sítios mais comuns destas lesões são o úmero e o fêmur, já nos adultos são mais comuns no calcâneo e ílio. Qualquer osso pode ser afetado, mas essas lesões são mais ativas no esqueleto imaturo e geralmente curam espontaneamente.

REFERÊNCIA: Heck Jr. RK, Toy PC. Benign bone tumors and nonneoplastic conditions simulating bone tumors. In: Azar FM, Beaty JH. Campbell's operative orthopaedics. 14th Edition. Philadelphia: Elsevier; 2021. p. 957-985e3.

COMENTÁRIO SOBRE AS QUESTÕES 86-09, 87-09, 88-09, 89-09, 90-09 e 91-09
AUTOR DA QUESTÃO 86-09: Valter Penna.
AUTOR DAS QUESTÕES 87-09, 88-09, 89-09 e 90-09: Marcelo Bragança dos Reis Oliveira Seba.
AUTOR DA QUESTÃO 91-09: André Mathias Baptista.

No tratamento das metástases ósseas, a terapia de bloqueio hormonal é eficaz nos casos de câncer de mama e próstata. Iodo radioativo pode ser benéfico nos casos de metástase por câncer de tireoide. Em linhas gerais, as metástases ósseas são radiossensíveis, excetuando-se aquelas secundárias ao câncer de rim. Indicações precisas de fixação profilática ainda são motivo de debate na literatura, mas as clássicas incluem: dor mecânica persistente após radioterapia, lesões com diâmetro >2.5 cm, lesões com destruição de >50% da cortical e fratura avulsão do pequeno trocânter. MIRELS desenvolveu um sistema de pontuação que avalia o risco de fratura patológica com base na localização, tamanho e natureza lítica ou blástica da lesão, bem como a presença e qualidade da dor associada **(Tabela 02-09)**. De acordo com esse sistema, a fixação interna profilática deve ser considerada para qualquer paciente com escore igual ou superior a 8. Embora cada uma dessas diretrizes auxilie no processo de tomada de decisão, nenhuma serve como cri-tério absoluto. Cada paciente deve ser avaliado individualmente, mantendo dois princípios geralmente aceitos em mente. Primeiro, a fixação interna profilática de uma fratura iminente é tecnicamente mais fácil do que a fixação de uma fratura patológica real. Em segundo lugar, a morbidade do paciente é diminuída com a fixação profilática em comparação com a fixação após a fratura.

Tabela 02-09. Sistema de escore para predição de fratura patológica.

	Escore		
Variável	1	2	3
Sítio	Membro superior	Membro inferior	Pertrocantérica
Dor	Leve	Moderada	Funcional
Tamanho	<1/3	1/3-2/3	>2/3
Lesão	Blástica	Mista	Lítica

REFERÊNCIA: Heck Jr. RK, Toy PC. Benign/aggressive tumors of bone. In: Azar FM, Beaty JH. Campbell's operative orthopaedics. 14th Edition. Philadelphia: Elsevier; 2021. p. 986-1008e3.

COMENTÁRIO SOBRE AS QUESTÕES 92-09 e 93-09

AUTOR DA QUESTÃO 92-09: Alex Guedes.
AUTOR DA QUESTÃO 93-09: Marcelo Bragança dos Reis Oliveira Seba.

A maioria dos tumores ósseos primários é relativamente radiorresistente, exceto os tumores de pequenas células azuis, incluindo o mieloma múltiplo, linfoma e sarcoma de EWING. Os carcinomas metastáticos ao osso são frequentemente radiossensíveis, exceto o carcinoma de células renais.

REFERÊNCIA: Heck Jr. RK, Toy PC. General principles of tumors. In: Azar FM, Beaty JH. Campbell's operative orthopaedics. 14th Edition. Philadelphia: Elsevier; 2021. p. 890-956e9.

COMENTÁRIO SOBRE AS QUESTÕES 94-09, 95-09, 96-09 e 97-09

AUTORA DA QUESTÃO 94-09: Ana Valéria Rigolino Teixeira.
AUTOR DAS QUESTÕES 95-09, 96-09 e 97-09: Alex Guedes.

O mesenquimoma da parede torácica é uma lesão extremamente rara que ocorre sempre na infância e sempre na parede torácica. Pode ser diagnosticado intraútero. Os lactentes têm uma massa de parede torácica óbvia, e seu tamanho pode afetar a respiração. A lesão também pode causar problemas mecânicos no parto. As radio-grafias mostram massa extrapleural quase sempre mineralizada. Um ou mais arcos costais no centro da lesão são destruídos, e aqueles situados na periferia aparecem deformados pela lesão. À macroscopia, existem áreas semelhantes a cistos e ilhas de cartilagem. Microscopicamente, há proliferação de cartilagem, frequentemente hipercelular. No entanto, as lesões também apresentam ossificação endocondral, dando origem a uma aparência de placa epifisária. Trabéculas ósseas com células fusiformes também estão presentes. Muito caracteristicamente, áreas que se assemelham a cistos ósseos aneurismáticos também são vistas. O prognóstico é bom, e a lesão deve regredir. É importante não tratar excessivamente essas lesões.

REFERÊNCIA: Unni KK, Inwards CY. Dahlin's bone tumours: general aspects and data on 10,165 cases. 6th Edition. Philadelphia: Lippincott Williams & Wilkins; 2010. p. 305-380.

COMENTÁRIO SOBRE AS QUESTÕES 98-09 e 99-09

AUTORA DA QUESTÃO 98-09: Ana Valéria Rigolino Teixeira.
AUTOR DA QUESTÃO 99-09: Alex Guedes.

A maioria dos cistos ósseos simples estão localizados no segmento proximal do úmero (50%) e proximal do fêmur (25%), seguidos pelo segmento proximal da tíbia e outros ossos longos. Os ossos pélvicos e o calcâneo são menos frequentemente envolvidos, e os pacientes com lesões nesses ossos são frequentemente um pouco mais velhos. Casos raros foram descritos em outras localizações, incluindo a coluna vertebral e pequenos ossos das mãos e dos pés. Lesões semelhantes nos maxilares têm sido denominadas cistos ósseos traumáticos. Ge-ralmente são assintomáticos e descobertos ao acaso até a segunda década da vida. Cerca de 50% dos casos são descobertos após uma fratura patológica. Na radiografia simples de um cisto ósseo fraturado, pode ser possível visualizar um fragmento da cortical flutuando sobre o conteúdo cístico. Esse sinal é patognomônico, conhecido como sinal da "folha caída".

REFERÊNCIA: Reith JD, Bloem JL, Forsyth RG. Simple bone cyst. In: WHO Classification of Tumours Editorial Board. Soft tissue and bone tumours. 5th Edition. Lyon: International Agency for Research on Cancer; 2020. p. 467-469.

COMENTÁRIO SOBRE A QUESTÃO 100-09
AUTORA DA QUESTÃO: Ana Valéria Rigolino Teixeira.

A radiografia do cisto ósseo simples evidencia uma lesão bem definida, geográfica, localizada na região metadiafisária com pouco ou nenhum insuflamento ósseo e afilamento cortical. O sinal da folha caída é patognomônico do cisto ósseo e representa um fragmento de osso cortical flutuando sobre o conteúdo cístico.

REFERÊNCIA: Wu JS, Hochman MG. Bone Tumors: A Practical Guide to Imaging. New York, NY: Springer; 2012. p. 155-194.

COMENTÁRIO SOBRE A QUESTÃO 101-09
AUTORA DA QUESTÃO: Ana Valéria Rigolino Teixeira.

A displasia fibrosa é uma condição óssea benigna que corresponde a ~5% dos tumores benignos. A forma monostótica é cerca de 6 vezes mais comum que a forma poliostótica. Sua origem pode ser explicada como uma anormalidade benigna não hereditária relacionada a mutação no gene *GNAS1*. A transformação maligna dessas lesões é rara (0,4-4%) tanto na forma monostótica como na poliostótica. A conduta geralmente é expectante e o tratamento cirúrgico está indicado na presença de fratura, deformidades ou lesões sintomáticas.

REFERÊNCIA: Wu JS, Hochman MG. Bone Tumors: A Practical Guide to Imaging. New York, NY: Springer; 2012. p. 135-153.

COMENTÁRIO SOBRE A QUESTÃO 102-09
AUTORA DA QUESTÃO: Ana Valéria Rigolino Teixeira.

O diagnóstico diferencial da displasia osteofibrosa inclui: adamantinoma, displasia fibrosa e osteomielite.

REFERÊNCIA: Wu JS, Hochman MG. Bone Tumors: A Practical Guide to Imaging. New York, NY: Springer; 2012. p. 135-153.

COMENTÁRIO SOBRE A QUESTÃO 103-09
AUTORA DA QUESTÃO: Ana Valéria Rigolino Teixeira.

A displasia osteofibrosa caracteristicamente envolve a cortical anterior da diáfise da tíbia de crianças. A lesão é indolor e geralmente está associada a deformidades no eixo coronal ou sagital. A conduta é expectante uma vez que as lesões podem sofrer remodelação, evoluindo para o reparo espontâneo.

REFERÊNCIA: Righi A. Osteofibrous dysplasia of long bones. In: Picci P, Manfrini M, Donati DM, Gambarotti M, Righi A, Vanel D, Dei Tos AP. Diagnosis of musculoskeletal tumors and tumor-like conditions: clinical, radiological and histological correlations – The Rizzoli Case Archive. 2nd Edition. Cham: Springer Nature Switzerland; 2020. p. 55-59.

COMENTÁRIO SOBRE A QUESTÃO 104-09
AUTOR DA QUESTÃO: Glauco José Pauka Mello.

Vários padrões histológicos têm sido descritos, mas todos eles têm características epiteliais. A aparência histológica típica é de pequenas ilhas epiteliais em um estroma fibroso. As quantidades relativas de epitélio e tecido fibroso variam. Alguns tumores são predominantemente fibrosos, com pequenas ilhas de células discretas a ilhas epiteliais proeminentes com pouco estroma interveniente. As ilhas epiteliais também variam em estrutura e forma. Tipicamente, há ilhas com paliçada periférica de células basaloides com um centro microcístico contendo células estreladas que lembram o retículo estrelado observado nos ameloblastomas.

REFERÊNCIA: Unni KK, Inwards CY. Dahlin's bone tumours: general aspects and data on 10,165 cases. 6th Edition. Philadelphia: Lippincott Williams & Wilkins; 2010. p. 286-294.

COMENTÁRIO SOBRE A QUESTÃO 105-09

AUTOR DA QUESTÃO: Glauco José Pauka Mello.

Um estudo de BLOEM *et al.* (1991) analisou múltiplas características radiográficas para auxiliar na distinção entre displasia fibrosa e adamantinoma. Os sinais mais importantes que indicaram o diagnóstico de displasia fibrosa sobre adamantinoma foram a) idade jovem; b) opacidade em "vidro fosco" com ou sem opacificações intralesionais; c) ausência de reação periosteal ou destruição óssea em "roído de traça"; e, d) arqueamento anterior.

REFERÊNCIA: Mannava S, Sundaram M. Fibrous dysplasia, osteofibrous dysplasia, and adamantinoma. In: Davies AM, Sundaram M, James SLJ. Imaging of Bone Tumors and Tumor-Like Lesions: Techniques and Applications. Berlin Heidelberg: Springer-Verlag; 2009. p. 411-424.

COMENTÁRIO SOBRE AS QUESTÕES 106-09, 107-09, 108-09, 109-09, 110-09, 111-09, 112-09 e 113-09

AUTOR DAS QUESTÕES 106-09 e 107-09: Glauco José Pauka Mello.
AUTOR DA QUESTÃO 108-09: Manoel Joaquim Diógenes Teixeira.
AUTOR DAS QUESTÕES 109-09, 110-09, 111-09, 112-09 e 113-09: Alex Guedes.

Adamantinoma é um raro tumor maligno primário de baixo grau do esqueleto apendicular, que contém componentes epitelial e estromal (osteofibroso) variáveis. Existem vários subtipos, incluindo adamantinoma clássico, adamantinoma displasia osteofibrosa (diferenciado) e adamantinoma desdiferenciado. Adamantinoma é responsável por menos de 1% dos tumores ósseos primários. O adamantinoma apresenta-se mais frequentemente entre a segunda e quinta décadas de vida e mais comumente em pacientes do sexo masculino com relação homem-mulher de 5:4. Acomete os ossos longos tubulares em ~97% dos casos, sendo que 80% a 85% ocorrem na porção média da diáfise tibial (ou, menos comumente, na metáfise) e 10% a 15% concomitantemente na fíbula. Outros locais relatados incluem fíbula isolada, úmero, ulna, fêmur, rádio, costelas, coluna vertebral e pequenos ossos da mão e do pé. O tumor apresenta sintomas inespecíficos de progressão lenta e curso indolente. Estes mais comumente incluem dor, aumento de volume, eritema, sensibilidade local e arqueamento, bem como incapacidade de suportar carga e claudicação. Até 60% dos pacientes relatarão trauma prévio na área em questão. Hipercalcemia grave paraneoplásica humoralmente mediada, coma hipercalcêmico e pancreatite também foram relatados como secundários ao adamantinoma. O tratamento padrão para o adamantinoma de ossos longos é a ressecção em bloco com margens cirúrgicas amplas, visando a excisão completa em um esforço para reduzir as chances de recorrência local deste tumor localmente agressivo. O salvamento do membro com ressecção intercalar e reconstrução com transporte ósseo, livre vascularizado de fíbula, aloenxerto ou reconstrução endoprotética pode ser tentado. Mais raramente, o tratamento para obter margens de ressecção adequadas exigiria cirurgia ablativa do membro seguida do uso de prótese. A dissecção linfonodal locorregional também deve ser considerada no momento da ressecção do tumor primário. A cirurgia intralesional, como curetagem e cimentação, não é recomendada. Não foi demonstrado o papel do uso de terapias adjuvantes (como na metástase do ameloblastoma), no entanto, ainda há mérito significativo em obter contribuições de especialistas em oncologia clínica. Dados recentes demonstraram taxa de sobrevida global em cinco e dez anos de 98,8% e 91,5%.

REFERÊNCIA: Smyth SL, Siddiqi A, Athanasou N, Whitwell D, Soleymani Majd H. Adamantinoma: A review of the current literature. J Bone Oncol. 2023;41:100489.

COMENTÁRIO SOBRE AS QUESTÕES 114-09, 115-09 e 116-09

AUTOR DA QUESTÃO 114-09: Glauco José Pauka Mello.
AUTOR DAS QUESTÕES 115-09 e 116-09: Alex Guedes.

JAIN *et al.* observaram que uma lesão que afeta a diáfise, incluindo a cortical anterior, com extensão para a medula óssea, é diagnóstica de adamantinoma. Isso se baseia nos achados radiográficos clássicos, com ~16% a 23% dos casos apresentando fratura óssea patológica concomitante. Características comuns incluem uma lesão osteolítica multilocular central ou excêntrica com margens escleróticas bem circunscritas, indicando crescimento lento. Há eventual recorte endosteal e afilamento e destruição cortical. Radioluscências sobrepostas podem criar uma aparência de bolha de sabão no terço médio ou distal da diáfise ou metáfise. A massa pode ser expansiva com delineamento e septação variáveis, além de realce homogêneo e inclusão do canal medular. Geralmente é intracortical, mas invade o tecido mole circundante em ~15% dos casos e uma fratura concomitante pode produzir uma reação periosteal. As lesões podem aparecer em nódulos únicos ou múltiplos em um ou mais focos.

REFERÊNCIA: Smyth SL, Siddiqi A, Athanasou N, Whitwell D, Soleymani Majd H. Adamantinoma: A review of the current literature. J Bone Oncol. 2023;41:100489.

COMENTÁRIO SOBRE A QUESTÃO 117-09

AUTOR DA QUESTÃO: Glauco José Pauka Mello.

Até o ano da publicação do artigo de referência, tinham sido relatados apenas 25 mesenquimomas fibrocartilaginosos do osso. Afeta pacientes jovens com esqueleto em desenvolvimento (16 anos foi a média de idade dos casos do artigo). O prognóstico é geralmente bom, mas seu comportamento é incerto, dada a raridade da entidade.

REFERÊNCIA: Gambarotti M, Righi A, Vanel D, Cocchi S, Benini S, Elli FM *et al*. Fibrocartilaginous mesenchymoma of bone: a single-institution experience with molecular investigations and a review of the literature. Histopathology. 2017;71(1):134-142.

COMENTÁRIO SOBRE A QUESTÃO 118-09

AUTOR DA QUESTÃO: Pedro Reggiani Anzuatégui.

A característica morfológica marcante do mesenquimoma fibrocartilaginoso do osso é a presença de nódulos de cartilagem de aparência benigna semelhantes à cartilagem de crescimento, com ossificação endocondral, envoltos por proliferação fusocelular de núcleos hipercromáticos e levemente pleomórficos, mimetizando sarcoma fusocelular de baixo grau.

REFERÊNCIA: Gambarotti M, Righi A, Vanel D, Cocchi S, Benini S, Elli FM *et al*. Fibrocartilaginous mesenchymoma of bone: a single-institution experience with molecular investigations and a review of the literature. Histopathology. 2017;71(1):134-142.

COMENTÁRIO SOBRE A QUESTÃO 119-09

AUTOR DA QUESTÃO: Pedro Reggiani Anzuatégui.

O leiomiossarcoma ósseo primário (LOP) pode surgir *de novo* ou em associação com radioterapia prévia. Apresenta-se tipicamente com dor e edema e, ocasionalmente, com massa palpável. A mediana de idade dos pacientes é de 47 anos, mas casos que afetam ampla faixa etária (9-88 anos) foram relatados. Em 20% a 40% dos casos, os pacientes podem apresentar fratura patológica. Os ossos longos, particularmente o fêmur distal e a tíbia proximal, respondem por 70% dos casos, enquanto os ossos craniofaciais representam cerca de 20%. Os exames de imagem tipicamente demonstram massa intramedular radiolúcida osteolítica com destruição cortical e invasão dos tecidos moles. Quinze por cento dos casos estão associados à radiação prévia. Em contraste com o LOP que surge *de novo*, 50% dos casos radioinduzidos surgem nos ossos craniofaciais. Dados sobre o tratamento ideal e fatores prognósticos para LOP são limitados devido à sua baixa prevalência. A ressecção cirúrgica, quando possível, continua sendo a principal modalidade de tratamento. A radioterapia tem sido utilizada para potencializar a cirurgia no controle local, com resultados variáveis. Ao contrário do osteossarcoma primário, que geralmente é quimiossensível, vários estudos relataram resposta pobre do LOP à quimioterapia, bem como impacto mínimo no benefício da sobrevida global. Infelizmente, ainda menos dados estão disponíveis no manejo de LOP metastático. A quimioterapia, embora subótima, é frequentemente utilizada em conjunto com o manejo centrado no paciente e orientado a objetivos nesse contexto.

REFERÊNCIA: Wang GY, Lucas DR. Primary Leiomyosarcoma of Bone: Review and Update. Arch Pathol Lab Med. 2019;143(11):1332-1337.

COMENTÁRIO SOBRE A QUESTÃO 120-09

AUTOR DA QUESTÃO: Pedro Reggiani Anzuatégui.

Na maioria dos casos, as características histopatológicas da leiomiossarcoma ósseo primário (LOP) assemelham-se às de suas contrapartes uterinas e de tecidos moles. É desprovido de produção de matriz maligna osteoide ou condroide e é composto por longos fascículos de células fusiformes permeando trabéculas ósseas. Na maioria dos casos, a diferenciação da musculatura lisa é evidente citologicamente pela presença de citoplasma abundante, profundamente eosinofílico e núcleos alongados e rombos com ocasionais vacúolos subnucleares. Colorações imunoistoquímicas são úteis, particularmente nos tumores pouco diferenciados. Semelhante aos seus homólogos uterinos e de tecidos moles, o LOP expressa consistentemente actina de músculo liso e actina músculo-específica em mais de 95% e 93% dos casos, respectivamente. No entanto, a desmina é positiva em apenas 50% dos casos - não deve ser usada como único anticorpo de triagem primária.

REFERÊNCIA: Wang GY, Lucas DR. Primary Leiomyosarcoma of Bone: Review and Update. Arch Pathol Lab Med. 2019;143(11):1332-1337.

COMENTÁRIO SOBRE A QUESTÃO 121-09

AUTOR DA QUESTÃO: Pedro Reggiani Anzuatégui.

No sarcoma pleomórfico indiferenciado não há linha de diferenciação identificável, logo, é fundamental que não seja identificada formação osteoide ou tecido cartilaginoso. É, por definição, diagnóstico de exclusão, portanto, não há marcador imunoistoquímico específico. Mesmo assim, deve ser realizado amplo painel imunoistoquímico, para diferenciá-lo principalmente do leiomiossarcoma, rabdomiossarcoma, os-teossarcoma e tumor de células gigantes maligno. Antes, era chamado de fibroistiocitoma maligno justamente pela presença, em alguns casos, de histiócitos e células inflamatórias.

REFERÊNCIA: Inwards CY, Czerniak B, Dei Tos AP. Undifferentiated pleomorphic sarcoma. In: WHO Classification of Tumours Editorial Board. Soft tissue and bone tumours. 5th Edition. Lyon: International Agency for Research on Cancer; 2020. p. 480-482.

COMENTÁRIO SOBRE A QUESTÃO 122-09

AUTOR DA QUESTÃO: Manoel Joaquim Diógenes Teixeira.

O hamartoma condromesenquimal nasal é um tumor benigno muito raro do trato nasossinusal e se apresenta principalmente em lactentes e crianças pequenas. Geralmente surge como crescimento no septo nasal ou no vestíbulo. O envolvimento dos seios etmoidal e maxilar é bastante raro. A apresentação clínica depende da localização e do tamanho do tumor, que inclui obstrução nasal, dificuldade de amamentação, epistaxe, rinorreia e derrame na orelha média. Além disso, o envolvimento da órbita ou da cavidade craniana pode causar exoftalmia ou enoftalmia, distúrbios oculomotores e disfunção neurológica.

REFERÊNCIA: Qadri S, Usman SI, Alam K, Hasan M. Nasal Condromesenchymal Hamartoma – A Diag-nostic Dilemma. Int J Histopathol Interpret. 2023;12(2),1-5.

COMENTÁRIO SOBRE A QUESTÃO 123-09

AUTOR DA QUESTÃO: Manoel Joaquim Diógenes Teixeira.

O calcâneo é o segundo local mais comum de lipoma intraósseo no corpo e o local mais comum dos ossos do pé. Embora esses pacientes sejam, em sua maioria, assintomáticos, dor, aumento de volume e, raramente, fratura patológica, podem ser vistos no calcanhar. Os lipomas do calcâneo são vistos radiologicamente como massas calcificadas bem definidas circundadas por esclerose sem reação periosteal. O diagnóstico diferencial inclui cisto ósseo aneurismático, cisto ósseo unicameral e outras lesões císticas. Os achados radiográficos dos lipomas intraósseos são típicos, mas inespecíficos.

REFERÊNCIA: Ozkul E, Elci S, Ziyadanogulları MO, Bulut M, Atic R. Treatment of symptomatic calcaneal lipoma with osseoscopy using a synthetic allograft. Clin Trials Exp Investig. 2023;2(3):138-143.

COMENTÁRIO SOBRE A QUESTÃO 124-09

AUTOR DA QUESTÃO: Manoel Joaquim Diógenes Teixeira.

O termo mesenquimoma maligno (MM) tem sido aplicado aos sarcomas que possuem duas ou mais linhas de diferenciação especializadas. Entretanto, fica claro que esse grupo não constitui uma entidade clínico-patológica, e que pode ser mais conveniente classificá-los de outras formas, uma vez que o aparecimento de diferenciação divergente em outros tipos de sarcoma é mais útil para sua definição. Desde então, áreas fibrossarcomatosas têm sido encontradas em tumores mesenquimais. Os mesenquimomas podem ser malignos ou benignos. Os sarcomas representam pequena porcentagem de tumores malignos, com incidência estimada de 5,6 por 100.000 por ano. 84% são sarcomas de tecidos moles e 15% são ósseos.

REFERÊNCIA: León-Acosta P, Rosales-Torres P, Pila-Pérez R. Mesenquimoma pélvico maligno. Presentación de un caso. Rev Inf Cient. 2023;102:4240.

COMENTÁRIO SOBRE A QUESTÃO 125-09

AUTOR DA QUESTÃO: Manoel Joaquim Diógenes Teixeira.

O leiomiossarcoma ósseo primário (LOP) é um tumor raro que geralmente afeta pessoas de meia-idade. Alguns autores descreveram casos de LOP em adultos jovens e mesmo em crianças. Tem predileção por mulheres em vez de homens. A Organização Mundial da Saúde (OMS) o define como um tumor maligno com características distintas de células musculares lisas. A localização mais comum da LOP é o retroperitônio (incluindo a pelve).

REFERÊNCIA: Zumárraga JP, Arouca MM, Baptista AM, Caiero MT, Rubio DE, de Camargo OP. PRIMARY LEIOMYOSARCOMA OF BONE: CLINICOPATHOLOGIC AND PROGNOSTIC FACTORS ANALYSIS IN A SINGLE INSTITUTION. Acta Ortop Bras. 2019;27(3):152-155.

COMENTÁRIOS SOBRE AS QUESTÕES 126-09, 127-09 e 128-09

AUTOR DA QUESTÃO: Manoel Joaquim Diógenes Teixeira.

Os bisfosfonatos são os inibidores de reabsorção óssea mais amplamente estudados e usados. Estes agentes têm estrutura química que lhes permite ligar-se ao mineral ósseo, especialmente em áreas de alta reabsorção. Uma vez incorporados, são internalizados pelos osteoclastos, perturbando sua função e induzindo apoptose. O resultado é uma redução na reabsorção óssea, protegendo a integridade esquelética. O ácido zoledrônico é um dos bisfosfonatos mais comumente utilizados para tratar metástases ósseas. Ele demonstrou ser particularmente eficaz não apenas na prevenção de eventos esqueléticos relacionados ao câncer, mas também no alívio da dor e na melhoria da qualidade de vida. Outro bisfosfonato notável é o pamidronato, que também mostrou benefícios significativos para pacientes com metástases ósseas de câncer de mama e mieloma múltiplo. No entanto, embora os bisfosfonatos ofereçam benefícios indiscutíveis, eles não estão isentos de efeitos colaterais. A osteonecrose da mandíbula é uma das complicações mais preocupantes associadas ao uso prolongado de bisfosfonatos, particularmente em doses altas. Esse efeito colateral raro, mas grave, é caracterizado pela morte do tecido ósseo na mandíbula, resultando em dor, aumento de volume e exposição do osso. Em resposta às limitações dos bisfosfonatos, foi desenvolvido um novo agente chamado denosumab. Este medicamento é um anticorpo monoclonal que se liga ao ligante RANKL, um regulador chave da formação e atividade dos osteoclastos. Ao inibir o RANKL, o denosumab bloqueia a formação, função e sobrevivência dos osteoclastos, reduzindo assim a reabsorção óssea. Em comparação com os bisfosfonatos, o denosumab tem mostrado eficácia superior em prevenir eventos ósseos relacionados ao câncer, com perfil de efeitos colaterais comparável.

REFERÊNCIA: Ribeiro DB, Merigue AVF, Culau MV, Dias GHB, Celestino HO, Gonzalez PSG et al. Terapias direcionadas para metástases ósseas: inibidores de reabsorção óssea e agentes antineoplásicos. Braz J Health Rev. 2023;6(5):20490–20502.

COMENTÁRIO SOBRE A QUESTÃO 129-09

AUTOR DA QUESTÃO: Adonai Pinheiro Barreto.

A síndrome de McCUNE-ALBRIGHT consiste em displasia fibrosa associada a pigmentação cutânea (manchas café com leite), desenvolvimento sexual precoce, acromegalia, hipertireoidismo, síndrome de Cushing, puberdade precoce, maturação esquelética prematura.

REFERÊNCIA: Jesus-Garcia Filho R. Diagnóstico e tratamento de tumores ósseos. 2a Edição. Rio de Janeiro: Elsevier; 2013. p. 348-366.

COMENTÁRIO SOBRE A QUESTÃO 130-09
AUTOR DA QUESTÃO: Adonai Pinheiro Barreto.

A displasia fibrosa (DF) apresenta como importante diagnósticos diferenciais o encondroma, encondromatose, fibroma desmoide, displasia osteofibrosa, adamantinoma, cisto ósseo solitário e neurofibromatose. O condroblastoma não está incluído no rol do diagnóstico diferencial da DF.

REFERÊNCIA: Jesus-Garcia Filho R. Diagnóstico e tratamento de tumores ósseos. 2a Edição. Rio de Janeiro: Elsevier; 2013. p. 348-366.

COMENTÁRIO SOBRE A QUESTÃO 131-09
AUTOR DA QUESTÃO: Adonai Pinheiro Barreto.

As lesões monostóticas da displasia fibrosa são geralmente assintomáticas e não necessitam de tratamento cirúrgico. Salvo quando apresentam deformidade progressiva no membro, pseudo artrose após fratura, fraturas nos ossos longos em adultos e dor persistente.

REFERÊNCIA: Jesus-Garcia Filho R. Diagnóstico e tratamento de tumores ósseos. 2a Edição. Rio de Janeiro: Elsevier; 2013. p. 348-366.

COMENTÁRIO SOBRE A QUESTÃO 132-09
AUTOR DA QUESTÃO: André Luiz Steiner Stellet.

Frequentemente o tecido ósseo é sede de lesão metastática, que além de traduzir pior prognóstico pode evoluir com fratura patológica e piora da qualidade de vida e do tratamento do doente. As metástases ósseas padrão osteolítico, osteoblástico ou misto. As apresentações são variáveis e com frequência surpreendem o radiologista e o cirurgião. É essencial que diante de uma lesão radiologicamente agressiva seja feito criterioso estadiamento sistêmico e local, não se poupando exames complementares como TC, RM e cintilografia. Caso o sítio primário não seja diagnosticado no estadiamento, a biópsia da lesão para o exame histopatológico e imunoistoquímico é fundamental.

REFERÊNCIA: Andrade Neto F, Teixeira MJD, Araújo LHC, Ponte CEB. Tumores ósseos do joelho: achados na radiologia convencional. Radiol Bras. 2016; 49(3):182–189.

COMENTÁRIO SOBRE AS QUESTÕES 133-09 e 134-09
AUTOR DA QUESTÃO 133-09: André Luiz Steiner Stellet.
AUTOR DA QUESTÃO 134-09: Alex Guedes.

O adamantinoma dos ossos longos é rara neoplasia intraóssea, na grande maioria dos casos localizada na diáfise da tíbia e, por isso, também conhecida como "adamantinoma da tíbia". Outras localizações menos comuns têm sido relatadas. Atualmente, os métodos de imunoistoquímica permitem afirmar que se trata de neopla-sia bifásica, com componente epitelial, com positividade para citoqueratinas AE1 e AE3 e negatividade para marcadores de vasos como o CD3 e CD34. O adamantinoma de ossos longos acomete principalmente adultos e as manifestações clínicas mais comuns são dor, aumento de volume e/ou deformidade progressiva no local acometido. Raramente esta neoplasia é descrita em crianças ou em adolescentes. Metástases podem ocorrer em 10 a 20% dos casos, sendo os pulmões o sítio mais acometido. Raramente são detectadas metástases para linfonodos ou para outros ossos. A ressecção marginal está associada a maior risco de recidiva e metástase. A evolução pós-operatória é imprevisível. Em alguns casos, as metástases são precoces e, em outros, tardias, com evolução para a morte.

REFERÊNCIA: Próspero JD, Baptista PPR, Consentino E, Hasegawa CCT, Amary MFC, Yonamine ES. Adamantinoma de ossos longos. Rev Bras Ortop. 2008;43(8):343-50.

COMENTÁRIO SOBRE A QUESTÃO 135-09
AUTOR DA QUESTÃO: Adonai Pinheiro Barreto.

Os sítios primários mais comuns de metástases ósseas são pulmão, próstata, rim e tireoide, também chamados de tumores osteofílicos por sua predileção em gerar lesões secundarias no tecido ósseo.

REFERÊNCIA: Jesus-Garcia Filho R. Diagnóstico e tratamento de tumores ósseos. 2a Edição. Rio de Janeiro: Elsevier; 2013. p. 383-399.

COMENTÁRIO SOBRE A QUESTÃO 136-09
AUTOR DA QUESTÃO: Adonai Pinheiro Barreto.

As metástases ósseas podem ser líticas, blásticas ou mistas. As lesões tipicamente mistas decorrem de tumores primários de rim, pulmão e tireoide. Lesões blásticas típicas sugerem tumores de próstata ou carcinoma neuroendócrino.

REFERÊNCIA: Kalil RK, Bloem JL, Hornick JL, Righi A. Bone metastases. In: WHO Classification of Tumours Editorial Board. Soft tissue and bone tumours. 5th Edition. Lyon: International Agency for Research on Cancer; 2020. p. 483-485.

COMENTÁRIO SOBRE AS QUESTÕES 137-09 e 138-09
AUTOR DA QUESTÃO: Alex Guedes.

As metástases apresentam características histológicas semelhantes às das lesões primárias, sendo as mais comuns os adenocarcinomas e os carcinomas espinocelulares. O envolvimento do osso por esses tumores é o resultado da disseminação hematogênica a partir do local da malignidade primária. Metástases osteoblásticas contêm osso trabecular reativo abundante e devem ser distinguidas do osteossarcoma. Hemorragia, fibrose e reações de células gigantes semelhantes a osteoclastos são frequentes e às vezes podem obscurecer as células metastáticas. A imunoistoquímica deve ser usada para sugerir ou confirmar uma possível origem primária. O prognóstico é predominantemente definido pelo tumor primário. A mediana global do tempo de sobrevida dos pacientes com metástases na coluna vertebral em uma série foi de 5,1 meses.

REFERÊNCIA: Kalil RK, Bloem JL, Hornick JL, Righi A. Bone metastases. In: WHO Classification of Tumours Editorial Board. Soft tissue and bone tumours. 5th Edition. Lyon: International Agency for Research on Cancer; 2020. p. 483-485.

COMENTÁRIO SOBRE A QUESTÃO 139-09
AUTOR DA QUESTÃO 139-09: André Luiz Steiner Stellet.

A etiologia do cisto ósseo simples é incerta, não foi completamente esclarecida. Muitas teorias foram propostas, como degeneração cística, anormalidades vasculares intraósseas, alterações do metabolismo ósseo, infecções crônicas, sendo que a mais aceita defende a hemorragia intramedular após traumatismo na região.

REFERÊNCIA: Lazera B, Paes DL, Cecília K, Santos P, Marcucci M, Costa C et al. Cisto ósseo simples: avaliação radiográfica, anatomopatológica e clínica de seis casos. J Health Sci Inst. 2010;28(1):71-76.

COMENTÁRIO SOBRE A QUESTÃO 140-09
AUTOR DA QUESTÃO: Marcos Korukian.

O adamantinoma é uma neoplasia epitelial maligna de baixo grau de embriogênese incerta com forte predi-leção pelo envolvimento da diáfise média da tíbia com ou sem envolvimento da fíbula. Um componente estromal com aparência semelhante a uma displasia fibrosa está presente em muitos casos. O adamantinoma diferenciado (adamantinoma osteofibroso, intracortical juvenil e displasia osteofibrosa) diferenciado é uma lesão fibro-óssea indutora de deformidade que ocorre na infância com forte predileção pelo envolvimento da diáfise média da tíbia com ou sem envolvimento da fíbula. Fitas de células epiteliais estão presentes no estroma e são facilmente identificáveis em cortes corados rotineiramente pela hematoxilina e eosina. A displasia osteofibrosa (fibroma ossificante) é uma lesão fibro-óssea benigna indutora de deformidade que ocorre na infância com forte predileção pelo envolvimento da diáfise média da tíbia com ou sem envolvimento da fíbula. Estudos imunoistoquímicos demonstram células positivas para queratina únicas ou em fitas na maioria dos casos. Existe provável relação histogenética entre as três entidades. De fato, a única diferença aparente entre displasia osteofibrosa (DOF) e adamantinoma diferenciado é a presença de um componente epitelial facilmente identificável em cortes corados rotineiramente pela hematoxilina e eosina e sua identificação apenas por meios imunoistoquímicos em cerca de 80% das lesões de displasia osteofibrosa. Estudos citogenéticos também demonstraram alterações seme-lhantes nas duas lesões. Assim, parece que DOF e adamantinoma diferenciado representam um único processo patogênico e exibem apenas uma diferença quantitativa em seu conteúdo epitelial. O adamantinoma clássico ocorre em espectro etário mais amplo e se comporta de forma maligna. Entretanto, alguns casos apresentam componente fibro-ósseo semelhante à DOF e até exibem alterações citogenéticas semelhantes, sugerindo também uma identidade histogenética entre adamantinoma, DOF e adamantinoma diferenciado.

REFERÊNCIA: Kahn LB. Adamantinoma, osteofibrous dysplasia and differentiated adamantinoma. Skeletal Radiol. 2003;32(5):245-258.

COMENTÁRIO SOBRE A QUESTÃO 141-09

AUTOR DA QUESTÃO: Marcos Korukian.

A principal modalidade de tratamento das metástases ósseas é a radioterapia, sendo a principal indicação o alívio da dor e a manutenção da função. A radioterapia é efetiva no controle temporário da dor, assim como na diminuição ou controle local da destruição óssea. A paliação efetiva ocorre em aproximadamente 80% dos casos. A manutenção de uma atitude ativa e agressiva na abordagem da fratura patológica pode ajudar na melhoria da qualidade de vida por às vezes anos. Os resultados da fixação interna nesses casos são paliativos e os objetivos principais são o alívio da dor, melhora da função e a facilitação dos cuidados médicos e de enfermagem. A técnica cirúrgica irá variar, dependendo da localização da fratura, da extensão da destruição óssea e das condições gerais do paciente. Nos ossos longos, de maneira geral as fraturas são tratadas através da ressecção simples, ou da curetagem/ressecção e fixação interna, suplementada com cimento acrílico. Nas extremidades epifisárias ou metafisárias, a substituição por endopróteses não convencionais é indicada. Mesmo em pacientes com prognóstico "fechado", sem chances de quimio ou radioterapia adjuvante, indicamos essas cirurgias, uma vez que o não tratamento restringe o paciente ao leito, com às complicações inerentes, além do dificílimo controle da dor e da sensação de "mobilidade dos ossos fraturados".

REFERÊNCIA: Jesus-Garcia R. Manual Básico de Tumores Ósseos e Sarcoma de Tecidos Moles. 4a. Edição; 2020. p. 48-54. Disponível em:
https://ortopedia-oncologica.com.br/wp-content/uploads/2020/03/manual_basico_4A_ED_ABRIL-2020_V3-1.pdf.

COMENTÁRIO SOBRE A QUESTÃO 142-09

AUTOR DA QUESTÃO: Alex Guedes.

O cisto ósseo simples constitui 3% de todas as neoplasias ósseas primárias e representa a causa mais frequente de fratura patológica em crianças. Ocorre mais comumente na segunda década de vida (cerca de 85%), com pico de incidência em torno dos 10 anos, e é duas a três vezes mais frequente no gênero masculino.

REFERÊNCIA: Guedes A, Teixeira LEM. Cisto ósseo simples. In: Sociedade Brasileira de Ortopedia e Traumatologia; Comissão de Educação Continuada, Comissão de Ensino e Treinamento, organizadores. PROATO Programa de Atualização em Traumatologia e Ortopedia: Ciclo 18. Porto Alegre: Artmed Panamericana; 2022. p. 9-58.

COMENTÁRIO SOBRE A QUESTÃO 143-09

AUTOR DA QUESTÃO: Alex Guedes.

Os distúrbios do crescimento relacionados ao COS ocorrem geralmente após fratura patológica ou complicação advinda do tratamento do COS ativo (curetagem).

REFERÊNCIA: Guedes A, Teixeira LEM. Cisto ósseo simples. In: Sociedade Brasileira de Ortopedia e Traumatologia; Comissão de Educação Continuada, Comissão de Ensino e Treinamento, organizadores. PROATO Programa de Atualização em Traumatologia e Ortopedia: Ciclo 18. Porto Alegre: Artmed Panamericana; 2022. p. 9-58.

COMENTÁRIO SOBRE A QUESTÃO 144-09

AUTOR DA QUESTÃO: Alex Guedes.

Na verdade, a recidiva precoce e não a tardia, após o tratamento inicial, é indicativa de atividade do cisto ósseo simples (COS), associando-se ao risco aumentado para fratura. Além disso, as fraturas patológicas constituem a principal complicação associada ao COS. A dor, a idade de apresentação mais precoce, a lesão situada no segmento proximal do úmero, o aumento da cavidade ao longo do tempo, a menor distância da placa de crescimento e o aspecto multicameral são outros indicativos de atividade do COS e se associam a risco aumentado para fratura. **REFERÊNCIA:** Guedes A, Teixeira LEM. Cisto ósseo simples. In: Sociedade Brasileira de Ortopedia e Trau-matologia; Comissão de Educação Continuada, Comissão de Ensino e Treinamento, organizadores. PROATO Programa de Atualização em Traumatologia e Ortopedia: Ciclo 18. Porto Alegre: Artmed Panamericana; 2022. p. 9-58.

COMENTÁRIO SOBRE A QUESTÃO 145-09
AUTOR DA QUESTÃO: Alex Guedes. O COS, em geral, possui excelente prognóstico e reconhecido potencial para resolução espontânea, especialmente após a maturidade esquelética, já que é raro em adultos. Tanto COS ativos quanto latentes tendem a recidivar, mesmo após ressecção ampla, com taxas de recorrência de até 30%. Os resultados são menos satisfatórios no COS situado nos segmentos proximais do úmero e fêmur do que em outras localizações. Portadores de COS com idade >10 anos têm taxa de cura superior (90%) à observada em pacientes mais jovens (60%), independentemente da modalidade de tratamento.
REFERÊNCIA: Guedes A, Teixeira LEM. Cisto ósseo simples. In: Sociedade Brasileira de Ortopedia e Traumatologia; Comissão de Educação Continuada, Comissão de Ensino e Treinamento, organizadores. PROATO Programa de Atualização em Traumatologia e Ortopedia: Ciclo 18. Porto Alegre: Artmed Panamericana; 2022. p. 9-58.

COMENTÁRIO SOBRE A QUESTÃO 146-09
AUTOR DA QUESTÃO: Alex Guedes.
Tomografia computadorizada e ressonância magnética não proporcionam informações adicionais para o diagnóstico de COS, porém podem ser realizadas em conjunto com o exame radiográfico convencional nas situações em que o seu emprego permite auxiliar no diagnóstico diferencial e/ou no planejamento operatório das lesões situadas em segmentos com anatomia complexa, como o esqueleto axial e as cinturas pélvica e escapular. Uma vez que o COS constitui neoplasia benigna pseudotumoral e autolimitada, não se justifica a realização sistemática de biópsia para o seu diagnóstico, exceto quando for fundamental no estabelecimento do diagnóstico diferencial.
REFERÊNCIA: Guedes A, Teixeira LEM. Cisto ósseo simples. In: Sociedade Brasileira de Ortopedia e Trau-matologia; Comissão de Educação Continuada, Comissão de Ensino e Treinamento, organizadores. PROATO Programa de Atualização em Traumatologia e Ortopedia: Ciclo 18. Porto Alegre: Artmed Panamericana; 2022. p. 9-58.

COMENTÁRIO SOBRE A QUESTÃO 147-09
AUTOR DA QUESTÃO: Alex Guedes.
COS ativos acometem pacientes mais jovens, distam a menos de 0,5cm da fise, possuem maior potencial de crescimento e de subsequente fratura e apresentam maior taxa de falha no tratamento, independentemente do método empregado.
REFERÊNCIA: Guedes A, Teixeira LEM. Cisto ósseo simples. In: Sociedade Brasileira de Ortopedia e Trau-matologia; Comissão de Educação Continuada, Comissão de Ensino e Treinamento, organizadores. PROATO Programa de Atualização em Traumatologia e Ortopedia: Ciclo 18. Porto Alegre: Artmed Panamericana; 2022. p. 9-58.

COMENTÁRIO SOBRE A QUESTÃO 148-09
AUTOR DA QUESTÃO: Alex Guedes.
O leiomiossarcoma ósseo primário costuma acometer os ossos longos em seus segmentos metafisários ou metaepifisários, especialmente em torno do joelho. O segmento distal do fêmur e o proximal da tíbia correspondem a 70% de todos os casos, seguidos pelo segmento proximal do úmero, arcos costais, pelve, clavícula, falanges e rádio.
REFERÊNCIA: Guedes A, Freire ANM, Barreto BG, Moreira FD, Mattos ESR, Guedes AAL. Leiomiossarcoma ósseo primário. RevSBC. 2021;20(59):69-72.

COMENTÁRIO SOBRE A QUESTÃO 149-09

AUTOR DA QUESTÃO: Alex Guedes.

A apresentação inicial é de dor, edema e tumor palpável no local afetado, e, em 20-40% dos casos, fratura patológica. O leiomiossarcoma ósseo primário possui comportamento local geralmente agressivo, com potencial para desenvolvimento de metástases nos estágios precoces da doença. A disseminação pulmonar é a mais comum – ocorre em aproximadamente 50% dos pacientes dentro de cinco anos – seguida do esqueleto axial e fígado. Podem ainda ocorrer metástases suprarrenais, mediastinais, renais, linfáticas e cutâneas.

REFERÊNCIA: Guedes A, Freire ANM, Barreto BG, Moreira FD, Mattos ESR, Guedes AAL. Leiomiossarcoma ósseo primário. RevSBC. 2021;20(59):69-72.

COMENTÁRIO SOBRE A QUESTÃO 150-09

AUTOR DA QUESTÃO: Alex Guedes.

Ao exame radiográfico convencional, apresenta-se como lesão osteolítica e agressiva, com recorte endosteal, padrão permeativo, margens pouco definidas e ausência de esclerose (pode ocorrer esclerose perilesional no LOP de baixo grau) – é comum observar destruição da cortical e invasão dos tecidos moles, com reação periosteal sutil ou ausente e, ocasionalmente, fratura patológica. O diagnóstico diferencial radiográfico inclui linfoma, plasmocitoma, fibroistiocitoma maligno, osteomielite e sarcoma de EWING.

REFERÊNCIA: Guedes A, Freire ANM, Barreto BG, Moreira FD, Mattos ESR, Guedes AAL. Leiomiossarcoma ósseo primário. RevSBC. 2021;20(59):69-72.

Neoplasias ósseas hematopoiéticas

Gava NF | Nunes MC | Guedes A | Engel EE
Prado CHR | Yonamine ES | Amato Neto DG | Santos AR

9731/3	Plasmocitoma ósseo
9591/3	Linfoma não Hodgkin maligno NE
9650/3	Doença de Hodgkin NE
9680/3	Linfoma difuso de grandes células B NE
9690/3	Linfoma folicular NE
9699/3	Linfoma de zona marginal de células B NE
9702/3	Linfoma de células T NE
9714/3	Linfoma anaplásico de grandes células NE
9727/3	Linfoma linfoblástico maligno NE
9687/3	Linfoma de Burkitt NE
9751/1	Histiocitose de células de Langerhans NE
9751/3	Histiocitose de células de Langerhans disseminada
9749/3	Doença de Erdheim-Chester Doença de Rosai-Dorfman

Os códigos numéricos pertencem à Classificação Internacional de Doenças para Oncologia, terceira edição, segunda revisão (CID-O-3.2). Os comportamentos são codificados como /1 para comportamento não especificado, limítrofe ou incerto; e, /3 para tumores malignos, sítio primário. NE = Não Especificado.

Fonte: Traduzido a partir de Bovée JVMG, Flanagan AM, Lazar AJ, Nielsen GP, Yoshida A. Bone tumours. In: WHO Classification of Tumours Editorial Board. Soft tissue and bone tumours. 5th Edition. Lyon: International Agency for Research on Cancer; 2020. p. 338.

QUESTÃO 01-10. Em relação ao plasmocitoma ósseo solitário, **PODEMOS** afirmar que
 a) trata-se de neoplasia óssea única e localizada, composta por plasmócitos clonais, com mais de 10% de células plasmáticas clonais presentes em uma biópsia aleatória da medula óssea.
 b) aproximadamente 30% dos casos evoluem para mieloma múltiplo em cinco anos.
 c) lesões maiores que 5-6 cm apresentam pior prognóstico.
 d) pacientes com idade precoce à apresentação e persistência do componente sérico M após o tratamento apresentam maior risco de progressão para mieloma múltiplo.

QUESTÃO 02-10. _____ **NÃO** constitui achado fisiopatológico relacionado ao mieloma múltiplo.
 a) Anemia.
 b) Hipocalcemia.
 c) Insuficiência renal.
 d) Infecção recorrente.

QUESTÃO 03-10. Em relação ao diagnóstico do mieloma múltiplo, **NÃO** esperamos encontrar _____ no quadro clínico/laboratorial.
 a) hipercalcemia.
 b) insuficiência renal.
 c) anemia.
 d) diminuição da velocidade de hemossedimentação.

QUESTÃO 04-10. Em relação ao mieloma múltiplo, assinale a afirmativa **INCORRETA**:
 a) É o tumor ósseo primário mais comum.
 b) É mais comum em negros.
 c) Lesões ósseas escleróticas excluem o diagnóstico.
 d) A elevação da desidrogenase lática constitui sinal de mal prognóstico.

QUESTÃO 05-10. Em relação ao tratamento ortopédico do mieloma múltiplo, assinale a afirmativa **CORRETA**:
 a) O objetivo principal é deixar o paciente livre de doença.
 b) A radioterapia pós-operatória é considerada em praticamente todos os casos.
 c) Vertebroplastia e cifoplastia não podem ser indicadas nas lesões vertebrais secundárias ao mieloma.
 d) As fraturas e lesões diafisárias dos ossos longos geralmente requerem fixação com placas e polimetilmetacrilato.

QUESTÃO 06-10. Qual das alternativas **NÃO** guarda relação com a histopatologia/imunoistoquímica do mieloma múltiplo?
 a) Células com contornos distintos, núcleo redondo ou oval e excêntrico, pouca matriz.
 b) Raras figuras mitóticas.
 c) Presença de substância amiloide.
 d) Positividade para os marcadores CD45 e CD20.

QUESTÃO 07-10. Em relação ao mieloma múltiplo, é **CORRETO** afirmar que
 a) é a segunda neoplasia óssea primária mais comum.
 b) acomete preferencialmente o esqueleto apendicular.
 c) exames de imagem mostram lesões líticas sem componente de tecidos moles.
 d) hiperuricemia é infrequente.

QUESTÃO 08-10. Qual dos achados abaixo está relacionada ao mieloma múltiplo?
a) Células fisalíforas.
b) Grânulos de BIRBECK.
c) Corpos de RUSSELL.
d) Células de REED-STERNBERG.

QUESTÃO 09-10. Quanto aos achados radiográficos observados na doença óssea do mieloma múltiplo, assinalar a afirmativa **INCORRETA**:
a) As lesões que acometem os ossos longos situam-se mais frequentemente nas diáfises.
b) As lesões líticas com componente de tecidos moles são mais comuns.
c) Osteoporose difusa, geralmente visualizada na coluna, é comum.
d) Raramente há acometimento dos ossos das mãos e dos pés.

QUESTÃO 10-10. Em relação aos linfomas ósseos primários, **PODEMOS** afirmar que
a) os locais mais acometidos são o crânio e a coluna.
b) frequentemente os portadores apresentam sintomas sistêmicos como febre, perda de peso ou sudorese noturna.
c) ao exame radiográfico pode apresentar-se lesão medular extensa, osteolítica e destrutiva, com reação periosteal em "casca de cebola".
d) a maioria dos linfomas ósseos primários são linfomas difusos de células T.

QUESTÃO 11-10. O linfoma ósseo primário não HODGKIN se caracteriza por
a) apresentar acometimento ganglionar associado a acometimento ósseo.
b) produzir uma ou mais lesões no interior do osso, sem envolvimento linfonodal (suprarregional) ou outras lesões extranodais.
c) ter tratamento exclusivamente cirúrgico.
d) nunca se apresentar como lesão osteolítica.

QUESTÃO 12-10. O linfoma não-HODGKIN ósseo primário é uma neoplasia composta de células linfoides malignas
a) que acomete um único osso.
b) que acomete gânglios linfáticos e invade o osso adjacente.
c) que acomete o baço, porém poupa gânglios linfáticos cervicais, abdominais e pélvicos.
d) que acomete o osso, sem envolvimento de linfonodos ou outras lesões extra nodais.

QUESTÃO 13-10. O linfoma não-HODGKIN primário do osso acomete mais frequentemente
a) o crânio.
b) a clavícula.
c) o úmero.
d) o fêmur.

QUESTÃO 14-10. O linfoma não-HODGKIN ósseo primário surge normalmente
a) nos ossos do crânio.
b) na região epifisária dos ossos longos.
c) na região diafisária dos ossos longos.
d) na região metadiafisária dos ossos longos.

QUESTÃO 15-10. Ao exame radiográfico, o linfoma não-HODGKIN ósseo primário apresenta-se com
a) espessamento cortical.
b) calcificações nos tecidos moles.
c) bordas frequentemente mal delimitadas ou permeativas.
d) imagem semelhante a "vela derretida".

QUESTÃO 16-10. A maioria dos indivíduos acometidos pelo linfoma não-HODGKIN ósseo primário queixa-se de
   a) febre.
   b) sudorese noturna.
   c) perda de peso.
   d) dor no osso afetado.

QUESTÃO 17-10. O linfoma não-HODGKIN ósseo primário é mais comum em pacientes
   a) com menos de 10 anos.
   b) entre 10 e 20 anos.
   c) entre 20 e 40 anos.
   d) acima de 40 anos.

QUESTÃO 18-10. Espera-se prognóstico pior do linfoma ósseo primário que acomete
   a) indivíduos com idade <10 anos.
   b) indivíduos com idade entre 10 e 20 anos.
   c) indivíduos com idade entre 40 e 60 anos.
   d) indivíduos com idade >60 anos.

QUESTÃO 19-10. Qual dos achados radiográficos abaixo **NÃO** pode ser considerado característico de um linfoma ósseo primário?
   a) Lesões líticas mal definidas e difusas, com padrão permeativo.
   b) Reação periostal espiculada ou lamelar.
   c) Aparência esclerótica.
   d) Calcificações dispersas.

QUESTÃO 20-10. Qual das neoplasias abaixo deve ser considerada nos casos em que o exame radiográfico convencional é praticamente normal, enquanto a ressonância magnética mostra lesão extensa?
   a) Linfoma.
   b) Mieloma.
   c) Metástases de carcinoma.
   d) Osteossarcoma.

QUESTÃO 21-10. Em relação aos linfomas ósseos primários, assinale a afirmativa **CORRETA**:
   a) São mais comuns na primeira e segunda décadas.
   b) São mais comuns em mulheres.
   c) A coluna é o sítio mais comumente envolvido.
   d) As radiografias podem ser totalmente normais, apesar do extenso envolvimento do canal medular, detectado mediante cintilografia óssea e ressonância magnética.

QUESTÃO 22-10. Com relação à histiocitose de células de LANGERHANS, **PODEMOS** afirmar que
   a) a forma isolada afeta mais comumente o esqueleto apendicular.
   b) é rara entre descendentes de europeus e hispânicos.
   c) pode se associar à doença de erdheim-chester.
   d) as formas multissistêmicas geralmente se apresentam na segunda década.

QUESTÃO 23-10. Sobre a histiocitose de células de LANGERHANS, é **INCORRETO** afirmar que
   a) pode se apresentar de forma isolada em um único osso, como lesão lítica na cortical óssea com reação periosteal.
   b) costuma estar associada o diabetes *mellitus*.

c) portadores de doença multifocal são geralmente crianças pequenas com lesões ósseas destrutivas múltiplas ou sequenciais associadas a massas de tecidos moles adjacentes.
d) o diagnóstico diferencial inclui osteomielite.

QUESTÃO 24-10. Quando acomete apenas um sistema, a histiocitose de células de LANGERHANS, localiza-se preferencialmente
a) na pele.
b) nos ossos.
c) no pulmão.
d) nos linfonodos.

QUESTÃO 25-10. A histiocitose de células de LANGERHANS com acometimento de múltiplos sistemas apresenta-se
a) em bebês que cursam com febre, citopenia, lesões na pele e ossos e hepatoesplenomegalia.
b) em crianças mais velhas, com febre e citopenia.
c) em crianças mais velhas e adultos, como lesões ósseas destrutivas múltiplas.
d) em crianças mais jovens e idosos, como lesão lítica e dolorosa que erode a cortical.

QUESTÃO 26-10. A incidência anual de histiocitose de células de LANGERHANS em crianças é de
a) 0,01 caso por milhão de habitantes.
b) 0,1 caso por milhão de habitantes.
c) 5 casos por milhão de habitantes.
d) 50 casos por milhão de habitantes.

QUESTÃO 27-10. A incidência anual de histiocitose de células de LANGERHANS em adultos é de
a) 0,001 caso por milhão de habitantes.
b) 0,01 caso por milhão de habitantes.
c) 0,1 caso por milhão de habitantes.
d) 1-2 casos por milhão de habitantes.

QUESTÃO 28-10. A histiocitose de células de LANGERHANS é mais comum em indivíduos de descendência
a) asiática.
b) africana.
c) europeia.
d) americana.

QUESTÃO 29-10. A histiocitose de células de LANGERHANS constitui proliferação neoplásica clonal
a) de células com citoplasma escasso e núcleo único.
b) que apresenta aumento dos macrófagos espumosos na fase inicial da doença.
c) que apresenta predomínio de células de LANGERHANS na fase tardia da doença.
d) de células dendríticas mieloides, que expressam fenótipo de célula LANGERHANS.

QUESTÃO 30-10. As formas linfomatosas do linfoma/leucemia de células T do adulto, respondem melhor ao tratamento com
a) cirurgia.
b) antivirais.
c) radioterapia.
d) quimioterapia.

QUESTÃO 31-10. Em um paciente na sexta década de vida, cujos exames de imagem mostram lesões escleróticas nos ossos dos membros inferiores bilateralmente, rim com aspecto piloso e presença de massa no átrio direito, o diagnóstico provável é de
   a) doença de LETTERER-SIWE.
   b) doença de de HAND-SCHÜLLER-CHRISTIAN.
   c) doença de ERDHEIM-CHESTER.
   d) xantogranuloma disseminado.

QUESTÃO 32-10. Rara histiocitose, de etiologia desconhecida, cujas manifestações sistêmicas incluem xantelasma, dor óssea, exoftalmia e diabetes *insipidus*:
   a) Doença de LETTERER-SIWE.
   b) Doença de HAND-SCHÜLLER-CHRISTIAN.
   c) Doença de ERDHEIM-CHESTER.
   d) Doença de ROSAI-DORFMAN.

QUESTÃO 33-10. Sobre a doença de ERDHEIM-CHESTER, **NÃO PODEMOS** afirmar que
   a) trata-se de histiocitose sistêmica clonal com inflamação e fibrose.
   b) ossos longos são acometidos em >90% dos casos.
   c) até 95% dos portadores de DEC apresentam osteosclerose assimétrica dos ossos da perna, mais bem visualizada através da FDG-PET.
   d) a infiltração do retroperitônio (58%) ou ao redor da aorta (46%) também é frequente.

QUESTÃO 34-10. No que se refere a epidemiologia, a doença de ERDHEIM-CHESTER
   a) é mais comum em crianças com idade mediana <15 anos.
   b) é mais comum em mulheres com idade mediana de 30 anos.
   c) é mais comum em homens com idade mediana de 55 anos.
   d) é mais comum em mulheres com idade mediana >60 anos.

QUESTÃO 35-10. A doença de ERDHEIM-CHESTER afeta os ossos longos em
   a) <10% dos casos.
   b) 20-30% dos casos.
   c) 50-60% dos casos.
   d) >90% dos casos.

QUESTÃO 36-10. Doença caracterizada por histiocitose sistêmica clonal, associada a inflamação e fibrose:
   a) Mieloma múltiplo.
   b) Linfoma de HODGKIN.
   c) Granuloma eosinofílico.
   d) Doença de ERDHEIM-CHESTER.

QUESTÃO 37-10. A propósito da doença de ROSAI-DORFMAN, **PODEMOS** afirmar que
   a) é comum e cursa com proliferação histiocítica; geralmente acomete linfonodos e apresenta lesões ósseas em mais da metade dos casos.
   b) nos casos em que o esqueleto é acometido, costuma apresentar-se com lesões múltiplas.
   c) as lesões ósseas são predominantemente blásticas.
   d) ocorre mais frequentemente na região metafisária dos ossos longos e nos ossos craniofaciais.

QUESTÃO 38-10. A neoplasia que apresenta proliferação histiocítica caracterizada pela presença de grandes histiócitos S100 positivos com emperipolese é
a) a doença de KAHLER.
b) o linfoma de HODGKIN.
c) o astrocitoma anaplásico.
d) a doença de ROSAI-DORFMAN.

QUESTÃO 39-10. No que se refere a epidemiologia, a doença de ROSAI-DORFMAN
a) é comum em idosos do sexo feminino.
b) ocorre de forma primária do osso em 20% dos casos.
c) é rara e geralmente acomete os linfonodos.
d) apresenta envolvimento ósseo em 60% dos casos.

QUESTÃO 40-10. As lesões ósseas da doença de ROSAI-DORFMAN são efetivamente tratadas mediante
a) curetagem.
b) radioterapia.
c) ressecção ampla.
d) ressecção radical.

QUESTÃO 41-10. Em relação a histiocitose de células de LANGERHANS, assinale a afirmativa **CORRETA**:
a) A doença de SCHÜLLER-CHRISTIAN geralmente acomete crianças menores de dois anos.
b) A tríade exoftalmia, diabetes *insipidus* e defeitos nos ossos do crânio é clássica da doença de LETTERER-SIWE.
c) A variedade disseminada e rapidamente fatal é conhecida como doença de SCHÜLLER-CHRISTIAN.
d) O crânio é o local mais acometido e pode causar sintomas como secreção nas orelhas, ou perda de dentes.

QUESTÃO 42-10. A propósito das lesões ósseas presentes na histiocitose de células de LANGERHANS, assinale a alternativa **INCORRETA**:
a) São geralmente pequenas e surgem a partir do canal medular, sendo raramente intracorticais.
b) Podem apresentar aspecto agressivo, com destruição cortical e reação periosteal em "casca de cebola".
c) O sítio mais comum é o crânio.
d) Quando acomete a coluna, situam-se preferencialmente nos elementos posteriores das vértebras.

QUESTÃO 43-10. Em relação a histiocitose de células de LANGERHANS, qual das alternativas abaixo está **INCORRETA**?
a) O pico de incidência é na primeira década de vida.
b) As formas multissistêmicas geralmente predomina nos primeiros dois anos de vida.
c) Incide mais em negros.
d) No esqueleto apendicular o fêmur e o úmero são mais comumente acometidos.

QUESTÃO 44-10. Qual das alternativas abaixo **NÃO** constitui característica histológica da histiocitose de células de LANGERHANS?
a) É composta por dois tipos de células, eosinófilos e células de LANGERHANS, associadas a uma mistura de outras células inflamatórias.
b) As células de LANGERHANS apresentam sulco nuclear proeminente paralelo ao longo eixo do núcleo (núcleo em "grão de café").
c) À imunoistoquímica, as células de LANGERHANS são fortemente positivas para S-100, CD1a e langerina (CD207).
d) Presença de células de REED-STERNBERG, fibrose associada no fundo celular apropriado e as chamadas células lacunares na variante nodular-esclerótica.

QUESTÃO 45-10. Assinale a afirmativa **CORRETA** em relação aos linfomas:
a) O linfoma ósseo primário é definido pela presença de células de REED-STERNBERG.
b) O linfoma ósseo primário é na maioria das vezes um linfoma não-HODGKIN.
c) O linfoma ósseo primário é mais comum do que o linfoma ósseo secundário.
d) O linfoma ósseo primário com sítio ósseo único e envolvimento contíguo de linfonodos regionais é classificado como doença em estágio II de acordo com o sistema IELSG.

QUESTÃO 46-10. Assinale a afirmativa **CORRETA** a propósito do linfoma ósseo primário:
a) É mais comum no sexo feminino.
b) É mais comum na primeira e segunda década de vida.
c) A coluna vertebral é o sítio mais frequentemente afetado.
d) Sudorese noturna, perda ponderal, febre e calafrios estão presentes em 10% dos pacientes.

QUESTÃO 47-10. Assinale a afirmativa **INCORRETA** a propósito do linfoma ósseo primário:
a) Os sintomas iniciais são inespecíficos, retardando o diagnóstico.
b) O envolvimento da coluna, com sintomas neurológicos compressivos, ocorre em 50% dos portadores.
c) ~1/5 dos portadores apresentam fratura patológica.
d) ~1/3 dos portadores apresentam massa palpável.

QUESTÃO 48-10. Qual o método com maior sensibilidade e especificidade no estadiamento dos linfomas?
a) FDG PET-CT.
b) Tomografia de tórax, abdome e pelve.
c) Cintilografia óssea.
d) Biópsia de medula óssea.

QUESTÃO 49-10. Ao fazer o diagnóstico de um linfoma ósseo primário, o ortopedista deve, de imediato,
a) realizar a ressecção do tumor, com margens oncológicas.
b) realizar a fixação profilática do osso comprometido.
c) orientar imobilização e/ou restrição da atividade e da sustentação de peso.
d) encaminhar o paciente para radioterapia.

QUESTÃO 50-10. A propósito do linfoma ósseo, é **INCORRETO** afirmar que
a) pacientes com linfoma primário ou secundário recorrente e aqueles com linfoma ósseo primário indolente dos subtipos linfoplasmocíticos, folicular e de células T têm prognóstico ruim.
b) uma resposta favorável à imunoquimioterapia parece facilitar a recuperação óssea.
c) a ausência de dor pode permitir o manejo não operatório contínuo.
d) pacientes com doença volumosa inicial associada a destruição óssea e fraturas em ossos de carga geralmente necessitam ser operados, frequentemente mediante fixação com placas.

QUESTÃO 51-10. A tríade clínica que caracteriza a doença de HAND-SCHÜLLER-CHRISTIAN corresponde a
a) lesões ósseas cranianas, exoftalmia e diabetes *insipidus*.
b) exoftalmia, manchas "café-com-leite" e diabetes *insipidus*.
c) manchas "café-com-leite", lesões ósseas no crânio e exoftalmia.
d) diabetes *insipidus*, exoftalmia e manchas "café-com-leite".

QUESTÃO 52-10. A propósito da histiocitose de células de LANGERHANS, **PODEMOS** afirmar
a) que os portadores da doença de HAND-SCHÜLLER-CHRISTIAN apresentam linfadenopatia, hepatoesplenomegalia e lesões ósseas múltiplas, sendo frequentemente fatal.

b) que a doença de LETTERER-SIWE tem bom prognóstico.
c) que nos ossos planos, as lesões geralmente são bem circunscritas, "perfuradas", puramente líticas.
d) que a presença de vértebra plana é patognomônica.

QUESTÃO 53-10. A deposição de tecido amiloide ou paramiloide no tecido ósseo e outros órgãos
a) está associada ao mieloma múltiplo.
b) não tem relação com o mieloma múltiplo.
c) descarta o diagnóstico de mieloma múltiplo.
d) confirma o diagnóstico de mieloma múltiplo.

QUESTÃO 54-10. Mieloma múltiplo e plasmocitoma são
a) fases diferentes da mesma doença.
b) doenças distintas, não correlacionadas.
c) classificações histológicas da mesma doença.
d) apresentações diferentes da mesma doença.

QUESTÃO 55-10. O principal objetivo do tratamento cirúrgico das lesões ósseas no mieloma múltiplo é a:
a) restauração da função motora e das atividades da vida diária.
b) remoção da massa tumoral para favorecer a remodelação óssea.
c) diminuição da massa tumoral para potencializar o tratamento sistêmico.
d) manutenção do alinhamento e comprimento do osso acometido.

QUESTÃO 56-10. As lesões ósseas neoplásicas que mais comumente acometem o corpo vertebral acima dos 40 anos são
a) mieloma múltiplo e metástases de carcinoma.
b) metástases de carcinoma e osteoma osteoide.
c) condrossarcoma e metástases de carcinoma.
d) mieloma múltiplo e condrossarcoma.

QUESTÃO 57-10. Os tumores ósseos mais sensíveis à radioterapia são sarcoma de EWING,
a) linfoma e cordoma.
b) linfoma e mieloma múltiplo.
c) osteossarcoma e condrossarcoma.
d) mieloma múltiplo e condrossarcoma.

QUESTÃO 58-10. A queixa mais comum no mieloma múltiplo é a
a) anemia.
b) dor óssea.
c) perda de peso.
d) neuropatia periférica.

QUESTÃO 59-10. O plasmocitoma solitário pode ser confundido com osteomielite crônica. Nesses casos a imunoistoquímica ajuda, pois
a) o plasmocitoma geralmente cora para CD45.
b) as células reativas geralmente coram para CD20.
c) o plasmocitoma exibe cadeias leves monoclonais *kappa* ou *lambda*.
d) as células plasmáticas reativas coram positivo para o antígeno "*natural killer*" CD56.

QUESTÃO 60-10. A incidência anual do mieloma múltiplo é de aproximadamente
   a) 2 casos/milhão de habitantes.
   b) 20 casos/milhão de habitantes.
   c) 200 casos/milhão de habitantes.
   d) 2.000 casos/milhão de habitantes.

QUESTÃO 61-10. No mieloma múltiplo, a radioterapia
   a) não tem indicação, pois a resposta é precária.
   b) é utilizada como potencializador da quimioterapia.
   c) é utilizada excepcionalmente, quando a cirurgia está contraindicada.
   d) é utilizada para aliviar a dor, diminuir a compressão medular e prevenir fraturas patológicas.

QUESTÃO 62-10. A sobrevida média do plasmocitoma (mieloma solitário) é de
   a) 3 anos.
   b) 10 anos.
   c) 20 anos.
   d) 30 anos.

QUESTÃO 63-10. O diagnóstico diferencial do plasmocitoma solitário ósseo **NÃO** inclui
   a) osteomielite crônica.
   b) linfoma plasmablástico.
   c) linfoma linfoplasmablástico.
   d) osteossarcoma convencional osteoblástico.

QUESTÃO 64-10. A propósito do tratamento e prognóstico do plasmocitoma solitário ósseo, assinale a alternativa **INCORRETA**:
   a) A radioterapia oferece excelente controle local.
   b) Sem radioterapia, a recorrência local é frequente.
   c) A radioterapia não previne a progressão para mieloma de células plasmáticas (MCP).
   d) 90% dos pacientes têm sobrevida >10 anos, sem progressão para MCP.

QUESTÃO 65-10. O prognóstico da doença de ERDHEIM-CHESTER é
   a) pior quando apresenta lesões ósseas múltiplas.
   b) melhor quando acomete mulheres acima de 60 anos.
   c) melhor quando as lesões ósseas não são identificadas nas radiografias.
   d) pior quando apresenta acometimento do sistema nervoso central e cardiovascular.

QUESTÃO 66-10. No que se refere a histopatologia da histiocitose de células de LANGERHANS,
   a) os vasos delicados seguem o padrão em "tela de galinheiro" na microscopia.
   b) os grânulos citoplasmáticos de BIRBECK constituem achados típicos à microscopia eletrônica.
   c) os corpúsculos de VEROCAY são achados típicos de áreas anucleadas na microscopia.
   d) as pseudo rosetas de HOMER WRIGHT são achados frequentes na microscopia.

QUESTÃO 67-10. A análise imunoistoquímica da histiocitose de células de LANGERHANS revela positividade para
   a) CK7, CK20 e CD3.
   b) CD1a, CD207 e S100.
   c) vimentina, Pax-5 e miogenina.
   d) desmina, β-catenina e cromogranina.

QUESTÃO 68-10. A taxa de sobrevida da histiocitose de células de LANGERHANS com apresentação unifocal ao diagnóstico é de
a) 70%.
b) 80%.
c) 90%.
d) 99%.

QUESTÃO 69-10. A progressão da forma unifocal para forma multissistêmica da histiocitose de células de LANGERHANS
a) não ocorre.
b) ocorre em homens idosos com acometimento pulmonar.
c) ocorre em mulheres adultas com acometimento dos linfonodos.
d) ocorre em lactentes com acometimento do hipotálamo e da hipófise.

QUESTÃO 70-10. Na avaliação citogenética e biomolecular da histiocitose de células de LANGERHANS, a mutação relacionada com pior prognóstico é a
a) SYT/SSX.
b) EWS-FLI-1.
c) FUS/CHOP.
d) BRAF p.Val600Glu.

QUESTÃO 71-10. O linfoma não-HODGKIN primário do osso é multifocal em
a) 1-5% dos casos.
b) 10-40% dos casos.
c) 50-70% dos casos.
d) >80 % dos casos.

QUESTÃO 72-10. A proporção de linfomas não-HODGKIN ósseos primários entre todos os tumores ósseos malignos é de
a) 1%.
b) 7%.
c) 14%.
d) 21%.

QUESTÃO 73-10. A proporção do linfoma não-HODGKIN primário ósseo entre todos os linfomas extranodais é de
a) 0,5%.
b) 5%.
c) 15%.
d) 25%.

QUESTÃO 74-10. A proporção do linfoma não-HODGKIN primário ósseo entre todos os linfomas não-HODGKIN é de
a) <1%.
b) 5%.
c) 10%.
d) 20%.

QUESTÃO 75-10. Qual das alternativas abaixo **NÃO** contempla indicação para o tratamento ortopédico incruento das lesões ósseas no mieloma múltiplo?
   a) Lesões pouco extensas que acometem os membros superiores.
   b) Lesões pouco extensas que acometem o esqueleto axial.
   c) Lesões pouco extensas associadas a dor óssea tratável de forma conservadora.
   d) Lesões ósseas que acometem o esqueleto axial, associadas a *déficits* neurológicos.

QUESTÃO 76-10. No que se refere à etiologia, o linfoma não-HODGKIN ósseo primário surge, mais frequentemente,
   a) de maneira esporádica.
   b) secundário a doenças osteometabólicas.
   c) secundário à quimioterapia prévia.
   d) secundário a infecções virais crônicas.

QUESTÃO 77-10. A maioria dos linfomas ósseos primários são
   a) linfomas foliculares.
   b) linfomas linfoblásticos.
   c) linfomas de células T.
   d) linfomas difusos de grandes células B.

QUESTÃO 78-10. A análise imunoistoquímica do linfoma não-HODGKIN primário do osso revela positividade para
   a) CD20, PAX5 e CD79a.
   b) vimentina, CD117 e miogenina.
   c) CD10, alfafetoproteína e S100.
   d) desmina, β-catenina e cromogranina.

QUESTÃO 79-10. No que se refere a biologia molecular do linfoma difuso de grandes células B, a translocação BCL2 é encontrada em aproximadamente
   a) 20% dos casos.
   b) 30% dos casos.
   c) 50% dos casos.
   d) 70% dos casos.

QUESTÃO 80-10. O linfoma difuso de grandes células B ósseo primário afeta homens e mulheres na proporção aproximada de
   a) 1,2:3.
   b) 1:2.
   c) 1,2:1.
   d) 2:1.

QUESTÃO 81-10. O tratamento do linfoma não-HODGKIN ósseo primário é baseado em
   a) cirurgia e radioterapia.
   b) cirurgia e quimioterapia.
   c) radioterapia e quimioterapia.
   d) cirurgia sem tratamento adjuvante.

QUESTÃO 82-10. O diagnóstico diferencial do linfoma não-HODGKIN ósseo primário inclui tumores não hematológicos de células redondas, como
   a) osteossarcoma e lipossarcoma.
   b) sarcoma sinovial e condrossarcoma.

c) sarcoma de EWING e rabdomiossarcoma.
d) mixofibrossarcoma e fibroma desmoide.

QUESTÃO 83-10. À imunoistoquímica, no diagnóstico diferencial do linfoma não-HODGKIN ósseo primário, os marcadores que ajudam a descartar outros tumores de células redondas são
a) CD20 e CD3.
b) CD79a e CD 45.
c) FLI1 e desmina.
d) PAX 5 e desmina.

QUESTÃO 84-10. A causa do linfoma/leucemia de células T do adulto está relacionada
a) ao histórico familiar.
b) a radioterapia prévia.
c) a infecção pelo vírus HTLV-1.
d) ao histórico de doença osteometabólica.

QUESTÃO 85-10. Linfoma/leucemia de células T do adulto se manifestam comumente com
a) hipercalcemia e lesões osteolíticas.
b) hipercalemia e sardas axilares.
c) hipoglicemia e ulcerações na pele.
d) hipernatremia e massa de tecidos moles.

QUESTÃO 86-10. A proporção de indivíduos infectados pelo vírus HTLV-1 que irá desenvolver o linfoma/leucemia de células T do adulto é de
a) 0,1-1%.
b) 2-3%.
c) 10-20%.
d) 30-40%.

QUESTÃO 87-10. Com relação à distribuição geográfica do linfoma/leucemia de células T do adulto, a doença é mais frequente
a) na Austrália e África.
b) na América Central e Europa.
c) no Caribe e América do Norte.
d) no Japão e América do Sul.

QUESTÃO 88-10. As quatro formas clínicas de linfoma/leucemia de células T do adulto são
a) focal, múltipla, mieloide e linfoide.
b) latente, crônica, linfomatosa e aguda.
c) branda, grave, primária e secundária.
d) visceral, óssea, linfoblástica e recorrente.

QUESTÃO 89-10. As formas aguda, latente e crônica do linfoma/leucemia de células T do adulto respondem melhor ao tratamento com
a) cirurgia.
b) terapia antiviral.
c) radioterapia.
d) quimioterapia.

QUESTÃO 90-10. A propósito da doença óssea do mieloma múltiplo, **PODEMOS** afirmar que
a) se caracteriza pelo aumento da reabsorção sobre a formação óssea.
b) há superexpressão do receptor ativador de fator nuclear-*kappa* B (RANK), seu ligante (RANKL) e a cianocobalamina.
c) a superexpressão do RANK resulta em aumento da atividade osteoblástica.
d) é traduzida pelo desenvolvimento de lesões que apresentam evidências de substituição ou reparos típicos, além de osteopoiquilose, hipocalcemia, dentre outros achados.

QUESTÃO 91-10. A doença óssea do mieloma múltiplo é a principal causa de morbidade relacionada a esta condição. Dentre os achados clínicos associados, **NÃO** observamos
a) fraturas patológicas em >50% dos portadores.
b) compressão medular em até 5% dos pacientes, levando à dor, parestesias e paresias nos membros inferiores.
c) fraturas patológicas, acometendo principalmente os ossos curtos das mãos e dos pés.
d) dor óssea difusa, especialmente ao redor do esterno e da pelve.

QUESTÃO 92-10. A avaliação por imagens da doença óssea do mieloma múltiplo **NÃO** inclui
a) ressonância magnética do corpo inteiro.
b) termografia.
c) tomografia computadorizada (TC) de baixa dose do corpo inteiro.
d) radiografias do corpo inteiro.

QUESTÃO 93-10. Quanto à radioterapia no tratamento do mieloma múltiplo, **É POSSÍVEL** afirmar que
a) a radioterapia não pode ser seguida por vertebroplastia/cifoplastia por conta dos efeitos actínicos associados a esta modalidade de tratamento.
b) até 50% dos pacientes obtêm controle álgico com esta abordagem terapêutica.
c) as células do mieloma múltiplo são radiossensíveis.
d) nos casos em que há compressão medular sem instabilidade vertebral, a associação de corticosteroides e radioterapia não permite evitar *déficit* neurológico permanente.

QUESTÃO 94-10. O diagnóstico diferencial da doença óssea do mieloma múltiplo **NÃO** inclui
a) osteíte fibrosa cística.
b) osteopoiquilose.
c) gamopatias policlonais.
d) gamopatias monoclonais.

QUESTÃO 95-10. NÃO constitui objetivo do tratamento cirúrgico das lesões ósseas no mieloma múltiplo
a) curar a doença.
b) melhorar a qualidade de vida.
c) aliviar a dor.
d) coleta de material mediante biópsia percutânea ou aberta.

QUESTÃO 96-10. A propósito do mieloma múltiplo **NÃO É POSSÍVEL** afirmar que
a) é cerca de duas vezes mais prevalente em negros.
b) apresenta como proteína M predominante a IgD ☒ (55,5%).
c) a MGUS (*monoclonal gammopathy of undetermined significance*) é a gamopatia monoclonal mais comum, presente em >3% da população >50 anos, e em >5%, a partir dos 70 anos.
d) quase todos os portadores de mieloma múltiplo evoluem a partir da MGUS.

QUESTÃO 97-10. NÃO define o diagnóstico do mieloma múltiplo:
a) 10% de plasmócitos clonais na medula óssea.
b) Biópsia comprovando plasmocitoma.
c) Plasmocitose clonal na medula óssea 10% e proporção de FLC (*free light chains*) envolvidas/não envol-vidas de 10.
d) CRAB (hipercalcemia, disfunção renal, anemia e/ou lesões ósseas líticas).

QUESTÃO 98-10. Sobre o mieloma múltiplo, **NÃO É POSSÍVEL** afirmar que
a) sua incidência aumenta com a idade e atinge o máximo na terceira década de vida.
b) constitui a segunda neoplasia maligna de origem hematológica em ordem de frequência, correspondendo a aproximadamente 10% do total de casos.
c) constitui o tumor ósseo maligno primário mais comum (47%).
d) nos Estados Unidos, foi estimado que aproximadamente 0,8% dos homens e mulheres terão o diagnóstico de MM em algum momento da vida.

QUESTÃO 99-10. As manifestações clínicas do mieloma múltiplo incluem, **EXCETO**
a) hipercalcemia.
b) aumento da hematopoiese.
c) destruição óssea.
d) supressão da imunidade humoral normal.

QUESTÃO 100-10. Ainda sobre o mieloma múltiplo, **NÃO É POSSÍVEL** afirmar que
a) os plasmócitos anômalos produzem e secretam imunoglobulina monoclonal anômala, ou um fragmento desta, denominado proteína M.
b) a proteína M compreende uma classe de cadeia pesada e outra, de cadeia leve.
c) possui origem mesenquimal.
d) constitui neoplasia maligna, caracterizada pela proliferação desregulada e clonal de plasmócitos na medula óssea.

Gabarito

QUESTÃO	a	b	c	d	QUESTÃO	a	b	c	d	QUESTÃO	a	b	c	d	QUESTÃO	a	b	c	d
01-10			■		26-10			■		51-10	■				76-10	■			
02-10		■			27-10				■	52-10			■		77-10				■
03-10				■	28-10			■		53-10	■				78-10	■			
04-10			■		29-10				■	54-10	■				79-10				
05-10				■	30-10				■	55-10				■	80-10			■	
06-10				■	31-10			■		56-10	■				81-10				
07-10				■	32-10			■		57-10			■		82-10				■
08-10			■		33-10			■		58-10			■		83-10				
09-10	■				34-10				■	59-10					84-10				
10-10			■		35-10				■	60-10			■		85-10				■
11-10		■			36-10		■			61-10				■	86-10		■		
12-10				■	37-10				■	62-10			■		87-10				■
13-10				■	38-10				■	63-10				■	88-10			■	
14-10				■	39-10			■		64-10					89-10				
15-10			■		40-10	■				65-10					90-10	■			
16-10				■	41-10				■	66-10		■			91-10			■	
17-10				■	42-10			■		67-10				■	92-10				
18-10				■	43-10			■		68-10			■		93-10			■	
19-10				■	44-10				■	69-10				■	94-10	■			
20-10	■				45-10			■		70-10					95-10	■			
21-10				■	46-10				■	71-10			■		96-10				■
22-10			■		47-10			■		72-10			■		97-10				
23-10		■			48-10	■				73-10	■				98-10	■			
24-10				■	49-10				■	74-10	■				99-10			■	
25-10				■	50-10				■	75-10				■	100-10			■	

Capítulo 10 – Respostas comentadas

COMENTÁRIO SOBRE A QUESTÃO 01-10
   AUTOR DA QUESTÃO: Marcos Ceita Nunes.
   A presença de mais de 10% de células plasmáticas clonais em uma biópsia aleatória da medula óssea é diagnóstica de mieloma múltiplo e exclui plasmocitoma solitário. Aproximadamente dois terços dos casos de plasmocitoma ósseo solitário evoluem para mieloma múltiplo em 5 anos. Lesões maiores que 5-6 cm têm sido associadas à recorrência ou progressão local da doença, maior risco de mieloma múltiplo e pior sobrevida global. A idade avançada e a persistência do componente sérico M após o tratamento (provavelmente representando doença persistente) estão associadas a maior risco de progressão para mieloma múltiplo. Até um terço dos pacientes com plasmocitoma solitário têm sobrevida longa (>10 anos) sem progressão para mieloma. A mortalidade geralmente resulta da progressão para mieloma múltiplo. As taxas de sobrevida global de 5 e 10 anos de pacientes com plasmocitoma solitário (a maioria dos quais desenvolve mieloma múltiplo) estão na faixa de 70-80% e 40-60%, respectivamente.
   REFERÊNCIA: Ferry JA, Deshpande V, Lorsbach RB. Solitary plasmacytoma of bone. In: WHO Classification of Tumours Editorial Board. Soft tissue and bone tumours. 5th Edition. Lyon: International Agency for Research on Cancer; 2020. p. 486-488.

COMENTÁRIO SOBRE A QUESTÃO 02-10
   AUTOR DA QUESTÃO: Marcos Ceita Nunes.
   As manifestações clínicas do mieloma múltiplo resultam da proliferação celular de plasmócitos neoplásicos, produção excessiva de imunoglobulina monoclonal e supressão da imunidade normal. As consequências fisiopatológicas da progressão da doença incluem: hipercalcemia, degeneração óssea, insuficiência renal, supressão da hematopoiese e da imunidade, aumentando o risco para o desenvolvimento de infecções.
   REFERÊNCIA: Guedes A, Becker RG, Teixeira LEM. Multiple Myeloma (Part 1) – Update on Epidemiology, Diagnostic Criteria, Systemic Treatment and Prognosis. Rev Bras Ortop (Sao Paulo). 2023;58(3):361-367.

COMENTÁRIO SOBRE A QUESTÃO 03-10
   AUTOR DA QUESTÃO: Marcos Ceita Nunes.
   Segundo critérios revisados (2015) pelo *International Myeloma Working Group*, o diagnóstico de mieloma múltiplo requer mais de 10% de células plasmáticas clonais na medula óssea ou uma biópsia mostrando plasmocitoma associado à evidência de um ou mais eventos definidores de mieloma múltiplo, como CRAB (hipercalcemia, disfunção renal, anemia e/ ou lesões ósseas líticas), características relacionadas ao distúrbio das células plasmáticas, bem como três biomarcadores específicos: plasmocitose clonal na medula óssea >60%, proporção de cadeia leve sérica livre (FLC) envolvida/não envolvida >100 (o nível de cadeia leve livre envolvido deve ser >100 mg/l), ou mais de uma lesão focal detectada na ressonância magnética. A velocidade de hemossedimentação costuma estar elevada.
   REFERÊNCIA: Guedes A, Becker RG, Teixeira LEM. Multiple Myeloma (Part 1) – Update on Epidemiology, Diagnostic Criteria, Systemic Treatment and Prognosis. São Bras Ortop (São Paulo). 2023;58(3):361-367.

COMENTÁRIO SOBRE A QUESTÃO 04-10
   AUTOR DA QUESTÃO: Marcos Ceita Nunes.
   O mieloma múltiplo corresponde a 1% de todas as neoplasias malignas. Sua incidência aumenta com a idade e atinge seu máximo durante a sétima década de vida. É a segunda neoplasia maligna de origem hematológica em ordem de frequência (inferior apenas aos linfomas), correspondendo a aproximadamente 10% do total de casos, e é também o tumor ósseo maligno primário mais comum (47%). É pouco mais comum em homens do que em

mulheres e duas vezes mais frequente em negros, quando comparados aos caucasianos. A síndrome POEMS caracteriza-se por polineuropatia, organometálica, endocrinopatia, proteína M, alterações cutâneas e é uma síndrome paraneoplásica decorrente de uma neoplasia de células plasmáticas subjacente. Os principais critérios para a síndrome são polirradiculoneuropatia, distúrbio clonal de células plasmáticas, lesões ósseas escleróticas, fator de crescimento endotelial vascular elevado e a presença de doença de CASTLEMAN. O comportamento biológico da doença está relacionado ao subtipo molecular e à presença ou ausência de anormalidades citogenéticas secundárias. Além dos fatores de risco citogenéticos, dois outros marcadores associados à agressividade da doença são a elevação da desidrogenase láctica e a presença de plasmócitos circulantes detectada em esfregaços de sangue periférico (leucemia plasmocítica).

REFERÊNCIAS:
(1) Dispenzieri A. POEMS Syndrome: 2019 Update on diagnosis, risk-stratification, and management. Am J Hematol. 2019;94(7):812-827.
(2) Guedes A, Becker RG, Teixeira LEM. Multiple Myeloma (Part 1) – Update on Epidemiology, Diagnostic Criteria, Systemic Treatment and Prognosis. Rev Bras Ortop (Sao Paulo). 2023;58(3):361-367.

COMENTÁRIO SOBRE A QUESTÃO 05-10
AUTOR DA QUESTÃO: Marcos Ceita Nunes.

Mais de 90% dos pacientes com mieloma múltiplo desenvolvem lesões ósseas líticas que podem ser tratadas cirurgicamente. Os objetivos do tratamento cirúrgico são: aliviar a dor, manter a função, melhorar a qualidade de vida. A radioterapia pós-operatória deve ser considerada, principalmente nas fraturas de ossos longos, para obter o controle local da doença e evitar falhas nos procedimentos que envolvem implantes. É particularmente importante naqueles pacientes que apresentam resposta mínima ou nenhuma ao tratamento sistêmico. A vertebroplastia e a cifoplastia são indicadas para pacientes com lesões líticas e/ou fraturas vertebrais compressivas sintomáticas não associadas à compressão da medula espinhal. Esses procedimentos proporcionam alívio imediato da dor e estabilização dos corpos vertebrais. A abordagem aberta da coluna está indicada quando há instabilidade da coluna vertebral, associada ou não à compressão medular. As fraturas diafisárias e metafisárias do fêmur e úmero geralmente requerem fixação com hastes intramedulares seguida de radioterapia.

REFERÊNCIA: Guedes A, Becker RG, Teixeira LEM. Multiple Myeloma (Part 1) – Update on Epidemiology, Diagnostic Criteria, Systemic Treatment and Prognosis. Rev Bras Ortop (Sao Paulo). 2023;58(3):361-367.

COMENTÁRIO SOBRE A QUESTÃO 06-10
AUTOR DA QUESTÃO: Marcos Ceita Nunes.

Normalmente, o patologista vê camadas de células compactadas com pouca substância intercelular. As células têm citoplasma abundante, que tende a ser granular e basofílico. Nas seções teciduais, o citoplasma frequentemente se cora de rosa. Os contornos das células são distintos e o núcleo é caracteristicamente redondo ou oval e excêntrico. Às vezes, dois ou até três núcleos são observados em cada célula. Figuras mitóticas são raras no mieloma típico. A amiloidose está relacionada às proteínas alteradas, como evidenciado por sua ocorrência em aproximadamente 10% dos pacientes com mieloma. Às vezes, depósitos de amiloide são encontrados dentro da proliferação de células plasmáticas e podem ser tão abundantes que mascaram a neoplasia ou podem ser sutis. Embora nenhum anticorpo isolado seja útil na diferenciação de mielomas de linfomas com características plasmocíticas, a combinação de CD45 (LCA) e CD20, um marcador de células B, é fortemente expresso no linfoma de células B e é fraco ou negativo no mieloma. Células plasmáticas neoplásicas e não neoplásicas geralmente expressam CD138. No entanto, não é totalmente específico para células plasmáticas, uma vez que outros tumores, em particular carcinomas, são ocasionalmente positivos com CD138. Colorações de queratina podem ser muito úteis quando carcinomas são incluídos no diagnóstico diferencial.

REFERÊNCIA: Unni KK, Inwards CY. Dahlin's bone tumours: general aspects and data on 10,165 cases. 6th Edition. Philadelphia: Lippincott Williams & Wilkins; 2010. p. 191-200.

COMENTÁRIO SOBRE A QUESTÃO 07-10
AUTOR DA QUESTÃO: Marcos Ceita Nunes.

O mieloma múltiplo constitui a neoplasia maligna óssea primária mais comum. O esqueleto axial é o sítio preferido. No esqueleto apendicular, a metáfise é favorecida. É muito raro nos ossos da mão e do pé. Nas radiografias apresenta osteoporose difusa, principalmente na coluna vertebral; (2) áreas líticas arredondadas em "saca-bocado", sem alterações osteoblásticas associadas e ausência de borda esclerótica; (3) tumores osteolíticos grandes ou maciços (trabeculados, em "favo de mel" ou em "bolha de sabão"). A cortical encontra-se adelgaçada ou rompida, com frequente extensão do tumor para os tecidos moles, principalmente nos arcos costais e na coluna vertebral. A ocorrência de fraturas patológicas é frequente. A reação periosteal está ausente. O quadro clínico é acompanhado por dor difusa. A velocidade de hemossedimentação costuma estar elevada. Elevação da creatinina sérica e a hiperuricemia são bastante frequentes. Anemia, leucopenia e trombocitopenia são observadas devido à substituição da medula óssea.

REFERÊNCIA: Sbaraglia M. Multiple myeloma. In: Picci P, Manfrini M, Donati DM, Gambarotti M, Righi A, Vanel D, Dei Tos AP. Diagnosis of musculoskeletal tumors and tumor-like conditions: clinical, radiological and histological correlations – The Rizzoli Case Archive. 2nd Edition. Cham: Springer Nature Switzerland; 2020. p. 349-353.

COMENTÁRIO SOBRE A QUESTÃO 08-10

AUTOR DA QUESTÃO: Marcos Ceita Nunes.

Nas formas diferenciadas, o mieloma múltiplo é composto por células plasmáticas maduras, apresentando núcleo arredondado e excêntrico, com cromatina distinta em "roda de carroça", abrigada por citoplasma basofílico com disposição perinuclear. Em contraste, as formas imaturas apresentam cromatina nuclear mais dispersa, relação nuclear-citoplasmática mais alta e nucléolos proeminentes. Em quase 10% dos casos, observa-se morfologia plasmablástica. O pleomorfismo é extremamente raro. Corpos intracitoplasmáticos vermelho-cereja, refratáveis, redondos, chamados de corpos de RUSSELL, são frequentemente observados.

REFERÊNCIA: Sbaraglia M. Multiple myeloma. In: Picci P, Manfrini M, Donati DM, Gambarotti M, Righi A, Vanel D, Dei Tos AP. Diagnosis of musculoskeletal tumors and tumor-like conditions: clinical, radiological and histological correlations – The Rizzoli Case Archive. 2nd Edition. Cham: Springer Nature Switzerland; 2020. p. 349-353.

COMENTÁRIO SOBRE A QUESTÃO 09-10

AUTOR DA QUESTÃO: Marcos Ceita Nunes.

O mieloma múltiplo representa a neoplasia maligna óssea primária mais comum. O esqueleto axial é o local preferido. No esqueleto apendicular, a metáfise é favorecida. É muito raro nos ossos da mão e do pé. Ao exame radiográfico apresenta (1) osteoporose difusa, observada principalmente na coluna vertebral; (2) áreas líticas arredondadas em "saca-bocado", sem alterações osteoblásticas associadas e ausência de borda esclerótica; (3) tumores osteolíticos grandes ou maciços (trabeculados, em "favo de mel" ou mesmo em "bolhas de sabão"). A cortical encontra-se adelgaçada ou rompida, com frequente extensão do tumor para os tecidos moles, principalmente nos arcos costais e na coluna vertebral. A ocorrência de fraturas patológicas é frequente. Reação periosteal está ausente.

REFERÊNCIA: Sbaraglia M. Multiple myeloma. In: Picci P, Manfrini M, Donati DM, Gambarotti M, Righi A, Vanel D, Dei Tos AP. Diagnosis of musculoskeletal tumors and tumor-like conditions: clinical, radiological and histological correlations – The Rizzoli Case Archive. 2nd Edition. Cham: Springer Nature Switzerland; 2020. p. 349-353.

COMENTÁRIO SOBRE AS QUESTÕES 10-10, 11-10, 12-10, 13-10, 14-10, 15-10, 16-10, 17-10 e 18-10

AUTOR DA QUESTÃO 10-10: Marcos Ceita Nunes.
AUTOR DA QUESTÃO 11-10: Carlos Henrique Ribeiro do Prado.
AUTOR DAS QUESTÕES 12-10, 13-10, 14-10, 15-10, 16-10, 17-10 e 18-10: Nelson Fabrício Gava.

O linfoma primário não HODGKIN ósseo é uma neoplasia composta por células linfoides malignas, produzindo uma ou mais lesões no interior do osso, sem envolvimento linfonodal (supra regional) ou outras lesões extranodais. Quase 50% dos pacientes com linfoma primário dos ossos têm idade >40 anos; apenas uma minoria de casos surge em crianças. Os linfomas ósseos primários ocorrem com mais frequência no fêmur, seguido pela pelve, vértebras e úmero, geralmente surgindo na região metadiafisária do osso. A maioria dos pacientes com linfoma ósseo primário apresenta dor no osso afetado, mas raramente com sintomas sistêmicos como febre, perda de peso ou suores noturnos. Embora não haja aparência radiográfica específica para linfomas ósseos primários, os exames de imagem frequentemente mostram um tumor grande, lítico e destrutivo que pode corroer a cortical envolvida e se estender para o interior dos tecidos moles adjacentes. As bordas da lesão são frequentemente mal delimitadas ou permeativas, e uma reação periosteal tipo "casca de cebola" pode estar presente. Em alguns casos, o tumor pode provocar esclerose medular extensa. A maioria (>80%) dos linfomas ósseos primários são linfomas difusos de grandes células B. Os linfomas ósseos primários apresentam prognóstico favorável. Com os protocolos de tratamento atuais (quimioterapia seguida de radioterapia), a sobrevida global é excelente. A idade é um fator significativo associado à sobrevida. A idade >60 anos é indicativa de menor sobrevida.

REFERÊNCIA: Cleven AHG, Ferry JA. Primary non-Hodgkin lymphoma of bone. In: WHO Classification of Tumours Editorial Board. Soft tissue and bone tumours. 5th Edition. Lyon: International Agency for Research on Cancer; 2020. p. 489-491.

COMENTÁRIO SOBRE A QUESTÃO 19-10

AUTOR DA QUESTÃO: Marcos Ceita Nunes.

Ao exame radiográfico, pequenas lesões líticas mal definidas e difusas com padrão permeativo são a aparência mais frequente do linfoma ósseo primário. Muitas vezes, um padrão radiográfico em "roído de traça" também é observado. A cortical pode ser rompida ou destruída com extensão para os tecidos moles, simulando sarcoma. A cortical pode estar espessada, mimetizando osteomielite. Geralmente, uma reação periosteal está ausente; raramente pode ser observada reação espicular ou lamelar, mimetizando osteossarcoma e sarcoma de EWING. Quando representado por lesão lítica excêntrica agressiva, pode mimetizar carcinoma metastático. Mais raramente, o linfoma não-HODGKIN pode ter aparência esclerótica, característica mais frequente no linfoma de HODGKIN. Fraturas patológicas constituem achado comum.

REFERÊNCIAS:
(1) Sbaraglia M. Primary lymphoma of bone. In: Picci P, Manfrini M, Donati DM, Gambarotti M, Righi A, Vanel D, Dei Tos AP. Diagnosis of musculoskeletal tumors and tumor-like conditions: clinical, radiological and histolo-gical correlations – The Rizzoli Case Archive. 2nd Edition. Cham: Springer Nature Switzerland; 2020. p. 345-348.

(2) Unni KK, Inwards CY. Dahlin's bone tumours: general aspects and data on 10,165 cases. 6th Edition. Phila-delphia: Lippincott Williams & Wilkins; 2010. p. 201-210.

COMENTÁRIO SOBRE AS QUESTÕES 20-10 e 21-10

AUTOR DA QUESTÃO: Marcos Ceita Nunes.

O linfoma pode envolver o osso primária ou secundariamente. Pode ocorrer em qualquer idade, porém é mais comum na sexta e sétima décadas. A relação homem-mulher é de ~1,5:1. O fêmur é o osso mais envolvido, seguido pela pelve, coluna vertebral e arcos costais. Radiograficamente, geralmente aparece como área mal definida de destruição óssea (frequentemente diafisária) e muitas vezes apresenta aparência permeativa. A cortical pode estar espessada, mas uma reação periosteal raramente é vista. Frequentemente, uma grande porção do osso ou mesmo o osso inteiro pode ser envolvido. A extensão da lesão pode parecer grande em comparação com os sintomas do paciente. As radiografias podem ser totalmente normais, apesar do exten-so envolvimento do canal medular, conforme observado na cintilografia óssea ou na ressonância magnética. O linfoma geralmente deve ser incluído no diagnóstico diferencial de um paciente que apresenta dor óssea e cintilografia óssea ou ressonância magnética anormal com radiografias normais.

REFERÊNCIA: Heck Jr. RK, Toy PC. Malignant tumors of bone. In: Azar FM, Beaty JH. Campbell's operative orthopaedics. 14th Edition. Philadelphia: Elsevier; 2021. p. 1009-1048e7.

COMENTÁRIO SOBRE AS QUESTÕES 22-10, 23-10, 24-10, 25-10, 26-10, 27-10, 28-10, e 29-10

AUTOR DA QUESTÃO 22-10: Marcos Ceita Nunes.
AUTOR DA QUESTÃO 23-10: Carlos Henrique Ribeiro do Prado.
AUTOR DAS QUESTÕES 24-10, 25-10, 26-10, 27-10, 28-10 e 29-10: Nelson Fabrício Gava.

A histiocitose de células de LANGERHANS (HCL) é uma proliferação clonal neoplásica de células dendríticas mieloides que expressa fenótipo de células de LANGERHANS. A HCL de sistema único envolve predominantemente os ossos (crânio, fêmur, vértebras, pelve, costelas e mandíbula) e, menos comumente, linfonodos, pele e pulmão. Na HCL multissistêmica estão preferencialmente envolvidos a pele, os ossos, o fígado, o baço e a medula óssea. Os pacientes com HCL localizada geralmente são crianças mais velhas ou adultos com lesão lítica dolorosa que erode a cortical óssea. Lesões solitárias em outros locais se apresentam como massas. Pacientes com HCL multifocal geralmente são crianças pequenas com lesões ósseas destrutivas múltiplas ou sequenciais, frequentemente associadas a massas de tecidos moles adjacentes. O diabetes *insipidus* segue-se ao envolvimento dos ossos cranianos e do parênquima. Os pacientes com HCL multissistêmica são lactentes que apresentam febre, citopenias, lesões cutâneas e ósseas e hepatoesplenomegalia. A incidência anual em crianças é de cerca de 5 casos por 1 milhão de habitantes. A relação M:F é 1,2:1. A incidência anual em adultos é de 1-2 casos por 1 milhão de habitantes. A doença é mais comum entre descendentes de europeus e hispânicos. A HCL também pode estar associada à doença de ERDHEIM-CHESTER, concomitante ou precedente, com alterações moleculares compartilhadas.

REFERÊNCIA: Pileri SA, Cheuk W, Picarsic J. Langerhans cell histiocytosis. In: WHO Classification of Tumours Editorial Board. Soft tissue and bone tumours. 5th Edition. Lyon: International Agency for Research on Cancer; 2020. p. 492-494.

COMENTÁRIO SOBRE A QUESTÃO 30-10

AUTOR DA QUESTÃO: Nelson Fabrício Gava.

em contraste com as formas leucêmicas de linfoma de células T/leucemia do adulto, os pacientes com a forma linfomatosa respondem melhor ao tratamento com quimioterapia.

REFERÊNCIA: Ewton A. Hematopoietic tumors. In: Czerniak B. Dorfman and Czerniak's Bone Tumors. 2nd Edition. Philadelphia: Elsevier; 2016. p. 817-902.

COMENTÁRIO SOBRE AS QUESTÕES 31-10, 32-10, 33-10, 34-10, 35-10 e 36-10

AUTOR DA QUESTÃO 31-10: Marcos Ceita Nunes.
AUTOR DA QUESTÃO 32-10: Eduardo Sadao Yonamine.
AUTOR DA QUESTÃO 33-10: Carlos Henrique Ribeiro do Prado.
AUTOR DAS QUESTÕES 34-10, 35-10 e 36-10: Nelson Fabrício Gava.

A doença de ERDHEIM-CHESTER (DEC) é uma histiocitose sistêmica clonal com inflamação e fibrose. A DEC é uma doença multissistêmica de etiologia desconhecida. Os ossos longos estão envolvidos em >90% dos casos. Infiltração do retroperitônio (58%) ou ao redor da aorta (46%) também é frequente. Envolvimento neuro-lógico ou hipofisário ocorre em 20-50% dos casos. Também pode ocorrer infiltração dos pulmões, coração, pele (xantelasma) ou qualquer outro órgão ou tecido mole, porém baço, linfonodos e fígado geralmente são poupados. A DEC pode ser assintomática; no entanto, a maioria dos pacientes apresenta sintomas gerais, inflamatórios ou relacionados ao local afetado, muitos dos quais considerados relacionados à inflamação e fibrose associadas à infiltração histiocítica dos tecidos e órgãos. Dor óssea (37-50%), exoftalmia (25%), xantelasma (19-26%) e diabetes *insipidus* (28%) são frequentemente relatados. A doença do sistema nervoso central apresenta-se com sintomas do tipo tumoral ou neurodegenerativo. O envolvimento das artérias basilares pode levar a acidente vascular cerebral. Disfunção pulmonar, renal, endócrina ou cardíaca também pode ser responsável pela mani-festação clínica; 25-50% dos pacientes morrem antes do tratamento devido à progressão da doença. Até 95% dos portadores de DEC apresentam osteosclerose dos ossos da perna, mais bem visualizada através da *Positron Emission Tomography* (PET), com captação bilateral de fluordesoxiglicose (FDG). As lesões ósseas podem ser visualizadas na tomografia computadorizada (TC) ou na ressonância magnética (RM), mas muitas vezes não são detectadas nas radiografias simples. A DEC é uma doença rara, mas provavelmente subdiagnosticada. A idade mediana ao diagnóstico é de 55 anos, com uma relação M:F de 3:1. Os casos em crianças <15 anos são muito raros e se sobrepõem ao xantogranuloma juvenil sistêmico.

REFERÊNCIA: Emile JF, Haroche J, Picarsic J. Tirabosco R. Erdheim-Chester disease. In: WHO Classifi-cation of Tumours Editorial Board. Soft tissue and bone tumours. 5th Edition. Lyon: International Agency for Research on Cancer; 2020. p. 495-497.

COMENTÁRIO SOBRE AS QUESTÕES 37-10, 38-10, 39-10 e 40-10

AUTOR DA QUESTÃO 37-10: Marcos Ceita Nunes.
AUTOR DAS QUESTÕES 38-10, 39-10 e 40-10: Nelson Fabrício Gava.

A doença de Rosai-Dorfman (DRD) é uma proliferação histiocítica caracterizada por grandes histiócitos S100-positivos com emperipolese. A DRD intraóssea primária mais comum afeta apenas a metáfise dos ossos longos e o esqueleto craniofacial. Em 71% dos casos, um osso é afetado; o restante envolve ossos múltiplos. Os pacientes geralmente apresentam dor localizada no local anatômico envolvido; fratura patológica é rara. Os exames de imagem revelam um aspecto lítico bem definido, às vezes com massa expansiva e sentada. Espessamento cortical e reação periosteal estão presentes em uma minoria de casos. A DRD é uma doença rara que geralmente se apresenta nos linfonodos, mas pode afetar locais extranodais em >40% dos casos; envolvimento ósseo ocorre em 2-10% dos pacientes. O envolvimento ósseo primário é muito raro, está associado à distribuição igualitária por sexo e pode afetar pacientes de qualquer idade (média: 31 anos). O tumor é mal definido, substitui a medula, infiltra os sistemas haversianos e está associado à reabsorção óssea local. O prognóstico é bom; um ou mais outros órgãos estão envolvidos em 58% dos pacientes. Lesões ósseas são tratadas com eficácia e controle local mediante curetagem.

REFERÊNCIA: Rosenberg AE, Demicco EG. Rosai-Dorfman disease. In: WHO Classification of Tumours Editorial Board. Soft tissue and bone tumours. 5th Edition. Lyon: International Agency for Research on Cancer; 2020. p. 498-499.

COMENTÁRIO SOBRE A QUESTÃO 41-10

AUTOR DA QUESTÃO: Marcos Ceita Nunes.

Esta categoria inclui condições que variam desde a histiocitose de células de LANGERHANS (HCL) geralmente solitária e curável, passando pelo processo disseminado que produz a doença de SCHÜLLER-CHRISTIAN até a variedade disseminada e rapidamente fatal conhecida como doença de LETTERER-SIWE. A doença de LETTERER-SIWE geralmente afeta crianças muito pequenas. No entanto, a forma disseminada pode ocorrer em adultos. A doença de SCHÜLLER-CHRISTIAN e a HCL são encontradas com mais frequência em crianças e adultos jovens. Praticamente qualquer osso do corpo pode ser acometido, mas há predileção pelo crânio. Os pacientes com HCL geralmente têm um foco solitário e doloroso e geralmente uma massa palpável ou visível. Alguns pacientes podem apresentar claudicação. A tríade clássica da doença de SCHÜLLER-CHRISTIAN inclui exoftalmia (muitas vezes unilateral), diabetes *insipidus* e defeitos raros dos ossos do crânio. Uma tríade parcial, no entanto, tem o mesmo significado se houver outra evidência de disseminação, como anemia, esplenomegalia, fatigabilidade, perda de peso e linfadenopatia. Pacientes com HCL podem queixar-se de secreção nas orelhas (devido ao envolvimento dos ossos temporais), perda ou queda de dentes (devido a lesões na mandíbula) e qualquer outro sintoma que pode ser produzido pela destruição focal do osso.

REFERÊNCIA: Unni KK, Inwards CY. Dahlin's bone tumours: general aspects and data on 10,165 cases. 6th Edition. Philadelphia: Lippincott Williams & Wilkins; 2010. p. 305-380.

COMENTÁRIO SOBRE A QUESTÃO 42-10

AUTOR DA QUESTÃO: Marcos Ceita Nunes.

Nos exames de imagem, a histiocitose de células de LANGERHANS pode ser extremamente permeativa e inflamatória, especialmente nos ossos longos e vértebras, mimetizando assim um processo mais agressivo, como sarcoma de EWING, neuroblastoma metastático ou osteomielite. Alternativamente, alguns casos são mais bem demarcados, mimetizando um processo benigno. Também pode produzir uma periostite tipo "casca de cebola" do tipo observado no sarcoma de EWING. A lesão tem padrão mais agressivo em crianças menores e posteriormente pode se tornar mais focal e bem circunscrita. O processo geralmente surge do canal medular e raramente é intracortical. Geralmente a lesão é pequena (<2 cm), mas nem sempre. Quando essas lesões são maiores, geralmente há massa significativa de tecidos moles associada. Embora a localização mais comum do granuloma eosinofílico seja o crânio, ele também é observado nos arcos costais, pelve, maxilar, corpo vertebral (vértebra plana), clavícula, escápula e extremidades. Além de acometer os ossos planos, pode surgir na diáfise dos ossos longos, seguida pela metáfise, sendo menos comum na epífise.

REFERÊNCIA: RL Randall. Eosinophilic granuloma of the cervical spine. In: Conrad III EU. Orthopaedic oncology: diagnosis and treatment. 2nd Edition. New York: Thieme; 2020. p. 176-179.

COMENTÁRIO SOBRE A QUESTÃO 43-10

AUTOR DA QUESTÃO: Marcos Ceita Nunes.

A histiocitose de células de LANGERHANS (HCL) afeta principalmente indivíduos jovens durante as três primeiras décadas de vida. Aproximadamente 80% dos casos são diagnosticados em pacientes com menos de 30 anos e 50% dos pacientes são crianças com menos de 10 anos. Formas multissistêmicas de HCL ocorrem predominantemente durante os primeiros 2 anos de vida. A doença afeta mais comumente os brancos e é um pouco mais comum em homens. O osso é o local mais comum de envolvimento, com 77% dos pacientes apresentando lesões ósseas. Os ossos craniofaciais são os mais frequentemente afetados por esse distúrbio, e a abóbada craniana é o local mais frequentemente afetado. Outros locais comuns incluem a mandíbula, corpos vertebrais, costelas, pelve e fêmur. Esses locais são mais frequentemente envolvidos como lesões solitárias, mas também são locais de predileção em doenças multissistêmicas. No esqueleto apendicular, os principais ossos tubulares longos são mais frequentemente afetados. O esqueleto acral (ou seja, os ossos das mãos e dos pés) raramente está envolvido. Nos ossos longos, as lesões são predominantemente diafisárias ou metafisárias e quase nunca se estendem até a extremidade de um osso. Raramente, lesões epifisárias são observadas em crianças pequenas. Outros locais comuns de envolvimento são pele, orelhas, gânglios linfáticos e fígado, com outros órgãos envolvidos com menos frequência.

REFERÊNCIA: Ewton A. Hematopoietic tumors. In: Czerniak B. Dorfman and Czerniak's Bone Tumors. 2nd Edition. Philadelphia: Elsevier; 2016. p. 817-902.

COMENTÁRIO SOBRE A QUESTÃO 44-10

AUTOR DA QUESTÃO: Marcos Ceita Nunes. A histiocitose de células de LANGERHANS é composta por dois tipos básicos de células, eosinófilos e células de LANGERHANS, mas apenas as células de LANGERHANS são patognomônicas. Além desses dois tipos bási-cos de células, pode estar presente uma mistura de outras células inflamatórias. Em um caso típico, as células de LANGERHANS representam células mononucleares semelhantes a histiócitos com núcleos ovais e citoplasma redondo ou oval claramente demarcado. A maioria dos núcleos mostra um sulco nuclear proeminente paralelo ao longo eixo do núcleo (núcleos de grãos de café). Em um caso típico, há pouca ou nenhuma atipia nuclear. A atividade mitótica é tipicamente baixa e geralmente menos de cinco mitoses podem ser encontradas por 10 cam-pos de alta potência. Ocasionalmente, células gigantes multinucleadas podem estar presentes. Ocasionalmente, formam agregados com necrose (abscessos eosinofílicos). Células de LANGERHANS geralmente são vistas na periferia desses abscessos. Ultraestruturalmente, as células de LANGERHANS contêm recortes proeminentes da membrana nuclear (sulcos nucleares) e se distinguem dos histiócitos comuns por sua baixa atividade fagocítica e pela presença de grânulos de BIRBECK. Os grânulos de BIRBECK são organelas distintas com uma estrutura membranosa tubular em forma de raquete de tênis, circundada por uma membrana unitária e contendo um núcleo denso e homogêneo. Pela coloração imunoistoquímica, as células de LANGERHANS são fortemente positivas para S-100, CD1a e langerina (CD207). A histiocitose de células de LANGERHANS deve ser distinguida principalmente de condições inflamatórias, como osteomielite, inflamação granulomatosa, linfoma de HODGKIN e linfoma não-HODGKIN. linfoma de HODGKIN clássico quase nunca se apresenta como uma lesão esquelética primária, e os pacientes geralmente apresentam doença extraesquelética. A presença de células diagnósticas de REED-STERNBERG, fibrose associada no fundo celular apropriado e as chamadas células lacunares na variante nodular-esclerótica é uma característica microscópica típica do linfoma de HODGKIN clássico.

REFERÊNCIA: Ewton A. Hematopoietic tumors. In: Czerniak B. Dorfman and Czerniak's Bone Tumors. 2nd Edition. Philadelphia: Elsevier; 2016. p. 817-902.

COMENTÁRIO SOBRE A QUESTÃO 45-10
AUTOR DA QUESTÃO: Marcos Ceita Nunes.

O linfoma é uma condição maligna que afeta as células linfoides e pode se originar nos gânglios linfáticos (doença nodal) ou nos tecidos situados fora dos gânglios linfáticos (doença extranodal). O linfoma de HODG-KIN geralmente é nodal e definido pela presença de células de REED-STERNBERG. Todos os outros linfomas são considerados linfoma não-HODGKIN. O envolvimento ósseo pode ser primário ou secundário. O linfoma ósseo primário é na maioria das vezes um linfoma não HODGKIN, sendo o linfoma difuso de grandes células B o subtipo em aproximadamente 80% dos casos. O linfoma ósseo primário é um diagnóstico incomum, correspondendo a 1% de todos os linfomas não-HODGKIN, 5% dos linfomas extranodais e 3% a 7% de todas as malignidades ósseas primárias. O linfoma secundário do osso é uma doença disseminada com envolvimento esquelético metastático. É mais comum do que o linfoma ósseo primário e é considerada doença em estágio IV de acordo com o *International Extranodal Lymphoma Study Group* (IELSG). O envolvimento esquelético ocorre em associação com 16% a 20% dos diagnósticos de linfoma. Entre os casos de linfoma secundário de osso, aproximadamente 50% são linfomas difusos de grandes células B. Linfoma com sítio ósseo único com envolvimento contíguo de linfonodos regionais é considerado estágio II de acordo com o IELSG.

REFERÊNCIA: Steffner RJ, Jang ES, Danford NC. Lymphoma of Bone. JBJS Rev. 2018;6(1):e1.

COMENTÁRIO SOBRE AS QUESTÕES 46-10 e 47-10
AUTOR DA QUESTÃO 46-10: Marcos Ceita Nunes.
AUTOR DA QUESTÃO 47-10: Alex Guedes.

A apresentação mais comum do linfoma ósseo primário é a dor insidiosa localizada que persiste em repouso. Aproximadamente um terço dos pacientes terá massa palpável e aproximadamente um quinto, fratura patológica. Sintomas característicos de sudorese noturna, perda de peso não intencional, febre e calafrios estão presentes em 10% dos pacientes. Os sintomas iniciais, inespecíficos, levam a um atraso médio no diagnóstico de 8 meses. A idade mediana no momento do diagnóstico situa-se entre 33 e 63 anos, com predileção pelo sexo masculino. Os pacientes pediátricos muitas vezes parecem saudáveis, com queixas aparentemente menores. Locais comuns de linfoma ósseo primário incluem os ossos longos e a pelve. linfoma ósseo secundário é mais provável estar associado a sintomas. O envolvimento da coluna frequentemente associa-se ao linfoma ósseo secundário, com sintomas neurológicos resultantes da compressão medular, ocorrendo à apresentação em 16% dos pacientes.

REFERÊNCIA: Steffner RJ, Jang ES, Danford NC. Lymphoma of Bone. JBJS Rev. 2018;6(1):e1.

COMENTÁRIO SOBRE A QUESTÃO 48-10
AUTOR DA QUESTÃO: Marcos Ceita Nunes.

A 18F-*flourodeoxyglucose positron emission tomography/computed tomography* (FDG PET/CT) desempenha papel importante na avaliação do linfoma ósseo. O subtipo mais comum, o linfoma difuso de grandes células B, é muito ativo, com valor médio de captação de 15. A FDG PET/CT pode ser utilizada no cenário de suspeita clínica, apesar dos achados duvidosos à RM. Além disso, a FDG PET/CT tornou-se o modo preferido de estadiamento de linfomas de alto grau, pois demonstrou maior especificidade e sensibilidade em comparação com a tomografia computadorizada de tórax/abdômen/pelve, cintilografia óssea e biópsia de medula óssea. A FDG PET/CT também é utilizada para avaliar o efeito da terapia sistêmica sobre o tumor, que muitas vezes orienta a tomada de decisão clínica em relação ao número de ciclos de imuno quimioterapia administrados e ao uso de radioterapia.

REFERÊNCIA: Steffner RJ, Jang ES, Danford NC. Lymphoma of Bone. JBJS Rev. 2018;6(1):e1.

COMENTÁRIO SOBRE AS QUESTÕES 49-10 e 50-10
AUTOR DA QUESTÃO 49-10: Marcos Ceita Nunes.
AUTOR DA QUESTÃO 50-10: Alex Guedes.

Nesses casos, uma abordagem sugerida envolve retardar a decisão cirúrgica se as lesões ósseas estiverem em locais sem suporte de peso ou em locais de suporte de peso com risco intermediário de fraturas iminentes. Isso prioriza a administração precoce da imuno quimioterapia. O manejo inicial envolve imobilização e/ou atividade e restrições de sustentação de peso durante os primeiros dois ciclos de terapia (aproximadamente seis semanas). O acompanhamento precoce com o cirurgião ortopédico para radiografias seriadas do osso envolvido e avaliação clínica é necessário para identificar os pacientes que não conseguem seguir as restrições. Uma resposta favorável à imuno quimioterapia parece facilitar a recuperação óssea. Após dois ciclos de imuno quimioterapia, os pacientes podem ser avaliados quanto à dor funcional com sustentação de peso. A presença de dor deve justificar uma discussão sobre estabilização profilática para facilitar a sustentação de peso e prevenir fraturas. A ausência de dor pode permitir o manejo não operatório contínuo. Pacientes com alto risco de fratura iminente, doença volumosa inicial associada a destruição óssea notável e fraturas em locais de sustentação de peso geralmente precisam de cirurgia. Pacientes com linfoma ósseo primário ou secundário recorrente ou recidivante aqueles com linfoma ósseo primário indolente dos subtipos linfoplasmocítico, folicular e de células T têm prognóstico ruim. Os objetivos do tratamento incluem paliação, evitando reoperação e permitindo suporte de peso imediato. Em geral, os implantes selecionados são de compartilhamento de carga (intramedular).

REFERÊNCIA: Steffner RJ, Jang ES, Danford NC. Lymphoma of Bone. JBJS Rev. 2018;6(1):e1.

COMENTÁRIO SOBRE AS QUESTÕES 51-10 e 52-10

AUTOR DA QUESTÃO 51-10: Dante Galvanese Amato Neto.
AUTOR DA QUESTÃO 52-10: Anderson Rodrigues dos Santos.

A histiocitose de células de LANGERHANS (HCL), anteriormente chamada de histiocitose X devido à sua etiologia desconhecida, refere-se a um grupo de doenças com características patológicas semelhantes. Como a doença pode afetar praticamente qualquer sistema orgânico do corpo, existe uma ampla gama de apresentações clínicas. O termo granuloma eosinofílico refere-se a lesões ósseas isoladas, enquanto a doença de HAND-SCHÜLLER-CHRISTIAN refere-se classicamente à tríade clínica de lesões cranianas, exoftalmia e diabetes *insipidus*. Atualmente, entretanto, alguns autores utilizam o termo doença de HAND-SCHÜLLER-CHRISTIAN simplesmente para se referir a qualquer caso de HCL multissistêmica. A doença de LETTERER-SIWE, outra variação, geralmente tem início antes dos 3 anos e é caracterizada por febre, linfadenopatia, hepatoesplenomegalia e múltiplas lesões ósseas. A doença de LETTERER-SIWE frequentemente é rapidamente fatal. Qualquer osso pode ser afetado, mas os locais mais comuns são os corpos vertebrais, os ossos chatos e as diáfises dos ossos longos. O achatamento acentuado do corpo vertebral, ou vértebra plana, é uma manifestação comum. Embora a HCL seja a causa mais comum de vértebra plana, outros processos patológicos devem ser considerados no diagnóstico diferencial se a situação clínica o justificar; outras causas de vértebra plana incluem sarcoma de EWING, linfoma, leucemia, doença de GAUCHER, cisto ósseo aneurismático e infecção. Nos ossos chatos, as lesões geralmente são bem circunscritas, "perfuradas", lesões puramente líticas.

REFERÊNCIA: Heck Jr. RK, Toy PC. Benign/aggressive tumors of bone. In: Azar FM, Beaty JH. Campbell's operative orthopaedics. 14th Edition. Philadelphia: Elsevier; 2021. p. 986-1008e3.

COMENTÁRIO SOBRE A QUESTÃO 53-10

AUTOR DA QUESTÃO: Edgard Eduard Engel.

O depósito de substâncias amiloides e paramiloides no osso e outros órgãos, principalmente no rim, está associado ao mieloma múltiplo.

REFERÊNCIA: Jesus-Garcia Filho R. Diagnóstico e tratamento de tumores ósseos. 2a Edição. Rio de Janeiro: Elsevier; 2013. p. 263-285.

COMENTÁRIO SOBRE A QUESTÃO 54-10

AUTOR DA QUESTÃO: Edgard Eduard Engel.

O mieloma solitário ou plasmocitoma é uma variante clínica do mieloma múltiplo e representa sua fase mais precoce.

REFERÊNCIA: Jesus-Garcia Filho R. Diagnóstico e tratamento de tumores ósseos. 2a Edição. Rio de Janeiro: Elsevier; 2013. p. 263-285.

COMENTÁRIO SOBRE A QUESTÃO 55-10
AUTOR DA QUESTÃO: Edgard Eduard Engel.

O principal objetivo do tratamento cirúrgico das lesões ósseas é a manutenção do alinhamento e do comprimento dos ossos o que geralmente também traz alívio da dor. O tratamento sistêmico tende a diminuir a massa tumoral permitindo a consolidação da fratura e a remodelação óssea. Devido à presença de múltiplas lesões, nem sempre é possível recuperar a função de forma ideal.

REFERÊNCIA: Jesus-Garcia Filho R. Diagnóstico e tratamento de tumores ósseos. 2a Edição. Rio de Janeiro: Elsevier; 2013. p. 263-285.

COMENTÁRIO SOBRE A QUESTÃO 56-10
AUTOR DA QUESTÃO: Edgard Eduard Engel.

Acima dos 40 anos, as causas mais frequentes de lesões neoplásicas vertebrais são o mieloma múltiplo, metástases e hemangiomas. Se incluirmos o sacro, o cordoma é incluído no diagnóstico diferencial.

REFERÊNCIA: Heck Jr. RK, Toy PC. General principles of tumors. In: Azar FM, Beaty JH. Campbell's operative orthopaedics. 14th Edition. Philadelphia: Elsevier; 2021. p. 890-956e9.

COMENTÁRIO SOBRE A QUESTÃO 57-10
AUTOR DA QUESTÃO: Edgard Eduard Engel.

A maioria dos sarcomas ósseos primários são resistentes à radioterapia. Exceção são os tumores de células pequenas redondas e azuis como o sarcoma de EWING, linfomas e mieloma múltiplo.

REFERÊNCIA: Heck Jr. RK, Toy PC. General principles of tumors. In: Azar FM, Beaty JH. Campbell's operative orthopaedics. 14th Edition. Philadelphia: Elsevier; 2021. p. 890-956e9.

COMENTÁRIO SOBRE A QUESTÃO 58-10
AUTOR DA QUESTÃO: Edgard Eduard Engel.

O sintoma mais comum no mieloma múltiplo é a dor óssea. Mas ao contrário da maioria dos sarcomas ósseos primários, o mieloma costuma vir acompanhado de outros problemas sistêmicos, como fraqueza, perda de peso, anemia, trombocitopenia, neuropatia periférica (especialmente no subtipo osteoesclerótico), hipercalcemia e insuficiência renal.

REFERÊNCIA: Heck Jr. RK, Toy PC. General principles of tumors. In: Azar FM, Beaty JH. Campbell's operative orthopaedics. 14th Edition. Philadelphia: Elsevier; 2021. p. 890-956e9.

COMENTÁRIO SOBRE A QUESTÃO 59-10
AUTOR DA QUESTÃO: Edgard Eduard Engel.

O plasmocitoma exibe cadeias leves monoclonais *kappa* ou *lambda*, enquanto as células plasmáticas da osteomielite crônica são policlonais. Além disso, as células de mieloma geralmente coram positivo para o antígeno "*natural killer*" CD56, enquanto as células plasmáticas reativas, geralmente, não. As células do linfoma geralmente coram positivo para CD45 (antígeno comum de leucócito) e CD20 (um marcador de células B), enquanto as células de mieloma geralmente são negativas.

REFERÊNCIA: Heck Jr. RK, Toy PC. General principles of tumors. In: Azar FM, Beaty JH. Campbell's operative orthopaedics. 14th Edition. Philadelphia: Elsevier; 2021. p. 890-956e9.

COMENTÁRIO SOBRE A QUESTÃO 60-10
AUTOR DA QUESTÃO: Edgard Eduard Engel.

A incidência de mieloma múltiplo é em torno de 20 casos por milhão de habitantes por ano.

REFERÊNCIA: Sbaraglia M. Multiple myeloma. In: Picci P, Manfrini M, Donati DM, Gambarotti M, Righi A, Vanel D, Dei Tos AP. Diagnosis of musculoskeletal tumors and tumor-like conditions: clinical, radiological and histological correlations – The Rizzoli Case Archive. 2nd Edition. Cham: Springer Nature Switzerland; 2020. p. 349-353.

COMENTÁRIO SOBRE A QUESTÃO 61-10
AUTOR DA QUESTÃO: Edgard Eduard Engel.
A radioterapia é usada, para aliviar a dor, diminuir a compressão da medula espinhal e prevenir fraturas patológicas.
REFERÊNCIA: Sbaraglia M. Multiple myeloma. In: Picci P, Manfrini M, Donati DM, Gambarotti M, Righi A, Vanel D, Dei Tos AP. Diagnosis of musculoskeletal tumors and tumor-like conditions: clinical, radiological and histological correlations – The Rizzoli Case Archive. 2nd Edition. Cham: Springer Nature Switzerland; 2020. p. 349-353.

COMENTÁRIO SOBRE A QUESTÃO 62-10
AUTOR DA QUESTÃO: Edgard Eduard Engel.
A sobrevida média do plasmocitoma ou mieloma solitário é de 10 anos.
REFERÊNCIA: Sbaraglia M. Multiple myeloma. In: Picci P, Manfrini M, Donati DM, Gambarotti M, Righi A, Vanel D, Dei Tos AP. Diagnosis of musculoskeletal tumors and tumor-like conditions: clinical, radiological and histological correlations – The Rizzoli Case Archive. 2nd Edition. Cham: Springer Nature Switzerland; 2020. p. 349-353.

COMENTÁRIO SOBRE A QUESTÃO 63-10
AUTOR DA QUESTÃO: Carlos Henrique Ribeiro do Prado.
O diagnóstico diferencial do plasmocitoma solitário ósseo (PSO) inclui: osteomielite crônica, linfoma plasmablástico, linfoma linfoplasmocitário e o mieloma de células plasmáticas.
REFERÊNCIA: Ferry JA, Deshpande V, Lorsbach RB. Solitary plasmacytoma of bone. In: WHO Classification of Tumours Editorial Board. Soft tissue and bone tumours. 5th Edition. Lyon: International Agency for Research on Cancer; 2020. p. 486-488.

COMENTÁRIO SOBRE A QUESTÃO 64-10
AUTOR DA QUESTÃO: Carlos Henrique Ribeiro do Prado.
A radioterapia proporciona excelente controle local. A recorrência local é frequente sem radioterapia. A radioterapia não impede a progressão para mieloma de células plasmáticas (MCP). Aproximadamente dois terços dos casos de plasmocitoma solitário ósseo (PSO) progridem para MCP em 5 anos. Até um terço dos pacientes com PSO tem longa sobrevida (>10 anos) sem progressão para mieloma de células plasmáticas.
REFERÊNCIA: Ferry JA, Deshpande V, Lorsbach RB. Solitary plasmacytoma of bone. In: WHO Classification of Tumours Editorial Board. Soft tissue and bone tumours. 5th Edition. Lyon: International Agency for Research on Cancer; 2020. p. 486-488.

COMENTÁRIO SOBRE A QUESTÃO 65-10
AUTOR DA QUESTÃO: Nelson Fabrício Gava.
Na doença ERDHEIM-CHESTER, o prognóstico é pior quando apresenta acometimento do sistema nervoso central e cardiovascular. As lesões ósseas muitas vezes não são percebidas nas radiografias simples.
REFERÊNCIA: Emile JF, Haroche J, Picarsic J, Tirabosco R. Erdheim-Chester disease. In: WHO Classification of Tumours Editorial Board. Soft tissue and bone tumours. 5th Edition. Lyon: International Agency for Research on Cancer; 2020. p. 495-497.

COMENTÁRIO SOBRE A QUESTÃO 66-10
AUTOR DA QUESTÃO: Nelson Fabrício Gava.
A marca ultraestrutural é o grânulo citoplasmático de BIRBECK, que tem 200-400 nm de comprimento e 33 nm de largura, com formato de raquete de tênis e aparência de zíper.
REFERÊNCIA: Pileri SA, Cheuk W, Picarsic J. Langerhans cell histiocytosis. In: WHO Classification of Tumours Editorial Board. Soft tissue and bone tumours. 5th Edition. Lyon: International Agency for Research on Cancer; 2020. p. 492-494.

COMENTÁRIO SOBRE A QUESTÃO 67-10

AUTOR DA QUESTÃO: Nelson Fabrício Gava.

As células da histiocitose de células de LANGERHANS expressam CD1a, CD207 (langerina), S100, CD68 e HLA-DR. A expressão de CD45 é baixa.

REFERÊNCIA: Pileri SA, Cheuk W, Picarsic J. Langerhans cell histiocytosis. In: WHO Classification of Tumours Editorial Board. Soft tissue and bone tumours. 5th Edition. Lyon: International Agency for Research on Cancer; 2020. p. 492-494.

COMENTÁRIO SOBRE A QUESTÃO 68-10

AUTOR DA QUESTÃO: Nelson Fabrício Gava.

A taxa de sobrevida da histiocitose de células de LANGERHANS unifocal na apresentação ao diagnóstico é de 99% e menor que 20% de mortalidade em sua forma multissistêmica com terapia prolongada.

REFERÊNCIA: Pileri SA, Cheuk W, Picarsic J. Langerhans cell histiocytosis. In: WHO Classification of Tumours Editorial Board. Soft tissue and bone tumours. 5th Edition. Lyon: International Agency for Research on Cancer; 2020. p. 492-494.

COMENTÁRIO SOBRE A QUESTÃO 69-10

AUTOR DA QUESTÃO: Nelson Fabrício Gava.

Pode ocorrer progressão da histiocitose células de LANGERHANS inicialmente focal para multissistêmica, mais comumente apenas em lactentes com acometimento do hipotálamo e da hipófise.

REFERÊNCIA: Pileri SA, Cheuk W, Picarsic J. Langerhans cell histiocytosis. In: WHO Classification of Tumours Editorial Board. Soft tissue and bone tumours. 5th Edition. Lyon: International Agency for Research on Cancer; 2020. p. 492-494.

COMENTÁRIO SOBRE A QUESTÃO 70-10

AUTOR DA QUESTÃO: Nelson Fabrício Gava.

Na histiocitose células de LANGERHANS, a mutação BRAF p.Val600Glu se correlaciona com aumento do risco de recidiva e parâmetros clínicos potencialmente piores, incluindo resistência à terapia de primeira linha e acometimento neurodegenerativo do sistema nervoso central.

REFERÊNCIA: Pileri SA, Cheuk W, Picarsic J. Langerhans cell histiocytosis. In: WHO Classification of Tumours Editorial Board. Soft tissue and bone tumours. 5th Edition. Lyon: International Agency for Research on Cancer; 2020. p. 492-494.

COMENTÁRIO SOBRE A QUESTÃO 71-10

AUTOR DA QUESTÃO: Nelson Fabrício Gava.

Aproximadamente 10-40% dos casos são multifocais, produzindo várias lesões em um osso ou envolvendo vários ossos concomitantemente.

REFERÊNCIA: Cleven AHG, Ferry JA. Primary non-Hodgkin lymphoma of bone. In: WHO Classification of Tumours Editorial Board. Soft tissue and bone tumours. 5th Edition. Lyon: International Agency for Research on Cancer; 2020. p. 489-491.

COMENTÁRIO SOBRE AS QUESTÕES 72-10, 73-10 e 74-10

AUTOR DAS QUESTÕES: Nelson Fabrício Gava.

O linfoma ósseo primário não é uma doença comum, constitui aproximadamente 7% de todos os tumores ósseos malignos, 5% dos linfomas extranodais e menos de 1% de todos os linfomas não-HODGKIN

REFERÊNCIA: Cleven AHG, Ferry JA. Primary non-Hodgkin lymphoma of bone. In: WHO Classification of Tumours Editorial Board. Soft tissue and bone tumours. 5th Edition. Lyon: International Agency for Research on Cancer; 2020. p. 489-491.

COMENTÁRIO SOBRE A QUESTÃO 75-10
AUTOR DA QUESTÃO: Alex Guedes.

Em geral, a abordagem ortopédica da doença óssea do mieloma múltiplo (DOMM) é cirúrgica, reservando-se o tratamento incruento (imobilizações gessadas, braces, coletes em conjunto ao tratamento medicamentoso e/ou radioterápico) às lesões pouco extensas que acometem os membros superiores e o esqueleto axial, acompanhadas ou não por dor óssea tratável de forma conservadora, não associadas a *déficits* neurológicos.

REFERÊNCIA: Guedes A, Becker RG, Teixeira LEM. Multiple Myeloma (Part 2) – Update on The Approach to Bone Disease. Rev Bras Ortop (Sao Paulo). 2023;58(3):368-377.

COMENTÁRIO SOBRE A QUESTÃO 76-10
AUTOR DA QUESTÃO: Nelson Fabrício Gava.

Os linfomas ósseos primários normalmente surgem esporadicamente, com algumas exceções: raramente em pacientes HIV-positivos, pacientes com histórico de osteomielite crônica ou doença de PAGET.

REFERÊNCIA: Cleven AHG, Ferry JA. Primary non-Hodgkin lymphoma of bone. In: WHO Classification of Tumours Editorial Board. Soft tissue and bone tumours. 5th Edition. Lyon: International Agency for Research on Cancer; 2020. p. 489-491.

COMENTÁRIO SOBRE A QUESTÃO 77-10
AUTOR DA QUESTÃO: Nelson Fabrício Gava.

A maioria (>80%) dos linfomas ósseos primários são linfomas difusos de grandes células B. Linfoma folicular, linfoma de zona marginal, linfoma linfoblástico, linfoma de HODGKIN, linfomas anaplásicos ALK-positivos e ALK-negativos, e outros linfomas de células B e T raramente se originam primariamente no osso.

REFERÊNCIA: Cleven AHG, Ferry JA. Primary non-Hodgkin lymphoma of bone. In: WHO Classification of Tumours Editorial Board. Soft tissue and bone tumours. 5th Edition. Lyon: International Agency for Research on Cancer; 2020. p. 489-491.

COMENTÁRIO SOBRE A QUESTÃO 78-10
AUTOR DA QUESTÃO: Nelson Fabrício Gava.

A maioria dos linfomas ósseos primários são linfoma difusos de grandes células B que expressam CD20, PAX5 e CD79a.

REFERÊNCIA: Cleven AHG, Ferry JA. Primary non-Hodgkin lymphoma of bone. In: WHO Classification of Tumours Editorial Board. Soft tissue and bone tumours. 5th Edition. Lyon: International Agency for Research on Cancer; 2020. p. 489-491.

COMENTÁRIO SOBRE A QUESTÃO 79-10
AUTOR DA QUESTÃO: Nelson Fabrício Gava.

Rearranjos clonais de genes de cadeias pesadas e leves de imunoglobulina são detectáveis no linfoma difuso de grandes células B ósseo primário, enquanto o rearranjo clonal dos genes do receptor de células T são detectáveis nos linfomas de células T. No linfoma difuso de grandes células B ósseo primário, a translocação BCL2 foi encontrada em aproximadamente 20%, a translocação de BCL6 em 14% e a translocação de MYC em 10% dos casos.

REFERÊNCIA: Cleven AHG, Ferry JA. Primary non-Hodgkin lymphoma of bone. In: WHO Classification of Tumours Editorial Board. Soft tissue and bone tumours. 5th Edition. Lyon: International Agency for Research on Cancer; 2020. p. 489-491.

COMENTÁRIO SOBRE A QUESTÃO 80-10
AUTOR DA QUESTÃO: Nelson Fabrício Gava

No que se refere a epidemiologia do linfoma difuso de grandes células B, há ligeira predominância do sexo masculino com proporção homem-mulher de aproximadamente 1,2:1.

REFERÊNCIA: Ewton A. Hematopoietic tumors. In: Czerniak B. Dorfman and Czerniak's Bone Tumors. 2nd Edition. Philadelphia: Elsevier; 2016. p. 817-902.

COMENTÁRIO SOBRE A QUESTÃO 81-10
AUTOR DA QUESTÃO: Nelson Fabrício Gava.
A radioterapia e a quimioterapia são os tratamentos principais no linfoma não-HODGKIN primário do osso. Na literatura, os dados são conflitantes a respeito de quimioterapia e radioterapia isoladas ou combinadas para o tratamento dessa neoplasia.
REFERÊNCIA: Ewton A. Hematopoietic tumors. In: Czerniak B. Dorfman and Czerniak's Bone Tumors. 2nd Edition. Philadelphia: Elsevier; 2016. p. 817-902.

COMENTÁRIO SOBRE AS QUESTÕES 82-10 e 83-10
AUTOR DAS QUESTÕES: Nelson Fabrício Gava.
O diagnóstico diferencial do linfoma não HODGKIN primário do osso inclui tumores não hematológicos de células redondas, como sarcoma de EWING, rabdomiossarcoma e carcinoma metastático de células pequenas e carcinoma de células não pequenas pouco diferenciado. O uso de marcadores não linfoma, como citoqueratinas, desmina, actina de músculo liso e FLI1 (sarcoma de EWING), pode ajudar a descartar outros tumores de células redondas.
REFERÊNCIA: Ewton A. Hematopoietic tumors. In: Czerniak B. Dorfman and Czerniak's Bone Tumors. 2nd Edition. Philadelphia: Elsevier; 2016. p. 817-902.

COMENTÁRIO SOBRE A QUESTÃO 84-10
AUTOR DA QUESTÃO: Nelson Fabrício Gava.
Linfoma/leucemia de células T do adulto é uma doença maligna de células T CD4-positivas maduras causadas por infecção com vírus-1 linfotrófico de células T humanas (HTLV-1).
REFERÊNCIA: Ewton A. Hematopoietic tumors. In: Czerniak B. Dorfman and Czerniak's Bone Tumors. 2nd Edition. Philadelphia: Elsevier; 2016. p. 817-902.

COMENTÁRIO SOBRE A QUESTÃO 85-10
AUTOR DA QUESTÃO: Nelson Fabrício Gava.
O linfoma/leucemia de células T do adulto é caracterizado pela presença de numerosas anormalidades genéticas, a maioria não recorrentes, e características citológicas atípicas com marcada irregularidade nuclear. Lesões ósseas líticas e hipercalcemia são comuns.
REFERÊNCIA: Ewton A. Hematopoietic tumors. In: Czerniak B. Dorfman and Czerniak's Bone Tumors. 2nd Edition. Philadelphia: Elsevier; 2016. p. 817-902.

COMENTÁRIO SOBRE A QUESTÃO 86-10
AUTOR DA QUESTÃO: Nelson Fabrício Gava.
O vírus HTLV-1 é transmitido através do sangue, relação sexual, ou leite materno. Embora até 40% da população dessas áreas esteja infectada pelo HTLV-1, apenas 2% a 3% desses indivíduos vão desenvolver linfoma/leucemia de células T.
REFERÊNCIA: Ewton A. Hematopoietic tumors. In: Czerniak B. Dorfman and Czerniak's Bone Tumors. 2nd Edition. Philadelphia: Elsevier; 2016. p. 817-902.

COMENTÁRIO SOBRE A QUESTÃO 87-10
AUTOR DA QUESTÃO: Nelson Fabrício Gava.
A distribuição geográfica do linfoma/leucemia de células T do adulto é incomum na América do Norte e é paralela à prevalência endêmica no Caribe, América Central, América do Sul e Japão.
REFERÊNCIA: Ewton A. Hematopoietic tumors. In: Czerniak B. Dorfman and Czerniak's Bone Tumors. 2nd Edition. Philadelphia: Elsevier; 2016. p. 817-902.

COMENTÁRIO SOBRE A QUESTÃO 88-10
AUTOR DA QUESTÃO: Nelson Fabrício Gava.

As quatro formas clínicas de linfoma/leucemia de células T do adulto são: latente, crônica, linfomatosa e aguda. Essas formas variam de acordo com os locais de envolvimento e do número de células T infectadas com HTLV no sangue periférico.

REFERÊNCIA: Ewton A. Hematopoietic tumors. In: Czerniak B. Dorfman and Czerniak's Bone Tumors. 2nd Edition. Philadelphia: Elsevier; 2016. p. 817-902.

COMENTÁRIO SOBRE A QUESTÃO 89-10
AUTOR DA QUESTÃO: Nelson Fabrício Gava.

A quimioterapia tem pouco sucesso no tratamento do linfoma/leucemia de células T do adulto, com baixas taxas de resposta e altas taxas de recidiva. Estudos recentes demonstraram que as formas aguda, latente e crônica respondem melhor à terapia antiviral com interferon alfa-2b e zidovudina do que à quimioterapia.

REFERÊNCIA: Ewton A. Hematopoietic tumors. In: Czerniak B. Dorfman and Czerniak's Bone Tumors. 2nd Edition. Philadelphia: Elsevier; 2016. p. 817-902.

COMENTÁRIO SOBRE A QUESTÃO 90-10
AUTOR DA QUESTÃO: Alex Guedes.

A doença óssea do mieloma múltiplo (DOMM) caracteriza-se pelo aumento da reabsorção sobre a formação óssea, devido à superexpressão do receptor ativador de fator nuclear-*kappa* B (RANK), seu ligante (RANKL) e a osteoprotegerina (OPG), resultando em aumento da atividade osteoclástica, que conduz ao desenvolvimento de lesões sem evidências de substituição ou reparo típicos e osteoporose, dor óssea, fraturas patológicas, hipercalcemia e compressão medular.

REFERÊNCIA: Guedes A, Becker RG, Teixeira LEM. Multiple Myeloma (Part 2) – Update on The Approach to Bone Disease. Rev Bras Ortop (Sao Paulo). 2023;58(3):368-377.

COMENTÁRIO SOBRE A QUESTÃO 91-10
AUTOR DA QUESTÃO: Alex Guedes.

Portadores de doença óssea do mieloma múltiplo (MM) costumam apresentar dor óssea difusa, especialmente ao redor do esterno e da pelve. O estado osteopênico culmina com fraturas patológicas; >50% dos portadores de MM apresentarão fraturas no decurso da doença, principalmente nas vértebras, arcos costais, pelve, crânio e segmentos proximais do úmero e do fêmur – o mieloma múltiplo pode ter o seu diagnóstico neste cenário. As fraturas comprometem significativamente a qualidade de vida por associação à dor crônica e incapacidade funcional. A compressão medular ocorre em até 5% dos pacientes, levando à dor, parestesias e paresias nos membros inferiores.

REFERÊNCIA: Guedes A, Becker RG, Teixeira LEM. Multiple Myeloma (Part 2) – Update on The Approach to Bone Disease. Rev Bras Ortop (Sao Paulo). 2023;58(3):368-377.

COMENTÁRIO SOBRE A QUESTÃO 92-10
AUTOR DA QUESTÃO: Alex Guedes.

A avaliação por imagens da doença óssea do mieloma múltiplo inclui as radiografias do corpo inteiro, a tomografia computadorizada de baixa dose do corpo inteiro, a ressonância magnética, a ressonância magnética do corpo inteiro e a tomografia por emissão de pósitrons-tomografia computadorizada.

REFERÊNCIA: Guedes A, Becker RG, Teixeira LEM. Multiple Myeloma (Part 2) – Update on The Approach to Bone Disease. Rev Bras Ortop (Sao Paulo). 2023;58(3):368-377.

COMENTÁRIO SOBRE A QUESTÃO 93-10
AUTOR DA QUESTÃO: Alex Guedes.

As células do mieloma múltiplo são radiossensíveis e muitos portadores desta doença necessitarão de radioterapia em algum momento, particularmente no tratamento de lesões ósseas sintomáticas – a radioterapia é altamente eficaz no alívio da dor; até 90% dos pacientes obtém controle álgico com esta abordagem terapêutica. Compressão medular ocorre em 10% a 20% dos portadores de MM. Nos casos em que não há instabilidade vertebral, o uso de corticosteroides, associado à radioterapia, pode evitar *déficit* neurológico permanente. A radioterapia pode ser seguida por vertebroplastia/cifoplastia para assegurar a estabilização vertebral, entretanto, a sequência de tratamento parece não afetar a melhora do quadro álgico.

REFERÊNCIA: Guedes A, Becker RG, Teixeira LEM. Multiple Myeloma (Part 2) – Update on The Approach to Bone Disease. Rev Bras Ortop (Sao Paulo). 2023;58(3):368-377.

COMENTÁRIO SOBRE A QUESTÃO 94-10
AUTOR DA QUESTÃO: Alex Guedes.

O diagnóstico diferencial da doença óssea do mieloma múltiplo inclui gamopatias monoclonais e condições clínicas associadas (gamopatia monoclonal de significância indeterminada, mieloma múltiplo latente, plasmocitoma, macroglobulinemia de Waldenström), gamopatias policlonais (doenças do colágeno, cirroses, exantemas virais), metástases ósseas de carcinoma e osteíte fibrosa cística.

REFERÊNCIA: Guedes A, Becker RG, Teixeira LEM. Multiple Myeloma (Part 2) – Update on The Approach to Bone Disease. Rev Bras Ortop (Sao Paulo). 2023;58(3):368-377.

COMENTÁRIO SOBRE A QUESTÃO 95-10
AUTOR DA QUESTÃO: Alex Guedes.

Os objetivos do tratamento cirúrgico são: aliviar a dor; manter a função; melhorar a qualidade de vida mediante abordagem das fraturas patológicas iminentes ou existentes, lesões ósseas focais associadas a dor refratária, compressão medular e radicular, e instabilidade vertebral; e, necessidade de biópsia percutânea ou aberta (em 6% dos casos, o mielograma é insuficiente para estabelecer o diagnóstico).

REFERÊNCIA: Guedes A, Becker RG, Teixeira LEM. Multiple Myeloma (Part 2) – Update on The Approach to Bone Disease. Rev Bras Ortop (Sao Paulo). 2023;58(3):368-377.

COMENTÁRIO SOBRE A QUESTÃO 96-10
AUTOR DA QUESTÃO: Alex Guedes.

Quase todos os portadores de mieloma múltiplo (MM) evolui a partir de estágio pré-maligno assintomático denominado gamopatia monoclonal de significância indeterminada (*monoclonal gammopathy of undetermined significance*, MGUS) que constitui a gamopatia monoclonal mais comum, presente em mais de 3% da população acima dos 50 anos, e em mais de 5%, a partir dos 70 anos. É cerca de duas vezes mais prevalente em negros do que em brancos. Aproximadamente 25% dos pacientes portadores de MGUS desenvolvem MM, amiloidose, macroglobulinemia ou outras doenças linfoproliferativas, com taxa atuarial de 16% até 10anos, 33% até 20 anos e 45% até 25 anos. A proteína M predominante é a IgG γ (55,5%), seguida da IgM μ (20%), IgA α (10%), biclonal (8%), cadeia leve (6%) e IgD ♀ (<0,5%) – a concentração da proteína M, o tipo de imunoglobulina, a infiltração plasmocitária medular maior que 5% e a presença de cadeia leve monoclonal na urina podem ser utilizados na estratificação de risco na MGUS. A MGUS progride para MM ou malignidade relacionada a uma taxa de 1% ao ano.

REFERÊNCIA: Guedes A, Becker RG, Teixeira LEM. Multiple Myeloma (Part 1) – Update on Epidemiology, Diagnostic Criteria, Systemic Treatment and Prognosis. Rev Bras Ortop (Sao Paulo). 2023;58(3):361-367.

COMENTÁRIO SOBRE A QUESTÃO 97-10
AUTOR DA QUESTÃO: Alex Guedes.

O diagnóstico requer 10% de plasmócitos clonais na medula óssea ou uma biópsia comprovando plasmocitoma associada a evidência de um ou mais eventos definidores de mieloma múltiplo (*multiple myeloma defining events*, MDE): CRAB (hipercalcemia, disfunção renal, anemia e/ou lesões ósseas líticas), características relacionadas à desordem celular plasmática, bem como três biomarcadores específicos: plasmocitose clonal na medula óssea 60%, proporção de FLC (*free light chains*) envolvidas/não envolvidas 100 (desde que as FLC envolvidas sejam 100mg/L), ou >1 lesão focal detectada na ressonância magnética (RM).

REFERÊNCIA: Guedes A, Becker RG, Teixeira LEM. Multiple Myeloma (Part 1) – Update on Epidemiology, Diagnostic Criteria, Systemic Treatment and Prognosis. Rev Bras Ortop (Sao Paulo). 2023;58(3):361-367.

COMENTÁRIO SOBRE A QUESTÃO 98-10

AUTOR DA QUESTÃO: Alex Guedes.

O mieloma múltiplo (MM) corresponde a 1% de todas as neoplasias malignas. Sua incidência aumenta com a idade e atinge o máximo durante a sétima década de vida. Constitui a segunda neoplasia maligna de origem hematológica em ordem de frequência (inferior apenas aos linfomas), correspondendo a aproximadamente 10% do total de casos, sendo, também, o tumor ósseo maligno primário mais comum (47%). Nos Estados Unidos, com base nos dados obtidos entre os anos de 2017 e 2019, foi estimado que aproximadamente 0,8% dos homens e mulheres terão o diagnóstico de MM em algum momento da vida.

REFERÊNCIA: Guedes A, Becker RG, Teixeira LEM. Multiple Myeloma (Part 1) – Update on Epidemiology, Diagnostic Criteria, Systemic Treatment and Prognosis. Rev Bras Ortop (Sao Paulo). 2023;58(3):361-367.

COMENTÁRIO SOBRE A QUESTÃO 99-10

AUTOR DA QUESTÃO: Alex Guedes.

As manifestações clínicas do mieloma múltiplo decorrem da proliferação de plasmócitos neoplásicos, da produção excessiva de imunoglobulina monoclonal e da supressão da imunidade humoral normal. As consequências fisiopatológicas do avanço da doença incluem: hipercalcemia, destruição óssea, insuficiência renal, supressão da hematopoiese, e da imunidade humoral, aumentando o risco para o desenvolvimento de infecções.

REFERÊNCIA: Guedes A, Becker RG, Teixeira LEM. Multiple Myeloma (Part 1) – Update on Epidemiology, Diagnostic Criteria, Systemic Treatment and Prognosis. Rev Bras Ortop (Sao Paulo). 2023;58(3):361-367.

COMENTÁRIO SOBRE A QUESTÃO 100-10

AUTOR DA QUESTÃO: Alex Guedes.

O mieloma múltiplo, também denominado doença de Kähler, mielomatose, e mieloma plasmocitário constitui neoplasia maligna de origem hematológica caracterizada pela proliferação desregulada e clonal de plasmócitos na medula óssea. Estas células produzem e secretam imunoglobulina monoclonal anômala, ou um fragmento desta, denominado proteína M, que compreende uma classe de cadeia pesada (IgG, IgA, IgM, IgD e IgE) e outra de cadeia leve (*kappa*-κ e *lambda*-λ).

REFERÊNCIA: Guedes A, Becker RG, Teixeira LEM. Multiple Myeloma (Part 1) – Update on Epidemiology, Diagnostic Criteria, Systemic Treatment and Prognosis. Rev Bras Ortop (Sao Paulo). 2023;58(3):361-367.

11

Síndromes tumorais genéticas ósseas

Soares CBG | Becker RG | Antunes BP | Guedes A | Dias DPC
Castello Neto AB | Yonamine ES | Santos AR | Amato Neto DG
Couto Filho FB | Garcia JG | Ribeiro MB | Andrade Neto F
Nakagawa SA | Viola DCM | Ambrósio AVA
Teixeira AVR | Pinto FFE | Drumond GC

Encondromatose	Doença de Ollier
	Síndrome de Maffucci
Síndrome de Li-Fraumeni	
Síndrome de McCune-Albright	
Osteocondromatose múltipla	Síndrome tricorrinofalangeana tipo 2 (síndrome de Langer-Giedion)
	Síndrome de Potocki-Shaffer
Neurofibromatose tipo 1	
Síndrome de Rothmund-Thomson	
Síndrome de Werner	

Fonte: Traduzido a partir de Lazar AJ, Mertens F. Genetic tumour syndromes of soft tissue and bone. In: WHO Classification of Tumours Editorial Board. Soft tissue and bone tumours. 5th Edition. Lyon: International Agency for Research on Cancer; 2020. p. 502.

QUESTÃO 01-11. Sobre a doença de OLLIER, **PODEMOS** afirmar que
a) consiste em doença de caráter hereditário, com grande tendência à transmissão familiar.
b) o seu tratamento envolve cirurgias como ressecção em bloco das lesões que estejam causando deformidade importante, sobretudo nos membros inferiores.
c) durante a vida adulta, cerca de 30% dos casos podem evoluir com transformação sarcomatosa.
d) deve-se evitar osteotomias para correção de deformidades nestes pacientes, devido à grande incidência de pseudartrose.

QUESTÃO 02-11. A encondromatose múltipla
a) constitui defeito hereditário.
b) apresenta como sítios mais frequentemente acometidos o úmero, seguido pelas falanges, ossos metacárpicos e metatársicos.
c) caracteriza-se pelo arqueamento e encurtamento dos ossos afetados, que também apresentam alargamento das regiões metafisárias.
d) quando apresenta comprometimento extenso e distribuição unilateral as lesões, é denominada doença de OLLIER.

QUESTÃO 03-11. Sobre a doença de OLLIER, é **CORRETO** afirmar que
a) é caracterizada por múltiplos encondromas em um ou mais ossos, bilateralmente.
b) é um transtorno congênito e hereditário.
c) é caracterizada pela presença de múltiplos encondromas, em múltiplos ossos, unilateralmente.
d) é caracterizada por múltiplos encondromas, associados a tecido angiomatoso.

QUESTÃO 04-11. Sobre a exostose múltipla hereditária **PODEMOS AFIRMAR** que
a) trata-se de doença genética autossômica recessiva com expressividade variável.
b) a deformidade de BESSEL-HAGEN corresponde a alteração comum, presente no tornozelo.
c) os pacientes acometidos costumam ser longilíneos, raramente apresentando deformidades.
d) o crescimento das lesões ocorre durante o crescimento, cessando com a maturidade esquelética.

QUESTÃO 05-11. PODEMOS AFIRMAR que a exostose múltipla hereditária
a) é uma condição genética autossômica recessiva.
b) tem prevalência estimada de 1:200.000 nascidos vivos.
c) também é conhecida como aclasia diafisária ou condrodisplasia hereditária deformante.
d) apresenta penetrância de 30% aos 3 anos e 50% aos 12 anos.

QUESTÃO 06-11. Na exostose múltipla hereditária, existe correlação entre o número de lesões esqueléticas e a estatura final do paciente com a mutação
a) *EXT1*.
b) *EXT2*.
c) *EXT3*.
d) *EXT-Like*.

QUESTÃO 07-11. Na exostose múltipla hereditária as alterações esqueléticas são
a) semelhantes às encontradas na acondroplasia.
b) associadas frequentemente a disfunções neurológicas.
c) encontradas ao redor da articulação do joelho em 30% dos casos.
d) mais notadas após o estirão do crescimento.

QUESTÃO 08-11. O prognóstico das neoplasias malignas no contexto da síndrome de LI-FRAUMENI se caracteriza por:
a) ser pior na comparação com as neoplasias malignas ocorridas de forma esporádica.
b) ser pior na presença da mutação *TP53*.
c) apresentar melhora na morbidade e mortalidade relacionadas ao tratamento mediante adoção de estratégias de acompanhamento oncológico e protocolos de exames de rotina.
d) estar correlacionado à idade ao diagnóstico.

QUESTÃO 09-11. Padrão hereditário na síndrome de LI-FRAUMENI:
a) Autossômico dominante.
b) Autossômico recessivo.
c) Ligado ao cromossomo X.
d) Ligado ao cromossomo Y.

QUESTÃO 10-11. Sarcoma mais frequentemente associado à síndrome de LI-FRAUMENI:
a) Tumor de EWING.
b) Osteossarcoma.
c) Condrossarcoma.
d) Fibrossarcoma.

QUESTÃO 11-11. A síndrome de LI-FRAUMENI está associada à(s) mutação(ões) do(s) gene(s)
a) *EXT1* e *EXT2*.
b) *NF1*.
c) *GNAS*.
d) *TP53*.

QUESTÃO 12-11. Sobre a ocorrência de condrossarcoma secundário, **É POSSÍVEL** afirmar que
a) na doença de OLLIER, ocorre em torno de 5% dos casos.
b) é estimada em 1% nos osteocondromas solitários.
c) é estimada em 50% nas exostoses múltiplas hereditárias.
d) ocorre mais frequentemente na doença de OLLIER que na síndrome de MAFFUCCI.

QUESTÃO 13-11. O osteossarcoma pode estar associado ao gene
a) *RB1* no retinoblastoma.
b) *RECQL4* na síndrome de BLOOM.
c) *BLM* na síndrome de LI-FRAUMENI.
d) *TP53* na síndrome ROTHMUND-THOMSON.

QUESTÃO 14-11. Constitui característica de apresentação dos fibromas não ossificantes no contexto da síndrome da JAFFE-CAMPANACCI:
a) A presença de poucas lesões.
b) Distribuição das lesões nos ossos longos de um ou ambos os membros inferiores ou dos quatro membros, prevalecendo em um lado do corpo e até mesmo incluindo a pelve.
c) Serem menos sintomáticos na comparação com os fibromas não ossificantes convencionais.
d) Não causar, costumeiramente, expansão óssea, fraturas patológicas, deformidade ou discrepância no comprimento de membros.

QUESTÃO 15-11. O subtipo de encondromatose mais comum é a
a) síndrome de MAFFUCCI.
b) metacondromatose.
c) doença de OLLIER.
d) espondiloencondrodisplasia.

QUESTÃO 16-11. O subtipo de encondromatose caracterizado por herança autossômica recessiva é a
a) doença de OLLIER.
b) síndrome de MAFFUCCI.
c) metacondromatose.
d) espondiloencondrodisplasia.

QUESTÃO 17-11. A correlação CORRETA entre o subtipo de encondromatose e respectiva(s) mutação(ões) genética(s) é
a) doença de OLLIER – mutação de *IDH1* e *IDH2*.
b) síndrome de MAFFUCCI – mutação de *COL2A1*.
c) metacondromatose – mutação de *ACP5*.
d) dispondiloencondromatose – mutação de *PTPN11*.

QUESTÃO 18-11. O subtipo de encondromatose com maior risco para malignização e o tumor maligno mais frequente decorrente desta desdiferenciação são, respectivamente,
a) a doença de OLLIER e o condrossarcoma.
b) a doença de OLLIER e o osteossarcoma.
c) a síndrome de MAFFUCCI e o condrossarcoma.
d) a síndrome de MAFFUCCI e o osteossarcoma.

QUESTÃO 19-11. Subtipo de encondromatose associada a hemangiomas cutâneos e viscerais
a) doença de OLLIER.
b) síndrome de MAFFUCCI.
c) dispondiloencondromatose.
d) metacondromatose.

QUESTÃO 20-11. Em relação à malignização na doença de OLLIER, o tumor secundário encontrado com maior frequência é o
a) condrossarcoma.
b) sarcoma de EWING.
c) osteossarcoma.
d) fibrossarcoma.

QUESTÃO 21-11. constituem achados clínicos e radiográficos sugestivos de malignização na osteocondromatose múltipla hereditária
a) o crescimento de exostose durante a puberdade.
b) o abaulamento do rádio durante a infância.
c) a deformidade em valgo do joelho.
d) o aumento da capa de cartilagem acima de 2 cm em adultos.

QUESTÃO 22-11. Síndrome que se caracteriza pela presença de múltiplos osteocondromas
a) McCUNE-ALBRIGHT.
b) MAFFUCCI.
c) LANGER GIEDION.
d) LI-FRAUMENI.

QUESTÃO 23-11. A osteocondromatose múltipla hereditária é caracterizada por
a) manifestar-se em adultos.
b) possuir transmissão hereditária em 10% dos casos.
c) prevalência ligeiramente maior no gênero masculino.
d) apresentar transmissão autossômica recessiva.

QUESTÃO 24-11. A herança genética que caracteriza a neurofibromatose do tipo 1 é
a) autossômica dominante.
b) autossômica recessiva.
c) ligada ao cromossomo X.
d) ligada ao cromossomo Y.

QUESTÃO 25-11. Constituem características comuns na apresentação clínica da neurofibromatose tipo 1
a) a presença de manchas "café-com-leite" e de osteocondromas.
b) a presença de manchas "café-com-leite" e de sardas axilares.
c) a presença de nódulos de LISCH e de osteocondromas.
d) a presença de nódulos de LISCH e de acromegalia.

QUESTÃO 26-11. Constituem achados clínicos associados à neurofibromatose tipo 1
a) o gigantismo e escoliose grave.
b) o gigantismo e os hemangiomas.
c) a baixa estatura e escoliose grave.
d) a baixa estatura e os hemangiomas.

QUESTÃO 27-11. O envolvimento dos ossos longos na síndrome de JAFFE-CAMPANACCI é tipicamente
a) assimétrico.
b) mais frequente nos membros superiores.
c) infrequente.
d) generalizado e mais ou menos simétrico.

QUESTÃO 28-11. Assinale a alternativa que apresenta os critérios diagnósticos mínimos do *National Institutes of Health* (NIH) para neurofibromatose tipo 1 (NF1):
a) Seis ou mais manchas "café-com-leite", familiar em segundo grau com NF1.
b) Seis ou mais manchas "café-com-leite", familiar em terceiro grau com NF1.
c) Dois ou mais nódulos de LISCH, displasia óssea e uma mutação de NF1.
d) Dois ou mais nódulos de LISCH, displasia óssea, familiar em segundo grau com NF1.

QUESTÃO 29-11. Entre as alternativas abaixo, assinale a síndrome associada à neurofibromatose do tipo 1:
a) McCUNE-ALBRIGHT.
b) MAFFUCCI.
c) MAZABRAUD.
d) JAFFE-CAMPANACCI.

QUESTÃO 30-11. Assinale a alternativa que contém os tumores malignos mais comuns na síndrome de ROTHMUND-THOMSON:
a) Mieloma múltiplo e osteossarcoma.
b) Mieloma múltiplo e carcinoma de pele.
c) Osteossarcoma e carcinoma de pele.
d) Osteossarcoma e carcinoma de pulmão.

QUESTÃO 31-11. A síndrome de ROTHMUND-THOMSON predispõe ao desenvolvimento de osteossarcoma e cânceres de pele, apresentando padrão de herança genética
a) autossômica dominante.
b) autossômica recessiva.
c) ligada ao X.
d) ligada ao Y.

QUESTÃO 32-11. A síndrome de ROTHMUND-THOMSON (SRT) é uma genodermatose autossômica recessiva que predispõe a neoplasias malignas. Assinale a alternativa que apresenta características clínicas da SRT:
a) *Rash* eritematoso e baixa estatura.
b) *Rash* eritematoso e gigantismo.
c) Catarata e artrite reumatoide juvenil.
d) Catarata e gigantismo.

QUESTÃO 33-11. A síndrome de WERNER predispõe ao desenvolvimento tumores malignos, possuindo herança genética
a) ligada ao Y.
b) ligada ao X.
c) autossômica dominante.
d) autossômica recessiva.

QUESTÃO 34-11. A síndrome de WERNER apresenta herança autossômica recessiva e predispõe a neoplasias ósseas malignas, sendo mais frequentes
a) o adamantinoma e o sarcoma de EWING.
b) o adamantinoma e o condrossarcoma.
c) o osteossarcoma e o condrossarcoma.
d) o osteossarcoma e o sarcoma de EWING.

QUESTÃO 35-11. Ainda sobre a síndrome de WERNER (SW), é INCORRETO afirmar que
a) em ordem decrescente de frequência, os tumores relacionados à SW incluem neoplasias ósseas primárias, sarcomas de tecidos moles, neoplasias hematológicas e pré-leucêmicas, meningiomas, melanomas, e neoplasias epiteliais da tireoide.
b) o osteossarcoma secundário à SW pode apresentar diferenciação osteoblástica ou fibroblástica e possuir localização extraesquelética.
c) neoplasias específicas, cujo risco para o desenvolvimento é maior na SW, representam ~2/3 dos casos.
d) pacientes com SW têm risco aumentado para o desenvolvimento de neoplasias específicas.

QUESTÃO 36-11. Paciente que apresenta lesões ósseas sugestivas de displasia fibrosa e manchas "café-com-leite"
a) deve ser investigado para cardiopatias.
b) deve ser investigado para endocrinopatias.
c) deve ser investigado para pneumopatias.
d) não necessita de investigação adicional.

QUESTÃO 37-11. Qual síndrome é caracterizada por apresentar lesões ósseas do tipo displasia fibrosa, manchas "café-com-leite" e alterações endócrinas?
a) MAZABRAUD.
b) LI-FRAUMENI.
c) McCUNE-ALBRIGHT.
d) ROTHMUND-THOMSON.

QUESTÃO 38-11. Sobre as manifestações clínicas na síndrome de McCUNE-ALBRIGHT, é CORRETO afirmar que:
a) a displasia fibrosa é tipicamente monostótica.
b) as manchas "café-com-leite" raramente aparecem na linha média do corpo.
c) as lesões ósseas não acometem o crânio.
d) a displasia fibrosa está associada a deformidades, podendo ocasionar fratura patológica.

QUESTÃO 39-11. A síndrome de McCUNE-ALBRIGHT, caracterizada por displasia fibrosa óssea, manchas "café-com-leite" e endocrinopatias, constitui doença genética
a) autossômica dominante.
b) autossômica recessiva.
c) ligada ao cromossomo x.
d) esporádica.

QUESTÃO 40-11. A síndrome de MACCUNE-ALBRIGHT apresenta as seguintes características abaixo, **EXCETO**
a) displasia fibrosa monostótica ou poliostótica, puberdade precoce e hipertireoidismo.
b) displasia fibrosa monostótica ou poliostótica, hiperprolactinemia e hipercortisolismo.
c) hipotireoidismo, escassez de hormônio do crescimento, hipoprolactinemia e hipocortisolismo.
d) raquitismo/osteomalácia, dor óssea, puberdade precoce e neoplasias pancreáticas.

QUESTÃO 41-11. São achados da síndrome de McCUNE-ALBRIGHT, **EXCETO**
a) manchas cutâneas tipo "café-com-leite".
b) endocrinopatias.
c) múltiplos neurofibromas.
d) displasia fibrosa.

QUESTÃO 42-11. A síndrome de McCUNE-ALBRIGHT
a) apresenta distribuição semelhante entre os sexos.
b) é uma doença comum, atingindo cerca de 1 caso em cada 1000 pessoas.
c) raramente acomete pacientes de etnia caucasiana.
d) tipicamente é diagnosticada na idade adulta.

QUESTÃO 43-11. Constitui característica radiográfica típica observada nas lesões ósseas associadas à síndrome de McCUNE-ALBRIGHT
a) o aspecto em "favo de mel".
b) o aspecto em "vidro fosco" ou despolido.
c) a presença de reação periosteal em "raios-do-sol".
d) o aspecto em "roído de traça".

QUESTÃO 44-11. Quanto à síndrome de McCUNE-ALBRIGHT, é **CORRETO** afirmar que
a) mulheres apresentam para o desenvolvimento de câncer de mama risco igual aos casos esporádicos.
b) o controle das endocrinopatias não afeta os desfechos das lesões ósseas.
c) o excesso de hormônio de crescimento não afeta o prognóstico.
d) a displasia fibrosa raramente sofre transformação sarcomatosa.

QUESTÃO 45-11. Qual sarcoma de tecidos moles abaixo não está frequentemente associado à síndrome de WERNER?
a) Mixofibrossarcoma.
b) Rabdomiossarcoma.
c) Leiomiossarcoma.
d) Sarcoma pleomórfico indiferenciado.

QUESTÃO 46-11. Sobre a síndrome de LI-FRAUMENI, é **CORRETO** afirmar que
a) o tumor mais frequente no sistema nervoso central (SNC) é o meduloblastoma.
b) o osteossarcoma é mais frequente nas crianças, enquanto carcinomas adrenais são mais frequentes em adultos.
c) os sarcomas musculoesqueléticos mais comuns são osteossarcoma, sarcoma pleomórfico indiferenciado, rabdomiossarcoma, leiomiossarcoma e lipossarcoma.
d) tumores do SNC, tumores hematopoiéticos e tumores gástricos, são mais comuns em mulheres.

QUESTÃO 47-11. Sobre a síndrome de LI-FRAUMENI, é **INCORRETO** afirmar que
a) predispõe ao aparecimento de câncer de mama, tumores do sistema nervoso central (SNC) e tumores adrenocorticais.

b) correlaciona-se à mutação no gene *TP53*.
c) associa-se mais frequentemente a alguns sarcomas musculoesqueléticos: osteosarcoma, sarcoma não especificado, rabdomiossarcoma, leiomiossarcoma e lipossarcoma.
d) tumores do SNC, cânceres hematopoiéticos e câncer gástrico são mais comuns em mulheres.

QUESTÃO 48-01. A síndrome de LI-FRAUMENI traz risco aumentado para qual dos tumores abaixo?
a) Encondroma.
b) Leiomiossarcoma.
c) Displasia fibrosa.
d) Cisto ósseo aneurismático.

QUESTÃO 49-11. Quais destas doenças são associadas ao desenvolvimento de osteossarcoma?
a) Retinoblastoma hereditário, síndrome de GARDNER, síndrome de LI-FRAUMENI.
b) Retinoblastoma hereditário, síndrome de ROTHMUND-THOMSON, síndrome de LI-FRAUMENI.
c) Síndrome de ROTHMUND-THOMSON, síndrome de GARDNER, síndrome de LI-FRAUMENI.
d) Síndrome de GARDNER, síndrome de ROTHMUND-THOMSON, retinoblastoma hereditário.

QUESTÃO 50-11. Sobre a síndrome de MAFFUCCI, é **CORRETO** afirmar que
a) é um transtorno hereditário.
b) é caracterizada por encondromatose associada a mixomas intramusculares.
c) é um transtorno congênito, não hereditário.
d) comparada à doença de OLLIER, apresenta menor taxa de transformação maligna.

QUESTÃO 51-11. A neurofibromatose do tipo 1 **NÃO** está relacionada a
a) escoliose grave.
b) nódulos de LISCH.
c) macrocefalia.
d) polidactilia.

QUESTÃO 52-11. A síndrome de JAFFE–CAMPANACCI está relacionada com qual tumor ósseo?
a) Tumor de células gigantes ósseo.
b) Fibroma não ossificante.
c) Encondroma.
d) Osteossarcoma.

QUESTÃO 53-11. A síndrome de MAZABRAUD caracteriza-se pela associação entre
a) osteocondromatose múltipla e lipomas nos tecidos moles.
b) displasia fibrosa poliostótica e mixomas nos tecidos moles.
c) displasia fibrosa poliostótica e hemangiomas nos tecidos moles.
d) osteocondromatose múltipla e mixomas nos tecidos moles.

QUESTÃO 54-11. Em relação a síndrome de LI-FRAUMENI, é **INCORRETO** afirmar que
a) resulta de uma mutação germinativa do gene *TP53*.
b) está associado ao desenvolvimento de sarcomas, tumores do sistema nervoso central, carcinoma de adrenal e câncer de mama.
c) o risco de se desenvolver uma neoplasia ao longo da vida é de 20%.
d) pacientes submetidos à radioterapia possuem risco de até 30% de neoplasia radioinduzida.

QUESTÃO 55-11. A exostose múltipla hereditária
a) é uma condição genética autossômica recessiva, com penetrância incompleta.
b) pode levar a deformidades esqueléticas, mas não impactam no crescimento do osso.
c) é mais comum no gênero masculino.
d) leva ao aparecimento exclusivo de exostoses pedunculadas.

QUESTÃO 56-11. A doença de VON RECKLINGHAUSEN (neurofibromatose do tipo 1)
a) é caracterizada pelo aparecimento de múltiplos neurilemomas de bainha neural.
b) pode associar-se ao glioma óptico e ao hamartoma da íris.
c) é a causa para a maioria das ocorrências de tumores de bainha neural.
d) não leva ao aparecimento de neurofibroma plexiforme.

QUESTÃO 57-11. A síndrome de WERNER, popularmente conhecida por progeria,
a) associa-se a risco aumentado para o desenvolvimento do câncer.
b) constitui condição genética autossômica dominante que leva ao envelhecimento precoce.
c) se associa mais frequentemente com neoplasias malignas do pulmão, mama e pele (não-melanoma).
d) associa-se com frequência ao carcinoma da tireoide, sarcomas de tecidos moles e osteossarcoma.

QUESTÃO 58-11. A síndrome de MAFFUCCI
a) é uma condição clínica exclusivamente óssea.
b) é uma condição hereditária causada por mutação específica no gene *TP53*.
c) associa-se a tumores malignos vasculares.
d) pode associar-se ao desenvolvimento de sarcomas.

QUESTÃO 59-11. A síndrome de POTOCKI-SHAFFER leva ao aparecimento de
a) múltiplos encondromas.
b) neurofibromas e neurilemomas.
c) hemangiomas.
d) exostoses múltiplas (osteocondromatose).

QUESTÃO 60-11. A transformação maligna na exostose múltipla hereditária
a) é mais comum no gênero feminino.
b) ocorre mais frequentemente nas lesões localizadas na pelve, escápula e no segmento proximal do fêmur.
c) levam o paciente a óbito com frequência, com sobrevida de 45% em 5 anos.
d) deve ser tratada com ressecção cirúrgica e radioterapia para adequado controle local.

QUESTÃO 61-11. Síndrome genética que associa exostoses múltiplas a alterações craniofaciais como a micrognatia, retrognatia, hipodontia e problemas de oclusão dental:
a) LANGER-GIEDION.
b) POTOCKI-SHAFFER.
c) WERNER.
d) McCUNE-ALBRIGHT.

QUESTÃO 62-11. A doença de OLLIER
a) apresenta transformação maligna em 25% dos casos.
b) cursa com transformação maligna por volta dos 20 anos.
c) é caracterizada pela associação entre encondromas e hemangiomas.
d) leva a fraturas de ossos longos precocemente, ainda na infância.

QUESTÃO 63-11. Quanto à definição de transformação maligna na doença de OLLIER,
a) o comportamento local agressivo, com reação periosteal e recorte endosteal, são sugestivos.
b) a cintilografia óssea define o diagnóstico.
c) é importante levar em conta o quadro clínico, pois não há exame complementar confiável.
d) a biópsia é o único método diagnóstico confiável.

QUESTÃO 64-11. A síndrome de ROTHMUND-THOMSON associa-se ao aparecimento do
a) condrossarcoma.
b) osteossarcoma.
c) melanoma.
d) sarcoma de EWING.

QUESTÃO 65-11. A síndrome de LI-FRAUMENI
a) aumenta a incidência de câncer, especialmente o condrossarcoma.
b) constitui doença genética autossômica recessiva.
c) apresenta entre os critérios diagnósticos (CHOMPRET, 2015) o desenvolvimento de câncer de mama até os 45 anos.
d) está associada a mutação do gene *TP53* em cerca de 90% dos pacientes.

QUESTÃO 66-11. Distúrbio genético raro, originalmente reconhecido pela tríade displasia fibrosa poliostótica, puberdade precoce e manchas "café-com-leite":
a) Doença de OLLIER.
b) Síndrome de MAFFUCCI.
c) Doença de McCUNE-ALBRIGHT.
d) Síndrome de LI-FRAUMENI.

QUESTÃO 67-11. A síndrome de McCUNE-ALBRIGHT está associada a
a) hipertireoidismo, diabetes *insipidus* e síndrome de CUSHING.
b) raquitismo, hipotireoidismo e diabetes *insipidus*.
c) hipertireoidismo, acromegalia, síndrome de CUSHING.
d) hipotireoidismo, raquitismo hipofosfatêmico e acromegalia.

QUESTÃO 68-11. Sobre a síndrome de McCUNE-ALBRIGHT, é **INCORRETO** afirmar que
a) um de seus principais sinais é o atraso no desenvolvimento intelectual.
b) é um distúrbio genético raro, caracterizado por displasia fibrosa poliostótica, puberdade precoce e manchas "café-com-leite".
c) é comum a associação com hipertireoidismo, acromegalia e síndrome de CUSHING.
d) seus diversos sintomas advêm da mutação ativadora somática do gene *GNAS*.

QUESTÃO 69-11. Na classificação de MASADA para deformidades do antebraço relacionadas a exostose múltipla hereditária, o tipo que apresenta lesão principal na metáfise distal do rádio, levando a encurtamento do rádio, é o tipo
a) I.
b) IIa.
c) IIb.
d) III.

QUESTÃO 70-11. O acometimento da coluna vertebral na exostose múltipla hereditária
a) é frequente, mas raramente há compressão medular
b) é raro, acometendo principalmente a coluna torácica.
c) pode levar a fraturas por insuficiência.
d) é raro mas, quando presente, leva à escoliose.

QUESTÃO 71-11. A transformação maligna na exostose múltipla hereditária
a) é frequente, ocorrendo em ~25% dos pacientes.
b) é rara, levando ao condrossarcoma ou osteossarcoma desdiferenciado.
c) é rara, acometendo entre 2% e 4% dos portadores.
d) ocorre entre 20 e 30 anos.

QUESTÃO 72-11. Na neurofibromatose, a pseudartrose congênita dos ossos da perna encontra-se associada a deformidade
a) ântero-medial.
b) ântero-lateral.
c) póstero-medial.
d) póstero-lateral.

QUESTÃO 73-11. A doença de OLLIER
a) acomete 1 a cada 100.000 pessoas.
b) é mais comum no sexo feminino.
c) tem diagnóstico estabelecido aos seis anos de idade.
d) apresenta lesões predominantemente epifisárias.

QUESTÃO 74-11. Sobre a doença de OLLIER que acomete a mão, **PODEMOS** afirmar que
a) afeta preferencialmente os metacarpianos.
b) a classificação de TORDAI avalia o resultado do tratamento cirúrgico.
c) deve ser operada precocemente, mesmo na infância, com baixo índice de recidiva.
d) a utilização de enxerto ósseo é crucial para a adequada resolução da lesão.

QUESTÃO 75-11. Sobre a encondromatose, é **INCORRETO** afirmar que
a) o diagnóstico de doença de OLLIER (DO) costuma ser estabelecido mais tardiamente que o da síndrome de MAFFUCCI (SMA).
b) o tratamento é cirúrgico, e visa tratar a discrepância no comprimento dos membros, deformidades e fraturas patológicas.
c) a SMA é caracterizada por encondromas múltiplos de distribuição bilateral, na maioria dos casos.
d) cerca de 50% dos pacientes com DO ou SMA desenvolvem doença maligna, como condrossarcoma, glioma e tumor ovariano de células da granulosa juvenil.

QUESTÃO 76-11. O arsenal terapêutico para a síndrome de McCUNE-ALBRIGHT inclui
a) tratamento da puberdade precoce independente de gonadotrofinas com inibidores da aromatase.
b) levotiroxina para tratamento do hipertireoidismo.
c) bifosfonados, indicados para prevenção de fraturas patológicas.
d) tireoidectomia.

QUESTÃO 77-11. Na infância, a síndrome de LI-FRAUMENI está associada ao desenvolvimento de
a) câncer de mama.
b) melanoma.
c) condrossarcoma.
d) carcinoma adrenocortical.

QUESTÃO 78-11. O tratamento dos pacientes da síndrome de LI-FRAUMENI
a) inclui droga alvo supressora do gene *P53*.
b) é específico, diferindo de pacientes oncológicos que não apresentam a síndrome.

c) com câncer de mama é, preferencialmente, a mastectomia radical, devido aos riscos de um segundo câncer de mama ou de neoplasias radioinduzidas.
d) inclui a realização de mastectomia preventiva em mulheres.

QUESTÃO 79-11. A síndrome de WERNER
a) é causada por mutação no gene *WRN*.
b) apresenta fenótipo característico, observado ao nascimento.
c) tem como principais causas de mortalidade o infarto agudo do miocárdio e as pneumonias.
d) apresenta baixa incidência de sarcoma, proporcional ao observado na população geral.

QUESTÃO 80-11. Na síndrome de ROTHMUND-THOMSON, observa-se
a) estrabismo.
b) baixa estatura.
c) hemimelia tibial.
d) condrossarcoma.

QUESTÃO 81-11. A osteocondromatose múltipla familiar é uma doença autossômica dominante associada aos cromossomos
a) 8, 11 e 19.
b) t (11; 22).
c) 11, 22 e 12.
d) q (24; 12).

QUESTÃO 82-11. Condição relacionada aos portadores de osteocondromatose múltipla:
a) Lesão de NORA.
b) Doença de CAMURATI-ENGELMANN.
c) Melorreostose.
d) Deformidade de BESSEL-HAGEN.

QUESTÃO 83-11. Qual dos achados abaixo NÃO define a síndrome de McCUNE-ALBRIGHT?
a) Manchas "café-com-leite".
b) Síndrome paraneoplásica, com elevação do cálcio e disfunção renal.
c) Múltiplas endocrinopatias,
d) Displasia fibrosa poliostótica.

QUESTÃO 84-11. Assinale a alternativa **CORRETA**:
a) A síndrome de MAZABRAUD caracteriza-se por displasia fibrosa poliostótica e mixomas nos tecidos moles.
b) A doença de OLLIER caracteriza-se por displasia fibrosa poliostótica e mixomas nos tecidos moles.
c) A síndrome de JAFFE–CAMPANACCI caracteriza-se por displasia fibrosa poliostótica e mixomas nos tecidos moles.
d) A síndrome de GORHAM caracteriza-se por displasia fibrosa poliostótica e mixomas nos tecidos moles.

QUESTÃO 85-11. A propósito da encondromatose múltipla, é **INCORRETO** afirmar que
a) a doença de OLLIER consiste em encondromas múltiplos, enquanto a síndrome de MAFFUCCI é a encondromatose múltipla com hemangiomas e/ou linfangiomas de tecidos moles.
b) a doença de OLLIER e a síndrome de MAFFUCCI apresentam risco de 20-30% para transformação maligna.

c) adultos, portadores de encondromatose múltipla, devem ser monitorados de forma periódica, exclusivamente com radiografias simples, para detecção de transformação maligna.
d) áreas com atividade à cintilografia óssea devem ser investigadas com ressonância magnética.

QUESTÃO 86-11. Sobre a osteocondromatose múltipla, é **CORRETO** afirmar que
a) exostoses hereditárias múltiplas são uma condição autossômica dominante com penetrância variável.
b) a maioria dos pacientes com essa doença tem uma mutação em um dos dois genes: *EXT1*, localizado no cromossomo 8q24.11-q24.13, ou *EXT2*, localizado no cromossomo 11p11-12.
c) distúrbios no crescimento também ocorrem, como tubulação anormal dos ossos, produzindo metáfises largas e rombas e, às vezes, arqueamento do rádio e encurtamento da ulna, produzindo desvio ulnar da mão.
d) todas as alternativas estão corretas.

QUESTÃO 87-11. Sobre a osteocondromatose múltipla, é **INCORRETO** afirmar que
a) costuma ser diagnosticada aproximadamente na mesma idade do osteocondroma solitário; o exame mais detalhado de crianças em famílias com a doença pode antecipar o diagnóstico.
b) a doença possui frequência equivalente a 30% da frequência do osteocondroma solitário.
c) nesta doença, os osteocondromas são causados por uma anomalia do desenvolvimento esquelético.
d) é mais comum no sexo masculino.

QUESTÃO 88-11. Sobre a síndrome de MAFFUCCI, é **CORRETO** afirmar que
a) consiste na presença de múltiplos encondromas nas metáfises e diáfises dos ossos longos, unilateralmente.
b) ao exame radiográfico, a presença de flebolitos revela os angiomas.
c) é caracterizada por múltiplos osteocondromas, acompanhados de sarcomas de tecidos moles.
d) tem taxa de malignização menor que a da doença de OLLIER.

QUESTÃO 89-11. Sobre a síndrome de MAFFUCCI, é **INCORRETO** afirmar que
a) é caracterizada pela presença de múltiplos encondromas em diversos ossos, associados a múltiplos hemangiomas de tecidos moles.
b) tem taxa de malignização maior que a doença de OLLIER.
c) em geral, a transformação maligna ocorre para osteossarcoma, após os 40 anos.
d) deve-se suspeitar dessa síndrome quando há presença de flebolitos nas radiografias, revelando os angiomas.

QUESTÃO 90-11. Ainda sobre a síndrome de MAFFUCCI, é **INCORRETO** afirmar que
a) a ressonância magnética não costuma ser utilizada no acompanhamento das lesões.
b) os condromas podem ser muito extensos, às vezes bolhosos ou trabeculados, com expansão do osso, cortical muito fina ou ausência de qualquer cortical.
c) a cartilagem é mais celular, os núcleos às vezes são hipercromáticos e a histologia se sobrepõe ao condrossarcoma de baixo grau apenas pela citologia.
d) flebolitos revelam nas radiografias os angiomas.

QUESTÃO 91-11. Sobre a síndrome de LI-FRAUMENI, é **CORRETO** afirmar que
a) é uma doença hereditária de predisposição ao câncer, relacionada a mutações no gene *TP53*.
b) uma pessoa que tenha herdado a síndrome tem 50% de chance de passar a mutação para qualquer um dos filhos.
c) pacientes com mutações novas (não herdadas) não as transmitem aos filhos.
d) as alternativas A e B estão corretas.

QUESTÃO 92-11. Sobre a síndrome de LANGER-GIEDION (tricorrinofalangeana do tipo 2), é **CORRETO** afirmar que
a) é caracterizada pela presença de múltiplas exostoses, retardo intelectual, baixa estatura e alterações faciais.
b) a maioria dos casos são mutações esporádicas, mas podem ser herdados de pai e mãe.
c) um dos diagnósticos diferenciais é a síndrome de EHLERS-DANLOS devido à flacidez da pele.
d) todas as alternativas estão corretas.

QUESTÃO 93-11. Sobre a síndrome de POTOCKI-SHAFFER, é **INCORRETO** afirmar que
a) é causada por uma deleção do material genético do braço longo do cromossomo 17.
b) é causada por uma deleção do material genético do braço curto do cromossomo 11.
c) seus principais sinais são exostoses múltiplas, forames parietais aumentados e atraso do desenvolvimento intelectual.
d) as alternativas B e C estão corretas.

QUESTÃO 94-11. Sobre a síndrome de ROTHMUND-THOMPSON, é **CORRETO** afirmar que
a) manchas "café-com-leite" sempre estão presentes.
b) puberdade precoce e acromegalia são sinais da doença.
c) *rash* cutâneo na face, que aparece na primeira infância e evolui para poiquilodermia é um dos principais sinais da doença.
d) múltiplas exostoses, atraso intelectual e pterígio são sinais da doença.

QUESTÃO 95-11. Sobre a síndrome de WERNER, é **CORRETO** afirmar que se trata
a) de distúrbio autossômico dominante que cursa com alterações craniofaciais e atraso intelectual.
b) de doença infecciosa transmitida por carrapato.
c) de distúrbio autossômico recessivo que causa envelhecimento prematuro, caracterizada pelo início precoce de doenças associadas ao envelhecimento, bem como predisposição ao câncer.
d) de distúrbio autossômico dominante que causa predisposição ao desenvolvimento de tumores em idade precoce.

QUESTÃO 96-11. Os encondromas múltiplos com predomínio unilateral (doença de OLLIER)
a) têm caráter hereditário autossômico dominante.
b) não costumam sofrer transformação maligna.
c) podem afetar os ossos da mão.
d) não causam deformidades ósseas.

QUESTÃO 97-11. Na exostose múltipla hereditária, observamos a
a) translocação do cromossomo 11 com o 22.
b) mutação do gene *TP53*.
c) mutação nos genes *EXT1* 8q22-q24.1 e *EXT2* 11p11.2.
d) mutação dos genes *IDH1* e *IDH2*.

QUESTÃO 98-11. A propósito da avaliação imagiológica da doença de OLLIER, **É POSSÍVEL** afirmar que
a) o exame radiográfico convencional geralmente é suficiente para demonstrar suas características típicas.
b) o diagnóstico não é possível sem a utilização de ressonância magnética.
c) deformidades ósseas costumam poupar os ossos das mãos e dos pés.
d) as lesões são tipicamente escleróticas ao exame radiográfico convencional.

QUESTÃO 99-11. A propósito da avaliação imagiológica da doença de OLLIER e síndrome de MAFFUCI, é **INCORRETO** afirmar que
   a) colunas lineares de cartilagem, sob forma de estrias radioluscentes, se estendem da placa de crescimento até a diáfise.
   b) padrão semelhante a um "leque" é comum nos ossos ilíacos.
   c) a RM demonstra massas de contornos lobulados, exibindo alto sinal em T1 e baixo sinal em T2.
   d) além das alterações ósseas típicas da encondromatose, a síndrome de MAFFUCCI se caracteriza pela presença de múltiplos flebolitos ao exame radiográfico convencional.

QUESTÃO 100-11. Constitui característica radiográfica da doença de OLLIER, **EXCETO**
   a) a presença de focos de calcificação na matriz.
   b) a presença de lesões intracorticais e periosteais nos ossos das mãos e dos pés.
   c) às vezes, as lesões projetam-se da diáfise dos ossos tubulares curtos e longos, assemelhando-se a osteocondromas.
   d) a presença de lesões ósseas tipicamente escleróticas.

Gabarito

QUESTÃO	a	b	c	d	QUESTÃO	a	b	c	d	QUESTÃO	a	b	c	d	QUESTÃO	a	b	c	d
01-04			■		26-11			■		51-11			■		76-11	■			
02-04			■		27-11				■	52-11		■			77-11				■
03-04			■		28-11				■	53-11		■			78-11			■	
04-04				■	29-11				■	54-11			■		79-11				
05-11			■		30-11					55-11					80-11			■	
06-11	■				31-11		■			56-11		■			81-11	■			
07-11				■	32-11	■				57-11	■				82-11				■
08-11			■		33-11			■		58-11			■		83-11			■	
09-11	■				34-11		■			59-11					84-11			■	
10-11		■			35-11			■		60-11					85-11				
11-11				■	36-11		■			61-11	■				86-11		■		
12-11		■			37-11		■			62-11					87-11		■		
13-11	■				38-11				■	63-11		■			88-11				
14-11		■			39-11				■	64-11					89-11				
15-11	■				40-11					65-11				■	90-11				
16-11				■	41-11			■		66-11		■			91-11				■
17-11		■			42-11		■			67-11					92-11				
18-11		■			43-11			■		68-11					93-11				
19-11		■			44-11				■	69-11				■	94-11				
20-11	■				45-11					70-11	■				95-11				
21-11				■	46-11			■		71-11			■		96-11				
22-11			■		47-11		■			72-11		■			97-11				
23-11			■		48-11			■		73-11	■				98-11	■			
24-11	■				49-11				■	74-11		■			99-11			■	
25-11			■		50-11				■	75-11		■			100-11				■

Capítulo 11 – Respostas comentadas

COMENTÁRIO SOBRE AS QUESTÕES 01-11, 02-11 e 03-11
   AUTOR DA QUESTÃO 01-11: Jairo Greco Garcia.
   AUTOR DA QUESTÃO 02-11: Fernando Brasil do Couto Filho.
   AUTOR DA QUESTÃO 03-11: Dante Palloni Costa Dias.

   A encondromatose múltipla é um defeito não hereditário, caracterizado pela presença de múltiplos encondromas que afetam as regiões metafisária e diafisária de um ou vários ossos. Se o comprometimento é extenso e as lesões são unilaterais, aplica-se o termo doença de OLLIER. A encondromatose associada à presença de tecido angiomatoso é chamada de Síndrome de MAFFUCCI. Não existe nessa doença uma tendência familiar. Os ossos afetados costumam ser arqueados e encurtados, com alargamento das regiões metafisárias. Os ossos mais afetados são o fêmur, a tíbia e os ossos da bacia, seguidos pelas falanges, ossos metacárpicos e metatársicos. O tratamento da doença de OLLIER envolve cirurgias como curetagem e enxertia das lesões que estejam causando deformidade importante, sobretudo nos membros inferiores. As osteotomias da extremidade proximal da tíbia ou distal do fêmur são necessárias, muitas vezes, para corrigir as deformidades. Em geral, evoluem para consolidação. É frequente a utilização de técnicas de alongamento, junto à correção do alinhamento, em especial nos membros inferiores. Hoje, com a utilização dos fixadores externos, abre-se uma nova perspectiva no tratamento dessas lesões múltiplas. A transformação sarcomatosa pode ocorrer na vida adulta. Na Mayo Clinic, entre 1907 e 185 foram relatadas 16 transformações malignas entre 55 pacientes, o que corresponde a 30% de malignização.
   REFERÊNCIA: Jesus-Garcia R, Alimena L. Tumores ósseos benignos e lesões pseudotumorais. In: Hebert SK, Barros Filho TEP, Xavier R, Pardini Júnior AG. Ortopedia e Traumatologia: Princípios e Prática. 5.ª edição. Porto Alegre: Artmed; 2017. p. 776-814.

COMENTÁRIO SOBRE A QUESTÃO 04-11
   AUTOR DA QUESTÃO: Jairo Greco Garcia.

   A exostose múltipla hereditária – ou osteocondromatose múltipla – é uma anomalia do desenvolvimento do esqueleto, caracterizada pelo aparecimento na infância e adolescência de exostoses ósseas cobertas por uma capa de cartilagem hialina, mais frequente na região metafisária dos ossos longos, de dimensões diversas, com distribuição simétrica. Trata-se de uma doença com transmissão genética hereditária, autossômica dominante, com penetrância completa e expressividade variável. Entre os achados mais frequentes nos pacientes com múltiplos osteocondromas, encontram-se a baixa estatura (cerca de 40% dos afetados) em relação aos indivíduos normais de sua família, valgismo a nível do joelho e tornozelo e assimetria das cinturas pélvica e escapular. Em torno de 75% dos pacientes apresentam deformidade óssea reconhecível, sendo mais comum o envolvimento do joelho (95%), antebraço (85%) ou tornozelo (80%). Como achados radiográficos, evidenciam-se ao nível do antebraço a ulna hipoplásica com extremidade distal afilada e o rádio encurvado, com a extremidade proximal luxada posteriormente em grau variável, acompanhado de desvio ulnar do punho (deformidade de BESSEL-HAGEN). Na perna, o crescimento da fíbula e a sinostose tíbio-fibular distal são também achados frequentes. O crescimento das exostoses acompanha o crescimento do indivíduo, cessando com a fusão das epífises.
   REFERÊNCIA: Jesus-Garcia R, Alimena L. Tumores ósseos benignos e lesões pseudotumorais. In: Hebert SK, Barros Filho TEP, Xavier R, Pardini Júnior AG. Ortopedia e Traumatologia: Princípios e Prática. 5.ª edição. Porto Alegre: Artmed; 2017. p. 776-814.

COMENTÁRIO SOBRE A QUESTÃO 05-11
   AUTOR DA QUESTÃO: Antonio Batalha Castello Neto.

   A exostose múltipla hereditária é uma doença autossômica dominante, que afeta diversas áreas do esqueleto pré-formadas por cartilagem. A prevalência estimada é de 1:50.000. Existem vários sinônimos que foram empregados historicamente, incluindo aclasia diafisária e condrodisplasia hereditária deformante. A penetrância é de 50% aos três anos e de 96% aos 12 anos. A denominação exostose múltipla hereditária, mais popular, foi proposta por JAFFE em 1943.

REFERÊNCIA: Herring JA. Tachdjian's Pediatric Orthopaedics: From the Texas Scottish Rite Hospital for Children. 6th Edition. Elsevier; 2021. p. 1003-1048e14.

COMENTÁRIO SOBRE A QUESTÃO 06-11

AUTOR DA QUESTÃO: Antonio Batalha Castello Neto.

Mutações do tipo *EXT1* e *EXT2* levam à ausência de heparan sulfato e à sinalização celular anormal nos condrócitos das fises, resultando no desenvolvimento de exostoses. As formas mais severas e deformantes estão associadas com a mutação *EXT1* que apresenta correlação com o número de lesões e baixa estatura.

REFERÊNCIA: Herring JA. Tachdjian's Pediatric Orthopaedics: From the Texas Scottish Rite Hospital for Children. 6th Edition. Elsevier; 2021. p. 1003-1048e14.

COMENTÁRIO SOBRE A QUESTÃO 07-11

AUTOR DA QUESTÃO: Antonio Batalha Castello Neto.

Os pacientes com exostose múltipla não são considerados anões. As diferenças de proporção entre os membros e as deformidades são mais óbvias após o estirão do crescimento. A presença de osteocondromas é considerada anormalidade do crescimento. O envolvimento da articulação do joelho afetando o fêmur, a tíbia ou a fíbula acontece em 94% dos casos. Disfunções neurológicas são raras.

REFERÊNCIA: Herring JA. Tachdjian's Pediatric Orthopaedics: From the Texas Scottish Rite Hospital for Children. 6th Edition. Elsevier; 2021. p. 1003-1048e14.

COMENTÁRIO SOBRE AS QUESTÕES 08-11, 09-11, 10-11 e 11-11.

AUTOR DA QUESTÃO: Bruno Pereira Antunes.

A síndrome de LI-FRAUMENI é uma doença hereditária autossômica dominante causada por mutação deletéria no gene *TP53* (presente em cerca de 80% dos casos), caracterizada por início precoce de um amplo espectro de neoplasias malignas e alto risco para o desenvolvimento de câncer ao longo da vida. A mutação do *TP53* foi a única associada à doença identificada até hoje e não guarda relação com prognóstico, assim como idade ao diagnóstico ou o subtipo de câncer. Também não se conseguiu provar que os pacientes portadores da síndrome de LI-FRAUMENI apresentem maior mortalidade pelo mesmo tipo de câncer em relação aos casos esporádicos. Estratégias de seguimento e acompanhamento de pacientes portadores da mutação *TP53* para detecção precoce de tumores tem mostrado diminuição de mortalidade e morbidade relacionadas ao tratamento. Os tipos mais comuns de sarcomas associadas a esta condição são osteossarcoma (40,4%), sarcoma não especificado (17%), rabdomiossarcoma (16,5%), leiomiossarcoma (9,1%) e lipossarcoma (4,9%).

REFERÊNCIA: Malkin D, Ballinger ML, Bond GL, Thomas DM. Li-Fraumeni syndrome. In: WHO Classification of Tumours Editorial Board. Soft tissue and bone tumours. 5th Edition. Lyon: International Agency for Research on Cancer; 2020. p. 510-513.

COMENTÁRIO SOBRE A QUESTÃO 12-11

AUTOR DA QUESTÃO: Fernando Brasil do Couto Filho.

Na doença de OLLIER (encondromas múltiplos), a incidência de malignidade (mais comumente, o condrossarcoma) é de aproximadamente 25% aos 40 anos, e em pacientes com síndrome de MAFFUCCI (encondromatose múltipla com hemangiomas), a incidência pode ser ainda mais alta. Embora os dados para osteocondromas sejam difíceis de estabelecer, a incidência ao longo da vida de condrossarcoma secundário é estimada em 5% para pacientes com exostose múltipla hereditária e de aproximadamente 1% para pacientes com osteocondromas solitários.

REFERÊNCIA: Heck Jr. RK, Toy PC. Benign bone tumors and nonneoplastic conditions simulating bone tumors. In: Azar FM, Beaty JH. Campbell's operative orthopaedics. 14th Edition. Philadelphia: Elsevier; 2021. p. 957-985e3.

COMENTÁRIO SOBRE A QUESTÃO 13-11
AUTORA DA QUESTÃO: Suely Akiko Nakagawa.

GENE	LOCUS	SÍNDROME	HERANÇA	TUMOR
RB1	13q14	Retinoblastoma	AD	Osteossarcomas, sarcomas de tecidos moles
TP53	17p13	Síndrome de LI-FRAUMENI 1	AD	Osteossarcomas, rabdomiossarcomas, e outros sarcomas de tecidos moles
CHEK2	22q12	Síndrome de LI-FRAUMENI 2	AD	Osteossarcomas, rabdomiossarcomas, e outros sarcomas de tecidos moles
RECQL4	8q24	Síndrome de BALLER-GEROLD Síndrome RAPADILINO Síndrome de ROTHMUND-THOMSON	AR AR AR	Osteossarcomas Osteossarcomas Osteossarcomas
WRN	6q7	Cordoma familiar	AD	Osteossarcomas
BLM	8p12	Síndrome de WERNER	AR	Osteossarcomas
SH3BP2	15q26	Síndrome de BLOOM	AR	Osteossarcomas
T	4p16	Querubismo	AD	Osteossarcomas
TNFRSF11A	18q22	Doença de PAGET óssea Displasia osteolítica poliostótica, hereditária expansiva	AD AD	Osteossarcomas Osteossarcomas

AD= Autossômica dominante; AR= Autossômica recessiva.

REFERÊNCIA: Czerniak B. Dorfman and Czerniak's Bone Tumors. 2nd Edition. Philadelphia: Elsevier; 2016. p. 1437-1483.

COMENTÁRIO SOBRE A QUESTÃO 14-11
AUTOR DA QUESTÃO: Alex Guedes.

A síndrome de JAFFE-CAMPANACCI é uma condição muito rara, possivelmente ligada à neurofibromatose. Múltiplos grandes fibromas histiocíticos se estendem nos ossos longos de um ou ambos os membros inferiores ou aos quatro membros com prevalência em um lado do corpo, até mesmo incluindo a pelve. As lesões são mais frequentemente sintomáticas, em comparação com o fibroma histiocítico convencional, causado leve expansão do osso, fraturas de estresse ou patológicas e, às vezes, deformidade ou discrepância no comprimento de membros.

REFERÊNCIA: Campanacci L. Histiocytic Fibroma. In: Picci P, Manfrini M, Donati DM, Gambarotti M, Righi A, Vanel D et al. Clinical, Radiological and Histological Correlations – The Rizzoli Case Archive. 2nd Edition. Cham: Springer; 2020. p. 47-50.

COMENTÁRIO SOBRE A QUESTÃO 15-11
AUTOR DA QUESTÃO: Ricardo Gehrke Becker.

A doença de OLLIER é o subtipo de encondromatose mais comum, seguida pela síndrome de MAFFUCCI e pela metacondromatose.

REFERÊNCIA: Bovée JVMG, Alman BA. Enchondromatosis. In: WHO Classification of Tumours Editorial Board. Soft tissue and bone tumours. 5th Edition. Lyon: International Agency for Research on Cancer; 2020. p. 506-509.

COMENTÁRIO SOBRE A QUESTÃO 16-11
AUTOR DA QUESTÃO: Alex Guedes.
A doença de OLLIER e a síndrome de MAFFUCCI são patologias não-hereditárias, enquanto a metacondromatose e a espondiloencondrodisplasia caracterizam-se por herança autossômica dominante e recessiva, respectivamente.
REFERÊNCIA: Bovée JVMG, Alman BA. Enchondromatosis. In: WHO Classification of Tumours Editorial Board. Soft tissue and bone tumours. 5th Edition. Lyon: International Agency for Research on Cancer; 2020. p. 506-509.

COMENTÁRIO SOBRE A QUESTÃO 17-11
AUTOR DA QUESTÃO: Ricardo Gehrke Becker.
A doença de OLLIER e a síndrome de MAFFUCCI apresentam mutação de *IDH1* e *IDH2* em 87% e 81% dos pacientes, respectivamente. A metacondromatose apresenta mutação no gene *PTPN11*, enquanto a dispondiloencondromatose no gene *COL2A1*.
REFERÊNCIA: Bovée JVMG, Alman BA. Enchondromatosis. In: WHO Classification of Tumours Editorial Board. Soft tissue and bone tumours. 5th Edition. Lyon: International Agency for Research on Cancer; 2020. p. 506-509.

COMENTÁRIO SOBRE A QUESTÃO 18-11
AUTOR DA QUESTÃO: Ricardo Gehrke Becker.
Pacientes com doença de OLLIER apresentam risco acentuadamente aumentado para o desenvolvimento de condrossarcomas secundários; quando pacientes apresentam encondromas restritos às mãos e aos pés, o risco é menor (aproximadamente 15%) do que para pacientes nos quais os ossos longos também são afetados (43-46%). O risco de desenvolver condrossarcoma é possivelmente ainda maior entre os pacientes com síndrome de MAFFUCCI, com incidência de até 53%.
REFERÊNCIA: Bovée JVMG, Alman BA. Enchondromatosis. In: WHO Classification of Tumours Editorial Board. Soft tissue and bone tumours. 5th Edition. Lyon: International Agency for Research on Cancer; 2020. p. 506-509.

COMENTÁRIO SOBRE A QUESTÃO 19-11
AUTOR DA QUESTÃO: Ricardo Gehrke Becker.
Os subtipos de encondromatose podem ser diferenciados com base na distribuição dos encondromas, outros sintomas acompanhantes e o modo de hereditariedade. A doença de OLLIER é o subtipo de encondromatose mais comum e caracteriza-se pela ocorrência de múltiplas massas cartilaginosas com origem na medula óssea, afetando principalmente os ossos tubulares curtos e os ossos longos dos membros. Quando hemangiomas de tecidos moles cutâneos ou viscerais também estão presentes, o distúrbio é referido como síndrome de MAFFUCCI. Outros subtipos são extremamente raros. A metacondromatose está associada a lesões semelhantes a osteocondromas (especialmente nas mãos) e encondromas. A dispondiloencondromatose é caracterizada pela presença de encondromas metafisários, anisoespondilia e cifoescoliose, dentre outros achados.
REFERÊNCIA: Bovée JVMG, Alman BA. Enchondromatosis. In: WHO Classification of Tumours Editorial Board. Soft tissue and bone tumours. 5th Edition. Lyon: International Agency for Research on Cancer; 2020. p. 506-509.

COMENTÁRIO SOBRE A QUESTÃO 20-11
AUTOR DA QUESTÃO: Ricardo Gehrke Becker.
Pacientes com doença de OLLIER apresentam risco acentuadamente aumentado para o desenvolvimento de condrossarcomas secundários. Não há grandes estudos mostrando a incidência de transformação maligna, mas as estimativas variaram de 5% a 50%, e o risco depende da localização dos tumores. Quando os pacientes apresentam encondromas restritos às mãos e aos pés, o risco é menor (aproximadamente 15%) do que para pacientes nos quais os ossos longos também são afetados (43-46%). Cerca de 26% dos pacientes desenvolvem

múltiplos condrossarcomas. Crescimento continuado ou renovado em adultos deve levantar a suspeita de progressão maligna.

REFERÊNCIA: Bovée JVMG, Alman BA. Enchondromatosis. In: WHO Classification of Tumours Editorial Board. Soft tissue and bone tumours. 5th Edition. Lyon: International Agency for Research on Cancer; 2020. p. 506-509.

COMENTÁRIO SOBRE A QUESTÃO 21-11

AUTOR DA QUESTÃO: Ricardo Gehrke Becker.

A complicação mais importante dos osteocondromas múltiplos, estimada em 0,5-5%, é a progressão para tumor cartilaginoso atípico (esqueleto apendicular)/condrossarcoma grau 1 (esqueleto axial, escápula, base do crânio e pelve), ou raramente para condrossarcoma de alto grau. Cerca de 75,2% dos casos ocorrem entre os 20 e os 40 anos, sendo que 56,2% acometem a pelve e o segmento proximal do fêmur. Crescimento após a puberdade, aumento da dor ou espessura > 2 cm da capa cartilaginosa em adultos deve levantar a suspeita de condrossarcoma periférico secundário. Ocasionalmente (3,6% dos casos), pacientes com osteocondromas múltiplos também desenvolvem condrossarcoma tumor cartilaginoso atípico/condrossarcoma grau 1 central.

REFERÊNCIA: Bovée JVMG, Hogendoorn PCW, Sangiorgi L. Multiple osteochondromas. In: WHO Classification of Tumours Editorial Board. Soft tissue and bone tumours. 5th Edition. Lyon: International Agency for Research on Cancer; 2020. p. 517-519.

COMENTÁRIO SOBRE A QUESTÃO 22-11

AUTOR DA QUESTÃO: Ricardo Gehrke Becker.

A síndrome de LANGER GIEDION apresenta múltiplos osteocondromas, retardo mental e dimorfismo craniofacial. A síndrome de McCUNE-ALBRIGHT é caracterizada por displasia fibrosa poliostótica, manchas cutâneas "café-com-leite", distúrbios endocrinológicos e, em raros casos, face leonina. A síndrome de MAFFUCCI constitui subtipo de encondromatose múltipla associado à presença de hemangiomas cutâneos e viscerais. A síndrome de LI-FRAUMENI é caracterizada pela alta predisposição para desenvolvimento de neoplasias malignas, devido à mutação no gene *TP53*.

REFERÊNCIAS:

(1) Bovée JVMG, Hogendoorn PCW, Sangiorgi L. Multiple osteochondromas. In: WHO Classification of Tumours Editorial Board. Soft tissue and bone tumours. 5th Edition. Lyon: International Agency for Research on Cancer; 2020. p. 517-519.

(2) Boyce AM, Collins MT, Siegal GP. McCune-Albright syndrome. In: WHO Classification of Tumours Editorial Board. Soft tissue and bone tumours. 5th Edition. Lyon: International Agency for Research on Cancer; 2020. p. 514-516.

(3) Bovée JVMG, Alman BA. Enchondromatosis. In: WHO Classification of Tumours Editorial Board. Soft tissue and bone tumours. 5th Edition. Lyon: International Agency for Research on Cancer; 2020. p. 506-509.

(4) Malkin D, Ballinger ML, Bond GL, Thomas DM. Li-Fraumeni syndrome. In: WHO Classification of Tumours Editorial Board. Soft tissue and bone tumours. 5th Edition. Lyon: International Agency for Research on Cancer; 2020. p. 510-513.

COMENTÁRIO SOBRE A QUESTÃO 23-11

AUTOR DA QUESTÃO: Ricardo Gehrke Becker.

Os osteocondromas começam a se desenvolver e aumentar de tamanho nas primeiras duas décadas de vida, parando de crescer quando as placas de crescimento se fecham, no final da puberdade. A prevalência de osteocondromas múltiplos é de cerca de 1 caso por 50.000 pessoas na população em geral, embora isso possa ser subestimado. A prevalência pode ser ligeiramente maior em homens do que em mulheres. A linhagem germinativa heterozigótica *EXT1* ou a mutação *EXT2* são detectadas em 70-95% dos pacientes.

REFERÊNCIA: Bovée JVMG, Hogendoorn PCW, Sangiorgi L. Multiple osteochondromas. In: WHO Classification of Tumours Editorial Board. Soft tissue and bone tumours. 5th Edition. Lyon: International Agency for Research on Cancer; 2020. p. 517-519.

COMENTÁRIO SOBRE A QUESTÃO 24-11

AUTOR DA QUESTÃO: Ricardo Gehrke Becker.

A neurofibromatose tipo 1 constitui síndrome autossômica dominante caracterizada pela presença de manchas "café-com-leite", sardas inguinais e axilares, nódulos de LISCH na íris, múltiplos neurofibromas e alto risco para o desenvolvimento de diversas neoplasias malignas.

REFERÊNCIA: Legius E, Brems H. Neurofibromatosis type 1. In: WHO Classification of Tumours Editorial Board. Soft tissue and bone tumours. 5th Edition. Lyon: International Agency for Research on Cancer; 2020. p. 519-521.

COMENTÁRIOS SOBRE AS QUESTÕES 25-11 e 26-11

AUTOR DAS QUESTÕES: Ricardo Gehrke Becker.

As manifestações típicas da neurofibromatose tipo 1 incluem múltiplas manchas "café-com-leite", sardas axilares/inguinais, nódulos de LISCH e gliomas da via óptica. Manchas "café-com-leite", a marca registrada da NF1, podem estar presentes no nascimento e se desenvolver durante os primeiros anos de vida. Nódulos de LISCH são hamartomas de íris assintomáticos facilmente detectados por exame de lâmpada de fenda. Escoliose grave, displasia da asa do esfenoide, fibromas não ossificantes e arqueamento tibial congenital são anormalidades esqueléticas associadas à NF1. Outros sinais clínicos são baixa estatura, macrocefalia e *déficits* de atenção e função cognitiva. Complicações menos comuns em epilepsia ilude e problemas cardiovasculares.

REFERÊNCIA: Legius E, Brems H. Neurofibromatosis type 1. In: WHO Classification of Tumours Editorial Board. Soft tissue and bone tumours. 5th Edition. Lyon: International Agency for Research on Cancer; 2020. p. 519-521.

COMENTÁRIO SOBRE A QUESTÃO 27-11.

AUTOR DA QUESTÃO: Alex Guedes.

O envolvimento generalizado, mais ou menos simétrico, dos ossos tubulares longos das extremidades é típico dessa síndrome.

REFERÊNCIA: Czerniak B. In: Czerniak B. Dorfman and Czerniak's Bone Tumors. 2nd Edition. Philadelphia: Elsevier; 2016. p. 617-691.

COMENTÁRIO SOBRE A QUESTÃO 28-11.

AUTOR DA QUESTÃO: Ricardo Gehrke Becker.

Os critérios diagnósticos para neurofibromatose tipo 1 (NF1) foram estabelecidos durante uma conferência de consenso dos Institutos Nacionais de Saúde dos EUA (US National Institutes of Health, NIH). Os pacientes devem apresentar duas ou mais das seguintes características: ≥6 manchas "café-com-leite" (>5 mm de diâmetro em crianças, >15 mm em adultos), ≥2 neurofibromas cutâneos ou subcutâneos ou 1 neurofibroma plexiforme, sardas axilares/inguinais, glioma da via óptica, ≥2 nódulos de LISCH na íris, displasia óssea, um parente de primeiro grau com NF1 (pelos critérios acima). Uma revisão passou a incluir a presença de uma mutação patogênica da NF1 como parte dos critérios.

REFERÊNCIA: Legius E, Brems H. Neurofibromatosis type 1. In: WHO Classification of Tumours Editorial Board. Soft tissue and bone tumours. 5th Edition. Lyon: International Agency for Research on Cancer; 2020. p. 519-521.

COMENTÁRIO SOBRE A QUESTÃO 29-11.

AUTOR DA QUESTÃO: Ricardo Gehrke Becker.

A síndrome de JAFFE-CAMPANACCI, assim como a neurofibromatose espinhal e a neurofibromatose segmentar constituem subtipos da neurofibromatose tipo 1.

REFERÊNCIA: Legius E, Brems H. Neurofibromatosis type 1. In: WHO Classification of Tumours Editorial Board. Soft tissue and bone tumours. 5th Edition. Lyon: International Agency for Research on Cancer; 2020. p. 519-521.

COMENTÁRIO SOBRE A QUESTÃO 30-11.
   AUTOR DA QUESTÃO: Ricardo Gehrke Becker.
   A síndrome de ROTHMUND-THOMSON apresenta risco aumentado para malignidade, mais comumente osteossarcoma e carcinoma escamoso ou basocelular da pele.
   REFERÊNCIA: Wang LL, Hicks MJ. Rothmund-Thomson syndrome. In: WHO Classification of Tumours Editorial Board. Soft tissue and bone tumours. 5th Edition. Lyon: International Agency for Research on Cancer; 2020. p. 522-524.

COMENTÁRIO SOBRE A QUESTÃO 31-11.
   AUTOR DA QUESTÃO: Ricardo Gehrke Becker.
   A síndrome de ROTHMUND-THOMSON é uma genodermatose autossômica recessiva com predisposição ao câncer, apresentando como característica diagnóstica a presença de poiquilodermia. Variantes patogênicas da linha germinativa no gene *RECQL4* estão presentes em cerca de dois terços dos pacientes.
   REFERÊNCIA: Wang LL, Hicks MJ. Rothmund-Thomson syndrome. In: WHO Classification of Tumours Editorial Board. Soft tissue and bone tumours. 5th Edition. Lyon: International Agency for Research on Cancer; 2020. p. 522-524.

COMENTÁRIO SOBRE A QUESTÃO 32-11.
   AUTOR DA QUESTÃO: Ricardo Gehrke Becker.
   A síndrome de ROTHMUND-THOMSON é uma genodermatose autossômica recessiva que predispõe à malignidade e caracteriza-se por *rash* eritematoso com hiperpigmentação ou hipopigmentação da pele, telangiectasias e poiquilodermia, baixa estatura, catarata, anomalias dentárias, entre outras.
   REFERÊNCIA: Wang LL, Hicks MJ. Rothmund-Thomson syndrome. In: WHO Classification of Tumours Editorial Board. Soft tissue and bone tumours. 5th Edition. Lyon: International Agency for Research on Cancer; 2020. p. 522-524.

COMENTÁRIO SOBRE AS QUESTÕES 33-11, 34-11 e 35-11
   AUTOR DAS QUESTÕES 33-11 e 34-11: Ricardo Gehrke Becker
   AUTOR DA QUESTÃO 35-11: Alex Guedes.
   A síndrome de WERNER (SW) possui herança genética autossômica recessiva. Pacientes com SW têm risco aumentado de desenvolver neoplasias específicas. Essas neoplasias de risco aumentado representam aproximadamente dois terços dos relatos de neoplasias na SW e são, em ordem decrescente de frequência, neoplasias epiteliais da tireoide, melanomas, meningiomas, neoplasias hematológicas e pré-leucêmicas, sarcomas de tecidos moles e neoplasias ósseas primárias. Os sarcomas de tecidos moles mais frequentes documentados na SW incluem sarcoma pleomórfico indiferenciado, fibrossarcoma, mixofibrossarcoma e leiomiossarcoma. Há vários relatos de tumores malignos da bainha do nervo periférico, rabdomiossarcoma pleomórfico, sarcoma sinovial e sarcoma de células fusiformes indiferenciadas. O osteossarcoma é o tumor ósseo maligno primário dominante na SW, e há raros relatos de condrossarcoma ou osteocondroma. Os osteossarcomas podem apresentar diferenciação osteoblástica ou fibroblástica e ter localização extraesquelética. Todas essas neoplasias ocorrem com riscos significativamente elevados de 8, 9 a 54 vezes em pacientes com SW versus controles populacionais.
   REFERÊNCIA: Monnat Jr RJ. Werner syndrome. In: WHO Classification of Tumours Editorial Board. Soft tissue and bone tumours. 5th Edition. Lyon: International Agency for Research on Cancer; 2020. p. 525-527.

COMENTÁRIO SOBRE AS QUESTÕES 36-11, 37-11, 38-11, 39-11, 40-11 e 41-11
   AUTOR DAS QUESTÕES 36-11, 37-11, 38-11 e 39-11: Bruno Pereira Antunes.
   AUTOR DA QUESTÃO 40-11: Anderson Rodrigues dos Santos.
   AUTOR DA QUESTÃO 41-11: Gustavo Costalonga Drumond.
   A síndrome de McCUNE-ALBRIGHT (SMA) é um distúrbio esporádico caracterizado por displasia fibrosa óssea, lesões cutâneas "café-com-leite" e endocrinopatias hiperfuncionantes. A localização da doença é

provavelmente determinada pelo tempo de desenvolvimento da mutação, com mutações anteriores resultando em doença mais disseminada. A displasia fibrosa pode afetar qualquer área do esqueleto. As lesões cutâneas geralmente estão localizadas ao longo da linha média do corpo, mas podem se estender para envolver os membros. A doença endocrinológica geralmente envolve os ovários/testículos, tireoide, hipófise e/ou glândulas suprarrenais. O envolvimento em qualquer uma dessas áreas pode ocorrer isoladamente ou em combinação com outras características da doença. As características clínicas da SMA são variáveis, dependendo da distribuição das células portadoras de mutação e do papel específico da adenilil ciclase e seu segundo mensageiro, o AMPc, nos tecidos afetados. Em geral, a maioria das manifestações começa durante a infância. A displasia fibrosa pode ser monostótica ou poliostótica e se apresenta com fraturas, deformidades e dor. A displasia fibrosa craniofacial pode levar raramente a complicações neurológicas e *déficits* funcionais, como perda de visão e audição. As endocrinopatias hiperfuncionantes incluem puberdade precoce (mais comum em mulheres), hipertireoidismo, excesso de hormônio do crescimento, hiperprolactinemia e hipercortisolismo. A perda de fosfato renal devido à produção excessiva de FGF23 pelas células de displasia fibrosa pode resultar em raquitismo/osteomalácia e dor óssea. As características gastrointestinais da SMA incluem neoplasias mucinosas papilares intraductais pancreáticas, pólipos gástricos e lesões hepatobiliares. A associação de displasia fibrosa com mixomas intramusculares foi previamente denominada síndrome de MAZABRAUD; no entanto, mixomas são mais precisamente denotados como uma característica adicional da SMA.

REFERÊNCIA: Boyce AM, Collins MT, Siegal GP. McCune-Albright syndrome. In: WHO Classification of Tumours Editorial Board. Soft tissue and bone tumours. 5th Edition. Lyon: International Agency for Research on Cancer; 2020. p. 514-516.

COMENTÁRIO SOBRE A QUESTÃO 42-11

AUTOR DA QUESTÃO: Bruno Pereira Antunes.

A síndrome de McCUNE-ALBRIGHT é uma doença rara. Estima-se que acometa 1 caso em

100.000 a 1 milhão de pessoas. Em geral, as manifestações iniciam na infância e apresentam distribuição semelhante entre os sexos, assim como entre raças e etnias.

REFERÊNCIA: Boyce AM, Collins MT, Siegal GP. McCune-Albright syndrome. In: WHO Classification of Tumours Editorial Board. Soft tissue and bone tumours. 5th Edition. Lyon: International Agency for Research on Cancer; 2020. p. 514-516.

COMENTÁRIO SOBRE A QUESTÃO 43-11

AUTOR DA QUESTÃO: Bruno Pereira Antunes.

Displasia fibrosa monostótica ou poliostótica é a lesão óssea da síndrome de McCUNE-ALBRIGHT, associada a manchas "café-com-leite" e endocrinopatias. Na radiografia, as lesões ósseas têm aparência de vidro fosco ou despolido, são bem delimitadas, com afilamento cortical e deformidade óssea. A lesão óssea multiloculada, em "favo de mel", é típica do cisto ósseo aneurismático. O aspecto em "roído de traça" é observado com maior frequência nas lesões permeativas, como as observadas no tumor de EWING. A reação periosteal em "raios-do-sol" é tipicamente encontrada no osteossarcoma.

REFERÊNCIA: Boyce AM, Collins MT, Siegal GP. McCune-Albright syndrome. In: WHO Classification of Tumours Editorial Board. Soft tissue and bone tumours. 5th Edition. Lyon: International Agency for Research on Cancer; 2020. p. 514-516.

COMENTÁRIO SOBRE A QUESTÃO 44-11

AUTOR DA QUESTÃO: Bruno Pereira Antunes.

As mutações do *GNAS* na síndrome de McCUNE-ALBRIGHT são fracamente oncogênicas, e os tecidos afetados provavelmente carregam pequeno aumento do risco de transformação maligna. A displasia fibrosa raramente sofre transformação sarcomatosa; o risco pode ser aumentado por radioterapia e excesso descontrolado de hormônio do crescimento. Mulheres apresentam risco levemente aumentado para o desenvolvimento de câncer de mama. O controle das endocrinopatias geralmente melhora os desfechos ósseos relacionados à displasia fibrosa. **REFERÊNCIA:** Boyce AM, Collins MT, Siegal GP. McCune-Albright syndrome. In: WHO Classification of Tumours Editorial Board. Soft tissue and bone tumours. 5th Edition. Lyon: International Agency for Research on Cancer; 2020. p. 514-516.

COMENTÁRIO SOBRE A QUESTÃO 45-11
AUTOR DA QUESTÃO: Dante Galvanese Amato Neto.

Os tumores de tecidos moles mais frequentes na síndrome de WERNER são: sarcoma pleomórfico indiferenciado, fibrossarcoma, mixofibrossarcoma e leiomiossarcoma.

REFERÊNCIA: Monnat Jr RJ. Werner syndrome. In: WHO Classification of Tumours Editorial Board. Soft tissue and bone tumours. 5th Edition. Lyon: International Agency for Research on Cancer; 2020. p. 525-527.

COMENTÁRIO SOBRE AS QUESTÕES 46-11, 47-11 e 48-11
AUTOR DA QUESTÃO 46-11: Anderson Rodrigues dos Santos.
AUTOR DA QUESTÃO 47-11: Eduardo Sadao Yonamine.
AUTOR DA QUESTÃO 48-11: Dan Carai Maia Viola.

A síndrome de LI-FRAUMENI é caracterizada pelo aparecimento precoce de tumores. Câncer de mama, usualmente o carcinoma invasivo HER2 positivo e receptor de estrógeno e progesterona positivo, é o tumor mais comum (24-31,2%) junto à mutação do gene *TP53*, seguido pelos sarcomas de tecidos moles (11,6-17,8%), tumores do SNC (3,5-14%), osteossarcoma (12.6-13.4) e tumores de adrenal (6,5-9,9%). Dos tumores de SNC, o mais frequentes são os astrocíticos (astrocitoma ou glioblastoma, 69%), seguido pelo meduloblastoma/PNET (17%). Outros tumores associados a doença, em menor frequência, são as doenças hematológicas malignas, tumores gástricos, colorretais, broncoalveolares, cervicais e ovarianos, que ocorrem em faixas etárias abaixo das encontradas na população em geral. A idade do paciente ao diagnóstico mostra algumas diferenças em relação aos órgãos acometidos. O carcinoma de adrenal é mais comum em crianças. Sarcomas ósseos ocorrem principalmente em adolescentes. Tumores do sistema nervoso central e de tecidos moles apresentam-se de forma bifásica, com primeiro pico em crianças com idade menor que 5 anos e o segundo pico, em adultos de 20 a 40 anos; 10% dos portadores síndrome de LI-FRAUMENI desenvolvem gliomas antes dos 45 anos. Carcinomas de mama são mais prevalentes na terceira e quarta década. Quanto à distribuição por gênero, tumores do SNC, hematopoiéticos e gástricos são mais frequentes em homens, enquanto câncer de mama, carcinoma adrenal, e carcinomas de pele, são mais comuns em mulheres. Sarcomas representam 17,4% de todos os tumores correlacionados a mutação do *TP53*, sendo 36,8% relacionados a pacientes com idade inferior a 20 anos. Os tipos mais comuns são osteossarcoma (40,4%), sarcoma pleomórfico indiferenciado (17%), rabdomiossarcoma (16,5%), leiomiossarcoma (9,1%), e lipossarcoma (4,9%). A incidência de osteossarcoma entre mulheres portadoras da mutação *TP53* é ligeiramente aumentada em comparação com um conjunto de dados do programa SEER de casos esporádicos, mas para outros sarcomas não há diferenças substantivas na razão sexual. Cerca de 67% dos sarcomas em portadores da mutação germinativa *TP53* ocorrem antes dos 19 anos. Enquanto rabdomiossarcoma e osteossarcoma são observados quase que exclusivamente antes dos 19 anos, lipossarcoma e leiomiossarcoma surgem predominantemente em adultos. Com relação às correlações genótipo-fenótipo, rabdomiossarcoma e osteossarcoma mostram uma proporção maior do que a esperada de mutações missense no domínio de ligação ao DNA TP53, enquanto lipossarcomas e leiomiossarcomas são mais frequentemente associados a mutações *frameshift*, *splice-site* e *nonsense*.

REFERÊNCIA: Malkin D, Ballinger ML, Bond GL, Thomas DM. Li-Fraumeni syndrome. In: WHO Classification of Tumours Editorial Board. Soft tissue and bone tumours. 5th Edition. Lyon: International Agency for Research on Cancer; 2020. p. 510-513.

COMENTÁRIO SOBRE A QUESTÃO 49-11
AUTOR DA QUESTÃO: Eduardo Sadao Yonamine.

Fatores genéticos não tem significância importante na doença, exceto no retinoblastoma hereditário, síndrome de ROTHMUND-THOMSON, e síndrome de LI-FRAUMENI.

REFERÊNCIA: Heck Jr. RK, Toy PC. Malignant tumors of bone. In: Azar FM, Beaty JH. Campbell's operative orthopaedics. 14th Edition. Philadelphia: Elsevier; 2021. p. 1009-1048e7.

COMENTÁRIO SOBRE A QUESTÃO 50-11
AUTOR DA QUESTÃO: Dante Galvanese Amato Neto.

A síndrome de MAFFUCCI é um transtorno congênito, não hereditário, caracterizado por encondromatose associada à presença de tecido amolecido angiomatoso (hemangiomatose). Os hemangiomas são geralmente cavernosos e podem ser unilaterais ou bilaterais, localizados ou disseminados. Os condrossarcomas que se desenvolvem a partir dos condromas na doença de OLLIER geralmente são de baixo grau, embora casos de desdiferenciação sejam relatados na literatura. A síndrome de MAFFUCCI costuma estar associada à maior taxa de transformação maligna.

REFERÊNCIA: Jesus-Garcia R. Diagnóstico e Tratamento de Tumores Ósseos. 2.ª Edição. Rio de Janeiro: Elsevier; 2013. p. 149-215.

COMENTÁRIO SOBRE A QUESTÃO 51-11
AUTOR DA QUESTÃO: Eduardo Sadao Yonamine.

As manifestações típicas incluem múltiplas manchas "café-com-leite", sardas axilares/inguinais, nódulos de LISCH e gliomas da via óptica. As manchas "café-com-leite", marca registrada da NF1, podem estar presentes ao nascimento e se desenvolver ainda mais durante os primeiros anos de vida. Os nódulos de LISCH são hamartomas de íris assintomáticos facilmente detectados pelo exame com lâmpada de fenda. Anormalidades ósseas podem causar complicações graves em indivíduos com NF1. Escoliose grave, displasia da asa do esfenoide, fibromas não ossificantes e arqueamento tibial congênito são anormalidades esqueléticas associadas à NF1. Outros sinais clínicos são baixa estatura, macrocefalia e *déficits* na atenção e função cognitiva. Complicações menos comuns em epilepsia e problemas cardiovasculares.

REFERÊNCIA: Legius E, Brems H. Neurofibromatosis type 1. In: WHO Classification of Tumours Editorial Board. Soft tissue and bone tumours. 5th Edition. Lyon: International Agency for Research on Cancer; 2020. p. 520-521.

COMENTÁRIO SOBRE A QUESTÃO 52-11
AUTOR DA QUESTÃO: Dante Galvanese Amato Neto.

Em 1983, Campanacci chamou a atenção para a associação de fibromas não ossificantes múltiplos e manchas "café-com-leite", retardo mental, hipogonadismo, anomalias oculares, anomalias cardiovasculares e neurofibromatose.

REFERÊNCIA: Jesus-Garcia R. Diagnóstico e Tratamento de Tumores Ósseos. 2.ª Edição. Rio de Janeiro: Elsevier; 2013. p. 149-215.

COMENTÁRIO SOBRE A QUESTÃO 53-11
AUTOR DA QUESTÃO: Anderson Rodrigues dos Santos.

A síndrome de MAZABRAUD caracteriza-se por displasia fibrosa poliostótica e mixomas em tecidos moles.

REFERÊNCIA: Próspero JD. Tumores Ósseos. São Paulo: Roca; 2001. p. 135-166.

COMENTÁRIO SOBRE A QUESTÃO 54-11
AUTOR DA QUESTÃO: Alexandre Vasconcellos Alvim Ambrósio.

A síndrome de LI-FRAUMENI resulta da mutação germinativa do gene *TP53* localizado no cromossomo 17. Possui característica autossômica dominante em que 90% dos pacientes desenvolvem algum tipo de neoplasia até os 70 anos, em especial sarcomas, tumores do sistema nervoso central, carcinoma de adrenal e câncer de mama. Pacientes sindrômicos que foram submetidos à radioterapia possuem alto risco de apresentarem neoplasia radioinduzida (algumas séries demonstraram risco de 30%).

REFERÊNCIA: Frebourg T, Bajalica Lagercrantz S, Oliveira C, Magenheim R, Evans DG; European Reference Network GENTURIS. Guidelines for the Li-Fraumeni and heritable TP53-related cancer syndromes. Eur J Hum Genet. 2020;28(10):1379-1386.

COMENTÁRIO SOBRE A QUESTÃO 55-11

AUTOR DA QUESTÃO: Cláudio Beling Gonçalves Soares.

A exostose múltipla hereditária é uma condição genética autossômica dominante com penetrância variável. É caracterizada pelo aparecimento de múltiplos osteocondromas no esqueleto dos indivíduos acometidos. A maioria dos pacientes apresenta mutação em um dos genes: EXT1, localizado no cromossomo 8q24.11-q24.13; ou EXT2, localizado no cromossomo 11p11-12. É mais frequente nos indivíduos de sexo masculino e podem levar a deformidades, encurtamentos de ossos longos, e transformação maligna.

REFERÊNCIA: Heck Jr. RK, Toy PC. Benign bone tumors and nonneoplastic conditions simulating bone tumors. In: Azar FM, Beaty JH. Campbell's operative orthopaedics. 14th Edition. Philadelphia: Elsevier; 2021. p. 957-985e3.

COMENTÁRIO SOBRE A QUESTÃO 56-11

AUTOR DA QUESTÃO: Cláudio Beling Gonçalves Soares.

A doença de VON RECKLINGHAUSEN – neurofibromatose do tipo 1 – é caracterizada pela ocorrência de múltiplos neurofibromas, associados a manchas "café-com-leite". É possível ainda observarmos outras lesões como neurofibromas plexiformes, hamartomas da íris e glioma óptico. A maioria dos neurofibromas ocorrem em pacientes que não apresentam o marcador *NF1*, gene localizado no cromossomo 17q11.2.

REFERÊNCIA: Heck Jr. RK, Toy PC. Soft-tissue tumors. In: Azar FM, Beaty JH. Campbell's operative orthopaedics. 14th Edition. Philadelphia: Elsevier; 2021. p. 1049-1078e4.

COMENTÁRIO SOBRE A QUESTÃO 57-11

AUTOR DA QUESTÃO: Cláudio Beling Gonçalves Soares.

A síndrome de WERNER é uma doença autossômica recessiva que cursa com envelhecimento precoce e risco aumentado para câncer. Os tumores frequentemente associados a esta síndrome são câncer de tireoide, melanoma, meningioma, sarcomas de tecidos moles (10,1%), osteossarcoma e outros tumores ósseos (7,7%). Os menos frequentes são o câncer de mama, do sistema nervoso central, pulmão e suprarrenal.

REFERÊNCIA: Tsuge K, Shimamoto A. Research on Werner Syndrome: Trends from Past to Present and Future Prospects. Genes (Basel). 2022;13(10):1802.

COMENTÁRIO SOBRE A QUESTÃO 58-11

AUTOR DA QUESTÃO: Cláudio Beling Gonçalves Soares.

A síndrome de MAFFUCCI é uma condição rara caracterizada pela combinação de encondromas múltiplos e hemangiomas. O gene mediador da doença não foi identificado. Existe ainda associação com desenvolvimento de sarcomas, especialmente condrossarcoma secundário.

REFERÊNCIA: Heck Jr. RK, Toy PC. Benign bone tumors and nonneoplastic conditions simulating bone tumors. In: Azar FM, Beaty JH. Campbell's operative orthopaedics. 14th Edition. Philadelphia: Elsevier; 2021. p. 957-985e3.

COMENTÁRIO SOBRE A QUESTÃO 59-11

AUTOR DA QUESTÃO: Cláudio Beling Gonçalves Soares.

A síndrome de POTOCKI-SHAFFER é um transtorno genético que acomete o desenvolvimento dos ossos, sistema nervoso central e outros tecidos. A maioria dos indivíduos com esta patologia desenvolve múltiplos osteocondromas. Os sinais e sintomas dos pacientes acometidos por esta síndrome variam amplamente. Além das exostoses múltiplas, podem apresentar alargamento do forame parietal, levar a *déficit* intelectual, motor e social.

REFERÊNCIA: Swarr DT, Bloom D, Lewis RA, Elenberg E, Friedman EM, Glotzbach C *et al*. Potocki-Shaffer syndrome: comprehensive clinical assessment, review of the literature, and proposals for medical management. Am J Med Genet A. 2010;152A(3):565-72.

COMENTÁRIO SOBRE A QUESTÃO 60-11
AUTOR DA QUESTÃO: Cláudio Beling Gonçalves Soares.

A transformação maligna de osteocondromas na exostose múltipla hereditária deve ser sempre suspeitada em pacientes adultos que apresentam crescimento de lesões ou sintomatologia associada. Lesões localizadas na pelve, escápula ou fêmur proximal devem ser seguidas mais de perto por apresentarem maior risco de malignização. O tratamento é a ressecção cirúrgica, tendo bom prognóstico, com sobrevida em 5 anos de 90%.

REFERÊNCIA: Beltrami G, Ristori G, Scoccianti G, Tamburini A, Capanna R. Hereditary Multiple Exostoses: a review of clinical appearance and metabolic pattern. Clin Cases Miner Bone Metab. 2016;13(2):110–118.

COMENTÁRIO SOBRE A QUESTÃO 61-11
AUTOR DA QUESTÃO: Cláudio Beling Gonçalves Soares.

A síndrome de LANGER-GIEDION é rara, sendo causada por deleção de material cromossômico. Trata-se de desordem genética autossômica dominante. Ela é caracterizada pela presença de múltiplas exostoses ósseas, baixa estatura, retardo mental e características faciais atípicas. As manifestações orais da doença incluem micrognatia, retrognatia, hipodontia e transtornos da oclusão dentária.

REFERÊNCIA: Katge F, Rusawat B, Shivasharan P, Patil D. Langer-Giedion Syndrome: a Rare Case Report. J Dent (Shiraz). 2016;17(3): 238–241.

COMENTÁRIO SOBRE A QUESTÃO 62-11
AUTOR DA QUESTÃO: Cláudio Beling Gonçalves Soares.

A doença de OLLIER é caracterizada pela presença de múltiplos encondromas no esqueleto. Trata-se de doença rara que pode levar a deficiência de crescimento esquelético e deformidades. Cada lesão, individualmente, é semelhante a um encondroma, mas está frequentemente associada a transformação maligna. Esta ocorre em 25% dos pacientes, até os 40 anos.

REFERÊNCIA: Heck Jr. RK, Toy PC. Benign bone tumors and nonneoplastic conditions simulating bone tumors. In: Azar FM, Beaty JH. Campbell's operative orthopaedics. 14th Edition. Philadelphia: Elsevier; 2021. p. 957-985e3.

COMENTÁRIO SOBRE A QUESTÃO 63-11
AUTOR DA QUESTÃO: Cláudio Beling Gonçalves Soares.

O diagnóstico diferencial entre encondroma e condrossarcoma de baixo grau é difícil de estabelecer. Isto é especialmente difícil nos pacientes com doença de OLLIER que tem as lesões com maior atividade quando comparadas as dos pacientes com encondromas isolados. Portanto, não há parâmetro confiável, seja nos exames de imagem, seja nos exames anatomopatológicos.

REFERÊNCIA: Silve C, Jüppner H. Ollier disease. Orphanet J Rare Dis. 2006;1:37.

COMENTÁRIO SOBRE A QUESTÃO 64-11
AUTOR DA QUESTÃO: Cláudio Beling Gonçalves Soares.

A síndrome de ROTHMUND-THOMSON é doença autossômica recessiva rara que leva ao desenvolvimento de anormalidades esqueléticas e baixa estatura. Alguns pacientes apresentam mutação do gene *RECQL4*, que aumenta o risco para o desenvolvimento do osteossarcoma na infância.

REFERÊNCIA: Salih A, Inoue S, Onwuzurike N. Rothmund-Thomson syndrome (RTS) with osteosarcoma due to RECQL4 mutation. BMJ Case Rep. 2018:2018:bcr2017222384.

COMENTÁRIO SOBRE A QUESTÃO 65-11
AUTOR DA QUESTÃO: Cláudio Beling Gonçalves Soares.

A síndrome de LI-FRAUMENI é mediada por herança autossômica dominante. Cerca de 90% dos pacientes acometidos apresentam mutação no gene *TP53*. Os critérios para o seu diagnóstico (CHOMPRET) levam em conta: (1) apresentação familiar oncológica abaixo dos 46 anos; (2) tumores primários múltiplos diagnosticados antes dos 56 anos, com exceção ao câncer de mama, que não respeita este corte etário; (3) desenvolvimentos de tipos raros de câncer. No sistema musculoesquelético, predispõe ao aparecimento do osteossarcoma.

REFERÊNCIA: Schneider K, Zelley K, Nichols KE, et al. Li-Fraumeni Syndrome. 1999 Jan 19 [Updated 2019 Nov 21]. In: Adam MP, Feldman J, Mirzaa GM, et al., editors. GeneReviews® [Internet]. Seattle (WA): University of Washington, Seattle; 1993-2023.

COMENTÁRIO SOBRE AS QUESTÕES 66-11, 67-11 e 68-11

AUTOR DAS QUESTÕES 66-11 e 67-11: Cláudio Beling Gonçalves Soares.

AUTOR DA QUESTÃO 68-11: Dante Palloni Costa Dias.

A síndrome de McCUNE-ALBRIGHT é um distúrbio genético raro originalmente reconhecido pela tríade displasia fibrosa poliostótica, puberdade precoce e manchas "café-com-leite". Uma variedade de distúrbios endócrinos, incluindo hipertireoidismo, acromegalia e síndrome de CUSHING, são atualmente considerados como parte das endocrinopatias observadas neste distúrbio. A apresentação variável de sintomas surge de uma mutação ativadora somática do gene *GNAS*, que está presente em muitos tipos de tecidos.

REFERÊNCIA: Holbrook L, Brady R. McCune-Albright Syndrome. 2023 Jul 10. In: StatPearls [Internet]. Treasure Island (FL): StatPearls Publishing; 2023.

COMENTÁRIO SOBRE A QUESTÃO 69-11

AUTOR DA QUESTÃO: Cláudio Beling Gonçalves Soares.

A classificação de MASADA é útil para a abordagem da exostose múltipla hereditária. Ela separa as lesões em 3 tipos:

- **Tipo I:** A principal formação de osteocondroma está na porção distal da ulna. A ulna é relativamente curta e há curvatura do rádio, mas a cabeça do rádio não está deslocada. Pode haver afilamento da cabeça ulnar e inclinação ulnar da epífise radial distal.
- **Tipo II:** além do encurtamento ulnar, a cabeça do rádio está deslocada. A curvatura do rádio é menos grave que na deformidade do Tipo I, por causa do deslocamento.
    - No **Tipo IIa**, a cabeça do rádio está deslocada por causa de um osteocondroma na metáfise proximal do rádio.
    - No **Tipo IIb**, os mesmos elementos do tipo II estão presentes, mas não há osteocondromas na porção proximal do rádio.
- **Tipo III:** A principal formação de osteocondroma está na metáfise do rádio distal, e há encurtamento relativo do rádio.

REFERÊNCIA: Farr S, van der Zwan AL, Kommol E; EPOS Upper Limb Study Group and Collaborators. Reliability of the Masada and Jo classifications for multiple hereditary exostoses in the forearm. J Hand Surg Eur. 2021;46(3):318-320.

COMENTÁRIO SOBRE A QUESTÃO 70-11

AUTOR DA QUESTÃO: Cláudio Beling Gonçalves Soares.

A incidência de osteocondromas vertebrais em pacientes com exostose múltipla hereditária é de ~68%. Entretanto há baixa taxa de compressão medular – ~0,6%. O desenvolvimento de sintomas compressivos pode estar relacionado a evento traumático. Outra possível fonte de sintomas neurológicos compressivos pode ser a presença de lesões intracranianas.

REFERÊNCIA: D'Arienzo A, Andreani L, Sacchetti F, Colangeli S, Capanna R. Hereditary Multiple Exostoses: Current Insights. Orthop Res Rev. 2019;11:199-211.

COMENTÁRIO SOBRE A QUESTÃO 71-11

AUTOR DA QUESTÃO: Cláudio Beling Gonçalves Soares.

A degeneração maligna na exostose múltipla hereditária tem sido relatada como entidade rara. Geralmente leva a um condrossarcoma diferenciado com início na cobertura cartilaginosa, entretanto, muito raramente, condrossarcomas ou osteossarcomas desdiferenciados podem surgir da base óssea. A suspeita clínica de degeneração maligna surge quando a cobertura cartilaginosa tem mais de 1,5–2 cm ou quando um crescimento dimensional da exostose é relatado em adultos. A degeneração maligna envolve 2 a 4% dos pacientes afetados, com risco de 0,1% ao ano na população de 30 a 50 anos.

REFERÊNCIA: D'Arienzo A, Andreani L, Sacchetti F, Colangeli S, Capanna R. Hereditary Multiple Exostoses: Current Insights. Orthop Res Rev. 2019;11:199-211.

COMENTÁRIO SOBRE A QUESTÃO 72-11

AUTOR DA QUESTÃO: Cláudio Beling Gonçalves Soares.

A deformidade dos ossos da perna, associada a pseudartrose congênita na neurofibromatose, é a ântero-lateral.

REFERÊNCIA: Heck Jr. RK, Toy PC. Soft-tissue tumors. In: Azar FM, Beaty JH. Campbell's operative orthopaedics. 14th Edition. Philadelphia: Elsevier; 2021. p. 1049-1078e4.

COMENTÁRIO SOBRE A QUESTÃO 73-11

AUTOR DA QUESTÃO: Cláudio Beling Gonçalves Soares.

A doença de OLLIER é um distúrbio esquelético não hereditário e esporádico raro, no qual tumores cartilaginosos tipicamente benignos (encondromas) se desenvolvem perto da cartilagem da placa de crescimento. Acometem preferencialmente a metáfise ou a diáfise dos ossos longos. Os principais sinais da doença incluem assimetria e encurtamento do membro. Esses sintomas geralmente são visíveis pela primeira vez durante a primeira infância, sendo a média de idade ao diagnóstico de 13 anos. Pacientes com doença de OLLIER são propensos a desenvolver outras doenças, incluindo sarcomas ósseos. A prevalência desta condição é estimada em cerca de 1 em 100.000, acometendo preferencialmente o sexo masculino na proporção de 2:1.

REFERÊNCIA: Heck Jr. RK, Toy PC. Soft-tissue tumors. In: Azar FM, Beaty JH. Campbell's operative orthopaedics. 14th Edition. Philadelphia: Elsevier; 2021. p. 1049-1078e4.

COMENTÁRIO SOBRE A QUESTÃO 74-11

AUTOR DA QUESTÃO: Cláudio Beling Gonçalves Soares.

A doença de OLLIER tem seu diagnóstico estabelecido, frequentemente, na segunda década de vida. Seu tratamento é bem estudado no paciente esqueleticamente maduro. Poucas publicações abordam o tratamento em crianças. Ela acomete predominantemente as falanges dos dedos, sendo os metacarpianos os ossos mais acometidos na sequência. Há uma classificação (TORDAI) específica para o resultado do tratamento, que divide os pacientes operados em três grupos: formação óssea excelente (1); áreas pequenas de cistos ósseos (2); mínima formação óssea (3). Os resultados do tratamento cirúrgico na criança são normalmente bons, apesar da alta taxa de recidiva. Por este motivo reservamos o tratamento para pacientes sintomáticos e com lesões maiores.

REFERÊNCIA: Klein C, Delcourt T, Salon A, Finidori G, Glorion C, Pannier S. Surgical Treatment of Enchondromas of the Hand During Childhood in Ollier Disease. J Hand Surg Am. 2018;43(10):946.e1-946.e5.

COMENTÁRIO SOBRE A QUESTÃO 75-11

AUTOR DA QUESTÃO: Cláudio Beling Gonçalves Soares.

A doença de OLLIER (DO) e a síndrome de MAFFUCCI (SMA) são caracterizadas por múltiplos encondromas. Pacientes com SM também apresentam crescimentos vasculares benignos que se tornam malignos em 8,5% dos casos. A DO é caracterizada por encondromas múltiplos, de distribuição tipicamente unilateral, com predileção pelo esqueleto apendicular. A SMA é caracterizada por múltiplos encondromas distribuídos bilateralmente na maioria dos casos. Cerca de 50% dos pacientes com DO ou SMA desenvolvem doença maligna, como condrossarcoma, glioma e tumor ovariano de células da granulosa juvenil. Os pacientes com DO são diagnosticados em idade mais jovem. A cirurgia é o único tratamento atualmente disponível para complicações destes pacientes, sendo possível abordarmos a discrepância no comprimento dos membros, deformidades e fraturas patológicas.

REFERÊNCIA: El Abiad JM, Robbins SM, Cohen B, Levin AS, Valle DL, Morris CD *et al*. Natural history of Ollier disease and Maffucci syndrome: Patient survey and review of clinical literature. Am J Med Genet A. 2020;182(5):1093-1103.

COMENTÁRIO SOBRE A QUESTÃO 76-11

AUTOR DA QUESTÃO: Cláudio Beling Gonçalves Soares.

O arsenal terapêutico para a síndrome de McCUNE-ALBRIGHT, inclui: (1) tratamento principal da puberdade precoce independente de gonadotrofinas com inibidores da aromatase e, mais recentemente, tamoxifeno nas mulheres; (2) o tratamento do hipertireoidismo é inicialmente administrado clinicamente com medicamentos antitireoidianos e radioablação; (3) o tratamento do excesso de hormônio do crescimento (GH) é feito com somatostatina ou antagonistas diretos dos receptores de GH; (4) o manejo da hiperprolactinemia é feito com bromocriptina. No sistema esquelético, a abordagem é direcionada para a dor. Não existem diretrizes definitivas para intervenção cirúrgica de lesões fibrosas displásicas. No entanto, as indicações comuns para estabilização cirúrgica incluem progressão da dor, fratura por estresse, deformidade ou perda de função. Estudos que investigam o uso de altas doses de bifosfonatos mostram resultados mistos e, atualmente, a única indicação para terapia com bifosfonatos é o alívio da dor. A intervenção cirúrgica devido a lesões craniofaciais pode ser necessária quando há potencial de perda de visão ou audição.

REFERÊNCIA: Holbrook L, Brady R. McCune-Albright Syndrome. [Updated 2023 Jul 10]. In: StatPearls [Internet]. Treasure Island (FL): StatPearls Publishing; 2023 Jan-.

COMENTÁRIO SOBRE A QUESTÃO 77-11

AUTOR DA QUESTÃO: Cláudio Beling Gonçalves Soares.

LI-FRAUMENI é uma síndrome rara, já que cerca de 500 famílias foram relatadas na literatura mundial. Existem provavelmente mais de 1.000 famílias multigeracionais em todo o mundo com LI-FRAUMENI. Crianças com diagnóstico de carcinoma adrenocortical apresentam maior ocorrência de mutações *P53*. A síndrome também está associada a tumores cerebrais infantis, osteossarcomas e rabdomiossarcomas. Pacientes com múltiplos tumores primários apresentam alta incidência de mutações no gene *P53*.

REFERÊNCIA: Aedma SK, Kasi A. Li-Fraumeni Syndrome. [Updated 2023 Aug 7]. In: StatPearls [Internet]. Treasure Island (FL): StatPearls Publishing; 2023 Jan-.

COMENTÁRIO SOBRE A QUESTÃO 78-11

AUTOR DA QUESTÃO: Cláudio Beling Gonçalves Soares.

Atualmente não há procedimento ou opção de tratamento com droga alvo para mutações no gene *P53*. Em geral, a radioterapia deve ser evitada em pacientes com síndrome de LI-FRAUMENI, pois os indivíduos apresentam alto risco de câncer secundário induzido por radiação. Da mesma forma, a exposição a tomografias computadorizadas ou radiografias deve ser evitada. Nenhuma evidência sugere que indivíduos com síndrome de LI-FRAUMENI, diagnosticados com câncer, devam ser tratados diferentemente de outros pacientes com o mesmo câncer. No entanto, no câncer de mama, a mastectomia completa, em vez da mastectomia, geralmente seguida de radioterapia, é comumente preferida. devido aos riscos de um segundo câncer de mama ou de neoplasias radioinduzidas. Os médicos devem discutir a necessidade de mastectomia preventiva, que reduza o risco futuro. Esta indicação deve ser considerada caso a caso, dependendo do grau de risco de câncer e das opções reconstrutivas.

REFERÊNCIA: Aedma SK, Kasi A. Li-Fraumeni Syndrome. [Updated 2023 Aug 7]. In: StatPearls [Internet]. Treasure Island (FL): StatPearls Publishing; 2023 Jan-.

COMENTÁRIO SOBRE A QUESTÃO 79-11

AUTOR DA QUESTÃO: Cláudio Beling Gonçalves Soares.

A síndrome de WERNER é doença genética causada por mutação no gene *WRN*. Diferentemente da síndrome de HUTCHINSON-GILFORD, os sintomas aparecem na segunda década de vida. As principais causas de mortalidade são o infarto agudo do miocárdio e o câncer. Ao contrário da população geral, os sarcomas têm alta prevalência neste grupo populacional. Estudos mostram proporção de 1:1 entre sarcomas e câncer de origem epitelial.

REFERÊNCIA: Tsuge K, Shimamoto A. Research on Werner Syndrome: Trends from Past to Present and Future Prospects. Genes (Basel). 2022;13(10):1802.

COMENTÁRIO SOBRE A QUESTÃO 80-11.

AUTOR DA QUESTÃO: Cláudio Beling Gonçalves Soares.

A síndrome de ROTHMUND-THOMSON é uma genodermatose que se apresenta com erupção facial característica (poiquilodermia) associada a baixa estatura, cabelos escassos no couro cabeludo, cílios e/ou sobrancelhas esparsos ou ausentes, catarata juvenil, anormalidades esqueléticas, defeitos dos raios radiais, envelhecimento prematuro e predisposição ao câncer. A prevalência é desconhecida, mas cerca de 300 casos foram relatados na literatura até o momento. A marca diagnóstica é o eritema facial, que se espalha para as extremidades, mas poupa o tronco, e que se manifesta no primeiro ano e depois evolui para poiquilodermia.

REFERÊNCIA: Martins DJ, Di Lazzaro Filho R, Bertola DR, Hoch NC. Rothmund-Thomson syndrome, a disorder far from solved. Front Aging. 2023;4:1296409.

COMENTÁRIO SOBRE A QUESTÃO 81-11

AUTOR DA QUESTÃO: Marcelo Barbosa Ribeiro.

A osteocondromatose múltipla familiar é uma doença autossômica dominante caracterizada por osteocondromas múltiplos (exostoses), associada aos cromossomos 8, 11 e 19. M > F, 2-1.

REFERÊNCIA: Wu JS, Hochman MG. Bone Tumors. New York, NY: Springer; 2012. p. 87-111.

COMENTÁRIO SOBRE A QUESTÃO 82-11

AUTOR DA QUESTÃO: Marcelo Barbosa Ribeiro.

A doença de BESSEL-HAGEN é caracterizada pela parada de crescimento da ulna, com luxação da epífise superior do rádio associada à osteocondromatose múltipla.

REFERÊNCIA: Camargo OP, Baptista AM, Caiero MT, Camargo AF. Condrossarcoma. In: Barros Filho TEP, Camargo OP, Camanho GL. Clínica Ortopédica. São Paulo: Manole; 2012. p. 587-590.

COMENTÁRIO SOBRE A QUESTÃO 83-11

AUTOR DA QUESTÃO: Ana Valéria Rigolino Teixeira.

A síndrome de McCUNE-ALBRIGHT é caracterizada pela presença de displasia fibrosa poliostótica associada a manchas "café-com-leite" e múltiplas endocrinopatias.

REFERÊNCIA: Picci P. Fibrous dysplasia. In: Picci P, Manfrini M, Donati DM, Gambarotti M, Righi A, Vanel D, Dei Tos AP. Diagnosis of musculoskeletal tumors and tumor-like conditions: clinical, radiological and histological correlations – The Rizzoli Case Archive. 2nd Edition. Cham: Springer Nature Switzerland; 2020. p. 51-54.

COMENTÁRIO SOBRE A QUESTÃO 84-11

AUTOR DA QUESTÃO: Fábio Fernando Elói Pinto

A síndrome de MAZABRAUD é caracterizada por displasia fibrosa poliostótica e mixomas em tecidos moles.

REFERÊNCIA: Próspero JD. Tumores Ósseos. São Paulo: Roca; 2001. p. 135-166.

COMENTÁRIO SOBRE A QUESTÃO 85-11

AUTOR DA QUESTÃO: Alex Guedes.

Existem condições não herdadas com vários encondromas. Muitas vezes afetam um lado do corpo e correm maior risco de transformação secundária, que ocorre na idade adulta. A doença de OLLIER consiste em encondromas múltiplos, enquanto a síndrome de MAFFUCCI é encondromatose múltipla com hemangiomas e/ou linfangiomas de tecidos moles. Com qualquer um deles, há chance de 20% a 30% de transformação maligna. Na idade adulta, esses pacientes devem ser monitorados com tomografia computadorizada de tórax e cintilografia óssea de corpo inteiro periódicas. Áreas com atividade à cintilografia óssea são investigadas com ressonância magnética.

REFERÊNCIA: Steffner R. Benign bone tumors. In: Conrad III EU. Orthopaedic oncology: diagnosis and treatment. 2nd Edition. New York: Thieme; 2020. p. 31-63.

COMENTÁRIO SOBRE AS QUESTÕES 86-11 e 87-11
    AUTOR DAS QUESTÕES: Alex Guedes.
   Exostoses hereditárias múltiplas são uma condição autossômica dominante com penetrância variável. A maioria dos pacientes com essa doença tem uma mutação em um dos dois genes: *EXT1*, que está localizado no cromossomo 8q24.11-q24.13, ou *EXT2*, que está localizado no cromossomo 11p11-12. Nesta doença, os osteocondromas de muitos ossos são causados por uma anomalia do desenvolvimento esquelético. A característica mais marcante é a presença de muitas exostoses, mas também ocorrem distúrbios no crescimento, como tubulação anormal dos ossos, produzindo metáfises largas e rombas e, às vezes, arqueamento do rádio e encurtamento da ulna, produzindo desvio ulnar da mão. A doença ocorre apenas 5% a 10% com a mesma frequência que o osteocondroma solitário e é mais comum no sexo masculino. Geralmente é descoberto aproximadamente na mesma idade da lesão solitária, mas um exame mais detalhado de crianças em famílias com a doença pode levar a uma descoberta mais precoce.
   REFERÊNCIA: Heck Jr. RK, Toy PC. Benign bone tumors and nonneoplastic conditions simulating bone tumors. In: Azar FM, Beaty JH. Campbell's operative orthopaedics. 14th Edition. Philadelphia: Elsevier; 2021. p. 957-985e3.

COMENTÁRIO SOBRE AS QUESTÕES 88-11, 89-11 e 90-11
    AUTOR DAS QUESTÕES 88-11 e 89-11: Dante Palloni Costa Dias.
    AUTOR DA QUESTÃO 90-11: Alex Guedes.
   Na síndrome de MAFFUCCI (muito rara, múltiplos condromas difusos estão associados a múltiplos hemangiomas. Os hemangiomas podem ser cutâneos, subcutâneos ou localizados nos tecidos moles profundos (não no osso. A imagem básica é a mesma descrita para o condroma solitário. Na metáfise, colunas longitudinais de radioluscência estendem-se em direção à diáfise. São divididos por septos ósseos longitudinais. Os condromas podem ser muito extensos, às vezes bolhosos ou trabeculados, com expansão do osso, cortical muito fina ou ausência de qualquer cortical. Na síndrome de MAFFUCCI, flebolitos revelam na radiografia os angiomas. A ressonância magnética é útil para detectar e acompanhar as lesões. Histologicamente, comparadas ao encondroma solitário, as lesões na condromatose apresentam características de potencial proliferativo mais pronunciado e persistente. A cartilagem é mais celular, os núcleos às vezes são hipercromáticos e a histologia se sobrepõe ao condrossarcoma de baixo grau apenas pela citologia. O estágio é 2 em crianças, mais frequentemente 1 em adultos. A transformação para sarcoma secundário, mais comumente condrossarcoma é frequente e provavelmente varia de 20% a 30% em OLLIER e certamente maior em MAFFUCCI (estimado >40%. Também na condromatose, a transformação maligna para sarcoma é geralmente observada em adultos, mas pode ocorrer antes mesmo dos 20 anos, especialmente em MAFFUCCI.
   REFERÊNCIA: Donati DM, Staals EL. Chondromas. In: Picci P, Manfrini M, Donati DM, Gambarotti M, Righi A, Vanel D, Dei Tos AP. Diagnosis of musculoskeletal tumors and tumor-like conditions: clinical, radiolo-gical and histological correlations – The Rizzoli Case Archive. 2nd Edition. Cham: Springer Nature Switzerland; 2020. p. 65-73.

COMENTÁRIO SOBRE A QUESTÃO 91-11
    AUTOR DA QUESTÃO: Dante Palloni Costa Dias.
A síndrome de LI-FRAUMENI é uma doença genética hereditária ligada à mutação do gene *TP53*. Estudos recentes identificaram eventos genéticos que modificam o fenótipo da síndrome. Vários desses eventos estão associados à via p53, incluindo polimorfismos intragênicos, mutações, polimorfismos e variações aberrantes no número de cópias. Há 50% de chance de uma pessoa transmitir a cópia normal do gene *TP53* para qualquer filho, independentemente de ela herdar uma mutação ou desenvolver uma mutação nova.
   REFERÊNCIA: Tazin F, Kumar H, Israr MA, Omoleye D, Orlang V. Li-Fraumeni Syndrome: A Rare Genetic Disorder. Cureus. 2022;14(9):e29240.

COMENTÁRIO SOBRE A QUESTÃO 92-11

AUTOR DA QUESTÃO: Dante Palloni Costa Dias.

A síndrome de LANGER-GIEDION é uma doença genética autossômica dominante muito incomum, causada pela deleção de material cromossômico. É caracterizada por exostose óssea múltipla, baixa estatura, retardo mental e características faciais típicas. A aparência característica dos indivíduos inclui cabelos ralos no couro cabeludo, nariz arredondado, área filtral proeminente e lábio superior fino. Alguns casos com esta condição apresentam pele flácida na infância, que normalmente desaparece com a idade. As manifestações orais e dentárias incluem micrognatia, retrognatia, hipodontia e má oclusão com base na análise cefalométrica.

REFERÊNCIA: Katge FA, Rusawat BD, Shivasharan PR, Patil DP. Langer-Giedion Syndrome: a Rare Case Report. J Dent (Shiraz). 2016;17(3):238-241.

COMENTÁRIO SOBRE A QUESTÃO 93-11

AUTOR DA QUESTÃO: Dante Palloni Costa Dias.

A síndrome de POTOCKI-SHAFFER é uma rara síndrome de deleção genética mapeada em 11p11.2. O fenótipo clássico compreende múltiplas exostoses, forames biparietais aumentados e atraso no desenvolvimento neurológico como características principais. Anormalidades craniofaciais, epilepsia, afilamento dos dedos, anormalidades oculares e auditivas, hipotireoidismo, imunodeficiência e malformações genitais em homens também foram relatados.

REFERÊNCIA: Trajkova S, Di Gregorio E, Ferrero GB, Carli D, Pavinato L, Delplancq G et al. New Insights into Potocki-Shaffer Syndrome: Report of Two Novel Cases and Literature Review. Brain Sci. 2020;10(11):788.

COMENTÁRIO SOBRE A QUESTÃO 94-11

AUTOR DA QUESTÃO: Dante Palloni Costa Dias.

A síndrome de ROTHMUND-THOMSON é caracterizada por um *rash* cutâneo que começa nos primeiros meses de vida e eventualmente evolui para poiquilodermia. Os sintomas associados são alterações nos dentes, cabelos ralos, sobrancelhas finas, falta de cílios, baixa estatura, anomalias ósseas, doenças hematológicas, doenças gastrointestinais, desnutrição, catarata e predisposição ao câncer, principalmente a tumores ósseos (em especial osteossarcoma) e de pele. A certeza diagnóstica é fornecida por um estudo genético envolvendo a detecção de variantes patogênicas do gene *RECQL4*.

REFERÊNCIA: Gutiérrez-Jimeno M, Panizo-Morgado E, Tamayo I, San Julián M, Catalán-Lambán A, Alonso MM et al. Somatic and germline analysis of a familial Rothmund-Thomson syndrome in two siblings with osteosarcoma. NPJ Genom Med. 2020;5:51.

COMENTÁRIO SOBRE A QUESTÃO 95-11

AUTOR DA QUESTÃO: Dante Palloni Costa Dias.

Um distúrbio raro e autossômico recessivo que causa envelhecimento prematuro, a síndrome de WERNER é caracterizada pelo início precoce de doenças associadas ao envelhecimento, incluindo redução da estatura, alopecia, catarata bilateral, úlceras cutâneas, diabetes, osteoporose, arteriosclerose e instabilidade cromossômica, bem como predisposição ao câncer.

REFERÊNCIA: Tsuge K, Shimamoto A. Research on Werner Syndrome: Trends from Past to Present and Future Prospects. Genes (Basel). 2022;13(10):1802.

COMENTÁRIO SOBRE A QUESTÃO 96-11

AUTOR DA QUESTÃO: Francisco Andrade Neto.

A doença de OLLIER, encondromatose múltipla, é uma alteração genética não hereditária, que acomete vários ossos incluindo os ossos das mãos e frequentemente cursa com deformidades ósseas e encurtamentos; pode degenerar para condrossarcoma em até 25% dos casos na idade adulta.

REFERÊNCIA: Heck Jr. RK, Toy PC. Benign bone tumors and nonneoplastic conditions simulating bone tumors. In: Azar FM, Beaty JH. Campbell's operative orthopaedics. 14th Edition. Philadelphia: Elsevier; 2021. p. 957-985e3.

COMENTÁRIO SOBRE A QUESTÃO 97-11
  AUTOR DA QUESTÃO: Francisco Andrade Neto.
  Os osteocondromas múltiplos são geneticamente heterogêneos e dois genes, *EXT1* em 8q24.11 e *EXT2* em 11p11.2, foram isolados.
  REFERÊNCIA: Bovée JVMG, Hogendoorn PCW, Sangiorgi L. Multiple osteochondromas. In: WHO Classification of Tumours Editorial Board. Soft tissue and bone tumours. 5th Edition. Lyon: International Agency for Research on Cancer; 2020. p. 517-519.

COMENTÁRIOS SOBRE AS QUESTÕES 98-11, 99-11, 100-11
  AUTOR DAS QUESTÕES: Alex Guedes.
  O exame radiográfico convencional geralmente é suficiente para demonstrar as características típicas da encondromatose/doença de OLLIER. Caracteristicamente, a interferência da lesão com a placa de crescimento causa encurtamento dos membros. A deformidade dos ossos é marcada por massas radiolúcidas de cartilagem, muitas vezes na mão e no pé, contendo focos de calcificação. Os encondromas nessa localização podem ser intracorticais e periosteais. Às vezes, projetam-se da diáfise do osso tubular curto ou longo, assemelhando-se assim a osteocondromas. Colunas lineares de cartilagem na forma de estrias radioluscentes se estendem da placa de crescimento até a diáfise, e um padrão semelhante a um leque é comum nos ossos ilíacos. A RM demonstra massas de contornos lobulados, exibindo sinal baixo a intermediário em T1 e alto sinal em T2. Após a injeção de gadolínio, há vários graus de realce. A síndrome de MAFFUCCI, além das alterações ósseas típicas da encondromatose, é reconhecida radiograficamente pela presença de múltiplos flebolitos calcificados.
  REFERÊNCIA: Greenspam A, Beltran J. Orthopedic Imaging: A Practical Approach. 6th Edition. Alphen aan den Rijn: Wolters Kluwer Health; 2014. p. 1504-1588.